JN433127

병원내부감사 실무

+++ 실사례로 본 병원 경영 감사

대표저자 **김영태**

군자출판사

병원내부감사 실무

실사례로 본 병원 경영 감사

첫째판 1쇄 인쇄 | 2009년 3월 10일
첫째판 1쇄 발행 | 2009년 3월 16일

지 은 이	연세의료원 감사실
발 행 인	장주연
편집디자인	임현주
표지디자인	이지선
발 행 처	군자출판사
등 록	제 4-139호(1991. 6. 24)
본 사	(110-717) 서울특별시 종로구 인의동 112-1 동원회관 BD 3층
	Tel. (02) 762-9194/5 Fax. (02) 764-0209
대 구 지 점	Tel. (053) 428-2748 Fax. (053) 428-2749
광 주 지 점	Tel. (062) 228-0252 Fax. (062) 228-0251
부 산 지 점	Tel. (051) 893-8989 Fax. (051) 893-8986

© 2009년, 병원내부감사 실무 / 군자출판사
본서는 저자와의 계약에 의해 군자출판사에서 발행합니다.
본서의 내용 일부 혹은 전부를 무단으로 복제하는 것은 법으로 금지되어 있습니다.
www.koonja.co.kr

* 파본은 교환하여 드립니다.
* 검인은 저자와의 합의 하에 생략합니다.

ISBN 978-89-6278-102-1

정가 25,000원

발간사

한 기관의 문화는 고유한 전통에 기반하여 현실적인 변화를 흡수 통합하면서 미래와 연결되어야 그 생명력이 유지된다고 합니다. 하루가 다르게 변화하는 정보화 시대 속에서 병원계도 필연적으로 현실적인 변화와 혁신을 요구받고 이를 적극적으로 소화흡수해야 하는 단계에 놓여 있습니다. 그동안의 병원감사와 경영은 경험을 바탕으로 한 일차원적인 방법이 주도하였으나 앞으로는 정보화 시대에 맞는 새로운 다차원적 패러다임이 요구되고 있는 실정입니다.

2007년 12월에 구성된 연세의료원 감사실 편찬위원회에서는 그간 병원감사에 대해 참고할 만한 지침서가 국내외적으로 전무하다는 사실에 공감을 가지게 되었습니다. 이에 실질적인 병원감사를 진행하는데 적합한 지침서를 제작하고자 지난 2년간의 제작과정을 거치게 되었습니다. 더구나 날로 병원감사가 전문화, 세분화되고 그만큼 고도의 감사기술이 요구되고 있을 뿐만 아니라 이를 수용해야하는 병원경영인의 입장에서도 최선의 감사기법을 위한 부단한 연구가 절실함에 비추어 실질적으로 병원감사와 경영에 사용될 수 있는 서적이 필요한 상황이었습니다.

본서는 병원감사라고 하는 다양한 업무영역을 실질적인 측면에서 다룰 수 있을 뿐만 아니라 감사교육과 실제 현장에서 진행되는 감사과정을 표준화하는 데에도 도움이 될 수 있도록 구성하였습니다. 이 책은 크게 세부분으로 나누어져 있는데 첫번째 부분은 감사의 전반적인 이론에 대해 기술되었으며 두번째 부분은 실질적으로 진행된 감사 사례를 기술함으로써 현장성을 높였고 마지막 부분은 병원경영에 대한 논의와 실제 진행된 병원경영 진단 사례를 서술함으로서 독자가 병원감사와 경영을 동시에 이해할 스 있도록 편집하였습니다.

본서를 출간함에 있어 뿌듯한 마음보다는 부끄럽고 미진한 마음이 앞서고 있으며 미흡한 부분이 다소 있을 것으로 사료됩니다. 앞으로 병원 감사경영분석 사례와 병원 기획전략 등 보완하고 정리해야 할 부분이 많이 남아있다고 생각됩니다.

부족한 부분은 앞으로 독자, 선후배, 동료들의 격려와 질책을 통해 개정 보완할 것을 다짐드리며 집필에 참여한 연세의료원 감사실 정연수 팀장, 이석형 파트장 및 여러 직원들과 출판을 맡아주신 군자출판사 장주연사장님께 심심한 사의를 드리는 바입니다.

2009년 새해

대표저자 김영태

추천사

병원내부감사 실무 발간을 진심으로 축하합니다.

우리나라에 서양 근대 의학의 시점인 광혜원이 설립된 지 125주년이 되는 오늘날, 병원계는 질병의 예방과 치료라는 고유의 소명을 계속 감당하기 위하여 병원경영의 합리화를 통한 지속적인 변화가 요구되고 있으며, 생존을 위한 블루오션의 발굴과 의료산업의 글로벌화라는 새로운 도전에 직면하고 있습니다.

국민들은 소득수준 향상에 따라 고품질의 다양한 의료 서비스를 요구하고 있으며 언론계는 물론 시민사회단체들도 병원계의 부조리 척결 및 윤리경영에 대하여 지대한 관심을 가지고 있는 상황입니다. 이에 대하여 병원계는 자정 노력과 함께 새로운 비젼을 제시하고 외부평가기관의 인증제도의 도입 및 내부통제 제도를 강화하고 있는 추세입니다.

병원에서는 환자의 병든 환부는 외과적으로 과감히 도려내고 수술하면서 정작 병원을 경영하면서 병원조직의 환부는 검진 및 예방조치도 하지 않으며 문제가 발생하면 제대로 처리도 못하는 안타까운 일이 병원계에서 종종 발생하고 있습니다. 이러한 시기에 수십년 간 축적된 많은 병원감사 실적을 바탕으로 병원내부감사에 대한 실무 지침서가 나오게 된 것은 다소 늦은감이 있으나 매우 다행스럽게 생각합니다.

최근 병원계 안팎의 환경은 급변하고 있으며 이에 대처하기 위하여 병상을 증설하고 리모델링하는 한편 효율적인 병원운영을 하기 위해 병원시스템을 진단하고 감사하는 일이 잦아지게 되었습니다. 병원 경영자로서 감사자에게 적시에 감사지시를 제대로만 한다면 조직 구성원들의 적절한 긴장감을 유지할 수 있으며 아울러 긍정적인 예방효과도 거두며 비효율적인 업무도 개선되리라 생각됩니다. 특히 병원내부 감사를 체계적으로 이해하기 위해서는 다양한 감사 사례와 각종 서식 등을 집대성한 이 실무서는 감사를 지시하고 운영하는 모든 분들에게 좋은 참고서가 될 것입니다.

끝으로 이 책은 대한민국 병원계의 감사행정 발전에 크게 이바지 하리라 사료되며 본 책자의 발행을 위하여 수고해 주신 연세의료원 감사실 여러분에게 다시 한번 큰 박수를 보냅니다.

지 훈 상
대한병원협회장

추천사

병원은 다양한 직종들이 모여 있는 조직체이며 의사, 간호사를 비롯한 복잡한 구성원 체계를 가지고 있는 집합체라고 하겠습니다. 이러한 병원계에도 미국발 서브프라임 모기지론 사태로 촉발된 세계적인 경기불황과 국내경기 저성장으로 악영향을 받게 되었으며 낮은 의료수가체계와 정부의 건강보험 보장성 강화정책 등으로 경영상의 어려움을 겪게 될 것이 예상됩니다.

이러한 시기에 많은 구성원 조직체계로 얽혀있는 병원에서 감사의 역할이란 경영의 일부분으로서 그 사명이 매우 중요하다고 하겠습니다. 병원조직체계가 다양한 이해관계로 구성되어 있기 때문에 그 속에서 나타나는 부조리와 모순을 검증하고 해결하기 위해서는 감사의 역할이 확대되어야 할 것입니다.

오늘날 감사의 역할은 잘못된 것을 적발하거나 지적하는 수준을 넘어 내부 시스템을 점검하고 효율성 증대를 위한 방안이 제시되는 등 조직의 발전을 위한 제안을 도출하는 컨설팅 차원의 감사로 전환되고 있는 추세입니다.

그러나 아쉽게도 병원감사를 체계적으로 이해하고 정리한 책자는 찾아보기 어려운 실정이었습니다. 이러한 때에 병원내부 감사를 체계적으로 이해 할 수 있으며 경영분석 방법까지 세세하게 기술한 책자가 발행되었습니다. 본 저서는 병원감사에 대해 체계적인 접근방법을 제시하고 감사 사례를 일목요연하게 정리하여 병원 감사를 실시하고자 하는 병원책임자나 관계자들에게 병원감사의 전형을 밝혀주는 훌륭한 책이라고 생각됩니다.

연세의료원 감사실에서 20년간의 감사 노하우를 체계적으로 정리하여 보기 쉽고 이해하기 쉬운 병원감사 책자가 발간되어 병원감사를 어떻게 해야 할지 몰라 고민하는 병원책임자들이나 병원감사에 관심을 가지고 있는 독자들에게 소중하게 읽혀 병원내부의 효율성을 증진시킬 수 있는 병원감사 바이블로 자리매김 하기를 바랍니다.

이 책을 발행하기 위해 수고하신 연세의료원 감사실 김영태 감사실장과 편집 실무자 여러분의 노고에 경의를 표하며 감사를 드립니다.

주 수 호

대한의사협회장

CONTENTS

제1장 감사일반

제2장 병원내부감사

제3장 감사사례

제4장 병원경영진단 및 경영분석

제5장 병원경영의 방법 및 진료실적 분석사례

별첨 병원감사관련 서식 현황

제1장

감사일반

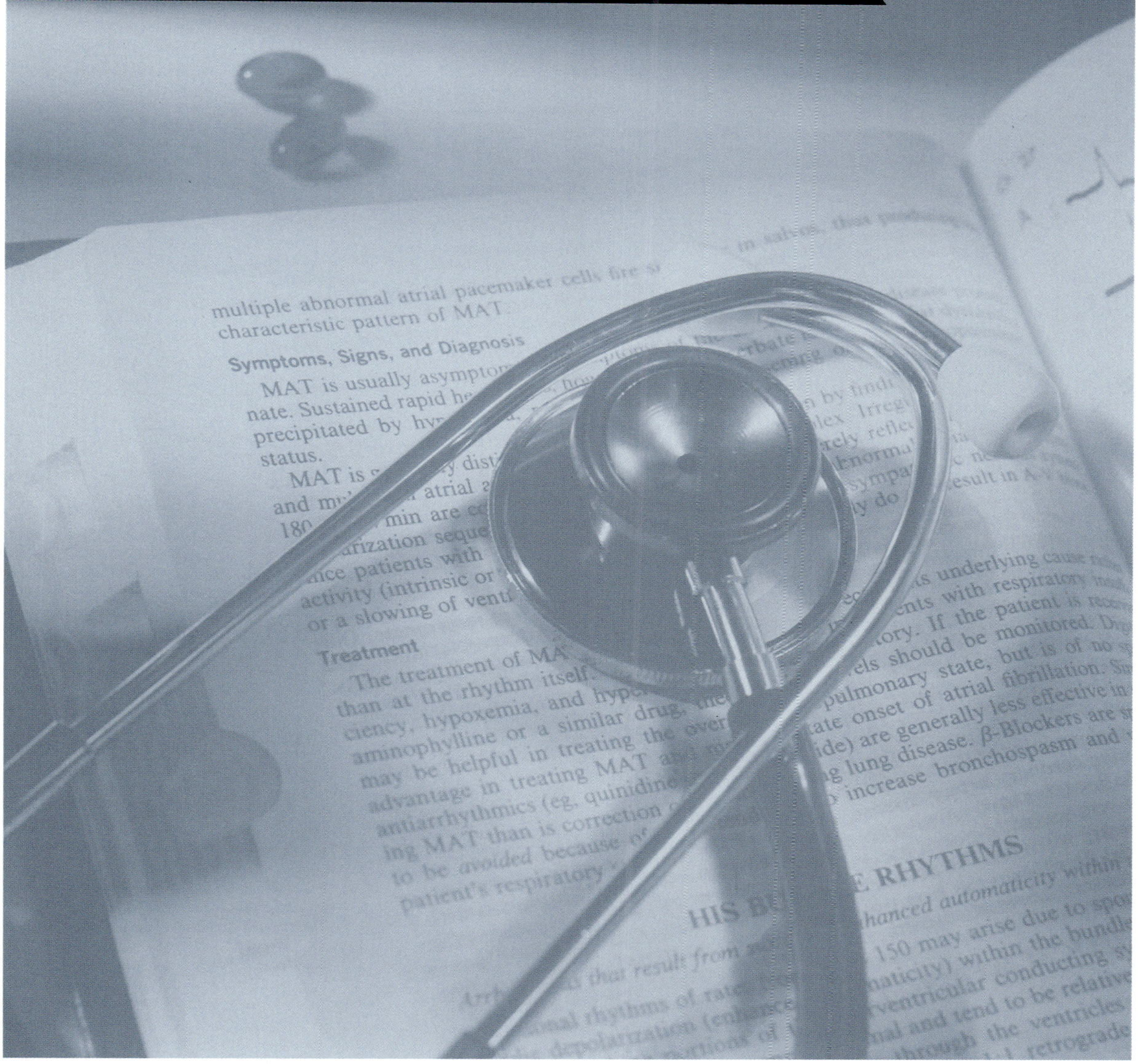
multiple abnormal atrial pacemaker cells fire
characteristic pattern of MAT.
Symptoms, Signs, and Diagnosis
Treatment

01 감사의 정의

감사(Audit)란 특정대상의 타당성 여부를 조사 확인하고 그 결과가 적정한지 여부를 보고하는 활동을 말한다. 예를 들면 병원의 업무가 병원 규정대로 이루어지고 있는지 확인하는 것이 업무감사이고, 회계상의 재무제표가 적정한지 확인하는 것이 회계감사이다(그림 1).

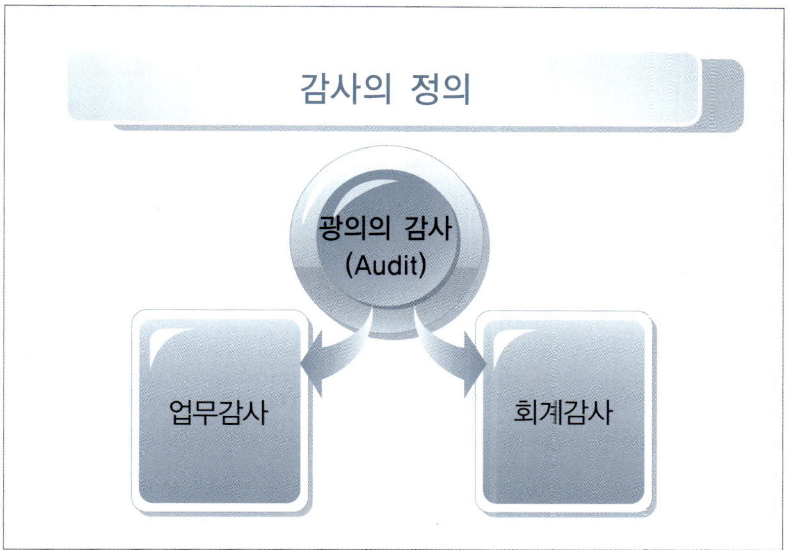

▲ 그림 1

02 감사의 기능

감사의 기능은 독립성과 전문성을 지닌 기준에 부합 되도록 사후적 통제기능과 사전적 예방기능을 수행하게 된다.

사후적 통제기능은 징벌의 성격을 갖고 있으나 동시에 비리의 발생을 사전에 방지하는 간접적 효과도 아울러 갖고 있다.

반면 오늘날 감사에 대한 사회적 요구가 점차 변화하여 종래 사후 적발 기능보다는 문제나 비리 등 부적정한 결과가 발생하지 않도록 사전에 예방하고 지도하는 사전적 예방기능을 보다 강조하고 있다. 그 이유는 이미 저질러진 잘못에 대한 처벌보다는 그러한 잘못이 발생하지 않도록 사전 통제장치를 설치하여 예방하는 것이 보다 경제적이기 때문이다. 이 두 가지 기능은 실제 상호보완적으로 작용하고 궁극적으로는 조직의 건전한 발전과 사회적 이익에 기여하게 된다(그림 2).

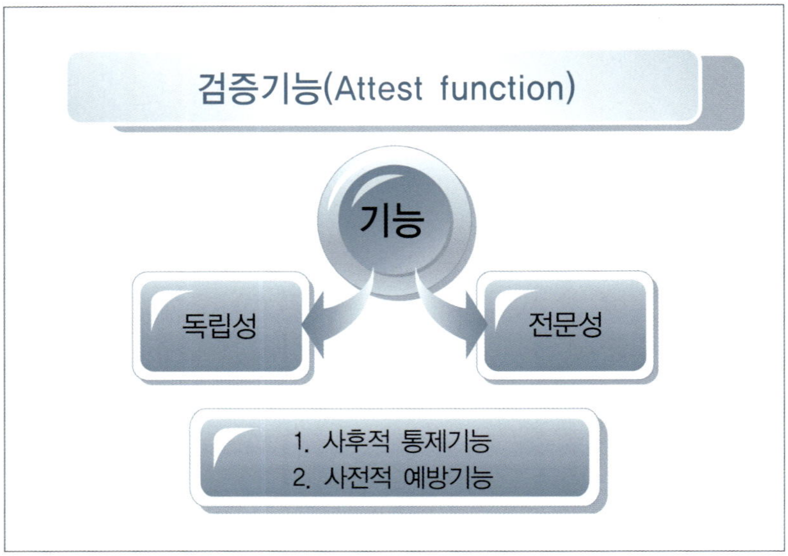

▲ 그림 2

03 감사의 필요성

오늘날 감사에 대한 사회적 요구가 점차 변화하여 종래 사후 적발 기능보다는 문제나 비리등 부적정한 결과가 발생하지 않도록 사전에 예방하고 지도하는 기능이 보다 강조되고 있다.

감사의 기능은 크게 비판적 기능과 지도적 기능이 있으며 이 두 가지가 조화를 이룰 때 효과가 증대된다고 할 수 있다. 금전적 사고나 부정사건은 쉽고 작은 금액에서 시작하여 상사의 무관심, 무지에서 부정이 계속되면서 다형화되는 경향이 있다. 따라서 부정의 소지가 많이 일어날 수 있는 곳에 대해서는 상사의 지속적 관심이 필요하다. 감사인은 다음과 같은 목표를 가지고 감사에 임할 때 감사의 효과 및 필요성이 제 역할을 할 수 있다고 하겠다.

(1) 업무진단, 개선안 도출

(2) 내부통제의 효율성과 타당성 검토

(3) 법적요건, 병원방침 및 절차와의 부합 여부

(4) 재무제표 및 보고서의 타당성과 병원회계기준과의 부합 여부

(5) 경영계획상의 경영목표와 실적간의 비교

04 감사의 방법

병원내부감사는 다음과 같은 다양한 방법으로 나누어진다.

가. 감사의 주체에 따른 구분

내부감사	외부감사
감사의 주체가 피감사기관 내부에 속한 사람	감사의 주체가 피감사기관에 속하지 아니한 외부인

나. 감사의 대상에 따른 구분

부분별 감사 (department audit)	기능별 감사 (functional audit)	항목별 감사 (audit by item)
조직 단위별로 실시되는 감사방법	업무기능에 따라 실시되는 감사방법	재무제표의 계정에 따라 실시되는 감사방법

다. 감사의 증거에 따른 구분

서면감사(paper audit)	실지감사(field audit)
증빙서류, 전표, 장부, 결산서, 의사록, 제규정, 계약서, 각 보고서 등 감사에 필요한 일체의 관련자료를 제출받아 이것을 증거로 감사를 실시	내부감사인이 현장에서 현물에 대해 실제로 감사를 실시

라. 감사의 정도에 따른 구분

정사(精査)	시사(試査)
감사 년도중에 있어서 회계기록 및 회계행위 전부에 대해 상세하게 검토	감사대상 전체의 일부를 샘플로 추출하여 면밀히 감사하고 그 결과를 가지고 역으로 전체 회계기록의 정확성, 타당성을 추정

마. 감사의 실시 시간에 따른 구분

상시감사(常時監査)	정기감사(定期監査)
내부감사는 성격상 상시감사를 실시하며, 외부감사의 경우에는 1회계년도를 몇 개의 짧은 기간으로 나누어서 중단하는 일 없이 각 기간마다 감사를 실시	어떤 일정한 시간적 간격을 두고 주기적으로 기간을 정해서 감사를 실시

바. 감사의 실시 범위에 따른 구분

일반감사	특별감사
회계 및 업무에 제한도 없고 전부문에 걸친 감사	특수한 목적하에 특정사항, 특정계층 등에 대해 실시되는 감사

05 감사인의 자질

과거에는 단순히 회계상의 부정, 오류의 적발을 목적으로 하던 회계지향적 감사였으나, 현재는 경영전반의 능률성을 종합평가하는 종합자문지향적 감사로 발전되어왔다. 따라서 감사인은 감사를 수행하는데 아래의 자질이 절실히 요구된다.

가. 감사인의 자질

(1) 경영전반에 대한 이해

(2) 문제의식 : 호기심과 창의력

(3) 분석/판단력 : 인내심과 적응력

(4) 원만한 대인관계 : 책임감, 성실성, 협동성, 사명감

나. 감사인의 필요사항

(1) 공적책임(Public Accountability)의 인식

(2) 공정성, 성실성 및 건전한 윤리의식

(3) 수감기관의 입장과 의견존중

(4) 상대방에게 충분한 의견진술 기회 부여

(5) 편견이나 자의적 판단의 배제

(6) 동료 감사인, 전문가의 의견을 수렴

(7) 위압과 불쾌감을 주는 고압적 언행 금지

(8) 수감기관 부담 및 감사 부작용 최소화

제 2 장

병원내부감사

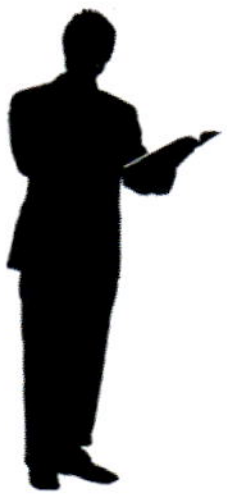

병원내부감사 실무 실사례로 본 병원 경영 감사

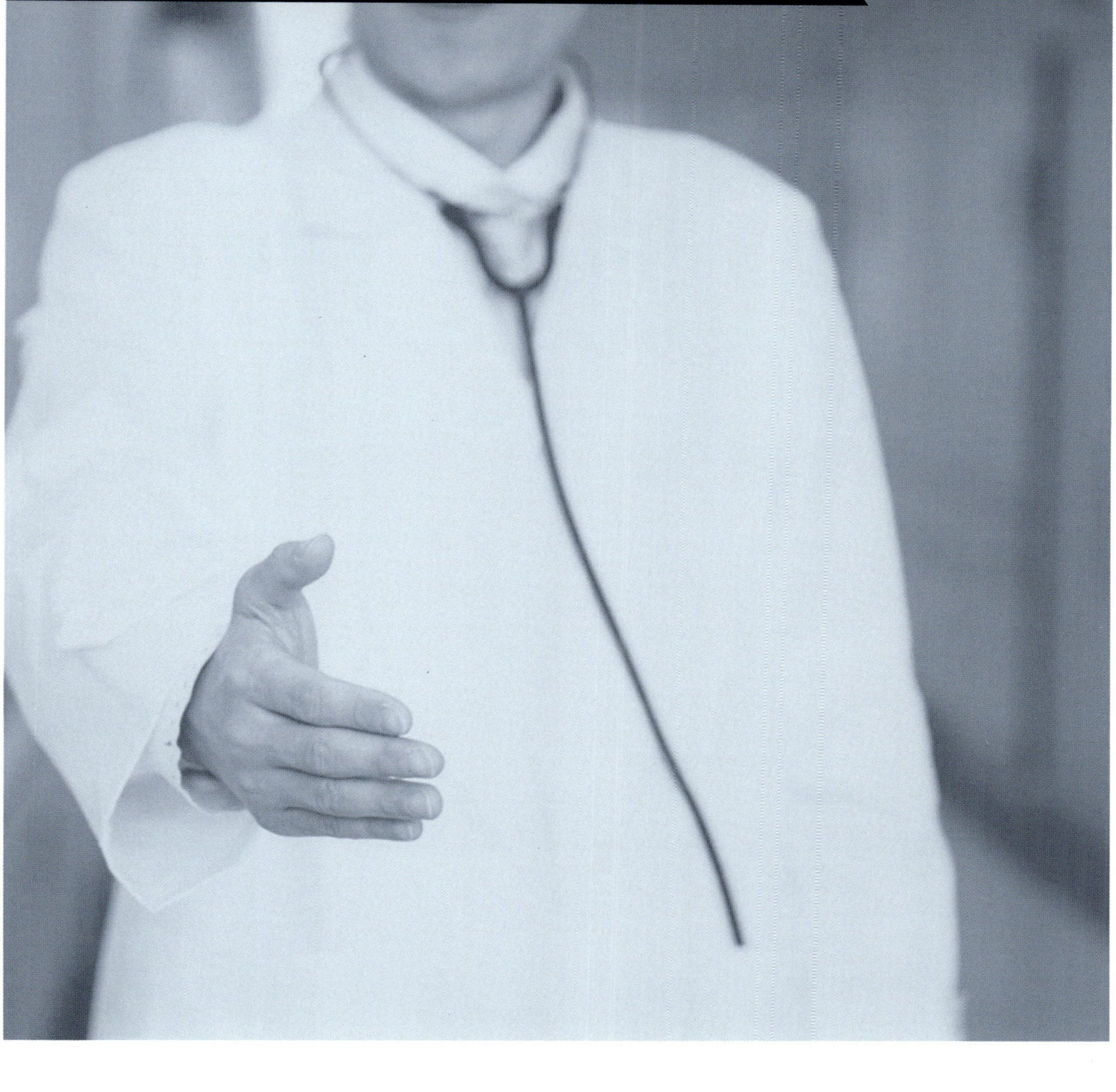

01 내부감사의 목표

병원내부감사의 목표는 정당한 점검과정과 절차를 통하여 조직의 궁극적인 목표를 이룰 수 있도록 도와주는 것이다.

내부감사란 독립된 감사부서가 조직운영의 가치를 부여하고 개선시키기 위해 실시되는 객관적인 검증 및 컨설팅 활동을 말한다(그림 3).

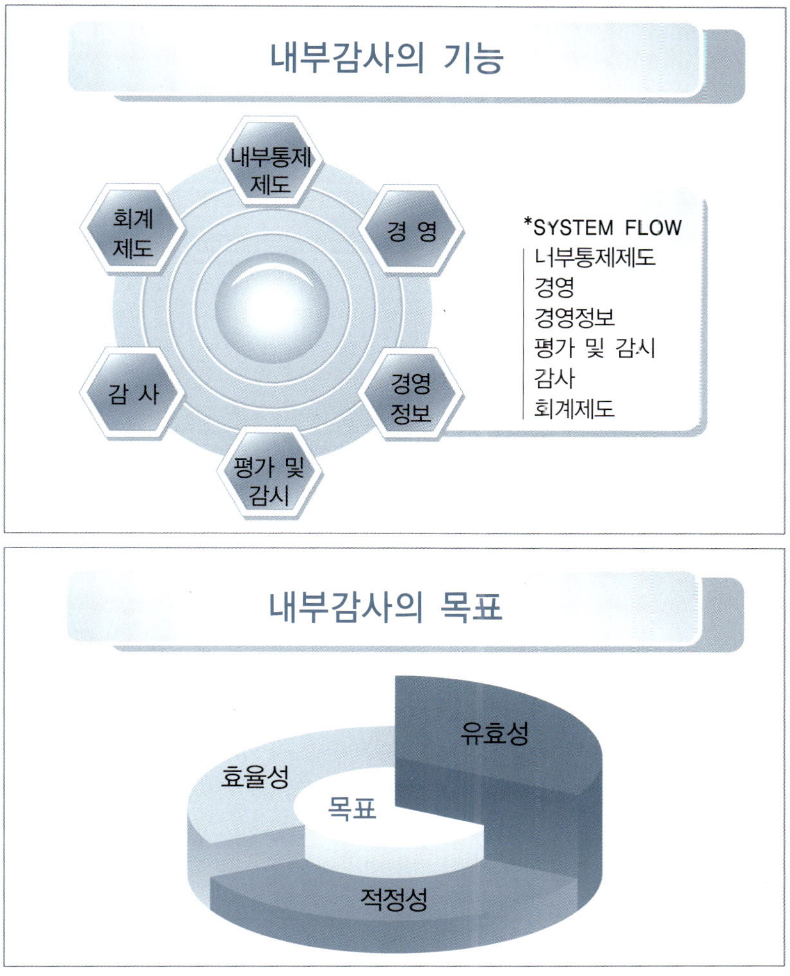

▲ 그림 3

02 내부감사의 범위

내부감사의 범위는 병원이 추구하는 목표를 달성하기에 충분하도록 지침 및 규정, 프로세스, 운영시스템, 인적자원, 실물자산, 위험관리 등 병원 업무활동 전반에 걸쳐 설정되어야 한다(그림 4).

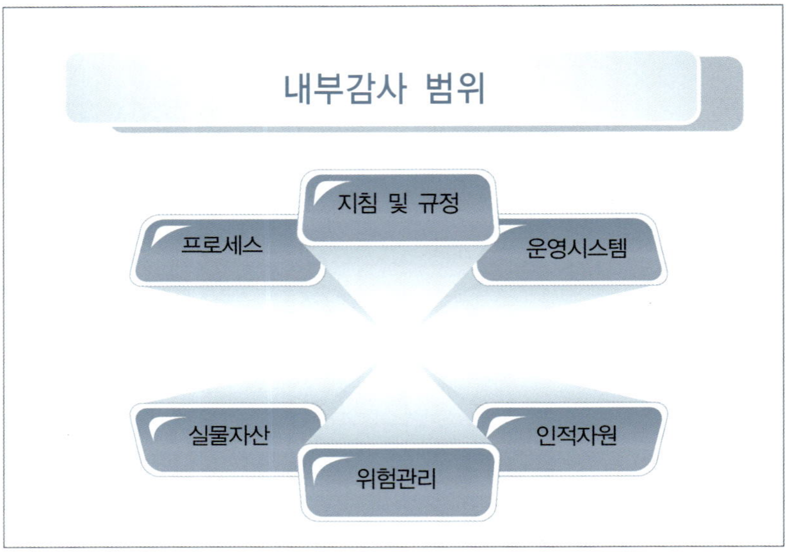

▲ 그림 4

03 내부감사의 절차

가. 내부감사 절차의 개요

병원내부감사를 실시하기 위하여 첫째는 감사계획을 수립한 후 병원장의 결재를 받고 실시하여 해당기관의 문제점과 개선권고가 필요한 내용에 대하여 감사보고서를 작성하고 작성된 감사보고서는 병원장의 결재를 받아 피감사기관에 통보하여 재발방지를 위한 시정계획서를 받고 시정계획이 종료될 때 까지 점검하야 한다(그림 5, 6).

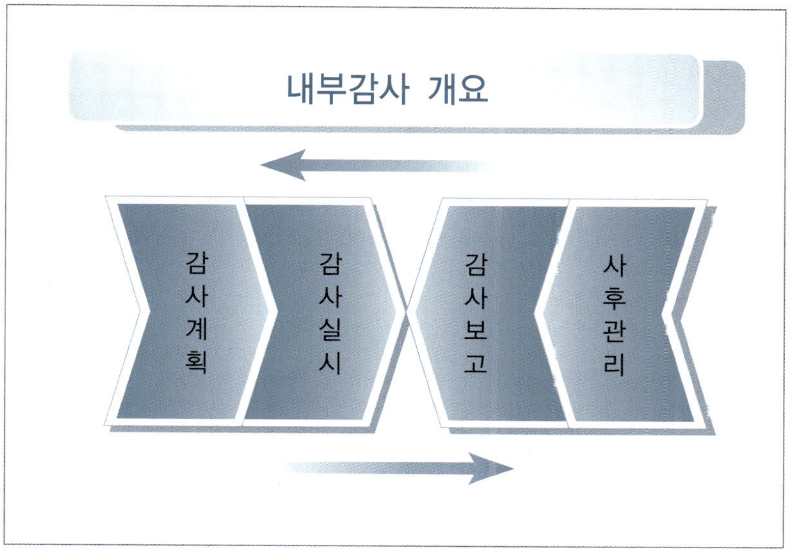

▲ 그림 5

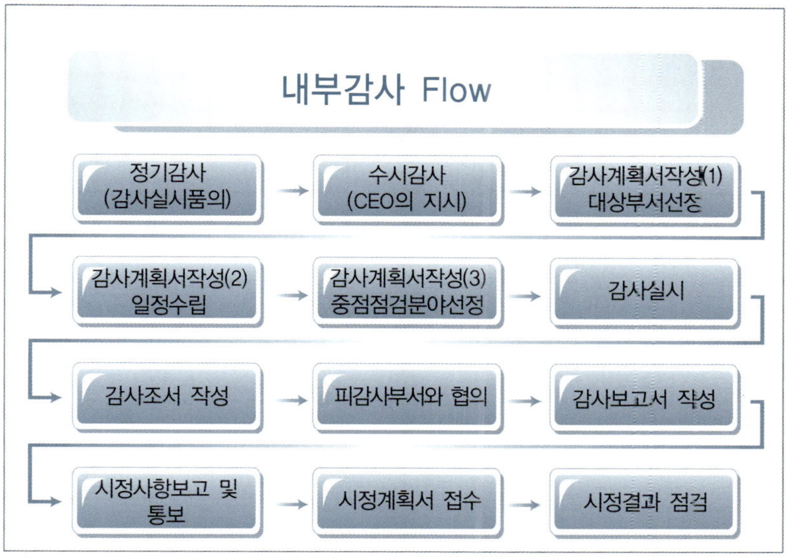

▲ 그림 6

나. 내부감사 절차의 종류

내부감사를 위한 통상적인 감사절차는 일반감사(그림 7)와 기타감사(그림 8)로 구분된다.

기타감사 절차는 보충적, 대체적 절차로 나눌 수 있다. 자세히 살펴보면 보충적 절차는 병원 일반감사 시 보완이 필요할 때 실시하는 감사이며, 대체적 절차는 병원 일반 감사절차를 실시할 수 없는 경우에 대체적으로 실시하는 감사이다.

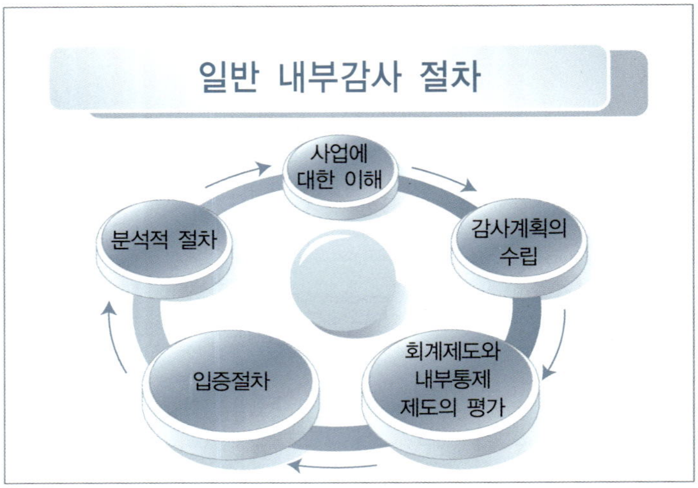

▲ 그림 7

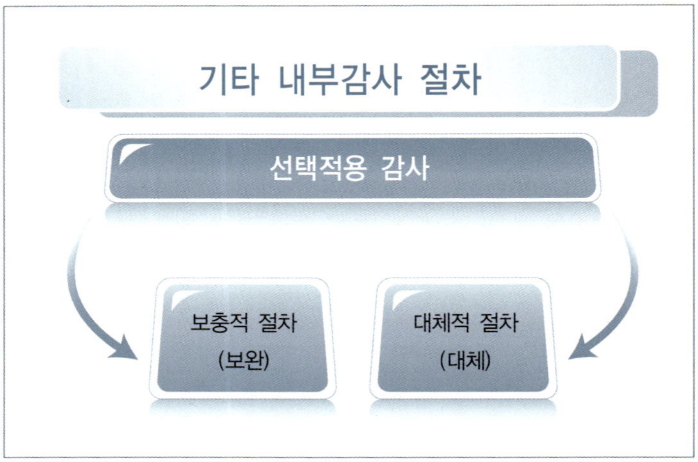

▲ 그림 8

04 내부감사계획 수립

가. 의의

병원내부감사를 위해 필요한 제반요소는 무엇보다 중요한 사항으로 감사 실시에 따른 계획이 구체적으로 선정되어져야 하며 감사의 방향과 중요도, 우선순위를 고려하여야 한다.

또한 감사계획이 얼마나 정립되어 있느냐에 따라 감사의 성과는 달라질 수 있다.

나. 감사계획의 필요성

병원내부감사를 실시함에 있어서 한정된 능력과 인원으로 감사효과를 극대화하기 위해서는 필연적으로 감사계획의 수립이 요청된다. 이러한 감사계획에 대한 요청은 감사대상이 늘어남에 따라 이에 정비례하여 더욱 가중된다. 감사계획은 감사실시의 출발점이며, 잘 계획된 감사계획의 유무가 감사의 효과를 좌우하게 된다(그림 9).

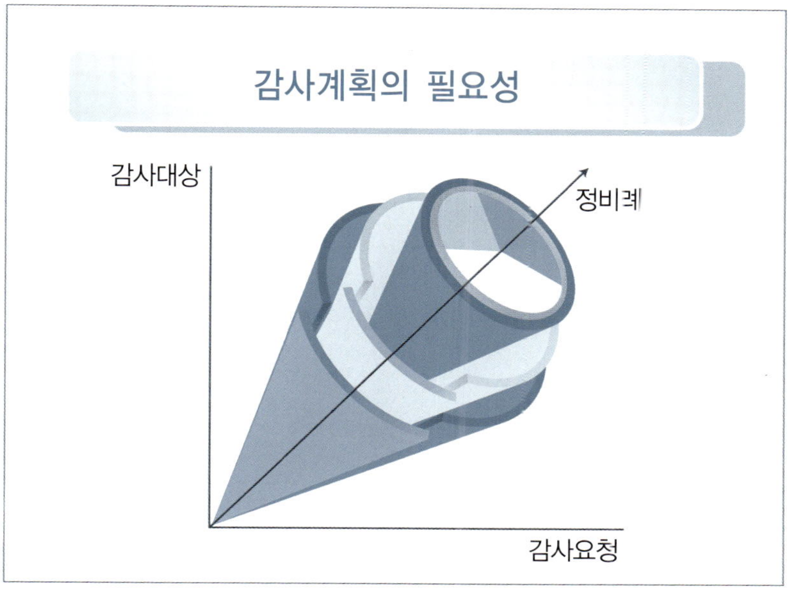

▲ 그림 9

병원내부감사는 감사계획상 목표달성에 필요한 제반 요소에 따라 효율적인 감사를 수행함으로써 효과적인 감사를 할 수 있다(표 1).

〈표 1〉 관리적 필수요소

구분	내용
목표 달성의 필요적 제반요소	목적의 정당성 행동순서의 합리성 제반 관련사항의 적합성 방법 및 절차의 건전성 유효 적절한 사용(시간, 경비, 인원 등)
효율적 감사 수행	타당한 목표 및 방침 선정 방향제시 목적도달의 합리적 행동방법 선정 시간, 노력, 경비 등 낭비 요소 제거
감사 수행	개개의 감사대상 및 감사영역 중복, 누락방지 결함과 모순 제거 제한된 인원, 시간, 예산 유효적절하며 능률적인 감사수행

다. 내부감사계획의 구분

병원내부감사를 위한 감사계획은 통상 기본적인 계획을 정하고 있으며 해마다 감사를 중점적으로 실시하기 위한 연간계획을 사전에 선정하여 해당연도에 실시할 수 있도록 계획을 준비해야 한다(표 2).

〈표 2〉 내부감사계획

구분	내용
기본계획	수년간 걸쳐 적용한 업무수행의 기본이 되는 계획 수많은 감사대상 업무계획과 관련성이 있음 감사목적 실현, 나아갈 기본방향 제시, 발전적인 감사활동 도모 연간계획에 있어 감사 중점과 방침을 제공
연간계획	1년간 걸쳐 적용할 연간 감사계획 장기적 구상 지침으로 해당년도의 감사중점 운영지침에 따라 감사사항을 선정
실시계획	연간계획에 의해 책정된 감사사항과 계획 외에 수시로 실시하는 개별 계획 감사 구체화에 필요한 제반 사항을 결정하는 계획 감사활동의 기본이 되는 것

라. 내부감사계획의 수립

병원내부감사에 필요한 감사 기본계획에는 감사의 목표, 방침 및 방법 등이 매년 보완, 수정되어야 한다(표 3).

〈표 3〉 기본계획의 수립

구분	내용
기본 목표 및 방침의 결정	주요정책 중심 경영 활동의 예측 감사의 방향 결정 내부감사의 기본목표 및 방침
기본 계획의 결정	감사대상 선정 기타사항 결정 기본계획의 보정

병원내부감사를 위한 연간계획의 수립시 대상선정, 감사방침, 감사중점 사항 등을 결정해야 한다. 또한 특별감사 및 업무지도감사에 따른 내부감사를 실시하는 경우에도 감사계획을 명확히 수립해야 한다(표 4, 5).

〈표 4〉 연간계획의 수립

구분	내용
연간감사중점 결정	감사의 역점사항 당해 연간 감사방향 제시
연간감사방침 결정	연간계획 결정 감사활동 지침제공 감사사항 도출 지침
연간계획의 결정	감사대상 선정 : 기본계획과 연간감사 중점 및 방침 기타사항 결정 : 감사실시 기간, 인원 담당부분 결정 실시계획의 수립

〈표 5〉 내부감사실시 계획

특별감사	일반감사
1. 감사목적	1. 감사목적
2. 감사중점	2. 감사중점
3. 감사범위(감사대상 및 감사사항)	3. 감사범위(감사대상 및 감사사항)
4. 감사실시 기간 및 처리기간(보고 및 처리)	4. 감사실시 기간
5. 감사업무분담	5. 감사업무 분담
6. 착안사항	6. 착안사항
7. 실시요령	
8. 처리요령	
9. 기타필요(보고서식 등)	

마. 내부감사계획의 효과

병원내부감사에서 효과적인 감사계획은 시간과 비용을 절감하고 감사자의 업무분담을 명확히 하여 감사의 효율성을 증대하기 위한 중요한 요소이다(그림 10).

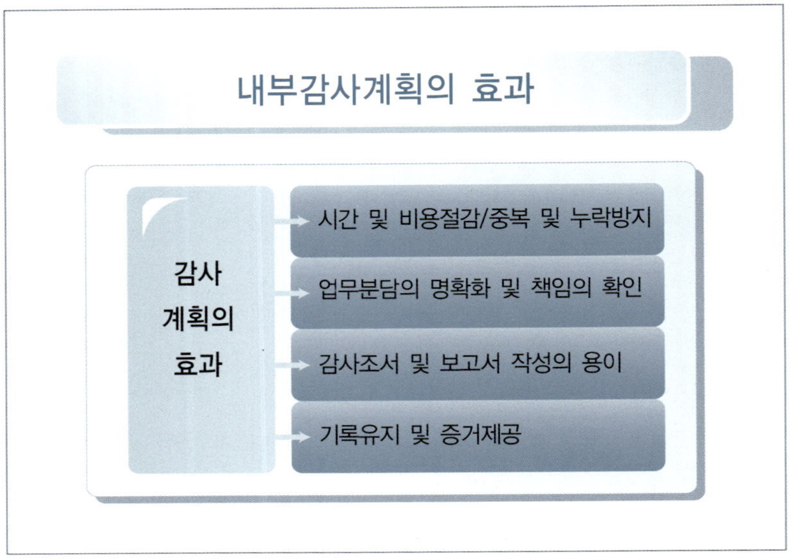

▲ 그림 10

바. 내부감사 대상의 선정

감사실에서 감사대상을 선정할 경우 기능, 조직단위, 계정과목 접근법으로 선정할 수 있다(그림 11).

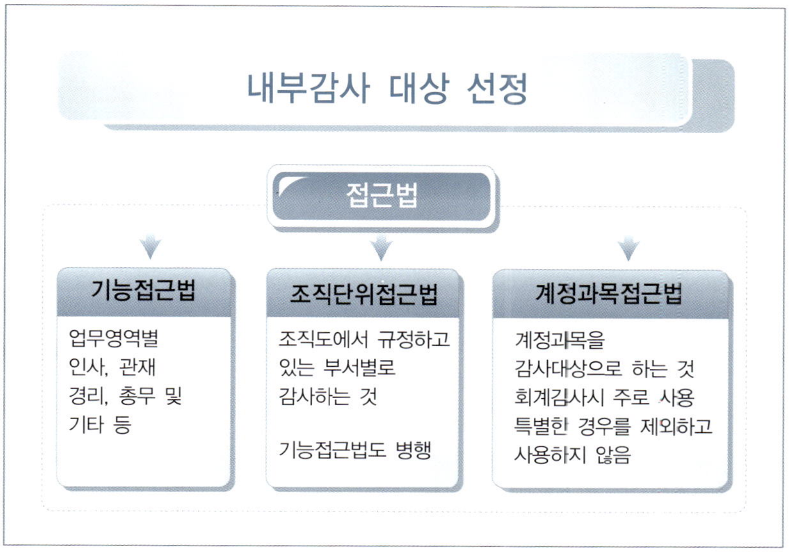

▲ 그림 11

05 내부감사계획 실시

내부감사는 병원장으로부터 최종 승인된 감사계획의 일정에 따라 감사가 시작되기 1주일 전에 피감사 기관과 관련부서의 장에게 서면으로 감사가 실시될 예정임을 통보하며, 감사 성격상 서면통보 없이 긴급하게 실시할 필요가 있을 때와 사안의 특별성으로 보안을 유지하며 실시해야만 하는 특별감사의 경우에는 사전 통보 없이 실시하는 경우도 있다(표 6).

〈표 6〉 내부감사계획 실시

구분	내용
감사시행 통보	감사 1주일 전에 피감사부서에 서면통보 특별한 사안은 불시 감사
감사실시	감사실시 기간 내 종결 원칙 단, 연장가능 검토확인 후 작업 착수 법규준수, 적절한 확립여부 분석평가 현금 및 재고관련 실물대조 확인업무

06 내부감사의 보고

감사보고의 종류는 중간보고, 상황보고, 최종보고 등의 형태로 나눌 수 있다. 최종 보고서를 작성하기 전 감사 진행내용을 간략하게 요약하여 병원장에게 중간보고하거나 현재의 감사 상황을 알려 감사의 진행여부를 보고할 필요가 있다.

감사의 최종보고시 감사보고서에는 상황발생에 대한 근본적인 원인은 무엇이며, 문제점으로 인해 병원에 발생하게 될 손실은 어떤 것인지 정확한 자료로 제시해야 하며 근본적인 원인을 지적하고 개선 권고해야 할 사항을 간결, 명료하게 정리하여 병원장에게 보고한다(그림 12).

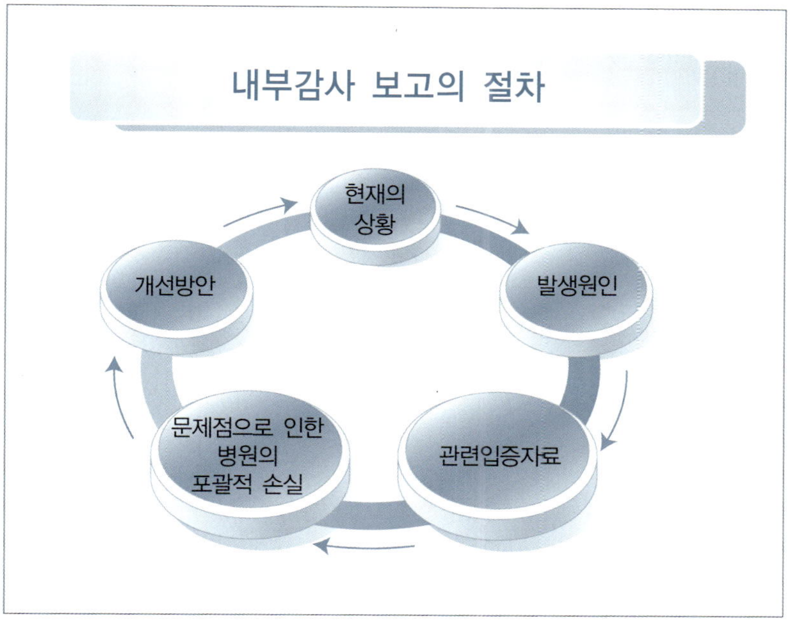

▲ 그림 12

감사에 따른 보고서의 작성은 긴 장문의 서술형보다는 감사의 내용을 한눈에 알아볼 수 있도록 정확성, 명료성, 간결성, 객관성 등으로 표현되는 품위있는 보고서가 되어야 한다. 감사보고서의 형식은 요약형태로 간결하게 작성하되 감사결과에 따른 지적 및 권고사항을 명료하게 작성하여 피감사 부서에 통보해 주어야 한다.

감사보고서는 최종 승인권자인 병원장의 결재를 받아야 한다(표 7).

〈표 7〉 내부감사 보고서 작성

구분	내용
형식	감사책임의 명확화 감사의견 요약정리 감사결과 지적사항 및 권고사항 기재 필요시 피 감사부서의 답변내용 참고 기재
작성원칙	정확성+명료성+간결성+객관성+품위
요약형태	전반 요약보고 3매 미만 작성 개별 지적 사항 : 건 별 작성 중요사항 : 요약보고 포함보고 그 외 사항 : 일괄 요약 정리
승인	최종승인권자의 최종결재 및 승인을 받아야 함

07 내부감사의 이행점검

감사 지적사항 및 개선권고사항에 대한 보고서가 최종 결정권자인 병원장의 승인을 받은 후 피감사 부서에 통보하여 시정계획서를 요청하고 시정계획에 대한 이행 여부는 시정계획이 완료될 때 까지 계속 점검해야 한다(표 8).

〈표 8〉 내부감사 이행점검

지적 사항 통보	최종 결재 후 지적 사항 피감사부서 통보 시정조치 즉시 요구
사후관리	지적사항 최종 수정조치 한 후 종료 다음 감사 실시 시 결과 재확인

제 3 장

감사사례

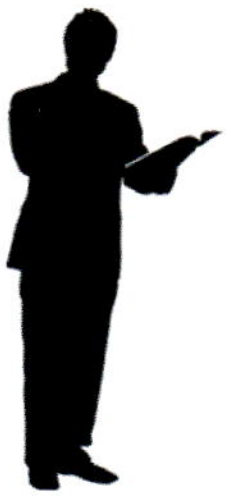

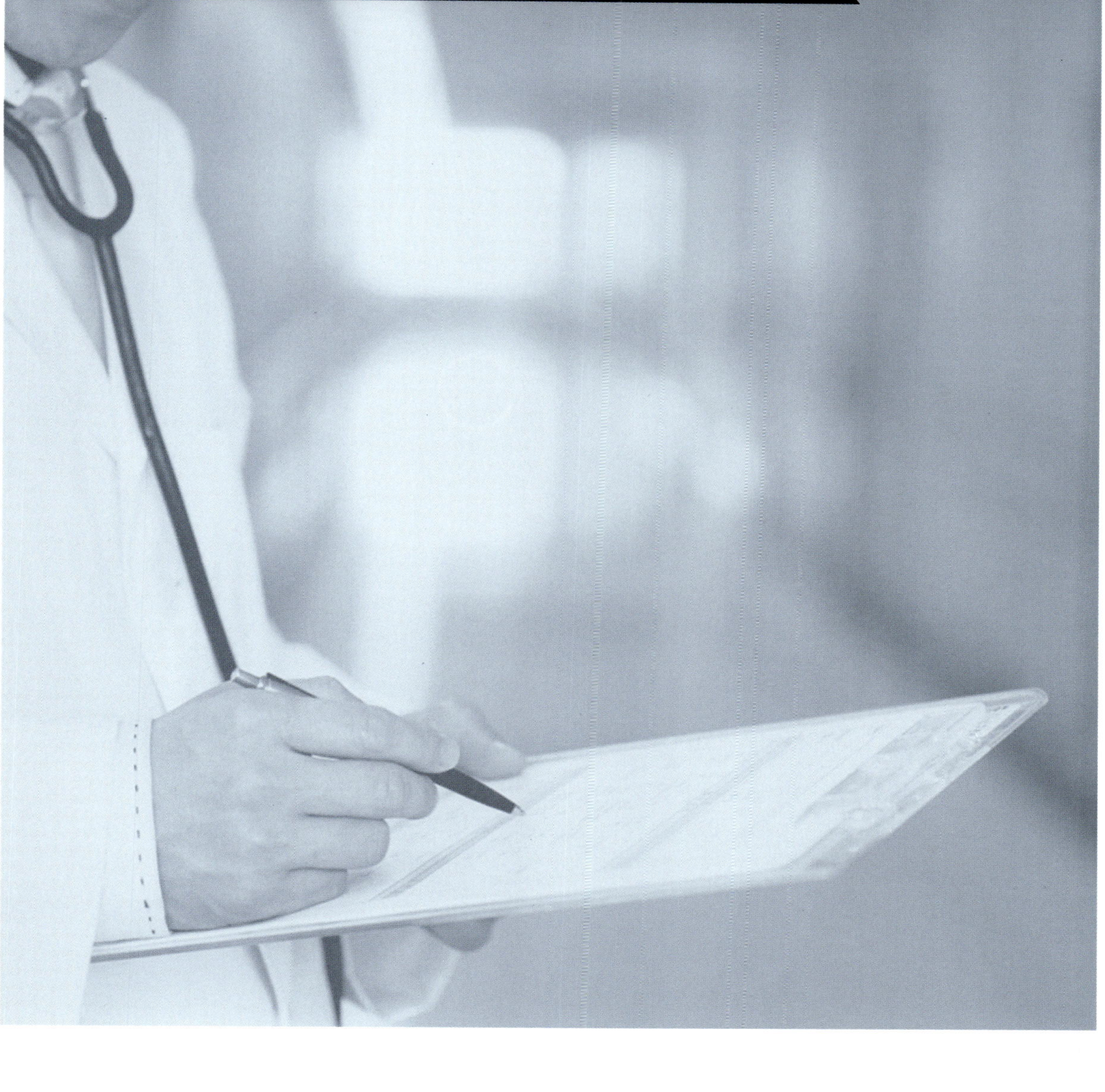

산하병원별사례

1) A의원 업무감사

감사개요

감사기간 : 1주

감 사 인 : 감사실 3명

감사개요

200×년 회계연도 상반기 업무지도 감사일정에 의거하여 본원 A의원에 대한 업무지도 감사를 실시한 바, 전반적인 업무처리 내용에는 특별한 문제가 없으나, 수익성 제고 측면에서 인력의 활용과 영업 마케팅의 활성화 등 일부 사항은 개선이 필요한 것으로 파악되었습니다.

운영현황

A의원은 질병의 조기발견 및 예방을 목적으로 설치되었으며, 인력현황 및 검진절차, 계약 운영 현황 등은 다음과 같습니다.

1. 인력 현황(200×년 7월 현재)

구 분	인 원	비 고
의료진	9명(00직 3명, 00의 2명, 00의 4명)	판정 1명은 주 3일 근무, 00의 2명, 00의 4명은 오전근무
검진 및 상담	23명(00사, 0사 등)	신체00 1명은 00직(3개월간)
행 정 직	6명(접수, 전산 등)	과장, 전산, 수납 각 1명, 예약 3명
스포츠 크리닉	4명(00직 1명, 조교 3명)	
합계	**42명**	

2. 검진 및 수지 현황

가. 연도별 검진 실적

(단위 : 명/백만원)

연도별	년간실적		월평균 실적		일평균 실적		월평균 검진일수
	검진자	검진 수입	검진자	검진 수입	검진자	검진 수입	
200×	3,666	1,038	407	115	19	5	21.0
200×	7,922	2,339	660	195	32	9	20.6
200×	9,926	3,295	827	275	40	13	20.5
200×	13,584	4,647	1,132	387	56	19	20.2
200×	8,668	3,084	722	257	35	12	20.7
200×	11,019	3,847	918	321	43	15	21.3
200×	4,523	1,813	905	363	46	19	19.6
평균	9,612	3,252	796	273	39	13	20.6

(단위 : 백만원)

월 별	검 진 일	검진수입	일 평 균 검 진 자	0월 일평균 검진자 대비
200×. 07.	20일	403	53명	기준
200×. 08.	16일	231	37명	-30.2%
200×. 09.	18일	199	26명	-50.9%
200×. 10.	21일	281	40명	-24.5%

나. 연도별 수지현황(예산팀 원가분석자료 인용)

(단위 : 백만원)

연도별	총수익	원 가	총이익	감 액	순이익	순이익률
200×	5,169	2,976	2,194	515	1,679	32.5%
200×	3,396	3,057	339	326	13	0.3%
200×	4,376	2,659	1,717	502	1,216	27.8%

* 총수익은 검진수입과 부대수입(예치 가수금 등)이 포함됨.

3. 검진업무 절차

가. 검진은 예약을 원칙으로 하며, 예약접수는 수진 받지 않는 경우(3~10%)를 고려하여 검진일을 정함.

나. 검진항목은 기본검사(14종목)와 선택검사(7종목)로 구별되며, 월요일~금요일까지 오전시간(07:30~11:00)동안 검진하고 오후에는 검체물 등을 본원 셔틀버스를 이용하여 이송함.

다. 검체물에 대한 검사결과는 익일 아침 본원 운전기사가 A의원에 인계해 주면 검사항목별로 전산에 입력시켜 결과 통보서를 작성하고, 대략 1주일 뒤에 검진자에게 검진결과를 알려줌.

라. 검진수가는 200×년 2월부터 1인당 42만원이나, 단체검진 또는 감액대상 검진자인 경우 일정금액(비율)을 감액하고 있음.

마. 검진대상은 개인과 단체(기업 임직원 등)이며 검진 비율은 개인이 약 59%, 단체가 약 41%로 구성됨.

3장

※ 개인대비 단체비율

(단위 : 명)

구 분	본원(명, 비율)		산하병원(I)(명, 비율)	
	개인	단체	개인	단체
200×	6,537(75.4%)	2,131(24.6%)	2,536(68.4%)	1,168(31.6%)
200×	7,547(68.5%)	3,472(31.5%)	3,122(77.9%)	884((22.1%)
200×	2,663(58.9%)	1,860(41.1%)	1,276(76.5%)	392(23.5%)
평균	5,582(69.1%)	2,487(30.7%)	2,311(73.9%)	814((26.1%)

바. 매일 발생되는 검진(현금)수입과 통장에 입금된 미수금은 병원장 명의의 계좌로 당일 이체시킨 후 익일 무통장 입금증과 수입 일계표를 경리팀으로 통보하여 병원 회계에 반영함.

사. 마케팅차원에서 기존 검진자를 대상으로 매년 검진안내문을 발송하여 안내하고 있음.

4. 기타 업무현황

가. 검진에 필요한 각종 약품, 소모품, 진료재료 등은 병원 약무팀, 물품관리팀에 청구하여 사용함.

나. 적출물, 방사선폐액 등에 대한 처리는 자체적으로 단가계약을 체결하여 운영하고, 관리대장을 작성함.

다. X-Ray등 검진장비에 대한 수리의뢰는 의공기술팀에 수리 의뢰함.

라. 검진이 없는 토요일은 직원회의를 통하여 친절교육과 장비청소, 성경공부를 시행하고 있음.

지적 및 개선권고사항

1. 수익성의 제고 방안검토

예산팀에서 파악한 원가분석자료에 의하면 A의원의 최근 3년간(200×~200×년) 평균 수익률은 약 20%정도로 타 임상부문에 비하여 수익률이 높은 것으로 나타났습니다. 이는 재료비의 비중이 낮은 반면 검진 수가가 비급여로 수익성이 높기 때문입니다.

따라서 수요자(검진자)를 많이 유치한다면 수익률은 더욱 향상될 수 있는 가능성이 어느 임상과보다 높다 하겠습니다.

그러므로 타병원 검진기관이 시행 또는 시행예정인 오후검진과 토요일 검진 시행문제, 활발한 마케팅 활동을 통하여 검진수익 증대를 위한 다각적인 노력이 시행되어야 하겠습니다.

※ 타병원 검진기관과의 비교(200×년 9월말 기준)

병원별	일평균 검진자	평일오후 검 진	토요일 검 진	최근의료 사태영향	직원수
본원 산하병원(I)	약 26명 약 5명	안 함	안 함	약 50%감소 약 72%감소	42명(4) 10~12명(1)
S병원	약 100명	실시중	시행중	약 25%감소	79명(11)
C병원	약120~140명	실시예정	시행중	약8~9%감소	120명(15)

* 직원수는 계약직인원 포함 인원수이며, ( )의 인원은 검진전담 의사수임.

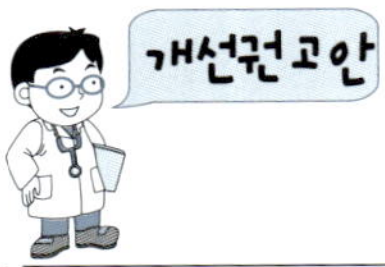

최근 의료환경 악화 등으로 검진업무 활성화를 통한 진료수입 증대가 더욱 중요시되고 있는바, 다음과 같은 마케팅 활동 등을 통하여 인력 활용의 극대화와 검진활동의 활성화가 요망됩니다.

첫째, 직원 개인별 직무분장표 및 직무분장기술서를 점검한 바 특별한 사항은 없었으나, 평일 오전에만 국한되어 있는 검진업무를 평일 오후에도 할 수 있도록 타병원 벤치마킹과 검진자 문진표 분석을 통한 새로운 검진프로그램을 개발하여야 하겠습니다.

아울러 토요일 오전은 검진자가 선호하는 시간으로 판단되므로 토요일 오전 검진 시행을 적극 검토하시기 바랍니다.

둘째, 다각적인 홍보활동을 통해 신규 검진인원을 증가시키는 대책이 필요합니다. 이를 위하여 다음 사항을 검토하시기 바랍니다.

① 현재 홍보 및 영업 업무에 대한 인력이 없는 바, 체계적인 마케팅 업무를 수행하기 위하여 전담요원 1명(성과급 계약직)의 충원을 검토하시기 바랍니다.

② 검진자중 단체검진은 개인검진에 비하여 홍보효과가 크고, 홍보하기가 상대적으로 수월하다고 판단되므로 단체검진에 중점을 두는 차별화 전략이 필요합니다(A의원에서 매년 실시하는 초진자 및 재검자 문진표에 의하면 연평균 약 30.7%가 단체검진이고, 검진동기가 직장에서 제공하는 비율이(33.5%) 가장 높게 나타남).

※ 참고 : 검진자 검진동기(200×년 3~7월) (단위 : 명)

구 분	직장제공	건강에 관심	건강에 이상	의사 및 친지 권유	기 타	합 계
건 수 (비 율)	1,396 (33.5%)	1,131 (27.1%)	960 (23.0%)	314 (7.5%)	365 (8.8%)	4,166

③ 단체검진을 활성화하기 위한 방안으로 본원 거래업체를 참고하시어 활용하시기 바라며, 또한, 인근 기업체 임원, 총무, 인사부서 등에 정기적으로 DM(Direct-Mail) 발송과 안내장 송부를 통한 신규 검진자 확보와 재검진을 유도하는 적극적인 홍보 전략이 필요합니다.

④ 특히, 검진자를 유치하기 위하여 스포츠크리닉을 적극 활용하여 각종 스포츠센터나 체육 유관단체에 안내장을 발송하거나, 감액 혜택을 부여하는 등 다양한 방법의 검토가 요망됩니다.

※ 검진자가 행하는 운동의 종류(200×년 3~7월) (단위 : 명)

구 분	골프	등산	수영	테니스	에어로빅	기 타	합 계
검진자 (비 율)	398 (22.0%)	258 (14.3%)	223 (12.3%)	65 (3.6%)	57 (3.2%)	807 (44.6%)	1,808

⑤ 현재 A의원 초진자 비율(전체검진수중 초진자 비율)이 63.8%로 상당히 높은 편입니다. 반면, 재진자 비율이 36.2%로 재진자 비율이 낮은 바, 이는 대부분의 검진자가 1회성 검진을 받는 경향이 있는 것으로 추정됩니다.
따라서 A의원에서는 재검 필요성의 적극적 홍보, 재검 프로그램의 별도 개발, 감액 비율을 우대하는 등 재검자를 증대하는 방안이 필요합니다.

※ 초진자, 재진자 비율(200×년 3~7월) (단위 : 명)

구 분	초진자	재진자	합 계
본원	2,885 (63.8%)	1,638 (36.2%)	4,523
산하병원(I)	528 (60.6%)	343 (39.3%)	871
합 계 (구성비)	3,413 (63.2%)	1,981 (36.7%)	5,394

셋째, 현재는 지리적으로 본원과 멀리 떨어져 있어 임상 검체물을 본원에 매일 이송하여야 하고, CT 등 선택검사도 검진자가 본원으로 내원하여야 가능한 실정으로 시간과 인력낭비 및 인력지원 문제, 환자 서비스의 부족 등의 문제를 야기하고 있습니다.

따라서, 장기적인 관점에서 검진장소의 이전 문제를 포함하여 필수 의사인력(내시경, 부인과 검사)의 계약직을 통한 안정적인 의사 인력공급 체계를 구축하는 등 장단기 발전계획을 수립하여 업무추진 할 것을 권고합니다.

2. 가수금의 정리

200×년 8월 현재 A의원 가수금은 총 8,077,000원입니다. 이는 검진을 예약하면서 검진비의 일부(전액)를 예치한 후, 검진을 하지 않고 예치금도 찾지 않아 발생된 일이며, 예치자에 대한 연락도 안되는 상황입니다. 그 현황은 다음과 같습니다.

(단위 : 원)

연도별	금 액	연도별	금 액
200×	300,000	200×	2,074,000
200×	600,000	200×	440,000
200×	0	200×	3,821,000
200×	842,000	계(2)	6,335,000
계(1)	1,742,000	합 계(1+2)	8,077,000

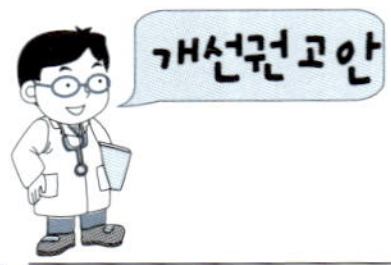

가수금은 10년(민법 162조 1항, 채권소멸시효)동안 보관하여야 하나, 이는 관리상 비능률적이라 판단되므로 3년 이상(19××년 이전)이 된 가수금 1,742,000원은 잡수입으로 정리하는 것이 바람직합니다.

또한 앞으로 가수금 발생을 억제하기 위해서는 검진 예약금을 예치한 후 검진하지 않는 사람에게는 적극적으로 연락(현재는 상·하반기에 연락)하여 찾아가도록 함으로써 가수금이 누적되지 않도록 하여야 할 것입니다.

3. 계약업무의 일원화

A의원은 계약주관 부서가 아니어서 직무분장규정상 자체적으로 계약을 체결할 수 없게 되어 있습니다.

그러나 200×년 8월 계약현황을 파악한 바로는, 방사선폐액 등 총 7건을 자체적으로 계약체결 하였습니다.

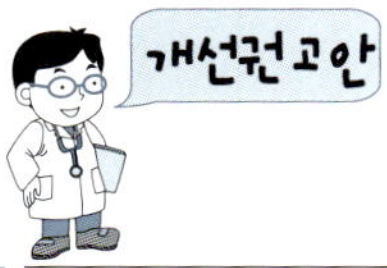

계약은 계약주관부서에서 처리하는 것이 규정(직무분장 제6조 2항, 11조 5항)에도 부합되고, 비용절감 등의 효과도 있는바, 향후 만기시 자체적으로 체결한 계약건에 대해서는 병원 계약주관부서와 협의하여 계약될 수 있도록 하여야 하겠습니다.

2) 산하병원(I) 업무감사

감사개요

감사기간 : 3일

대상부서 : 원무 외래 및 입원팀

중점사항 : 1. 진료비 계산, 수납, 청구, 미수관리
2. 제반서류, 장부의 점검
3. 업무분장의 적정성 검토
4. 내부통제 제도의 점검

지적 및 조치 요구사항

1. 업무수행자의 확인 기능 강화

원무행정은 환자 입원 등록부터 퇴원계산 업무까지 단계별로 업무수행자가 구분되어 있고 여러 명이 동일업무를 수행하는 경우도 있습니다.

따라서 담당자별로 본인이 수행한 업무를 구분 확인함으로서 좀 더 책임이 있는 업무수행을 기대할 수 있으며 착오입력이나 실수로 인한 추후 확인 등 불필요한 행정력 낭비를 방지하는 동시에 조속히 진료비를 회수하는 데 도움이 되리라고 판단됩니다.

현재 업무수행자 확인이 없는 아래 사항은 조속히 보완해야 할 것입니다.

구 분	업무내용	보완요구사항
환자등록	환자종류 구분등록 의료보험 보적사항 확인등록	서약서상 전산등록란에 확인필 복사기 도입 및 보험증 사본 부착 권유
	진료확인서 구비 확인 의료보험 수급 자격 확인	서약서상 접수자, 확인자 란에 확인필
진료비 계산	응급실 내원 후 6시간 이후 퇴원계산	서약서상 보적사항 기재(보험증 사본) 서약서상 응급실 처치전표 첨부 입.퇴원 일자 확인
	진료비 사정	입퇴원결정서 하단 '원무팀'에 확인필 수술지 입력 후 사정필 날인 입력된 처방전 담당자별 묶음 날인

2. 의료보험 서식의 구비, 사용 권유

의료보험 환자의 수진절차에 필요한 각종 서식은 요양급여기준 제9항(요양기관의 의무)중 가-(1),(2),(4)에 명시된 바와 같이 요양기관에서 반드시 비치하고 안내하여야 합니다.

현재 산하병원(I)에서는 환자의 편의를 중시하는 측에서 보험을 적용하여 병원 이미지 제고에 크게 이바지 하고 있습니다. 그러나 의료보험 미지참 신고서 등 서류를 비치하고도 사용하지 않으면 오히려 의료보험 적용을 회피하는 것으로 오해될 소지가 크고 보호자와의 의사전달 어려움, 행정력 낭비 등이 우려되므로 필요한 서식을 구비하여 환자가 의료보험 수급절차를 이해하고 협조하도록 적절히 안내하는 노력이 필요합니다.

3. 유형변경의 확인기능 보완

진료비 계산은 일반, 의료보험, 의료보호, 산재보험, 공상요양 등 환자유형별 적용수가가 다르므로 어떤 계산방식을 적용하는가에 따라 진료수입에 변화가 있으며 환자측의 부담액도 달라지므로 각별한 관리가 필요한 업무입니다.

그러나, 급작한 발병으로 인한 관련서류 구비의 어려움, 유관단체 확인 및 서류작성 기간소요, 환자측 무성의, 가해자, 피해자 유무 등 환경적 요인때문에 신속하면서도 병원이나 환자측 모두가 만족할 수 있는 유형적용 방법을 수립하기에는 현실적 어려움이 있는 것이 사실입니다.

그러므로 입원한 환자의 유형이 변경되어야 할 경우는 환자측의 민원이 발생되지 않으면서 관계 법규나 요양급여 기준에 적합한가를 신중하게 판단해야 하며 이를 위해서는 부서장의 적절한 통제가 필요합니다.

따라서 담당자가 판단하여 수행되고 있는 현재의 방법은 시정되어야 하고 현행 위임전결 규정에도 환자의 입, 퇴원 및 수납에 관한 업무는 부서장의 전결업무로 구분되어 있으므로 향후로는 부서장의 결재를 받아 변경토록 해야 합니다.

또한 부서장 결재를 받는 변경작업도 담당자 1인을 지정하여 책임있게 수행될 수 있어야겠습니다.

4. 계약기관 미수금 확인업무 개선

자동차보험의 진료비를 200×년 1월 1일부터 병원구좌로 On-Line 입금을 요청한 것은 현금사고를 방지하고 미수금의 조속한 회수를 위한 업무개선으로 바람직한 것입니다.

현재 자동차보험 미수금은 통장으로 입금된 뒤에 경리팀으로부터 입금사실을 통보받아 환자별 청구내역을 확인하여 수입으로 확정짓고 있습니다.

이 때 자동차보험사로부터 '치료비 결정내역'이 전부 통보되지 않아 실제 지급건과 지급액의 정확한 파악이 어려우므로 앞으로는 '치료비 결정내역'을 완벽하게 보관하여 업무에 참고하는 것이 좋겠습니다.

아울러 '200×년 12월 27일부터 200×년 3월 23일까지 B자동차보험회사에서 지급하겠다고 통보되었으나 미입금된 치료비 ₩11,223,340와 계약시 명시된 지급기한을 초과한 미수금은 해당보험사에 독촉하여 조속히 회수해야겠습니다.

5. 채권관리의 타당성 제고

진료비 체납 환자의 경우는 가능한 한 재원기간 중에 채권을 확보해야 하며 부동산에 대한 재산권을 확보할 때도 담당자 개인이 아닌 "병원"를 채권자로 설정해야 합니다. 그러나 200×년 12월 07일 퇴원한 김○○의 근저당권이 당시 후납담당자인 이○○에게 설정되어 있는 것은 산하병원(I)과 병원장 직인을 받을 수 있는 병원과의 거리와 현장성을 감안해도 이해하기 어려운 업무처리 입니다.

또한 200×년 12월 15일 퇴원한 환자 '박○○'의 진료비 확보를 위해 재원중에 보증인의 부동산을 가압류한 후 진료비 미수총액 ₩28,194,520 중 ₩20,000,000을 회수하고 200×년 07월 30일 가압류를 해지시켰으며 잔액 ₩8,194,500에 대해서는 그 후 아무런 후속조치가 없었던 것은 정당한 업무처리라고 볼 수 없는 것입니다.

그러므로 상기 2건의 경우는 미수잔액을 최대한으로 빨리 회수해야 하며 시일이 걸릴 것으로 판단되는 경우는 채권확보를 위한 즉각적인 추가조치가 시급한 것으로 판단됩니다.

또한 대손처리는 본원의 경우 3건에 ₩1,100,300이며 산하병원(I)은 45건에 ₩11,228,920은 어려운 제반여건을 감안하더라도 산하병원(I)에서는 진료비 회수를 위한 노력이 재원중에 신속히 진행되어야겠으며 부득이 후납으로 처리되어야 할 경우는 확실한 채권확보를 위한 노력이 필요할 것으로 판단됩니다.

건의사항

병원업무의 특수성과 제반환경의 현실적 어려움을 감안할 때 상기 지적사항을 제외한 전반적인 업무가 능동적으로 수행된 점은 인정받아야 할 것입니다.

아울러 병원의 증축으로 인한 업무량의 증가가 예상되고 원무행정을 원만히 수행하기 위해서는 교육기간이 필요한 것은 누구나 인정하고 있는 사실입니다.

따라서 인력이나 사무기기의 보완 및 교육훈련 실시 등 업무수행에 필요한 여건확보를 위한 건의나 요구사항이 적극적으로 검토되어 실행되면 더욱 발전된 업무수행이 가능할 것으로 사료됩니다.

3) 산하병원(II) 업무감사

감사실시 개요

감 사 범 위	: 원무, 구매, 용역계약 및 기타 관리업무
감 사 기 간	: 2주
피감사부서	: 총무팀, 원무팀(부서장 : 팀장 겸직)
감 사 인	: 감사실 4명

지적 및 개선 건의사항

산하병원(II)은 Y지역 내 유일한 대학 종합병원으로서 지역사회 주민의 건강증진 및 질병치료에 기여하여 왔으며 200×년 4월 병원경영 합리화 운영방안에 따라 병상규모 축소 및 인원을 감축하였음에도 불구하고 교직원들의 헌신적인 노력에 힘입어 병상가동률이 증가하고 수익율이 좋아지는 등 여러 부문에서 점진적인 개선이 이루어지고 있으나 다음과 같은 사항은 시정되어야 할 필요성이 있습니다.

1. 원무업무

가. 현금시재의 불일치

[현황]

200×년 9월 2일 오후 3시경 원무팀 창구 및 경리(출납)부문에서 담당자의 현금시재를 확인한 결과 전 부문에서 적은 액수이기는 하나 현금시재가 일치하지 않았

습니다. 그 원인은 원무팀 담당자가 일부 직원들의 부탁으로 진료비 수납을 미루어 주었다가 그 직원이 즉시 진료비를 가져오지 않을 경우에 이를 수일에서 수개월 동안 갖고 있다가 대납하는 경우와 환전용 소액동전을 마감당시 정확히 개수 파악하지 않고 누적시키는 경우가 있었고, 경리부문에서는 담당자가 직원들의 편의를 위하여 개인 돈을 공중전화, 자판기등의 환전용으로 보관하고 있는 것을 공금(petty cash)과 혼재시켜 놓았기 때문입니다.

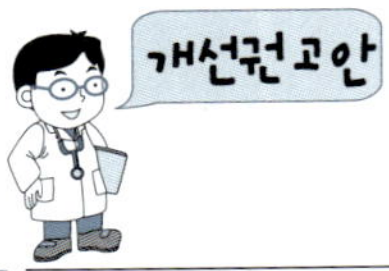

현금취급자는 항상 현금관리의 중요성을 인식하여 진료비는 반드시 당일 중으로 정확히 수납하여 정산하도록 하고, 개인 돈을 공금과 혼재하여 착오를 일으키는 일이 없도록 하여야 하겠습니다.

나. 반환, 취소절차의 문제점

[현황]

진료비 반환 및 취소 내역을 1개월분(200×년 6월 1일~6월 30일)에 대하여 점검한 결과 다음과 같은 문제점이 있습니다.

(1) 창구직원의 일일 수납내역서가 없어서 창구직원이 수기로 기재한 현금관리보조부와 수입일보의 대사기능이 미약함.

(2) 진료비 반환시 영수증 첨부없이 반환되거나 임상진료과의 반환확인이 되지 않은 상태에서 반환된 것이 일부 발견됨.

(3) 당일발생 당일반환이 이루어진 것은 반환내역서에 나타나지 않음.

(4) 의료보험으로 전환함에 따른 진료비 반환시 피보험자 여부를 확인할 수 있는 근거서류가 첨부되지 않음.

(5) 반환시 반환금액 수령자의 날인이 미비한 것이 일부 발견됨.

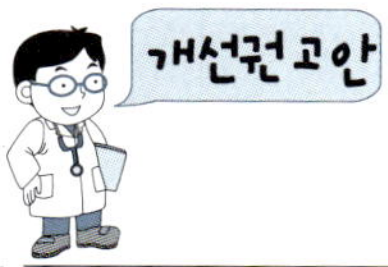

진료비 반환 및 취소시에는 근거서류를 반드시 첨부하여 관리자의 철저한 확인과정을 거치는 등의 방법으로 내부통제시스템을 더욱 강화하여야 하겠습니다.

다. 영수증 및 비밀번호 관리

[현황]

영수증은 인쇄업체에서 출고당시부터 찍히는 일련번호와 수납시 발생되는 전산일련번호 2종류가 있는데 이 2가지 일련번호가 관리되고 있지 않아 수납과 관련된 오류 또는 부정이 발생한다 할지라도 통제하기 어려운 상황입니다.

한편 비밀번호 관리상태를 점검한 결과 각 창구직원별로 전산 비밀번호가 부여되어 사용되고 있으나 철저한 관리가 이루어지지 않고 있어 직원이 퇴직 또는 이동시에도 전산 시스템에 접근이 가능하여 보안상 문제가 있습니다.

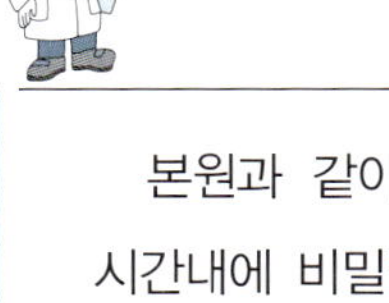

본원과 같이 영수증 관리대장을 작성하여 영수증 사용내역을 기록하도록 하고 빠른 시간내에 비밀번호 현황을 정리(갱신)하여 향후에는 관리대장을 비치, 철저히 관리하여야 하겠습니다.

라. 처방입력의 정확화

[현황]

자동차보험 및 산재보험 환자와 같이 수납이 바로 되지 않는 환자들의 경우 일부 처방들이 사정입력 담당자에 의해 전산 입력되지 않고 누락되는 경우가 있어 자동차보험 담당자가 별도로 계산하여 청구하는 실정입니다. 따라서 일부처방이 고의 또는 실수로 누락되어도 점검할 수 있는 기능이 부족하며 처방계산을 이중으로 할 뿐만 아니라 통계자료 또한 불일치시키는 원인이 되고 있습니다.

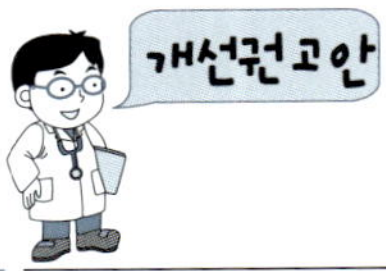

처방은 접수시 즉시 입력하도록 하여 누락되는 일이 없도록 최대한 주의를 기울여야 할 것이며 사정입력 담당자와 계산(청구) 담당자의 업무는 분리되는 것이 바람직합니다.

마. 전산화미비

[현황]

원무팀 업무전산화는 200×년 7월 1일 현재 외부용역업체가 제공한 장비 및 프로그램을 이용하여 업무를 처리하고 있으나 프로그램의 미비로 수입일보를 비롯한 각종 통계자료가 제대로 출력되지 않아 정상적인 업무 수행을 어렵게 할 뿐만 아니라 200×년 상반기 결산업무를 처리하는 데에도 지장을 주고 있는 실정입니다.

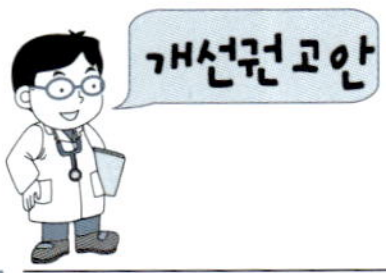

본원 및 산하병원(I)의 관련부서 협조 하에 계약업체에 대하여 철저한 계약 이행을 촉구하여야 하겠습니다.

2. 구매업무

가. 업무체계의 미비

[현황]

일반소모품 및 위생재료의 청구 접수대장이 없이 청구서를 월별 단위로 구분 보관하고 있어 접수현황 파악 시 많은 시간이 소요되어 비효율적입니다.

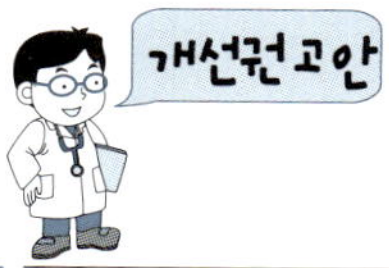

청구서 접수대장을 속히 구비하여 물품청구 접수시 청구일자에 따라 일련번호를 부여하여 물품청구 접수대장에 필히 기록한 후 전산에 입력하여야 할 것입니다.

나. 구매관련 오류사항

[현황]

물품구매와 관련된 각종 서류를 검토한 결과 아래와 같은 문제점이 발견되었으며 이와 같은 사례는 지역병원의 특성 및 공급업체의 소재 그리고 구매금액이 소액인 점을 감안하더라도 구매절차 및 행위가 왜곡되어 있어 업무상 과실 또는 부정이 발생할 소지가 있습니다.

(1) 약무팀 자동약포장기 구매시 구매장비의 가격표(price list)가 첨부되지 않았으며, 구매시점에 거래가 발생되지 않은 납품실적이 첨부되어 있음.
(자동약포장기의 구매행위는 200×년 4월에 이루어졌으나 납품실적의 세금계산서는 200×년 6월분임).

(2) 초음파진단기 구입계약 건
산부인과용 초음파진단기(Computed Ultrasonogram System 1set)를 200×년 12

월 11일 계약 체결하여 200×년 4월 23일까지 납품하기로 하였으나 업체에서는 Main Unit만 입고하고 나머지 부속기자재의 납품을 200×년 9월 현재까지 계속 연기하고 일부 품목을 다른 품목으로 대체할 것을 제의하고 있는 중인바, 계약 체결과 이행과정에서 다음과 같은 오류가 발견 되었습니다.

(가) 일부 품목(Spec. No 21, 22, 23)의 경우 입찰 당시에는 특정 모델명이 정해져 있었고, 보증기간 중 hardware 및 software의 무상 업그레이드 조항이 있었으나 계약서에 첨부된 확정 제안서에는 그 내용이 누락되어 있음.

(나) 부속기자재의 지연납품에 따른 지체보상금의 징수에 있어서 금액 산출기준이 명확하지 않음.

(다) 부속기자재 중 납품이 불가능한 일부 품목을 다른 품목으로 대체승인하고 차액정산을 하는 과정이 불투명하고 합리적이지 못하여 물품 구매부서와 인수부서간의 의견충돌을 일으키는 등 마찰이 있음.

(라) B/W printer는 910MD라는 모델로 납품키로 되어 있었으나 생산 중단되었다는 이유로 그보다 상위기종(930MD)이 있는 데에도 불구하고 하위기종인 890MD로 납품되었음.

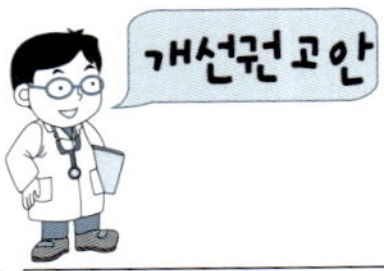

① 물품 구매시 충분한 가격정보를 확보하여 최대한의 가격조정 (Nego) 노력이 있어야 하겠습니다.

② 계약 이행과정에서 업체측의 귀책사유로 이행지체 등의 문제가 발생할 경우 계약서 등 객관적이고 합리적인 기준에 의하여 처리하여야 하겠습니다.

③ 산하병원(II)은 지리적 위치, 소량구매 등의 불리한 계약조건을 감안하여 중요계약은 산하병원(I)의 협조를 받아 공동구매방식을 채택하여 인력 및 비용절감을 기하여야 하겠습니다.

다. 검수기능의 확보

[현황]

물품의 입고확인을 사용부서의 인수 확인만으로 종료하고 있어 사용부서에서는 입고 확인을 철저히 하여야 함에도 불구하고 임상시약청구 수량 중 미 입고된 품목에 대해서도 인수확인을 해줌으로써 물품대금이 미리 지급되는 경우가 있으며 인쇄물의 경우 선납처리 후 사후결재를 득하는 경우도 있음.

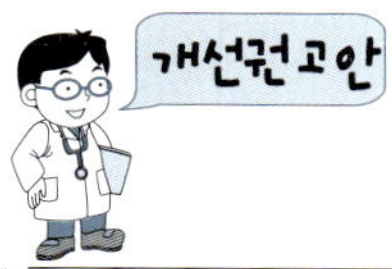

선납은 긴급한 경우에 한하여서만 허용하여야 할 것이며, 향후부터는 인수부서와 발주부서간의 상호 교차확인을 통해서 물품대금이 지불되도록 검수절차를 시급히 바꾸어야 하겠습니다.

3. 용역 및 임대차계약

가. 장례식장 관리운영계약

[현황]

장례식장 관리운영계약이 합리적이고 객관적인 기준 없이 계속 동일 업체와 재계약되고 있으며, 현재의 계약업체는 병원측의 승인 없이 계약서 제10조를 위반하여 관리운영권을 제3자에게 양도한 상태입니다.

한편, 운영실태를 점검한 결과 업체에서는 계약서 제21조를 위반하여 유족으로부터 병원의 승인을 받지 않은 항목에 대한 요금(관리비, 위생처리비)을 징수하여 부당한 이득을 취하고 있는 바, 이와 같은 사항은 계약서 제24조에 의하면 일방해약조건에 해당하는 중요한 사안임에도 그대로 방치하는 것은 병원의 이미지에도 나쁜 영향을 미칠 수가 있습니다.

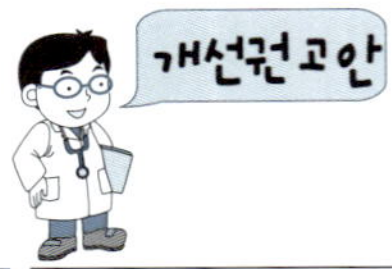

장례식장 관리운영계약이 관련규정에 따라 체결되어야 하겠으며, 관리운영권의 양도나 부당요금 징수 등의 중대한 계약위반 사례가 없도록 운영실태를 철저히 감시하여야 하겠습니다.

나. 교원용 주택 임대차계약

[현황]

산하병원(II)의 24시간 진료체계 구축과 진료수익 증대를 위하여 정형외과, 신경외과 및 마취과 의사 상주용 사택으로 활용할 목적으로 인근의 아파트 3채를 임차할 계획하에 그 중 1채를 먼저 200×년 5월 25일자로 전세보증금 5,000만원에 임차하였으나 200×년 9월 현재까지 입주 희망자가 없어 비어 있는 상태이며, 앞으로의 계획도 불분명한 상황입니다.

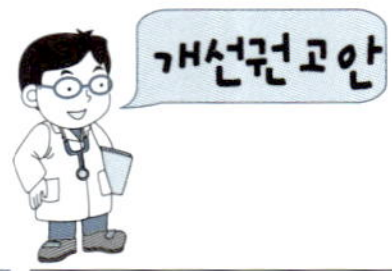

상기와 같은 계획을 추진하기 위해서는 먼저 입주 대상자의 입주 의사를 사전에 분명히 확인하는 등의 면밀한 검토가 있어야 시행착오가 없을 것이며, 기 계약된 아파트 1채도 상기 계획의 추진 여하에 따라 조속히 처리방향을 결정하여 불필요한 관리비용이 들어가지 않도록 하여야 하겠습니다.

4) 직인 및 문서 위조사건 감사

1. 사건 개요

200×년 10월 18일 「서울시 마포구 건강보험관리공단」으로부터 200×년 7월 11일~200×년 9월 8일까지 본원에 심장질환으로 입원하여 진료를 받은 "김○○" 환자의 진료비 구분산정 의뢰에 대한 회신의 진위여부를 묻는 공문이 접수되었으며, 공문을 접수한 해당부서(원무팀)에서는 동 문서를 검토한 바, 본원의 통상적인 문서작성방법(문서번호, 기록내용, 직인)등과 전혀 다르며 발송한 사실이 없음을 확인하는 내용을 200×년 11월 2일 병원장 명의로 회답하였습니다.

2. 감사결과 확인된 사항

가. 직인 및 문서위조의 목적

상기 환자 "김○○"에 대한 진료기록과 입원서약서, 진료비 내역등을 검토한 결과 입원기간이 길어짐에 따라 의료보험 급여가 적용되는 수진일수 180일을 초과하여 건강보험관리공단으로부터 180일 이후분에 대한 조합부담금 환수조치를 피하기 위해 진료비 내역을 실제와 다르게 조작, 본원의 직인 및 문서를 위조하여 발송한 것으로 판단됩니다.

나. 직인 및 문서위조의 범인

위조의 취지나 배경으로 보아 범인은 환자의 가족이나 이해관계인일 것으로 생각되며, 특히 그 수법이나 당시의 정황 등을 살펴 볼 때 입원서약서에 환자의 이종조카로 기록되어 있는 본원의 前직원 "강○○" (비위사실로 200×년 8월 21일 면직됨)의 소행으로 추정됩니다.

다. 허위문서의 내역

(1) 해당 건강보험관리공단에서 진위여부를 문의한 위조공문을 확인한 결과 본원에서 사용하는 양식(문서번호, 기록내용, 병원장 직인 등)과 상이한 것으로 나타났습니다.

(2) "김○○" 환자의 수진일수 180일이 초과되는 200×년 8월 8월 이후 200×년 8월 31일 까지의 진료비중 조합부담금은 실제로는 ₩3,910,860이나 허위문서에는 이를 ₩356,583으로 기록하여 그 차액 ₩3,554,277을 건강보험관리공단으로부터 환수되는 것을 면하려 하였습니다.

라. 당시 업무 담당자의 진술

(1) 당시 해당부서 업무담당자와의 면담결과에 의하면 200×년 "김○○"이 재원당시 그의 친척이었던 박○○(前 수련부 부서장)이 2~3차 방문하여 환자의 의료보험 진료일수 초과에 대한 문의를 하였습니다.

(2) 진료비 구분산정의뢰 공문 접수당시 박○○이 재차 담당자에게 접근하여 동 환자에 대한 의뢰공문을 확인, 열람하였습니다.

3. 감사팀 의견

본 건은 다음과 같은 여러 가지 정황적 사실로 보아 본원에 재직하였다가 입원환자 알선과 관련한 금품수수등의 비위사실로 인하여 200×년 8월 21일자로 면직된 전 수련부 소속 직원「박○○」이 인척관계에 있는「김○○」환자의 수진일수 초과로 인한 진료비 조합부담금 환수 기피를 목적으로 자행된 것으로 사료됩니다.

가. "박○○"이 김○○ 환자의 이종조카라는 인척관계에 있는 점.

나. 직인, 본원봉투사용, 문서의 위조 방법 등이 본원 내부사정에 밝은자로 추정되는점.

다. 당시 업무 담당자의 진술에 따른 정황적 사실

라. 박○○이 재직중 이와 유사한 사례의 비위사실이 많았다는 점.

5) 물품관리팀 입찰현황 분석

감사개요

분석기간 : 2주

대상업무 : 부식류, 육류, 김치, 닭고기의 구매 입찰업무

대상기간 : 200×년 회계연도에 실시한 입찰건(200×년 3월~200×년 2월분)

중점사항 : 가. 예정가격 산정의 합리성

나. 각 품목별 낙찰율 현황

다. 입찰참가 및 낙찰업체

업무현황

가. 예정가격 산정

물품관리팀에서는 재원환자 및 직원 급식용으로 사용하는 부식루, 육류, 김치, 닭고기의 구입을 위하여 영양팀에서 각 품목별 청구서를 접수하여 입찰공고후 각 업체의 견적서 및 물가에 관한 정보 등을 활용하여 예정가격을 산정하고 있습니다.

본원 물품관리팀에서 각 품목별 부식류를 구입하기 위하여 산출한 예정가격을 각 업체에서 제시한 견적서와 비교한 결과 예정가격 산정율이 오른쪽과 같이 나타나고 있습니다.

품　　도	평균 산정율(%)
부 식 루	79%
육　　류	80%
김 치 류	78%
닭 고 기	96%

상기에서 나타난 것과 같이 닭고기를 제외한 품목의 예정가격 산정율은 평균 80%로 나타나지만 닭고기는 96%로 다른 품목에 비하여 상당히 높게(16~18%) 예정가격이 산정되고 있습니다.

이는 닭고기 가격이 계절적 요인 및 시장변화(공급 및 수요)에 민감하여 가격의 등락폭이 다른 품목에 비하여 크다고 하나 이는 예정가격 산정율과는 직접적인 관련이 없는 요인으로 생각되며 물품관리팀에서 산정하는 다른 품목의 평균적 산정율보다는 높게 나타나고 있습니다.

나. 각 품목별 낙찰율

각 품목별 입찰시 낙찰되는 가격의 낙찰율 현황을 분석한 결과 각 품목별로 평균 95~99%의 낙찰율을 보이고 있으며 입찰횟수는 평균 2회 정도로 나타나고 있습니다.

이는 공사 또는 일반물품 매입 등의 다른 종류의 입찰과는 달리 상당히 높은 낙찰율과 단기간의 입찰횟수로서 첫째, 예정가격이 높게 책정되었거나, 둘째, 삭감율이 낮은 경우, 셋째, 예정가격의 사전누출 등으로 추정될 수 있으나 각 품목별 예정가격은 일부품목을 제외하고는 높지 않게 산정되는 것으로 나타나고, 삭감율은 병원 입찰관행으로 볼 때 평균적인 삭감율 보다 약간 낮은 수준으로 나타나고 있습니다.

다. 응찰업체

현재 부식류를 제외한 다른 품목은 항상 응찰업체가 고정적인 2개 업체 밖에 없는 것으로 나타나고 있습니다.

입찰에서 특정업체의 제한된 참여만으로 입찰이 집행될 경우 첫째, 응찰가격의 고가 형성으로 인하여 수의계약으로 인한 계약금액의 상승우려가 있고, 둘째, 응찰업체간의 담합가능성, 셋째, 경기 변동시 물품공급의 불안정성 등 여러 가지 문제점이 야기될 수 있습니다.

문제점 및 조치의견

가. 문제점

상기와 같이 입찰현황을 분석한 결과 다음과 같은 문제점이 나타나고 있습니다.

(1) 일부품목의 예정가격 산정율이 특별한 이유없이 다른 품목에 비하여 상당히 높게(닭고기: 평균96%) 나타나는바, 이는 해당품목에 대해서는 특별히 후하게 예정가격을 산출하는 것이 아닌가 하는 의혹을 가질 수 있게 하며,

(2) 각 품목별 낙찰율이 평균 95~99%로서 지나치게 높게 결정되는 경향이 있으며 이는 예정가격의 사전누출 등의 우려를 갖게 합니다.

(3) 또한, 부식을 제외한 품목들의 응찰업체는 고정적인 2개 업체 뿐으로서 1개 업체가 지속적으로 낙찰되거나 혹은 2개 업체가 교대로 낙찰이 되는 현상을 나타내는바, 이는 업체간의 담합이나 기타 입찰의 공정성을 해치는 행위가 개재된 것이 아닌가 하는 의구심을 갖게 할 수도 있습니다.

나. 조치의견

위와 같은 문제점에 유의하여 해당부서장은 소속직원으로 하여금

(1) 철저한 시장조사를 통하여 합리적인 예정가격을 산출할 수 있도록 하고,

(2) 예정가격의 사전누출 등의 불공정행위가 없는지 등의 여부를 감독하며,

(3) 입찰 참가업체의 폭을 확대하여 업체간의 담합 등의 소지를 없애 입찰제도 본래의 취지를 살릴 수 있도록 지속적으로 지도, 감독하여야 하겠습니다.

6) 입원원무행정 업무감사

1. 대상업무

200×년 3월 1일부터 200×년 2월 28일까지 진료비 계산방식(이하 '환자종류'라 함)이 전환된 환자의 보험적용 업무.

2. 점검 대상업무의 중요성

가. 현행 우리 병원의 진료비 계산은 의료보험, 의료보호, 학생보험, 산재보험, 공상요양, 일반환자 등 '환자종류'에 따라 적용수가가 다르므로 어떤 계산방식을 적용하는가에 따라 진료수입에 변화가 있습니다.

나. 또한 '환자종류'에 따른 환자 본인부담 적용율도 상이하고 보험종류, 적용기간에 따라 환자측의 현금 납부액이 달라지므로 진료비 수납과 관련한 민원 발생의 소지가 있습니다.

다. '환자종류'에 따른 구분적용은 급작한 발병에 따른 즉각적인 신고절차 및 관련서류 구비의 어려움, 유관단체의 확인업무와 서류작성 기간소요, 피해자 유무, 환자측의 무지로 인한 조속한 처리미흡 등 환경적 요인 때문에 즉각적이고 유일무이한 적용방법을 수립하기에 현실적인 어려움이 있고 상기사항과 같은 이유로 진료비 산정에 따른 민원이 발생할 수 있으므로 진료비 산정업무의 타당성 및 정당성을 확보하기 위한 통제기능의 적극적인 활용은 무엇 보다 중요한 사항입니다.

3. 중점 점검사항

가. 응급한 사유로 입원된 환자의 진료비와 관련된 신고절차의 정상적인 운영 여부

나. 차후 서류보완 및 진료비 산정방법 적용의 적법성 여부

다. 업무분장에 따른 내부통제 기능의 가동여부

라. '환자종류' 변경시 결재과정의 준수여부

4. 점검결과에 따른 지적사항 및 업무개선 요구

아래의 내용과 같은 업무상 문제점은 점검대상 업므가 수행된 최근 기간에 기존 직원의 타병원으로 이직에 따른 업무 담당자의 변경 등으로 인한 급속한 업무공백과 대체인력에 대한 철저한 사전 실무교육을 시킬 수 있는 여건을 확보하기 어려운 현실 때문에 발생된 것으로 판단되므로 병원 원무업무의 원활한 수행과 발전을 위해서는 현재 업무수행자의 사기를 저하시키지 않으면서 업구보완이 이루어지도록 하는 방안의 강구가 필요하다고 판단됩니다.

가. 지적사항

(1) '환자종류' 전환업무의 문제점

현재 원무지침에서는 환자가 입원한 후 익일 입원더장이 출력되어 원무팀장의 확인결재가 이루어지면 입원업무가 종결되고 재원중 진료비 계산과 관련된 '환자종류'의 전환사유가 있을 때는 전환대장과 입원 서약서상에 원무팀장의 결재를 받은 후 '환자종류'를 전환하게 되어있습니다.

그러나 '환자종류'가 전환된 경우의 일부를 임의 추출하여 전산자료를 통해 점검한 결과 정상적인 업무에서 벗어나 결재과정 없이 담당자가 임의적으로 '환자종류'를 전환한 경우가 발생하였고 특히, 산재보험 적용의 경우 서류접수일, 보험적용일, 전환

작업일 등을 적용하는데 객관성이 없이 담당자의 보고와 계산파트장의 결정에 따라 전환작업이 진행되고 있으며 점검 대상기간 중 산재보험으로 '환자종류'가 전환된 26건 중 5건만 결재를 받고 나머지 21건은 누락된 것으로 나타나 업무의 투명성과 업무수행 기준이 불확실하여 민원발생의 소지가 높을 것으로 판단됩니다.

주) 비보험이란 의료보험 수가로 계산된 진료비 총액을 환자 본인이 전액 부담하는 경우임.
이런 업무처리는 비록 '환자종류'의 전환사유가 관련법규나 규정에 위배되지 않는 것이라고 하더라도 직무분장과 지침을 통한 정상적인 업무관리를 벗어나 진료수입의 왜곡, 민원발생, 대내외적 이미지 손상 등을 유발할 수 있는 중대한 문제점이 있으므로 향후 업무지침의 철저한 준수가 필요할 것임.

(2) 재원환자 관리의 문제점

입원파트에서는 의료보험 환자로 입원수속을 하였으나 교통사고 등 제 3자 가해사고로 인한 발병이나 자해의 경우 등 의료보험의 적용이 불투명한 재원환자의 중간 진료비를 회수하는 과정에서 담당자들이 임의적으로 '환자종류'를 전환하여 일반수가로 계산서를 발부하고 다시 의료보험으로 전환시키는 부당한 업무집행 사례도 발생하였습니다.

이러한 방법은 보호자를 설득하여 가능한 한 일반수가로 진료비를 회수하여 진료수입을 증대시키려고 노력한다는 목적이라고 하지만 정당한 결재과정 없이 이중으로 계산서가 발부됨으로서 자칫하면 진료비와 관련된 의혹을 받게 되고 계산서가 피해자간 소송이나 합의에 부정하게 사용될 경우 대외적인 문제에 병원이 휘말리게 될 수도 있습니다.

(3) 업무감독 및 직무분장의 문제점

진료비 계산과 관련된 '환자종류'의 전환은 원무팀장의 결재를 받은 후 수입일보

작성자가 전환 작업을 하게 되어 있으나 담당파트장은 이를 지키지 않고 타 업무 담당자가 작업을 진행하는 것을 알고도 시정시키지 않은 것은 업무의 관리, 감독을 소홀히 한 책임이 있는 것으로 판단됩니다.

또한, 이런 문제점의 발생을 예방키 위해 원무업무를 세분하여 담당업무의 작업만 할 수 있도록 비밀번호를 관리토록 하였으나 작업자 모두가 자신만이 아는 비밀번호로 보안 관리하지 않은 잘못도 있었고 담당업무가 바뀌면 비밀번호의 개폐도 즉시 시행하지 못한 관리상의 문제도 있는 것으로 판단됩니다.

나. 업무개선 요구

(1) 향후 '환자종류'는 정당한 사유에 의한 원무팀장의 재가 없이는 전환하지 못하며 전환작업은 수입일보 작성자만 시행할 수 있도록 업무관리 방법을 재확립하고 이를 원무팀 및 전문병원(I), 전문병원(II) 원무팀의 전 직원에게 철저히 교육시켜야 할 것입니다.

(2) 원무 외래 및 입원팀과 전문병원(I), 전문병원(II), 전문병원(III) 원무팀 담당자의 비밀번호를 새로 교체하는 동시에 담당업무를 정밀 분석하여 필요업무만 작업이 가능하도록 범위를 재조정하고 향후 담당업무의 변경시는 비밀번호를 즉시 변경조치하며 일정시기 마다 전체적으로 비밀번호를 재등록하여 실질적인 내부통제 방법으로 사용토록 할 것입니다.

또한, 공휴일 당직을 위한 개인별 비밀번호 허용은 배제토록 하고 공휴일 작업 Terminal과 비밀번호를 지정하여 공휴일 당직근무 시간에만 사용이 가능하도록 공동관리하는 방안을 전산팀과 협의하여 보완해야 할 것입니다.

(3) 향후 업무분장 및 직무규정을 위반하여 업무가 집행될 경우 당사자는 물론 비밀번호 사용자의 부주의 또한 철저히 문책 받아야 할 사안인 것을 전 직원에게 교육시켜 재발을 방지해야 할 것입니다.

7) OO대학(II)병원 업무감사

감사개요

감사기간 : 3주

감 사 인 : 감사실 3명

피검사인 : 산하병원(V) 서무과 구매 담당자 및 기공사, 치위생사 등

검사대상 : 치과구매관련 업무 전반

현황 및 점검사항

1. 구매개요

가. 구매관리란

구매란 대가를 지불하고 물건을 취득하거나 서비스를 받는 일련의 과정을 일컬으며 이를 계획하고 통제하는 절차를 구매관리라고 합니다.

따라서 구매관리의 목표는 가격대비 품질의 적절성을 확보하는 것이 우선이며, 병원 내부관리 측면에서 보면 구매에 대한 노하우가 있음으로 인하여 얻어질 수 있는 효익은 진료수입을 증대시키는 일 못지않게 중요하다고 할 수 있습니다.

나. 구매형태

병원의 구매형태는 크게 구매자금에 따라 외자구매와 내자구매로 구별하고 있는데, 내자구매는 산하병원(V) 구매 및 관리부서에서, 외자구매는 구매부서에서 각각

구매 하고 있습니다.

그리고 구매부서의 특성에 따라 산하병원에서 치과재료를, 시설부서는 유형자산(의료장비) 및 시설공사를, 구매부서는 의료소모품, 약품 등을 구매하고 있습니다.

다. 구매절차(산하병원(V), 구매 및 관리부서 공통)

사용부서에서 결재(재고는 부서장결재, 비재고는 위임전결상에 따른 결재)를 득한 후 사무자동화 시스템을 통하여 구입을 요청하면 → 구매부서에서는 구입청구서를 검토하고 → 업체로부터 견적받아 청구서에 첨부하여 구입 품의 → 결재나면 발주서 발행 → 물품의 입고 및 검수 후 → 재고는 창고로 비재고는 사용부서에 인계

참고사항

각 구매부서의 구매소요기간을 무작위 조사한 결과 산하병원(V)의 구매결정 및 구매소요기간은 빠른 편이었음. 그러나 원인행위 구입승인 결재기간은 물품관리튼에 비하여 약 3일 정도 늦는 상황인바, 이는 위임전결규정(2~3)상 100만원 미만 구입승인은 나급(차·부장)까지도 결재할 수 있으나 산하병원(V)에서는 다급(병원장)까지 결재하기 때문이었음.

※ 각단계별 소요시간(샘플 조사의 평균일) (단위 : 일)

부서별	원인행위승인	구매결정일	물품입고일	총소요일
산하병원(V)	9.5	6.0	8.6	24.1
물품관리팀	6.2	9.4	20.2	35.7
관재팀(소모품)	3.4	6.5	6.0	15.9

2. 구매현황

200×년 회계연도 산하병원(V) 구매현황은 다음과 같습니다. 표에서 보듯이 전체 구매의 94%가 치과재료이며 기타 인쇄물 등(영수증, 진단서 등)인 것으로 확인되었습니다.

(단위 : 백만원)

종류	구매건수	구매비율	비고
진료재료	1,622	94.4%	기공물 포함
인쇄물	98	1.8%	
문구류	15	0.1%	
잡품류	155	3.8%	
계	1,890	100.0%	

진료재료는 소재에 따라 크게 금속, 플라스틱(합성수지, 레진), 세라믹(도재, 도자기) 등 3가지로 분류할 수 있는데 금속은 주로 압력을 많이 받는 부위에, 플라스틱과 세라믹은 심미성이 중요한 전치부에 사용하고 있습니다. 또한 경우에 따라서는 이들 물질의 혼합재료(복합재료)를 사용하기도 합니다.

가. 기공물

진료재료 구입액의 약 15%(외부기공물 구입기준)를 차지하는 기공물(또는 보철물)은 자연치아가 빠진 자리를 대신할 수 있는 인공치아물(틀니, 임플란트, 브릿지 등)을 통칭하는 것으로서 병원에서는 환자에게 필요한 기공물을 원내기공소와 외부기공소에서 충당하고 있습니다.

참고사항

원내기공소에서는 10명의 인원이(기공사 5명, 수련기사 4명, 아르바이트 1명) 근무하면서 임상과에서 의뢰하는 보철물을 제작해 줍니다.

모델을 만들고 가공을 하여 1개의 기공물을 만들기까지는 약 20단계의 과정을 거치는데 제작기간은 원내외 모두 개당 3~10일 정도 소요됩니다.

나. 귀금속

치과용 귀금속은 대부분 합금의 형태로 사용하고 있습니다. 합금은 원내·외 기공물(보철물) 제작시 필요하여 임상과에서 약 7일분(약 5백만원~6백만원)을 보유하면서 기공물(보철물) 의뢰때 마다 제작에 필요한 만큼을 분출하고 사용하고 남은 잔여합금(찌꺼기)는 원내기공소에서 정제하여 재사용하고 있는 실정입니다.

3. 대금지급

물품이 입고되면 구매부서에서는 물품수령시 받은 거래명세표를 지출결의서에 첨부하여 예산팀의 통제를 받아 경리팀으로 보냅니다. 그러면 경리팀에서는 대금 지불액에 따라 대략 1~5개월후에 각 업체에 대금을 온라인으로 입금시킵니다(50만원 이하는 1개월, 그 이상은 2~5개월 전후, 단 대금지불 조건이 특약으로 되어 있는 경우는 제외-보철용 합금은 검수일로부터 1개월후에 지급).

4. 기타

일반잡품 및 문구류 등 일부품목은 본원 구매부서에서 수령하여 각 임상과 등에 1~3일내 배부하고 분기별로 본원과 정산하고 있습니다.

그 외 임상과에서 수시로 필요한 일부 품목은 구매 및 관리부서내 창고에 최소의 분량을 재고로써 관리하고, 임플란트 수술시 필요한 고가품목 일부는 수탁품목으로 관리하고 있습니다.

지적 및 개선권고사항

1. 수의계약 구매

[현황 및 문제점]

산하병원(V)에서는 그동안 많은 종류의 진료재료를 코드화시키고 200×년 1월부터 4월까지 진료재료의 약 60%를 품목별 단가계약을 체결하여 중도에 가격이 변동되지 않도록 노력하였습니다.

그러나 품목별 단가계약을 체결한 건의 대부분은 경쟁입찰을 시행하지 않고 임상과에서 사용하는 품목의 업체와 단순히 단가(수의)계약을 맺은 것입니다.

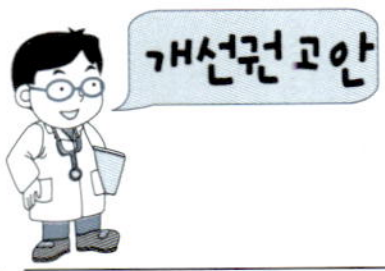

구입 및 계약사무 제5조 계약방법에 따르면 "병원장 또는 그 위임을 받은 자는 매매, 임대차, 도급계약을 체결하는 경우에는 공고를 하여 일반경쟁에 부쳐야 한다. 다만, 계약의 목적, 성질 등에 비추어 필요하다고 인정될 경우에는 입찰참가자의 자격을 제한하거나 입찰참가자를 지명하여 경쟁에 부치거나 수의계약에 의할 수 있다"라고 명시하여 모든 계약은 경쟁입찰을 시행하는 것을 원칙으로 하고, 불가피한 경우 수의계약을 할 수 있도록 하고 있습니다.

따라서 산하병원(V)에서도 구매계약을 체결할 때는 수의계약 브다는 경쟁입찰을 시행하는 것이 바람직합니다. 다만, 품질 및 A/S 등의 조건이 우선되어야 한다면 이와 같은 조건에 맞는 업체를 선정하여 지명(제한)경쟁을 시행하는 것도 한 가지 방법일 것입니다.

또한, 입찰을 원할하게 추진하기 위하여 현재 구매 및 관리부서에서 시행하고 있는 업체 정기등록제를 추진하시기 바랍니다.

참고사항

[타대학 병원의 구매현황]

구분	본원 산하병원(V)	S대 치과병원	K대 치과병원
진료재료 구매방법	수의 계약 (기공물 포함)	일반경장입찰 (기공물 포함)	지명경쟁입찰 (기공물 제외)
기공물 제작	원내+원외(8개)	원내+원외(2개)	원내(자체제작)
구매부서	산하병원(V) 자체구매	본원과 통합구매	본원과 통합구매
구매인원	1.5명(1999년기준)	1명	1명

2. 외부 기공물 구매절차

[현황 및 문제점]

산하병원(V)에서는 8개 외부업체로부터 연간 약 ×억 6천만원정도의 기공물을 구매하고 있는 실정이나 다음과 같은 문제가 있습니다.

가. 통상적인 구매절차가 준수되지 않고 있습니다.

즉 대부분의 진료과가 종전 거래업체를 대상으로 유선연락을 하여 기공물을 가져가(오)도록 하고 있습니다. 따라서 청구서, 계약서 등 이 사후에 작성되고 있으며 검수도 이루어지지 않고 있는 실정입니다.

나. 기공물에 대한 계약이 이뤄지지 않아 같은 기공물이라도 기공소별로 단가의 차이가 있거나, 중도에 단가가 상승하는 경우도 있습니다.

다. 기공물에 대한 대금 지불이 각 임상부서에서 서무과로 준 서류(거래명세표 및 세금계산서)로 처리하므로 내부적으로 상호 견제하는 기능이 미약합니다.

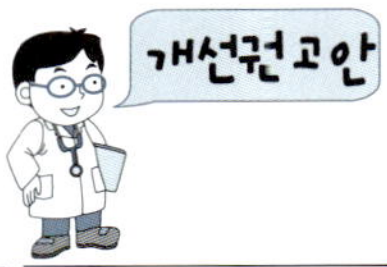

중도에 가격이 변동되거나, 같은 품목이라도 업체에 따라 단가의 차이가 있는 것은 구매계약을 하지 않아 발생된 일입니다.

따라서 기공물에 대한 경쟁입찰을 시행하고 단가계약을 체결하여 중도에 가격이 변동되거나 같은 품목에 대한 가격 차이가 나는 것을 예방하여야 하여야 합니다.

또한 고든 물품에 대한 대금지급은 검수가 이뤄진 후에 지급되는 것이 원칙인바, 기공물 또한 검수부서를 경유하거나 이를 가름할 수 있는 방법을 모색하는 것이 좋겠습니다.

3. 구매업무의 효율성 제고

[현황 및 문제점]

산하병원(V)에서 구매업무를 시작하게 된 시점은 199×년 책임경영제 시행을 계기로 시작되었습니다.

이러한 자체 구매(분산 구매)의 잇점은

가. 진료과와의 원할한 의사소통을 바탕으로 구매품목을 신축적으로 결정할 수 있으며,

나. 구매절차가 간단하고, 의사결정이 빨라서 신속하게 구매할 수 있다는 것입니다.

반면, 자체 구매함으로써 다음과 같은 문제도 있어 실정에 맞는 구매 방법이 요망됩니다.

(1) 구매업체 선정이 사용부서에 좌우되어 구매위원회의 역할 및 활동이 미미할 수 있고,

(2) 본원과 통합구매에 비해서 구매정보를 신속하게 공유하지 못하여 가격과 구매의 질이 저하될 수도 있으며,

(3) 현재 산하병원(V)에서 구매하는 물품중 약13%는 구매 및 관리부서에서 구매 가능한 품목도 있어 인력이 분산되고, 통합 구매함으로써의 잇점(가격, 구매 조건 등)을 활용 못하는 결과가 초래되고 있습니다.

따라서, 본원 구매부서(산하병원(V) 구매 및 관리부서) 구매처리건수 및 인원현황을 비교해 보면 산하병원(V)의 구매건수나 구매금액이 타 구대부서에 비하여 적은 것으로 나타납니다.

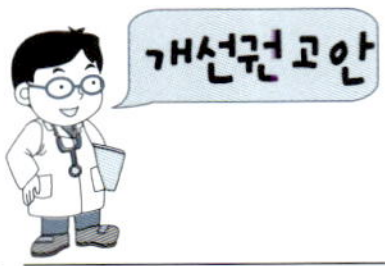

구매부서에서 치과재료를 얼마나 저렴하게 구입하는가는 진료수입 증대에 중요한 역할을 할 수 있을 것으로 판단됩니다.

따라서 구매관리 업무의 질을 높이고 보다 효율적인 구매가 되기 위해서 다음 사항을 권고합니다.

첫째, 위원회를 활성화하여 구매업무를 객관화하는 방안을 검토하여야 할 것이며,

둘째, 병원 구매부서와의 인적교류 및 긴밀한 협조로 구매정보를 상호 공유하는 시스템을 구축하고,

셋째, 현재 통합가능한 물품은 물품관리팀과 관재팀으로 통합 구매하여 인력 및 업무의 효율화를 꾀하여야 하고,

넷째, 장기적으로는 병원 구매방침(수의계약 지양, 단가계약 체결, 검수 철저, 공동구매 실시 등)에 부합하기 위하여 치과재료를 포함한 모든 구매업무를 병원 물품관리팀과 통합하는 방안을 직무분장규정 개정 등을 통하여 모색하는 것이 좋을 것으로 판단됩니다.

산하기관별사례

1) 의학도서관 사서팀 업무지도감사

감사개요

감사기간 : 2주

대상업무 : 의학도서관 복사실관리 및 제반업무

대상기간 : 199×년 하반기

중점사항 : 가. 복사실관리실태 점검

나. 관련 계약사항 검토

다. 외국도입서적 실사

감사결과 지적 및 권고사항

의학도서관의 업무는 교직원 및 학생들로 하여금 양질의 교육과 연구가 이루어질 수 있도록 각종 의학서적 및 의학정보의 보급이 주된 업무이므로 이에 따른 업무가 적절하게 수행되어야 할 것이나 감사결과 의학도서관 및 관련부서에서 몇 가지 문제점이 발견되고 있는 바 이에 대한 시정 및 업무개선(보완)이 필요하다고 판단됩니다.

가. 의학도서관

(1) 복사실 관리실태

현재 복사실은 외부 임대업체인 "S사"에서 운영하고 있으며, 그에 따르는 관리 감독은 의학도서관 사서팀에서 수행하고 있으나, 실태조사결과 다음과 같은 문제점이 발견되었습니다.

(가) 공용 복사대금 청구액과 실제 복사량(매수)과 일치하지 않는 경우가 있습니다.

(나) 공용으로 청구하는 자료복사가 해당 부서장의 사전승인등 통제절차 없이 각 부서 개인의 신청 및 확인(Sign)만으로 가능하여 각 개인의 사적인 자료 복사도 공용으로 처리될 소지가 있습니다.

(다) 공용 복사대금 청구 근거가 되는 복사대장에 사용량을 숫자로 기재하도록 되어 있고 그 보관을 업자가 하고 있어 복사 매수등이 변조될 가능성이 있습니다.

따라서 이와 같은 문제점을 시정하기 위해서 다음과 같은 업무개선이 이루어져야 할 것입니다.

1) "S사"에서 작성하여온 청구서와 사용대장을 함께 제출받아 실사용량과 청구량을 정확히 대조, 확인할 필요가 있으며, 대장을 사서팀에서 보관하여야 할 것입니다.
2) 공용으로 신청하는 자료복사에 관해서는 사전에 해당 부서장의 승인 및 확인 등 통제절차가 필요할 것으로 판단됩니다.
3) 사용량의 변조를 방지하기 위하여 매수는 숫자표기 대신에 한글 기재 방식 등으로 변경할 것을 권고합니다.(예:총칠십삼매)
4) 복사량이 계속적으로 증가되고 있는 바 업무간소화를 위하여 장기적인 차원에서 선불카드사용과 같은 현대적인 시스템의 도입을 적극 검토하시기 바랍니다.

(2) 관련 계약사항의 검토 필요성

도서관과 관련한 각종계약(복사실임대, 의학서적구입)은 관련부서에서 수행하고 계약체결시 의학도서관의 협조확인 절차를 받고 있습니다. 그러나 현재 계약서를 검토해 본 결과 일부 계약내용이 부실하여 기관에 손해가 발생할 우려가 있으므로 이를 방지하기 위하여서는 관련 계약체결시 의학도서관의 세밀한 계약검토 및 확인절차가 수행되어야 할 것입니다.

나. 사무처 총무팀

(1) 계약내용의 부적절성

복사실 임대계약서를 검토한 결과 계약서 작성시 포함되어야 할 필수적 기재사항(계약사무규정 제6조 1항 참조)이 일부 누락되어 있으며, 부적절한 내용도 다소 발견되었습니다.

즉 계약불이행시의 손해배상청구 규정, 상대업체 주소의 오기(誤記), 계약 단가의 부가세 미포함 문제등이 부적절한 것으로 나타나는 바 향후 계약사무처리시 이를 시정 개선하여야 할 것입니다.

(2) 계약기간내 복사단가 인상시 증빙확보 필요성

의학도서관 복사실의 복사단가가 계약기간내에 현저한 지가(紙價)상승으로 인하여 계약단가를 종전 1매당 25원에서 30원으로 인상되었는 바, 부득이 인상할 필요성이 있을 경우 인상여부 및 인상폭을 결정하는 데에 있어서 객관적이고 세밀한 증빙자료에 입각하여 결정하여야 할 것입니다.

다. 사무처 관재팀

(1) 계약내용의 일관성 결여

일반적으로 계약은 신의성실의 원칙에 입각하여 거래 쌍방의 피해가 발생하지 않는 범위내에서 작성하여야 하나 외국서적 구입과 관련한 공급계약의 경우 계약서 내용에 몇 가지 문제점이 노출되고 있습니다. 즉 H사와 맺은 공급 계약서 제4조 단서규정에 서적가격이 인상될 경우 인상차액과 추가로 소요되는 비용을 본원에 청구할 수 있도록 규정한 반면, 서적가격 인하시의 환불, 정산여부에 관하여는 전혀 규정이 없고, P사와 맺은 공급계약서 제4조 나항에는 서적가격의 인하로 인한 차액은 본원에 반환한다고 계약을 맺고 있습니다. 이와 같이 계약내용이 일관성이 없어서 병원에 불이익이 발생할 소지가 있는 바 향후 계약 체결시에는 이러한 문제점을 파악하여 계약사무규정(제6조 1항)과 제반법규를 참고하여 기관에 불이익이 발생하지 않도록 업무처리에 신중을 기하여야 할 것입니다.

(2) 계약이행보증의 불완전성

현재 외국서적의 구입은 대금을 전액 선불(연간 약 2억5천만원)하고 있는 바 이에 따른 계약 불이행시 자산확보 방안이 미약함은 물론 해당부서의 관리가 부실한 것으로 나타나고 있습니다.

P사와 맺은 공급계약서 제5조의 내용은 선불금액의 10%에 해당하는 계약이행보증보험증권을 제출하고 계약 불이행시 보험금을 의학도서관에 귀속시킨다고 계약을 맺고 있습니다. 그러나 계약이행보증보험의 경우 계약 불이행시 계약 금액의 10%에 해당하는 보험금만 지급되므로 나머지 90%의 선급금은 본원의 손해가 될 위험이 크므로 이와 같은 경우에는 "선급금지급보증 보험"에 가입하도록 하는 것이 합당할 것입니다.

더구나 계약서상에 제출하기로 약정한 선급금액의 10%에 해당하는 보증보험증권도 확보하지 않은 것으로 나타나고 있습니다.

따라서 해당부서에서는 이와 유사한 계약건에 대하여 전반적인 재 검토를 하여야 할 것이며, 계약내용이 부실한 건은 그 보완대책을 신속하게 마련하여야 할 것입니다.

(3) 관련증빙의 미비성

일정한 업무처리에 있어서 관련증빙의 확보는 매우 중요하나 계약에 따른 관련증빙이 미비한 것으로 나타났습니다. 즉 외국간행물의 수입시 주무 장관이 승인하는 수입추천서 사본의 미첨부나, 사업자등록증의 미첨부, 송금증사본의 미첨부등 제반 서류의 확보가 미비한 것은 담당부서의 업무처리의 미숙으로 나타나는 바 향후 업무처리시에는 이러한 사항을 반드시 일건서류에 첨부하여 보관하여야 할 것입니다.

2) 병원의학박물관 특별감사

OO대학(I) 병원의학박물관 업무 전반에 대하여 감사규정 제6조 3항(감사종류)에 따라 다음과 같이 특별감사 결과를 보고합니다.

감사개요

감사기간 : 2주

감 사 인 : 감사실 1명

중점사항 : 1. 박물관 수장품 관리상태 점검
2. 박물관 유물 및 자료 구입절차 점검
3. 병원의학박물관 수장품 이용실태 점검
4. 운영비 사용실태 점검

감사결과(요약)

1. 유물 및 자료에 대한 보유대장 작성

유물 및 자료에 대한 보유대장이 불충분하여 유물의 체계적 관리 등의 문제가 있는바, 현재 보유중인 유물 및 자료에 대하여 실사를 통하여 보유대장을 작성하여 보관할 것.

2. 병원의학박물관 홍보 및 운영 활성화 방안 강구

병원의학박물관 관람인원은 연평균 245명(월평균 20명)으로 저조하므로 일반인이 관람할 수 있는 박물관과 연계된 프로그램 개발, 이에 필요한 공간, 인력, 예산 등 종합적인 홍보 및 운영 활성화 방안을 수립하여 실행할 것.

병원의학박물관 업무현황

1. 연혁

00대학(I) 소속 병원의학박물관은 의사학적 자료의 수집과 전시업무를 담당하며 병원의학박물관 연혁은 〈표 1〉과 같습니다.

〈표 1〉 병원의학박물관 연혁

일 자	내 용
200×. 08. 23	도서관 159호실(약 8평)에서 병원의학박물관 개관 (1947년 병원(東隱) 김충식 선생이 세브란스연합00대학(I)에 기부한 장학기금의 일부를 사용하여 개관하였으며, 운영은 재단법인 병원학원에서 운영)
200×. 02. 21	00학원에서 병원의학박물관 소장유물 654점을 00대학(I)에 기증하여 00대학(I)에서 인수, 운영
200×. 04. 28	00대학(I)에 의사학자료실 직제 신설하여 운영
200×. 11. 01	병원의학박물관 직제 신설 및 도서관장 임명
200×. 01. 14	병원의학박물관 재개관(의학도서관 건물 4층 – 현자 위치)

2. 인원현황

병원의학박물관 근무인원은 박물관장 1명과 비정규직 2명(학예연구사, 보조원)이 근무하고 있으며 인원 현황은 〈표 2〉와 같습니다.

〈표 2〉 병원의학박물관 인원현황(200×년 2월 1일 현재)

직 종	담당직무	인원	비 고
박물관장	박물관 총괄책임	1명	200×. 01. 01~12. 31
학예연구사	유물수집 및 정리 등	1명	계약직
보조원	자료정리 등	1명	파견근로사원
합 계		3명	200×. 12. 10~200×. 12. 09

※ 주 : 보조원(임시직) 1명은 자료정리를 위하여 한시적 채용된 인원.

3. 유물보유현황

유물 및 자료는 〈표 3〉과 같이 병원의학박물관 전시실, 수장고 등에 약 16,000점 보유 및 전시, Y사료관에 44점 전시, K문서창고에 문○○ 교수 기증 등 245박스를 보관하고 있습니다.

〈표 3〉 유물 및 자료 보유현황(200×년 12월 현재)

보관장소	보유유물수	비 고
병원의학박물관	의학서적, 기구, 사진 등 약 16,000점	의사학과 도서 14,000권 제외
Y사료관 (본교중앙박물관2층 전시실)	병원최초진단서 등 44점 전시	200×. 05. 12 ~ 현재
K문서창고	문00 교수 기증 64박스, 마취과 기록지 107박스, 이00 교수 기증 5박스, 경리팀 기증 급여대장 69박스 등 245박스	200×. 06. 11 ~ 현재

4. 예산사용 현황

병원의학박물관은 유물구입비, 박물관관리비, 인건비 등으로 연평균 75,529천원을 사용하고 있으며 예산사용현황은 〈표 4〉와 같습니다.

〈표 4〉 병원의학박물관 예산사용현황(200×년 ~ 200×년) (단위 : 천원)

구 분	1년	2년	3년	3개년 평균
유물구입비	9,360	13,296	24,887	15,848
박물관관리비	22,417	19,958	16,872	19,749
집기비품구입비	1,805	34,272	–	12,026
건축물관리비	736	850	–	529
인건비	20,582	26,386	35,168	27,379
합 계	54,900	94,762	76,927	75,530

※ 주 : 1. 인건비는 학예연구사 1명 급여총액과 파견근로사원 1명(8개월) 인건비가 포함.
2. 유물구입비에는 K장학회 지원금(매년 1천만원) 제외.

5. 유물 및 자료 수집활동

병원의학박물관은 00대학(I) 동문 등으로부터 유물 및 자료를 연평균 1,558점을 기증 받고, 인사동 골동품 상점, 골동품 경매사이트 등에서 연평균 1,682점(25,839천원)을 구입하고 있으며 수집현황은 〈표 4〉와 같습니다.

〈표 4〉 유물 및 자료 수집현황(200×년 ~ 200×년)

구 분	1년	2년	3년	3개년 평균
기증점수	1,383점	1,266점	2,025점	1,558점
구입점수 (구입금액)	456점	1,568점	3,023점	1,682점
	(19,360천원)	(23,235천원)	(34,922천원)	(25,839천원)
합 계	1,839점	2,834점	5,048점	3,240점

※ 주 : 구입금액은 K장학회 유물구입 지원비(매년 약 10,000천원) 포함.

6. 관람인원 등 주요활동

병원의학박물관 전시실(전통의학, 서양의학)은 연평균 245명(월평균 20명)이 관람하고 있으며, 보유유물을 병원도서전시회 등에 출품하거나 유물소개 원고기고, OO대학(I) 각 교실사편집 등에 사진 및 자료를 제공하는 활동을 하고 있으며 그 현황은 〈표 5〉과 같습니다.

〈표 5〉 병원의학박물관 관람인원 등 주요활동현황(200×년 ~ 200×년)

구 분	1년	2년	3년	3개년 평균
관람인원수	251명	219명	266명	245명
전시회 유물출품	2회	2회	3회	2.3회
원고기고 및 발표	16회	3회	6회	8.3회
사진 등 자료제공	2회	11회	17회	10회

※ 주 : 관람인원수는 병원의학박물관 방명록 인원 기준임.

문제점 및 개선권고사항

1. 유물 및 자료에 대한 보유대장 작성

병원의학박물관은 197×년 개관이후 의학관련 유물 및 자료를 계속적으로 수집하여 현재 약 16,000점을 보유하고 있는 것으로 추정되나 수집한 유물 및 자료에 대한 정리작업이 진행중에 있어서 정확한 보유수량은 파악되지 않고 있습니다.

수집한 유물 및 자료 중에서 도서는 200×년 12월부터 파견근로사원 1명을 고용하여 의사학과 홈페이지에서 소장도서를 검색할 수 있도록 전산입력하여 200×년 1월 현재 보유도서 약 20,000권(병원의학박물관 도서 6,000권, 의사학과 도서 14,000권)

중에서 12,417권(박물관도서 3,881권, 의사학과 도서 8,536권)을 입력하고 있습니다.

200×년 병원의학박물관 재개관 이후에 수집한 유물 및 자료에 대하여 소장자료카드(명칭, 구입가격, 사진부착, 수장위치 등)를 수기르 611점을 작성하다가 중단하여 유물에 대한 체계적 관리의 어려움, 유물을 찾는데 많은 시간의 소요, 담당인원 변동시 보유유물 확인의 어려움 등의 문제가 있습니다.

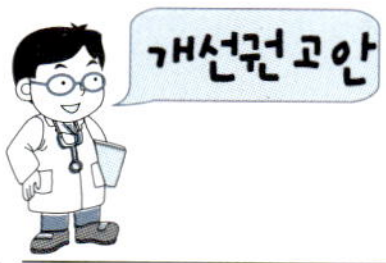

향후 병원의학박물관에서는 유물 및 자료에 대한 신규취득대장을 작성하고 현재 보유중인 유물 및 자료에 대하여 실사를 통하여 보유대장을 작성하여 보관하여야 하겠습니다. 또한 보유유물 실사시 보유기준을 설정하여 보유가치가 떨어지는 유물 및 자료에 대하여서는 폐기하여야 하겠습니다.

유물 및 자료에 대한 검색편의를 위하여 보유대장을 수기작성보다는 상용화된 프로그램(예:엑셀프로그램 등)을 이용하는 방안을 검토하여야 하겠습니다.

2. 병원의학박물관 홍보 및 운영 활성화 방안 강구

병원의학박물관에서 유물 및 자료 수집은 〈표 6〉과 같이 연평균 3,240점(25,839천원)을 계속적으로 수집하고 있는 반면에 관람인원은 연평균 245명(월평균 20명)으로 저조한 실정입니다.

〈표 6〉 유물 수집과 박물관 관람인원 현황(200×년 ~ 200×년)

구 분	1년	2년	3년	3개년 평균
유물, 자료 수집점수 (구입금액)	1,839점 (19,360천원)	2,834점 (23,235천원)	5,048점 (34,922천원)	3,240점 (25,839천원)
관람인원수	251명	219명	266명	245명

병원의학박물관 관람인원이 저조한 이유는 공간적 제약으로 병원의학박물관 위치가 의학도서관 건물 4층으로 일반인의 접근이 용이하지 않다는 점과 박물관에 대한 홍보활동 부족, 일반인이 관람할 수 있는 박물관과 연계된 프로그램 부재 등의 원인이 있다고 판단됩니다.

참고사항

[A대학교병원 의학박물관 운영현황]

A대학교병원 의학박물관은 199×년 개관하여 현재 A대학교병원 홍보실 소속으로 홍보실장이 박물관장을 겸임하여 운영하고 있으며, A대학교병원사, 근·현대의학사, 의료기구 등을 중심으로 유물수집, 전시하고 있습니다.

또한, 200×년 1월부터 계약직 간호사 1명을 채용하여 의학박물관 內 인체체험 전시실에서 유치원생, 초등학생 등을 대상으로 인체체험반을 무료로 운영하여 월 평균 600명~3,000명이 방문하고 있습니다.

특히 일반인이 참여하는 프로그램(인체체험반)을 통하여 의학박물관을 A대학교병원 홍보에 적극적으로 활용하고 있으며 우리병원 의학박물관과의 운영현황 비교는 〈표 7〉과 같습니다.

〈표 7〉 병원의학박물관과 A대병원 의학박물관과의 운영현황 비교

구분	병원의학박물관	A대병원 의학박물관
조직	00대학(I) 소속	병원 홍보실 소속
인원	2명 (학예사 1명, 보조원 1명)	3명 (학예사 1명, 간호사 1명, 공익요원 1명)
공간	50평(전시실,수장고 등)	116평(전시실, 수장고, 사무실 등) 30평(인체체험 전시실)
보유 유물	유물 및 자료 약 1만 6천점	유물 약 1,000 점, 도서 약 2만 5천점
관람 인원	월 평균 20명	방학기간 : 월 평균 3,000명, 방학외 기간 : 월 평균 600명
부대 사업	부대사업 없음	인체체험단 무료운영 (의료기구체험반, 심장의 이해반, 심폐소생술반 등 3개반으로 1일 5회 운영)

※ 주 : 인체체험 전시실에는 인체해부단면과 심장의 실제표본 등이 전시되어 있음

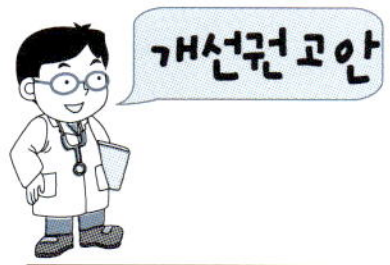

병원의학박물관이 의사학적 유물 및 자료 수집의 역할뿐만 아니라 박물관 전시업무를 활성화하기 위해서는 일반인이 관람할 수 있는 프로그램 개발, 이에 필요한 공간, 인력, 예산 등을 포함하는 종합적인 홍보 및 운영 활성화 방안을 수립하여 실행하여야 하겠습니다.

또한, 유물수집은 병원의학박물관, 의사학의 연구는 의사학과에서 별개 조직으로 운영하고 있으나 인력운영의 효율화 측면에서 장기적으로 병원의학박물관과 의사학과를 통합하여 운영하는 방안을 검토하여 주시기 바랍니다.

3) 산재의원 감사

감사개요

감사기간 : 2주

대상업무 : 200×년에 실시된 건강검진 수수료의 청구 및 미수관리 업무

감사개요

가. 전년도 감사지적 사항인 검진실시와 청구, 미수금 회수여부를 순차적으로 파악할 수 있도록 장부기능이 보완되었는지의 여부를 점검.

나. 검진 수수료의 적기 청구 여부를 점검.

다. 회수된 미수금의 입금 지연 여부.

라. 기타 관련 업무를 점검.

문제점

가. 관련장부의 보완 미비

일반, 특수검진의 경우 업무파악에 필요한 기장방법이 전년도보다 향상되었으나 검진실시대장과 청구대장의 분면 기재사항이 미기재되어 시행된 사업이 적절한 시기에 전액 청구되었는지의 여부를 파악할 수 없는 실정이며, 환경 검진대장은 실시일 및 금액만 적어 놓은 상태이므로 철저한 보완이 필요합니다.

나. 청구서의 기재사항 변경

발행일자가 수정된 청구서가 검진업체에 제출되는 경우가 다시 발견되고 있어 연구소의 공신력이 실추될 수 있으므로 담당직원에 대한 보다 철저한 교육이 필요합니다.

다. 간이계산서 발행의 객관성 결여

간이계산서의 공급자 보관용에는 날짜를 기입하였으나, 공급받는자 보관용에는 날짜를 기입하지 않아 간이계산서 발행일과 입금내역서 상의 수금일이 일치하지 않으며 심지어 간이계산서 번호 001-10000까지는 발행일자를 전혀 기록치 않은 경우도 있어 그 차이는 담당자가 공금을 유용할 수 있는 기간이 될 수 있고 결국 현금사고로 이어질 수 있는 위험성이 높은 상태입니다.

라. 청구업무의 지연

검진결과가 늦어져 청구가 상당기간 지체되고 있어 이를 개선하는 노력이 필요합니다.

마. 입금지연

수금된 검진비가 집계되어 연구소 자체통장에 입금되거나 경리팀으로 송금되는 기간이 상당기간 지체되고 있어 현금사고의 위험성이 높은 상황입니다.

바. 관리 감독기능의 부실

업무수행의 객관성 제고와 합리적 관리를 위한 감독기능이 전무하여 업무의 개선의지가 미약한 것으로 판단되며 이는 감사지적 사항 뿐 아니라 전반적인 업무체계를 확립하려는 중간관리자 및 업무담당자의 노력이 극히 부족한 때문인 것으로 판단됩니다.

지적사항

가. 청구서 및 간이계산서 발행의 부당성

전년도 감사에서도 시정을 촉구한 바와 같이 청구서 및 간이계산서의 원본 및 부본은 기재사항이 동일해야 하나 업무의 편의를 위하여 이 원칙을 준수하지 않고 있어 간이계산서 발행일과 입금일의 차이는 공금의 유용 또는 현금사고로 이어질 가능성이 높은 것으로 판단됩니다.

나. 입금지연

검진업체로부터 회수된 검진비는 '입금내역서'를 작성하여 결제를 받았으나 은행구좌에 즉시 입금시키지 않고 경리담당자가 2~11일 정도 보관하거나, 신체검사비의 경우는 약 1개월 이상 입금시키지 않았고, 200×년 8월 1일 연구소 예금구좌의 출금액 중 ₩331,060은 200×년 4월 1일 병원 경리팀에 입금시켰으며, 연구소장 개인구좌로 송금된 검진 미수금도 상당기간 지연된 뒤 병원 구좌에 입금되는 등 단순한 업무 태만으로 보기에는 이해하기 어려운 업무가 수행되었습니다.

다. 청구액 조정의 타당성 미비

<u>사례 1)</u> K사에 청구된 200×년도 7,8,9월분 보건관리대행 수수료 ₩452,400 중 7,8월분 ₩301,600은 보건관리대행 담당자가 수진업체를 방문치 못한 이유로 감액, ₩150,900만 재청구하였으나 관리대행 담당자의 미방문 확인(사유)서, 기안품의에 의한 결재과정 없이 인천과 서울 사무소의 경리담당자끼리 부전지에 의하여 처리되었는 바 이런 행정 절차는 최종 결재권자의 승인없이 검진비의 증감이 가능한 위험성이 있다고 판단됩니다.

사례 2) 200×년 3월(상반기)과 200×년 12월(하반기)에 실시된 병원의 일반 및 특수검진의 경우, 노동부에서 지정한 검진수가보다 낮은 수가로 청구, 수금하였으나 감액에 대한 구체적 품의없이 상반기 6.51%(₩598,174), 하반기 30.42% (₩12,828,972)의 감액 할인률을 적용한 것은 내부적으로 볼 때 업무부정의 여지가 큰 것으로 판단되며, 외부적으로는 검진비 덤핑으로 인하여 병원의 대외적 이미지가 실추될 우려가 큰 것으로 판단됩니다.

라. 미수금 관리의 문제점

(1) 전년도 감사기간 중 장기미수 업체에 대한 미수금 회수를 강력히 촉구하였으나, 그 후 1건도 회수하지 않았으며, 폐업으로 인한 대손도 병원장의 재가만 받고, 운영위원회에 회부하지 않아 처리되지 못한 실정입니다.
그러나 3개년도 검진비 미수금에 대한 지급여부를 병원 감사실에서 수진업체로 직접 확인한 결과, 청구년도에 이미 지급하였다는 업체의 미수금이 감사기간중인 200×년 8월 31일 입금 처리된 경우도 있고, 현재 미수금으로 남아있는 검진비가 이미 지급되었다는 통보도 있어 이는 공금 횡령의 가능성이 높은 것으로 판단되며 수진업체에서도 당해년도의 검진비용을 지급치 않을 경우, 세무신고시 사업비용으로 처리할 수 없음을 감안할 때 2년 이상된 미수금의 방치는 납득할 수 없는 것으로 판단되므로 폐업으로 인한 회수불능을 제외한 미수금 전액은 담당자가 책임지고 조속히 입금시켜야 할 것입니다.

(2) 연구소 구좌로 송금된 검진비 중 일부는 송금처가 불확실 하거나 개인명의로 입금되었다는 이유로 미처리된 경우가 있고, 송금된 미수금에 과.부족이 나타난 경우는 이를 조속히 대조, 확인하여 처리하여야 하나 감사자의 지적후에 보완하는 등 회계담당자들의 업무가 상당히 태만하게 진행되었다고 판단됩니다.

(3) 검진업체명을 담당자 이○○대학(I)로 변경하거나 K사의 보건관리대행 취소 통보의 경우는 검진업체로부터 통보서류가 접수되지 않은 상태에서 해약 결

재를 받는 등 전반적인 업무가 객관적이며 합리적으로 처리되지 못하였으므로 전반적인 업무를 철저히 지도 감독해야 할 것으로 판단됩니다.

6. 건의 및 지시사항

가. 200×년 8월 31일 현재 병원 경리팀으로 송금하지 않고 연구소 계좌에 보유중인 현금은 환경검진통장(계좌번호 : 00-00-00)에 ₩19,988,142 보건관리통장(계좌번호 : 00-00-00)에 ₩57,508,238으로 조속히 송금 처리해야 할 것입니다.

나. 비용사용의 타당성은 이번 감사시 점검하지 않았으나 산재의원의 수지결산서상에 나타난 기관판공비(₩10,759,448), 특별판공비(₩10,342,423), 회의비(₩12,102,488) 등은 세무마찰이 발생치 않도록 당 회계년도 부터는 적절하게 조정되어야 할 것입니다.

다. (1) 검진비 회수를 위해 개설한 산재의원의 예금구좌에 발생한 예금이자도 수입 처리하고

(2) 검진비 회수 방법도 수진업체에서 병원이나 산재의원 예금구좌로 직접 송금할 수 있도록 청구서에 구좌번호를 명기하고 협조를 구함으로써 연구소장 개인구좌로 입금되거나 담당자가 수금하는 번거로움을 줄일 수 있는 방법 등으로 개선하며

(3) 담당자가 수금한 검진비는 당일 연구소 예금구좌로 무통장 입금시키고 입금표와 간이계산서를 대사하여 결재를 받도록 하며

(4) 현재 검진비를 관리하는 통장과 인장을 인천사무소의 경리담당자 1인이 모두 보관하고 있는 바 이는 현금사고의 위험성이 매우 높은 것으로 판단되므로 인출시 필요한 인장은 관리자가 별도로 보관하여 병원 경리팀 송금시 송금내역서와 출금전표의 금액을 확인한 후 결재하는 방법으로 업무를 즉시 개선할 것을 권유합니다.

이자 수입 현황

일 자	금 액	비 고
200×. 07. 29	18,410원	검진통장
200×. 10. 28	81,759원	〃
200×. 01. 26	97,574원	〃
200×. 04. 27	88,893원	〃
200×. 12. 30	8,688원	보건통장
합 계	295,054원	

라. 장기 미수금(3개년도 분)중 폐업에 따른 회수불능은 대손처리를 위한 객관적 자료를 보완하고, 나머지는 5월 30일까지 전액 회수하거나, 기수확인서와 지불약정서를 받도록 하며 '00년도 미수금도 조속히 회수하야 할 것입니다.

마. 감사를 통한 업무지도는 한정적일 수 밖에 없으며, 일반적이고 보편 타당성있는 업무처리와 개선은 업무담당자의 노력에 달려 있음을 감안할 때, 산재의원의 담당자 및 관리자의 개선을 위한 노력과 의지가 현재 상태라면 전반적인 업무는 발전하지 못할 것으로 판단되므로 적극적인 분발을 촉구합니다.

바. 이는 조직체계의 보완 및 급여의 향상 등 불만해소만이 해결책이라고 판단되지 않으며, 오히려 전년도 감사결과에 따른 문책이 전혀 없었음을 경험한 결과라고 판단됩니다.

사. 전년도에 관대한 처리가 있었으나 이를 보완, 발전시키지 않고 횡령 및 유용, 입금지연 및 미수금 관리에 태만한 직원과 이를 소홀히 관리, 감독한 중간 관리자에 대한 문책은 필수적이라고 판단됩니다.

3장

4) 의료기술센터 경영성과 감사

본 건은 전기 내부감사 결과, 200×년 회계연도 예산대비 실적을 토대로 병원 경영자회의를 통한 최종평가를 실시하기로 결정한 바 있어 감사규정 6조 1항(감사종류)에 따라 경영성과를 재평가하고 그 결과를 다음과 같이 보고합니다.

감사개요

감사기간 : 1주

감 사 인 : 감사실 2명

감사대상 : 의료기술센터 경영성과

중점사항 : 1. 경영성과 평가
2. 의료용구 시험평가시장 규모 및 향후 사업전망
3. C대학 의료기기 센터와 운영비교 등

주요 진행사항

일 자	조치내용
200×. 06. 01	의료기술센터(이하 "MTEC"로 약칭) 설립
200×. 08. 19	2년후 사업실적을 재평가하기로 결의 (제 200×년－00회 ○○대학(I) 및 병원 행정실무회의)
200×. 11. 06 ~ 11. 11	재평가를 위한 특별감사 실시 ※ 200×년 회계연도 예산대비 실적 등 경영성과를 병원 경영자회의에서 최종평가할 것을 건의
200×. 09. 09 ~ 09. 13	이행여부를 계속 점검하기로 보고함. (제 200×년－00회 병원 경영자회의)

전기 개선권고사항에 대한 이행여부

개선권고사항 (감사실 제시, 200×. 08. 29)	시정계획 (MTEC 의견, 200×. 09. 13)	이행여부
① 200×회계연도사업계획서 (예산)를 작성할 것	200×회계연도 2억원 수입으로 수지균형을 목표	미달성 (수입 : 65,525천원, 적자 : 10,769천원)
② 시험원가의 감소를 통한 간접비의 상향조정	200×년부터 30%로 인상하고, 그 중 15%는 홍보 등 운영비로 사용	시행완료 (간접비 28.1%)
③ 의료용구 제품에 대한 상품화, 특화 전략 수립	KFDA시험검사기관 및 임상 시험을 통한 유효성 검사도 가능한 관임을 대외적으로 강조	미시헝
④ 본원에 납품하는 의료용구 품에 Sample Test 와 안전성 평가를 연계	본원 납품 품목을 대상으로 시험성적서 검토, 추가시험하는 방안 검토	미시헝 (코류)
⑤ 내부 인지도를 높이기 위하여 경영자회의, 관련부서에 발표회 개최	동계 교수세미나, 병원소식지 등에 설명회 개최	일부 시행 (동계 교수세미나에서 MTEC 사업설명회 발표)
⑥ 운영위원회 등을 활성화 하여 지원체계 구축	연 2~4회 개최하여 MTEC의 소속감 및 인지도를 높이겠음	일부시행 (운영위원회 1회개최 : 200×. 03. 01)
⑦ 대외적으로 세미나 개최, 교육, 팜플렛 발송 등 홍보전략	분기별 세미나(4회), 팜플렛 제작, 인터넷 배너광고, 홈페이지 연결, 전문학술지에 광고 실시	미시항
⑧ 행정적인 지원을 원활히 하기 위하여 기획조정실을 전담창구로 하는 방안강구	기획팀을 전담창구로 활용하는 방안을 검토하겠음	미시항

MTEC 운영현황

1. 조직 및 인력

MTEC는 병원 기타기관으로 소장(김○○ 교수)과 부소장(이○○ 교수) 산하에 운영에 필요한 사항을 심의하는 운영위원회와 사업의 기획, 조사, 시험평가 등과 관련된 기술적 업무처리를 위해 3부, 1팀(전임상시험부, 임상효능시험부, 의료기술평가부, 시험지원팀)으로 구성되어 있습니다.

사무실에 직원 1명(박○○ 사무원)이 상근하며 행정적인 업무를 처리하고, 의료용구 시험평가는 성격에 따라 책임자를 선정하여 시험평가를 실시(강○○ 시험지원팀장이 주로 연구 및 실험을 담당)하고 있습니다.

2. 주요업무

MTEC에서 담당하는 주요업무는

가. 의료용 제품에 대한 유효성 시험 및 연구개발
나. 의료기기의 인체 영향에 대한 안전성 시험 및 연구개발
다. 약사법에 의한 의료용구 시험평가 대행
라. 국내외 표준화 사업에 대한 지원업무
마. 의료용 제품의 기술 및 품질에 대한 정보화 업무 등입니다.

이러한 업무중에서 약사법에 따라 식품의약품안전청(KFDA)으로부터 의료용구 시험검사기관으로 지정 받아서 수행하는 의료용구 시험평가 용역업무는 시험평가를 의뢰한 의뢰처(의료용구 제조업체 또는 수입업체)로부터 시험검사기관간 협정한 시험항목별 수수료를 받고 있으며, MTEC의 주 수입원입니다.

의료용구 시험평가시장 현황

1. 의료용구 관리제도

약사법 제2조 제9항(의료용구의 지정 등에 관한 규정, 식품의약품안전청 고시 제200×-00호)에 따라 의료용구를 품목(39개 품목군)과 인체에 미치는 위해도에 따라서 3개 등급(1등급, 2등급, 3등급)으로 분류하여 관리하고 있습니다.

그리고, 위해도 1등급은 신고제로 의료용구 시험평가와는 무관하고, 2, 3등급은 허가제로 식품의약품안전청이 지정한 조사기관의 품질관리기준 적합 인정(기존 허가품목은 면제)과 시험검사기관의 시험검사성적 적합 확인이 의무화되어 있습니다(약사법 제26조, 34조).

2. 의료용구 시장 규모

식품의약품안전청 자료에 의하면 200×년에 의료용구 신규 허가건수는 3,000건(제조 1,000건, 수입 2,000건)이며, 기존에 허가받은 위해도 2,3 등급은 품질관리기준 적합 인정이 면제되는 대신 시험검사성적 제출은 필수적이므로 결국 시험검사 시장규모는 연간 3,000건 이상으로 추정됩니다.

3. 조사기관 및 시험검사기관 현황

식품의약품안전청에서는 검사기관별로 〈표 1〉과 같이 조사기관(4개 기관)과 시험기관(8개 기관)을 지정하여, 총 39개 의료용구 품목군을 시험검사하고 있습니다.

〈표 1〉 국내 조사기관 및 시험검사기관 현황

번호	기 관 명	업무기능	검사대상 품목군	MTEC와 중복 품목군
1	산업기술시험원	조사, 시험검사기관	39개	11개
2	한국전기전자시험원	조사, 시험검사기관	27개	3개
3	한국화학시험연구원	조사, 시험검사기관	14개	10개
4	한국생활용품시험원	조사, 시험검사기관	14개	11개
5	S대 임상의학연구소	시험검사기관	13개	10개
6	Y대 00 00 00 센터	시험검사기관	11개	-
7	Y대 치과시험평가센터	시험검사기관	1개 (치과재료)	-
8	K대 치과시험개발센터	시험검사기관		-

산업기술시험원, 한국전기전자시험원, 한국화학시험연구원, 한국생활용품시험원 등 4개 기관은 산업자원부 산하 기관으로서 각종 기기의 시험검사 및 조사 수입(수수료)를 주 수입원으로 운영되는 조사 및 시험검사 전문기관이며, 나머지 4개 기관은 시험검사기관입니다.

조사 및 시험검사기관(4개 기관)은 의료용구 품질관리기준 적합 인정건수의 100%와 시험검사의 93.7% 이상을 담당하며, MTEC 등 시험검사기관(4개 기관)은 시험검사의 6.3% 이하를 담당하고 있는 것으로 추정됩니다(시험검사기관의 총 검사건수는 196건으로 20C×년 총 시험검사건수 3,125건의 6.3%를 담당하는 것으로 추정됨).

의료용구 조사 및 시험검사 의뢰처(수입업체 및 제조업체)에서는 품질관리기준 적합 인정과 시험검사성적 적합 확인을 동시에 수행할 수 있는 조사 및 시험검사기관에 의료용구 조사와 시험검사를 대부분 의뢰하고 있어 시험검사기관인 MTEC은 불리한 입장에 있습니다.

또한 MTEC에서 검사할 수 있는 검사대상 품목군(11개 품목군)은 5개 기관이 대부분 동일한 검사를 하고 있어 대외적으로 경쟁이 심한 편입니다.

그리고 생물학적 안전성 검사와 이와 연계된 유효성 검사에 대한 의료용구 시험평가 시장규모는 현재까지 활성화되지 않은 것으로 판단됩니다(200×년도 실적은 MTEC이 9건, 65,525천원, A대병원이 26건, 180,000천원, 합계 35건, 245,525천원으로 국내 시험검사건수의 1% 내외로 추정됨).

4. A대병원 의료용구평가실과 비교

가. 운영현황(200×년 3월 현재)

MTEC과 A대병원 의료용구평가실은 기존 병원 시설과 인력을 활용하여 의료용구 시험검사를 통한 수익기관을 목적으로 〈표 2〉와 같이 설립되었으며, 의료용구 시험검사 품목군도 10개가 중복되어 경쟁관계에 있습니다.

〈표 2〉 A대병원 의료용구평가실과의 운영현황 비교 (0000.0월 현재)

구 분	A대병원	MTEC
소 속	임상의학연구소내 부서	병원 소속 기타기관
시험검사 품목군수	13개	11개
상근인원	4명(연구원 4명)	1명(사무원 1명)
업무담당	① 시험평가 : 연구원 4명 (계약직 3명, 임시직 1명) ② 행정업무 : 연구원이 담당	① 시험평가 : 책임연구자 선정하여 시험평가 실시 ② 행정업무 : 사무원이 담당

MTEC는 외부 연구과제를 수행하고 있는 반면에, A대병원은 입찰대상품목을 사전에 샘플 테스트하는 업무를 수행하고 있는 점에서 차이가 있습니다.

나. 사업실적(00회계연도)

MTEC과 A대병원 의료용구평가실의 1년간 사업실적은 〈표 3〉과 같습니다.

〈표 3〉 A대병원 의료용구평가실과의 사업실적 비교 (단위 : 천원)

구 분	A대병원	MTEC
기 간(1년간)	200×. 03. 01~200×. 02. 28.	200×. 03. 01~200×.02. 28.
시험평가수입 Sample Test 수입	180,000(26건) 18,000(18건)	65,525(9건) -
수입합계(건수)	198,000(44건)	65,525(9건)
수지현황	수지균형	10,769천원 적자
	수입범위내에서 지출 (수입에서 인건비, 시험재료비, 운영비 등 지출)	수입의 70%를 시험평가비용으로 지출하고 30%로 인건비 및 운영비 사용

※ 주 : 1. A대 의료용구평가실 수입 : A대병원 200×년도 연보 자료
2. A대 수지현황 : A대 임상의학연구소에서 200×년 3월~12월(10개월)까지 수지분석한 자료를 근거로 추정하였음.

A대병원 의료용구평가실도 기존 시설과 인력을 활용하여 의료용구 시험검사를 통한 수익목적으로 설립하였으나 당초 예상했던 수익은 달성하지 못하고 있는 것으로 자체평가하고 있습니다.

경영성과 평가

1. 예산대비 수입실적

가. 200×년 회계연도 수입실적

200×년 회계연도 시험평가비 수입(계약기준)은 〈표 4〉와 같이 예산대비 32.8%를

달성하여 실적이 저조합니다.

〈표 4〉 예산대비 실적(200×년 회계연도)

(단위 : 천원)

구 분	예 산		실 적		달성도 (b÷a)
	건수	금액(a)	건수	금액(b)	
시험(개발) 평가	21	120,000	8	54,125	45.1%
임상시험	2	80,000	1	11,400	14.3%
합 계	23	200,000	9	65,525	32.8%

나. 200×년 회계연도 상반기(200×년 3월~8월) 수입실적

200×년 회계연도 상반기 시험평가비 수입(계약기준)은 〈표 5〉와 같이 연간 예산대비 69.5% 달성하는 등 실적이 향상되었습니다. 그리고 9월 이후 추가 계약(29,500천원)을 감안하면 00회계연도 시험평가 예산(2억원)은 목표달성이 가능할 것으로 예상됩니다.

〈표 5〉 예산대비 실적

(단위 : 천원)

구 분	예 산		실 적		달성도 (b÷a)
	건수	금액(a)	건수	금액(b)	
시험(개발) 평가	10	150,000	3	102,000	68.0%
임상시험	4	50,000	2	37,003	74.0%
합 계	14	200,000	5	139,003	69.5%

※ 주 : 1. 예산은 연간예산이며, 실적은 상반기 계약실적임.
2. 200×년 9월 1일자로 (주)K사 혈관광 L 장치 시험계약(시험평가비 29,500천원)을 추가로 체결하였고, 합계에는 미포함되어 있음.

위와 같이 MTEC의 실적이 향상된 원인은 ① 의료용구 시험평가와 임상시험을 병행하여 실시할 수 있고, ② 특히 유효성 시험(전임상시험)이 가능한 기관임이 식품의약품안전청 및 외부 업체(의료용구 제조업체 및 수입업체)에 홍보되기 시작하여 향상된 것으로 추정됩니다.

2. 수지실적

가. 200×년 회계연도 수지실적

200×년 회계연도 MTEC 고유수입인 의료용구 시험평가비 수입·지출을 평가하면 〈표 6〉과 같이 10,769천원의 적자가 발생하였으며, 이는 의료용구 시험평가 사업수입이 저조하여 발생한 것으로 판단됩니다.

〈표 6〉 수입 · 지출 실적(200×년 회계연도) (단위 : 천원)

구 분	수 입	지 출		수지차액	비 고
		금 액	수입대비		
시험평가비	65,525	47,124	71.9%	18,401	수지차액은 간접비
운영비	–	1,811	2.8%	–1,811	회의비, 소모품비, 인쇄비 등
인건비	–	27,360	41.8%	–27,360	사무원 1명 (박○○ 인건비)
합 계	65,525	76,294	116.4%	–10,769	

※주: 1. 시험평가비에는 미수금(4,000천원)과 미지급금(5,427천원)이 포함됨.
2. 시험평가비 지출에는 비상근 연구원(연구협동과정 대학원생 김○○ 등 6명) 인건비가 포함됨.

나. 200×년 회계연도 상반기(200×년 3월~8월) 수지실적

200×년회계연도 상반기 MTEC 고유수입인 의료용구 시험평가비 수입 · 지출을

추정하여 평가하면 〈표 7〉과 같이 25,171천원 흑자로 나타납니다. 이는 시험평가 수입이 전년 대비 112% 증가하였기 때문입니다.

〈표 7〉 수입·지출 추정 실적(200×년 회계연도 상반기) (단위 : 천원)

구 분	수 입	지 출		수지차액	비 고
		금 액	수입대비		
시험평가비	139,003	97,302	70.0%	41,701	수입의 70%로 추정
운영비	–	3,892	2.8%	–3,892	2001회계연도 기준으로 추정 (수입의 2.8%)
인건비	–	12,638	9.1%	–12,638	사무원 1명(000) 6개월 인건비 반영
합 계	139,003	113,832	81.9%	25,171	

※ 주 : 수입 및 지출은 미수금(43,754천원)과 미지급금(86,154천원)을 포함하여 추정한 금액임.

3. MTEC 경영성과 누계

가. 수입실적(200×년 7월 1일~200×년 8월 31일)

설립이후부터 200×년 8월 31일까지(5.25년) 시험평가비 수입 및 연구과제 수입 실적은 〈표 8〉와 같습니다(별첨 6, 7 참조).

〈표 8〉 회계연도별 수입실적(200×년 7월 1일~200×년 8월 31일) (단위 : 천원)

회계연도별	시험평가비 실적		연구과제	
	건 수	수 입	건 수	수 입
1년	4건	16,544	1건	25,000
2년	7건	32,142	2건	82,000
3년	3건	6,336	3건	142,000
4년	10건	30,237	6건	160,500
5년	9건	65,525	2건	49,632
6년	5건	139,003	–	–
합 계 (연평균)	38건 (7.2건)	289,787 (55,198)	14건 (2.7건)	459,132 (87,454)

※ 주 : 1. 200×년 7월 ~ 200×년 4월(9개월)임.

2. 수입은 간접비가 포함된 총수입임.

나. 수지실적(200×년 3월 1일~200×년 8월 31일)

설립이후부터 200×년 6월 1일까지 MTEC 고유수입인 시험평가비의 수입·지출 누계실적을 평가하면 〈표 9〉와 같이 매년 평균 9,782천원 적자가 발생하여, 누적적자가 51,353천원 발생하였습니다.

〈표 9〉 수입·지출 누계실적(200×년 3월 1일~200×년 8월 31일) (단위 : 천원)

구 분	수 입	지 출	수지차액	비 고
시험평가비	289,787	204,242	85,545	재료비, 연구원 인건비 등
운 영 비	–	13,653	–13,653	회의비, 행사비 등
병원지원	–	123,245	–123,245	사무원 인건비, 실무교육, 수선비 등
합 계	289,787	341,140	–51,353	
(연평균)	(55,198)	(64,979)	(–9,782)	

※ 주 : 1. 수입과 지출은 미수금(48,244천원)과 미지급금(91,581천원)이 포함됨.
2. 200×년 회계연도 상반기 수지는 추정하여 계산함.

그러나 병원 지원금액에는 포함되지 않은 MTEC 사무실(Y연구센터, 5평) 및 실험실(종합관 지하1층, 4평)의 감가상각비, 유지비(전기료, 전화료 등) 등 MTEC에 소요된 모든 비용을 감안하면 현재까지 누적 적자폭은 5천만원 이상으로 추정됩니다.

향후 사업전망 및 개선권고사항

1. 사업실적 향상 및 수지균형 예상 - MTEC

MTEC은 시험검사기관으로서 전문기관(산업기술시험원, 한국전기전자시험원, 한국화학시험연구원, 한국생활용품시험원)과의 실질적인 경쟁이 어렵고, 생물학적 안전성 및 유효성 검사에 대한 의료용구 시험평가의 시장규모는 활성화되지 않아 향후 사업성은 불투명하다고 판단됩니다.

그러나, 국내의료용구 시장규모가 지속적으로 증가하고 있으며, MTEC이 임상시험 및 전임상시험을 수행할 수 있는 시험검사기관임이 식품의약품안전청 및 외부 업체에 홍보되기 시작하여 200×년 회계연도부터 시험평가실적이 향상되고 있습니다.

따라서 전기 미시정사항중 홍보방안(분기별 세미나 개최, 팜플렛 제작, 인터넷 배너광고, 홈페이지 개편, 전문학술지에 광고 실시 등)의 시행을 적극 모색하고, 200×년 회계연도 상반기 실적을 계속 유지한다면 시험평가 수입 목표(매년 2억원 이상)달성은 물론 수지균형이 가능하리라 예상됩니다.

2. 지출방식의 변경(수입범위내 지출) - 000실 00팀

MTEC가 수지균형을 이루기 위해서는 시험평가비 간접비(수입의 10%)와 사무원 1명 인건비 및 운영비(수입의 5%)를 우선 지출(반영)하고, 시험평가비용(재료비 및 연구원 인건비 등)은 순 수입범위 내에서 지출되도록 하여야 하겠습니다.

즉, 현행과 같이 시험평가비용을 우선 지출하는 경우(수입의 70%) 사업실적이 악화되면 적자가 발생할 가능성이 높습니다. 수익사업체는 최소한 수지균형을 목표로 하는 것이 병원 경영방침이므로 기획조정실에서는 수입범위 내에서 간접비 및 사무원 인건비를 우선 감안한 후 지출이 이루어지도록 관리하여야 하겠습니다.

주요상황별사례

1) 비정규직 인력관리 업무지도 감사

감사규정 제6조 1항(감사종류)에 따라 일반직 중 비정규직(파견근로직, 계약직, 임시직, 인턴)에 대한 업무지도감사를 실시하고 그 결과를 다음과 같이 보고합니다.

감사개요

피감사부서 및 감사기간

- 산하병원(I) 총무팀 : 1주
- 사무처 인사팀 : 1주

감 사 인 : 감사실 1명

대상기간 : 9개월

중점사항 : 1. 비정규직 인력관리 실태

2. 비정규직 급여지급 기준 및 관리

감사보고서 순서

- 비정규직 인력관리 현황
  - 비정규직 인원현황
  - 비정규직 급여수준
  - 타병원 급여비교
- 문제점 및 개선권고사항
  - 파견근로직 급여 및 인력관리의 개선
  - 계약직 급여 및 인력관리의 개선
  - 임시직 급여관리의 개선
  - 일반직 인턴 급여관리의 개선

정규직 인력관리 현황

1. 비정규직 인원현황

비정규직은 〈표 1〉과 같이 200×년 12월 31일 현재 총 401명으로 정규직(일반직 총 3,940명) 대비 10.2% 규모입니다. 전체인원 중 정규직은 감소하는 반면 비정규직은 증가하는 추세입니다.

〈표 1〉 비정규직 인원 변화 (단위 : 명)

구 분		200×. 3. 1.(a)	200×. 3. 1.	200×. 12. 31.(b)	증감(b-a)
본원	파견근로직	89	99	106	17
	계약직(의사, 조교)	89(25)	78(19)	102(24)	13(-1)
	임시직	40	52	75	35
	일반직 인턴(무급)	61(1)	62(6)	59(7)	-2(6)
	계	279	291	342	63
	정규직(일반직)	2,827	2,815	2,824	-3
산하병원 (I)	파견근로직	-	15	19	19
	계약직	4	12	15	14
	임시직	17	17	13	-4
	일반직 인턴	12	13	12	0
	계	33	57	59	26
	정규직(일반직)	1,146	1,127	1,116	-30
합계	비정규직	312	348	401	89
	정규직(일반직)	3,973	3,942	3,940	-33

※ 주 : 1. 계약직의 ( )는 의사, 조교이고, 일반직 인턴의 ( )는 무급으로 합계에 포함.
2. 차량실(본원, M사, 기관장 2명, 공용차 1명)과 청소, 주차 등 용역직원은 제외되어 있음.

2. 비정규직 급여수준

파견근로직과 차량실 용역직 급여는 본인이 수령하는 직접인건비가 〈표 2〉와 같이 총수수료의 75~77% 수준이며, 계약직 급여는 정규직의 60%를 지급하고, 임시직은 시간급으로, 인턴직은 월 60만원을 지급하고 있습니다.

〈표 2〉 파견근로자 월급여 구성(200×년 12월 현재) (단위 : 원)

구 분	간호보조 (여)	간호보조 (남)	차량실 (기관장)	차량실 (공용차)	비 고
직접 인건비 (실수령액)	889,416 (821,000)	934,917 (863,000)	1,733,333 (1,480,000)	1,516,667 (1,350,000)	수수료의 75~77% (수수료의 64%~71%)
제세공과금	84,472	88,415	185,360	166,520	4대보험료 기관부담금
부가가치세	104,555	110,240	209,091	181,818	
업체수수료	71,657	79,068	172,216	134,995	일반관리비 포함
총수수료	1,150,100	1,212,640	2,300,000	2,000,000	계약금액

3. 타병원과 급여비교

서울소재 주요병원과 비정규직 월급여를 〈표 3〉과 같이 비교한 바, 특히 파견근로직 급여와 임시직 시급의 본원 급여가 낮은 것으로 나타납니다.

〈표 3〉 타병원 비정규직 월급여 비교(200×년 12월 현재)

(단위 : 원)

구 분		본원	A병원	B병원	C병원
파견근로직(수수료)	보조원(여)	1,150,100	–	–	1,713,000
	보조원(남)	1,212,640	–	–	1,788,300
임시직(시급)	사무직(대졸, 남자)	5,800	6,600	7,610	4,000(고졸)
	간호사(4년제)	6,000	6,600	7,610	8,100
	약사	8,500	10,200	10,150	11,060
인 턴		600,000	330,000 (임상실습사)	700,000	782,000
계약직		정규직 60%	개별계약	개별계약	개별계약

※ 주 : C병원 약사는 계약직(월250만원)으로 시급으로 환산한 것임.

문제점 및 개선권고사항

1. 파견근로직 급여 및 인력관리의 개선

현행 파견근로직 급여는 본원과 산하병원(I)에서 각자 〈표 4〉와 같이 인력수급 용역계약을 수의계약으로 체결하여 급여가 결정되고 있습니다.

〈표 4〉 파견업체 용역계약 현황(200×년 1월 현재)

구 분	파견업체	계약기간	파견직원수	비 고
본원	(주)M사	200×. 02. 28~200×. 02. 27	42명	최초계약 : 200×. 02. 28
	(주)U사	〃	37명	
	(주)J사	〃	27명	최초계약 : 200×. 02. 28
	계		106명	
산하병원(I)	(주)U사	200×. 02. 01~200×. 01. 31	19명	최초계약 : 200×. 02. 01
	(주)J사	200×. 02. 01~200×. 02. 29		1개월 연장
합 계			125명	

위 파견근로직 급여 및 인력관리의 좀 더 구체적인 내용과 주요 문제점은 다음과 같습니다.

첫째, 파견근로직의 급여수준을 〈표 5〉와 같이 타병원과 비교하면 본원의 급여수준이 현저히 낮습니다. 비교대상 6개병원중 최하위로 나타납니다.

〈표 5〉 타병원 파견근로직 월급여 현황(200×년 12월 현재) (단위 : 원)

구 분	간호보조원(여)	간호보조원(남)	승강기안내(여)	조리원(남여)
본원	1,150,100	1,212,640	1,387,540	1,645,200
A병원	1,713,000	1,788,300	–	–
B병원	1,264,800	1,427,600	–	–
C병원	1,268,000	1,293,000	–	–
D병원	1,232,000	1,304,000	–	–
E병원	1,193,500	1,193,500	–	–

※ 주 : A병원과 B병원은 파견근로직은 없고 임시직을 활용하고 있음.

그리고 정규직(일반직) 간호보조원과 월평균 급여를 비교하면 〈표 6〉과 같이 파견근로직의 급여가 정규직의 약 55%~56%에 불과합니다.

〈표 6〉 파견근로직과 정규직 월급여 비교(200×년 기준) (단위 : 원)

구 분	파견근로직	정규직	정규직 대비율	비 고
간호보조원(여)	889,000	1,594,000	55.8%	직접인건비
간호보조원(남)	935,000	1,655,000	56.5%	직접인건비

※ 주 : 파견근로직 급여는 직접인건비임(제세공과금, 부가가치세, 업체수수료는 제외)

이 결과 200×년 파견근로직 퇴직률(중도포기자 ÷ 총입사자)이 〈표 7〉과 같이 39.3%로 계속적인 업무수행에 큰 지장을 초래하는 것으로 추정됩니다.

〈표 7〉 파견근로직 퇴직률(200×년, 인사팀자료) (단위 : 명)

구 분	(주)M사	(주)U사	(주)J사	합 계
총입사자	57	34	54	145
중도포기자	23	9	25	57
퇴직률	40.4%	26.5%	46.3%	39.3%

※ 주 : U사 퇴직률이 낮은 것은 간호부문 근무자가 작기 때문으로 추정됨.

둘째, 본원과 산하병원(I)이 별도 용역계약을 체결함으로 업체가 동일함에도 급여 차이(산하병원(I)이 65,100원 낮음)가 발생하고 있고, 산하병원(I)은 1개업체와 계약 체결하고 있어 인력수급의 폭이 좁은 것으로 판단됩니다.

셋째, 계약직, 임시직 등 근로계약은 인력채용에 관련된 사항이므로 인사부서에서 담당하나, 파견근로직 계약은 용역계약이므로 현행 직무분장규정상 인사부서에서 계약 체결할 근거가 없습니다.

넷째, 급여에 대한 회계처리(예산)에서 계약직, 임시직 등은 인건비로 분류하는 반면, 파견근로직 급여는 인건비성이 강하나 의료경비(수수료)로 구분 회계처리하여 일관성이 없습니다.

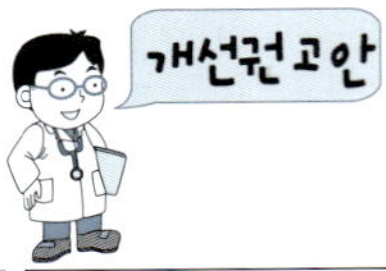

관계법령(파견근로자보호등에 관한법률 제21조)에 '동일한 업무를 수행하는 동종근로자와 비교하여 차별적 처우를 받지 않도록 하여야 한다'라고 규정되어 있으므로 다음 사항을 개선권고합니다.

첫째, 파견근로직의 급여는 타병원과 비교하여도 낮지만 특히 정규직의 55%수준으로 낮게 책정되었습니다. 최소한 현행 계약직과 같이 정규직 대비 60% 이상은 되어야 한다고 판단됩니다.

둘째, 향후 본원에서 파견근로직에 대한 계약체결시 산하병원(I)과 통합계약을 체결하여 동일기관간 급여차이에 따른 갈등을 해소하고, 인력수급의 선택을 증대시킬 수 있도록 하여야 하겠습니다.

셋째, 업무편의와 효율성을 감안하여 계속 인사팀에서 계약체결을 주관한다면 직무분장규정에 근거조항을 신설하시기 바랍니다.

넷째, 파견근로직은 정규직을 대체하므로 비록 법률상 용역계약으로 계약금액에 업체수수료, 부가가치세가 포함(약 15%)되어 있긴 하나, 인건비 성격이 강하므로 파견근로직 수수료는 인건비로 분류함이 타당하다고 판단됩니다(예산·경리팀 협의요망).

2. 계약직 급여 및 인력관리의 개선

계약직에 관한 급여 및 인력관리의 구체적인 내용과 주요 문제점은 다음과 같습니다.

첫째, 계약직 급여는 신규채용시 정규직 연봉의 60% 선에서 적용하고 있습니다. 그러나 60%가 전년도 임금을 기준으로 책정되므로 〈표 8〉 사례와 같이 200×년 계약직 급여가 동년 정규직 대비 56%로 원래기준(60%)과는 차이가 발생하고 있습니다.

〈표 8〉 신규 계약직 월급여 적용사례(200×년 기준)

(단위 : 천원)

구 분	계약직 월급여	정규직 월급여		계약직 수준(정규직 대비)	
		200×년	200×년	200×년 기준	200×년 기준
A직원(4년제)	1,255	2,092	2,238	60%	56.1%
B직원(전문대)	1,232	2,053	2,195	60%	56.1%
C직원(고졸)	1,025	1,709	1,833	60%	55.9%

둘째, 계약금액 전체를 통상임금하지 않고, 계약금액 산정시 감안된 상여금 비율 또는 중식보조비(100,000원)를 제외하여 통상임금을 과소계상하였습니다. 이에 따라 〈표 9〉와 같이 시간외수당을 과소 지급하였습니다.

〈표 9〉 계약직 시간외수당 과소 지급내역(200×년 11월~200×년 01월)

(단위 : 원)

구 분	성 명	실지 지급액	조정금액	차 이
의학연구소	김○○	152,520	198,451	− 45,931
	이○○	138,582	183,186	− 44,604
	박○○	147,741	198,451	− 50,710
진단의학과	최○○	239,440	294,332	− 54,892
	강○○	414,566	490,553	− 75,987
합 계		1,092,849	1,367,973	− 272,125

셋째, 계약기간 종료시 본인에게 예고하여야 하나, 현재 해당부서장에게만 통보하고 있습니다.

넷째, 산하병원(I)은 해당부서의 요청에 의하여 재계약이 체결되고 있으나 일정한 평가제도가 없습니다.

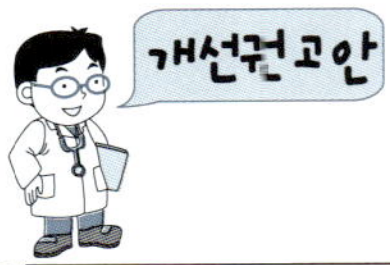

계약직 급여 및 인력관리에 대하여 위 현황 및 문제점을 중심으로 다음사항을 개선권고합니다.

첫째, 계약직 급여수준은 전년도보다는 당해연도 정규직 급여와 비교하여 결정하여야 하겠습니다. 또한, 재계약시에도 당해연도 정규직 비율로 동일하게 적용하여 지급방법을 단순화하여야 하겠습니다.

둘째, 통상임금은 정기적, 일률적으로 지급하는 임금(근로기준법 시행령 제 6조)이므로 계약금액 전체를 통상임금으로 하고, 사무처 인사팀은 과소 지급된 부분은 소급하여 지급하여야 하겠습니다.

셋째, 계약해지 통보는 당연히 계속근무로 인식하지 않도록 해당부서장은 물론 본인에게 통지하여야 하겠습니다.

넷째, 산하병원(I)은 1년 단위로 계약직 평가제도를 실시하여 객관적인 평가자료를 통한 재계약이 이루어지도록 하여야 하겠습니다.

3. 임시직 급여관리의 개선

임시직은 정규직의 산전·후 휴가 및 병가 등 결원 발생시 정규직을 대신하므로 노동강도는 특별한 차이가 없습니다. 그러나 임시직 시급은 200×년 기준으로 책정된 이후 현재까지 인상조정한 바 없어, 〈표 10〉과 같이 정규직 대비 약 60%로 노동강도에 비하여 낮습니다.

〈표 10〉 임시직과 정규직의 시급비교(200×년 기준) (단위 : 원)

구 분	급호	임시직	정규직	정규직 대비
A직원	0–0	5,800	9,500	61.1%
B직원	0–0	6,000	9,900	60.6%
C직원	0–0	8,500	9,900	85.9%
D직원	0–0	4,900	8,100	60.5%

※ 주 : 약사는 섭외의 어려움이 있어 타직종에 비하여 시급이 높음.

또한 임시직 급여계산을 수작업으로 하여 〈표 11〉과 같이 과소지급(1개월566,200원)하는 사례가 발생하였습니다. 이는 법정공휴일(예 : 성탄절) 근무에 대한 휴일근로 가산임금(50%)을 미적용하는 등에서 기인됩니다.

〈표 11〉 임시직 급여 휴일근로 미적용 사례(200×년 12월 기준) (단위 : 원)

구 분	대상인원	실지 지급액	조정금액	차 이
본원	21명	24,455,900	24,974,100	– 518,200
산하병원(I)	2명	2,472,000	2,520,000	– 48,000
합 계	23명	26,927,900	27,494,100	– 566,200

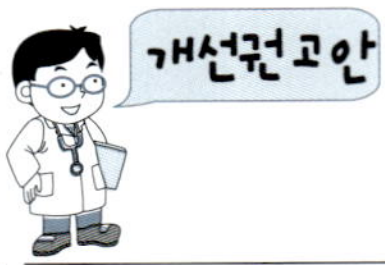

임시직의 노동강도가 정규직과 유사하므로 지나치게 정규직과 차이가 발생하는 것은 지양되어야 한다고 봅니다. 따라서 통상임금은 매년 정규직과 동일한 인상률을 적용하는 방안과 타병원 등의 시장조사를 통한 시급인상을 검토하시기 바랍니다.

또한 임시직은 계약서상 근로기준법을 적용하므로 향후 법정공휴일(성탄일 등)은 휴일근로 가산임금을 적용하고, 1개월 개근시 유급 월차휴가 사용이 가능함을 사전공지하여 취업카드상에 일반휴가와 월차를 구분기재, 사용하도록 안내하여야 하겠습니다.

4. 일반직 인턴 급여관리의 개선

일반직 인턴은 내부규정(인턴제도 관리규정 제2조)에 따라 '교육과 실무습득을 위한 목적으로 선발, 채용된 자로 병원 직원으로서의 신분을 갖지 아니한다' 라고 정의되어 있습니다.

따라서 급여는 채용 목적상 최저임금법에서 정한 최저임금(200×년 9월부터 1년간 시급 2,510원, 일급 20,080원, 월급 567,260원)을 지급(월 600,000원)하고 있습니다(위반시 3년 이하 징역, 1천만원 이하 벌금).

그러나 〈표 12〉와 같은 무급인턴은 근무시간 및 근무강도가 유급인턴과 유사함에도 급여 및 4대보험(건강보험, 국민연금, 산재보험, 고용보험)이 미지급되고 있습니다. 이는 비록 교육과 실무습득을 목적으로 채용했다 하더라도 실질적으로는 근로를 제공하고 있는 상황이므로 형평에 맞지 않습니다.

〈표 12〉 무급인턴 현황(200×년 12월 현재)

구 분	부 서	직 종	현 원	비 고
본원	A과	임상병리사	2명	간질치료, 뇌파, 유발전위 등 지원
	B과	의무기록사	3명	의무기록 분석, 차트관리 등 지원
	C과	영양사	2명	환자 식단조사, 식사점검 등 지원
합계			7명	

또한, 유급인턴에 대하여 최소한의 안전과 보장제도인 4대보험이 본원은 가입되어 있는 반면, 산하병원(I)은 가입되어 있지 않습니다(단, 건강보험은 가입).

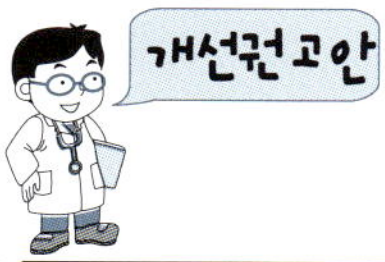

무급인턴에게 최소한의 실비변상적인 급여 및 4대보험은 가입되어야 안정적으로 근무에 임할 것으로 보입니다. 따라서 유급인턴과 형평에 맞추어 동일하게 대우하는 방안을 검토하시기 바랍니다.

또한 산하병원(I)은 유급인턴에 대하여 4대보험(단, 건강보험 제외)에 가입하여 최소한의 안전장치를 두도록 하시기 바랍니다.

참고사항

셋째, 계약직은 〈표 10〉 사례와 같이 2년이상 근무자가 발생하고 있으나 파견근로직과 같이 정규직 사정 및 검토가 없었고, 노무관리상 장기간 계약은 분쟁의 소지가 있다고 판단됩니다.

〈표 10〉 계약직중 2년 이상근무자 사례(200×년 12월 현재)

성 명	소 속	직 종	계약기간
김○○	A사업소	간호사	200×. 07. 01.~200×. 06. 30.
이○○	기초연구실	비서	200×. 10. 01.~200×. 09. 30.
박○○	산하병원(I) 원무팀	계약직원	200×. 12. 01.~200×. 11. 30.

※ 참고 : 파견근로직은 업무의 숙련도를 감안하고 우수사원의 사기진작을 위하여 2년 근무자를 대상으로 다음과 같이 정규직으로 전환하고 있음.

(단위 : 명)

구 분	200×. 02월	200×. 06월	200×. 11월	200×. 02월	200×. 11월	200×. 01월	합 계
2년만기근무자	15	4	3	4	4	9	39
정규직 전환자	3	1	3	2	2	4	15
정규직 전환율	20.0%	25.0%	100.0%	50.0%	50.0%	44.4%	38.5%

계약직 시간외수당 과소지급 내역
(200×년 11월 ~ 200×년 1월)

(단위 : 원)

월별	소속	성명	통상임금	시급		특근 시간	시간외수당		
				현행	조정		현행	조정	차이
00.00	A과	김○○	1,150,000	3,053	5,088	12	54,954	91,593	−36,639
		이○○	1,150,000	3,053	5,088	12	54,954	91,593	−36,639
		박○○	1,150,000	3,053	5,088	14	64,113	106,858	−42,745
	B과	강○○	1,231,833	3,286	5,451	12	59,148	98,111	−38,963
		정○○	1,231,833	3,286	5,451	14	69,006	114,462	−45,456
00.00	A과	김○○	1,150,000	4,646	5,088	9	62,721	68,695	−5,974
		이○○	1,150,000	4,646	5,088	10	69,690	76,327	−6,637
		박○○	1,150,000	4,646	5,088	5	34,845	38,164	−3,319
	B과	강○○	1,231,833	5,008	5,451	8	60,097	65,407	−5,310
		정○○	1,231,833	5,008	5,451	6	45,073	49,055	−3,982
00.00	A과	김○○	1,150,000	4,646	5,088	5	34,845	38,164	−3,319
		이○○	1,150,000	4,646	5,088	2	13,938	15,265	−1,327
		박○○	1,150,000	4,646	5,088	7	48,783	53,429	−4,646
	B과	강○○	1,231,833	5,008	5,451	16	120,195	130,814	−10,619
		정○○	1,231,833	5,008	5,451	40	300,487	327,035	−26,549
합 계	A과	김○○				26	152,520	198,451	−45,931
		이○○				24	138,582	183,186	−44,604
		박○○				26	147,741	198,451	−50,710
	B과	강○○				36	239,440	294,332	−54,892
		정○○				60	414,566	490,553	−75,987
	계					172	1,092,849	1,364,973	−272,125

임시직 급여(시급) 과소지급 내역 (200×년 12월)

〈본원〉 (단위 : 원)

소속	성명	시급	특근시간		급여(시간외수당 포함)		
			현행	조정	현행	조정	차이
안전관리팀	김○○	4,900	16	24	1,097,600	1,117,200	−19,600
안전관리팀	이○○	4,900	12	20	1,009,400	1,107,400	−98,000
외래간호팀	박○○	6,000	0	8	408,000	432,000	−24,000
외과계간호팀	강○○	6,000	4	8	1,260,000	1,200,000	+60,000
외과계간호팀	정○○	5,900	12	20	1,215,400	1,239,000	−23,600
간호담당부원장실	김○○	5,900	12	20	1,309,800	1,333,400	−23,600
외과계간호팀	이○○	6,000	4	12	1,116,000	1,140,000	−24,000
외과계간호팀	박○○	6,000	4	12	1,164,000	1,188,000	−24,000
내과계간호팀	강○○	6,000	16.5	24.5	1,330,500	1,354,500	−24,000
내과계간호팀	정○○	6,000	16	24	1,296,000	1,320,000	−24,000
중환자계간호팀	김○○	6,000	0	8	1,152,000	1,176,000	−24,000
중환자계간호팀	이○○	6,000	12	20	1,332,000	1,356,000	−24,000
중환자계간호팀	박○○	6,000	12	20	1,596,000	1,644,000	−48,000
중환자계간호팀	강○○	6,000	4	12	1,164,000	1,188,000	−24,000
중환자계간호팀	정○○	6,000	8	16	1,392,000	1,440,000	−48,000
응급진료센터	김○○	5,900	8	16	1,392,400	1,416,000	−23,600
영양팀	이○○	4,900	20	28	1,107,400	1,127,000	−19,600
영양팀	박○○	4,900	12	20	1,048,600	1,068,200	−19,600
심혈관 중환자실	강○○	5,900	0	8	1,132,800	1,156,400	−23,600
심혈관 사회사업실	정○○	6,000	8	16	1,224,000	1,248,000	−24,000
암센터 간호팀	김○○	6,000	4	12	708,000	732,000	−24,000
계			185	349	24,455,900	24,983,100	−527,200

〈산하병원(I)〉

간호부	김○○	6,000	0	8	1,200,000	1,224,000	−24,000
간호부	이○○	6,000	0	8	1,272,000	1,296,000	−24,000
계			0	16	2,472,000	2,520,000	−48,000

〈합 계〉

본원+산하병원(I)			185	365	26,927,900	27,503,100	−575,200

2) 문서관리 점검 결과 보고

문서점검 개요

감사기간 : 2주

감 사 인 : 감사실 2명

감사대상 : 병원 전체 행정부서(총44개)

점검목적 : 1. 문서규정의 교육 및 지도
2. 중요 문서의 분실을 방지하고 파손을 최소화
3. 일관성을 유지하여 문서관리의 통일
4. 문서 접근의 용이성 확보
5. 효율적인 공간(사무실 및 문서창고) 관리

중점점검 사항

1. 보관문서의 관리상태
2. 보존문서의 연도별 편철 및 제본
(색인목록, 일련번호, 문서철명, 문서처리기간, 문서처리부서 작성 여부)
3. 문서관리대장(보존문서기록, 보존문서대출, 이관(폐기), 문서수발)
4. 부서별 중요문서 관리상태

점검 결과 집계

1. 병원별 점검결과

총 2차에 걸쳐 문서점검한 결과, 다음과 같이 모두 시정·완료되었습니다(별첨1참조).

(단위 : 파트 단위)

구 분	점검대상	1차 점검결과			2차 점검결과		
		시 정	미시정	미시정 비율(%)	점검대상 (1차 미시정)	시 정	미시정 비율(%)
본원	51	26	25	49%	25	25	0%
산하병원(I)	14	9	5	36%	5	5	0%
산하병원(II)	4	4	0	0%	–	–	–
산하병원(III)	2	2	0	0%	–	–	–
합 계	71	41	30	42%	30	30	0%

※ 1차 점검시 주요문제점

1. 구 문서규정에 의한 편철
2. 중요문서 제본양식이 부서별로 상이함.
3. 개인이 문서를 보관함.
4. 보존문서 기록대장 미작성 등

2. 모범부서

감사인이 1,2차 점검한 부서중 특별히 관리상태가 양호한 부서는 병원 기획팀과 본원 산하 전문병원 원무파트로 확인되었습니다.

현장 지도 및 권고사항

1. 공통사항

구 문서규정에 따라 편철한 문서는 문서규정 개정(200×년 3월 1일)이후 부터 개정된 문서규정으로 편철 하도록 하였으며, 중요문서가 제본된 경우는 제본 표지에 보존문서 내용이 기재되도록 하였고, 개인이 문서를 보관하고 있는 경우는 부서 공용보관함에 보존하도록 현장에서 권고 조치하였습니다.

2. 본원지역

외래진찰실 지하 1층 창고내에 보관중인 문서(원무팀, 경리팀 사용)중 200×년부터 200×년까지 장기간 보관하는 문서는 문서규정에 따라 폐기 처리하여 창고를 정리하도록 권고하였습니다.

3. 산하병원(I)

인비로 취급되는 보존문서를 시건장치가 되어 있는 책장에 보관토록 하였고(인사팀), 장기간 보존할 각종 행사 필름과 사진정리를 병원 홍보과와 협의하여 정리하도록 하였으며(기획팀), 병원장까지 결재를 득한 기안지 원본이 인수인계서에 첨부되어 있어 관련 문서철에 보관하도록(경리팀) 각각 권고하였습니다.

4. 산하병원(II)

도면이 목재로 제작된 작업대 밑에 노출된 상태로 보관(총무팀)되어 있어 분실 및 손상이 우려됨으로 철재 도면함을 이용하여 보관하도록 권고하였습니다.

문제점 및 개선권고사항

1. 문서보존연한 규칙의 개정

가. 직제 변경에 따른 개정

직무분장 규정의 업무분장표가 신설·추가·삭제되면 문서보존연한 규칙이 동시에 검토되어야 하는 다음 예시와 같이 미비한 점이 있습니다.

※ 예시

구 분	미비사항	관련규정
신 설	〈환경계〉 • 일반 및 산업폐기물 운영에 관한 문서 • 상수도에 관한 문서 • 폐수처리에 관한 문서 • 방사선에 관한 문서 • 정화조에 관한 문서 • 소각실 운영에 관한 문서	직무분장규정 별표4
추 가	〈환경디자인팀〉 • 병원 이미지통합 디자인에 관한 문서 • 각종 홍보물 디자인에 관한 문서	직무분장규정 별표3
삭 제	〈하드웨어팀〉 • 터미널 운영 관계문서	직무분장규정 별표3

나. 관련법규에 따른 개정

관련법규의 개정에 따라 문서보존연한 규칙이 개정되어야 합니다.

※ 예 시

구 분	단위업무별기능	현행	개정(안)	관련법규
보존연한 변경	• 처방전	5년	2년	의료법시행규칙 18조
용어 변경	• 고정자산 관리에 관한 기본방침 관계문서 • 고정자산 관리에 일반에 관한 문서 • 고정자산 분류 관계문서 • 고정자산 청구 및 불출승인서	고정 자산	유형자산	기업회계기준 제18조

다. 동일 문서에 대한 보존기간 차이

동일 문서에 대한 문서보존연한이 상호 다르며, 특히 고정자산 청구 및 불출승인서는 보존연한이 10년이나 그에 관련된 계약서는 보존연한이 5년으로 되어 있습니다.

※ 예시

구 분	단위업무별기능	보존연한	비 고
거래 명세서	• 물품검수 거래명세서(검수계)	1년	
	• 약품관리 거래명세서(약무과)	5년	
	• 물품관리 거래명세서(물품관리과)	–	
계약관련 문서	• 외자구매 계약관리에 관한 문서	5년	
	• 고정자산 청구 및 불출승인서	10년	

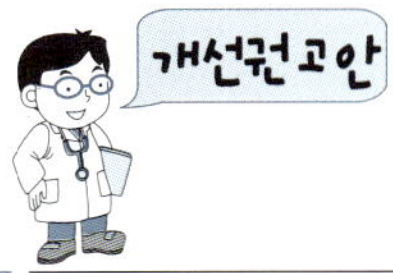

문서보존연한 규칙이 200×년 4월 1일 제정된 이후 개정되지 않아 현실성이 떨어집니다. 문서주관부서(총무팀)에서 주관하여 각 부서에 대한 문서보존연한 규칙을 개정하여야 하겠습니다.

3장

2. 보존연한이 1년인 문서 편철방법·보존방법에 대하여

보존연한이 1년인 문서에 대하여 문서규정상 편철방법 및 보존방법에 특별한 규정이 없습니다. 보존연한이 1년인 문서는 그 중요성으로 볼 때 보통 문서와 동일한 방법으로 편철하는 것에 대한 타당성 검토가 필요합니다.

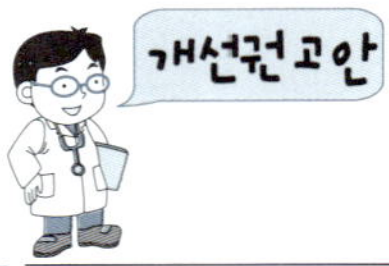

보존연한이 1년인 문서는 편철방법을 규정하기 보다는 부서 자율로 하되, 문서를 찾기 쉽고 보기 좋게 보관하는 것이 효과적이라고 생각됩니다.

향후 계획

감사팀에서는 문서관리가 규정대로 시행되도록 행정부서뿐만 아니라 기술부서까지 확대하여 계속 관리하도록 하겠습니다.

3) 산하병원(I) 진료비 미수금 감사

감사개요

대 상 : 입원원무팀 원무파트 진료미수금

피감사자 : 김○○ 원무팀장, 이○○ 원무파트장, 관계자 다수

실 사 인 : 기획예산팀(2명)

감 사 인 : 감사실(4명)

이 보고서는 기획○○팀에서 산하병원(I) 입원원무팀 원무파트에 분장된 업무 중 진료비 미수금과 관련하여 실사한 내용을 재확인하고 동시에 추가적으로 감사하여 작성된 종합보고입니다.

1. 사고개요

가. 보험자부담 진료비 미청구

200×년 6월 30일 ~ 200×년 3월 1일 사이의 퇴원환자중 26건이 의료보험, 의료보호 및 산재보험의 보험자가 부담할 진료비(61,279,020원)로서 청구하기만 하면 전액 수납이 가능한데에도 200×년 1월 21일 현재까지 미청구 상태에 있습니다.

200×년 5월 19일 ~ 200×년 2월 23일 사이의 퇴원환자중 10건은 미결로 둠으로서 역시 보험자가 부담할 진료비(40,122,990원)가 200×년 1월 21일 현재까지 미청구 상태에 있습니다.

나. 개인부담 진료비 후납처리지연

환자본인부담진료비가 미수된 상태로 200×년 1월~200×년 12월 사이 퇴원한 환자중 47건(미수액 129,974,330원, 00년도 미결부분은 제외)이 200×년 1월 21일 현재까지 후납처리가 지연되고 있으며, 이는 입원원무팀에 "미수관리파트"로 인계하여 관리해야 하는데 입원원무팀에서 계속 미결상태로 둠으로써 업무지연을 초래하였습니다.

다. 자동차보험진료비 회수지연

자동차보험진료비관리는 200×년 6월 이전까지는 손해보험사와 계약을 맺어 진료비를 수납해 왔으나 200×년 6월부터는 계약이행이 양호한 손해보험사(현재 2개사)와는 계속 계약체제로 하고 진료비지급지연 등 계약조건의 이행을 소홀히 하는 손해보험사와는 계약을 파기하고 "직불"체제로 전환하였습니다.

그러나 200×년 1월 현재까지 미수액이 515,159,840원에 달함으로써 평시(2개월 이내)의 잔액 약 2억원과 비교하여 볼 때 결과적으로 소극적인 업무수행 형태로 인하여 과도한 미수액이 발생하였습니다.

라. 진료비의 개인 통장입금 유용

(1) 입원원무팀 원무파트장 이○○

자동차보험환자 이○○이 보험사를 상대로 소송하여 수납된 진료비 14,216,430원을 개인통장으로 입금받아 즉시 병원계좌에 입금치 아니하고 약 5개월간 유용하다가 200×년 1월 28일 수납하였습니다.

200×. 08. 03. ~ 200×. 01. 28. ₩4,216,430
200×. 08. 24. ~ 200×. 01. 28. ₩10,000,000

그 외에도 사회사업팀 기금에서 해당 환자 진료비로 지원받은 금액 및 입원보증금을 원무팀 통장에 입금하여 장기간 방치하여 두었습니다.

200×. 06. 12. ~ 200×. 01. 28. ₩2,000,000 사회사업후원금(강○○환자)
200×. 11. 18. ~ 200×. 01. 28. ₩1,000,000 사회사업후원금(정○○환자)
200×. 01. 25. ~ 200×. 01. 28. ₩500,000 박○○환자 입원보증금

(2) 입원원무팀장 김○○

오토바이사고로 입원했던 환자 강○○이가 보험사를 상대로 소송하여 승소함으로 수납된 진료비 35,000,000원을 200×년 12월 22일 개인의 마이너스 통장으로 입금 받아 즉시 병원계좌에 입금치 아니하고 1개월 후인 200×년 1월 22일에 수납하였습니다.

마. 의료보험진료비 청구시효 완료로 미청구

정○○환자와 고○○환자의 경우는 의료보험진료비 청구가 지연되어 결국 의료보험법 제71조(時效)에 의하여 2년이 경과되면 청구할 수 없도록 되어 있어 진료수익의 손실을 초래하게 되었습니다.

(1) 정○○환자는 200×년 2월 7일에 입원하여 200×년 12월 26일에 사망한 환자로서 소멸시효가 완성된 기간 및 진료비는 200×년 2월 7일~200×년 5월 31일 21,347,760원입니다(산하병원(I)에서 소송을 제기할 예정입니다).
   - 200×년 6월 1일 이후 발생된 진료비 63,275,840원(200×년 9월까지)은 이미 청구하였고, 3,494,320원(200×년 10-11월까지)은 200×년 2월 12일에 청구하였으며, 나머지 200×년 12월분은 추후 청구예정입니다.

(2) 고○○환자는 200×년 1월 29일 입원하여 현재에도 재원중에 있는 환자로서 소멸시효가 완성된 기간 및 진료비는 200×년 1월 25일~200×년 6월 30일 13,381,230원 입니다.
   - 200×년 7월 1일 이후 발생된 진료비는 27,474,930원(200×년 12월까지)으로 200×년 7월부터 매월 청구하여 왔습니다.

2. 세부내용 및 개선권고

가. 보험자부담 진료비 미청구

[현황]

200×년 1월 1일부로 전산시스템이 변경(Host → P/C Sever)되면서 당시 재원환자는 모두 P/C Sever에로 전환되었으나 퇴원환자로서 본인부담 진료비 미결건 114명은 Host에 그대로 남아있게 되었습니다.

이들 중에서 본인부담진료비가 완결되는대로 P/C Sever로 전환하여 입원수익일보에 반영하고 보험진료비청구를 하게 되는데 그중에서 26건 61,279,020원은 200×년 12월까지도 청구되지 못하였습니다.

이의 원인은 전산팀과 입원원무팀간에 업무와 관련하여 의사전달이 제대로 이루어지지 않았던 것이며 입원원무팀에서 구체적으로 명단을 제시하고 적극적으로 요청하여야 하는데 소홀히 취급된 것입니다.

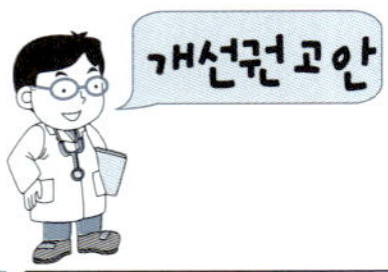

현재 미청구된 부분은 청구하거나 진행중인 것으로 파악되었으나 금번 사고는 ○○팀과 ○○팀간에 의사전달 형태가 구두상으로 요청하고 요청받는 관계로 문제가 야기된 바, 향후부터는 구체적으로 환자명단을 제시하여 업무연락공문을 통해서 업무처리가 명확하게 이루어져야 하고, 미결부분의 환자는 반드시 리스트를 작성하여 과장이 파악하여 업무지연을 예방하여야 함.

나. 개인부담 진료비 후납처리 지연

[현황]

본인부담 완납환자의 경우는 원무팀에서 수입일보를 작성하면 조합 부담금은 심사파트에서 보험자단체에 청구하여 종결하며, 본인부담 미납환자인 경우는 후납품의를 받아 수입일보를 작성하면 본인부담 미수부분은 미수관리파트에서 사후관리를 하고, 조합부담분은 심사파트에서 보험자단체에 청구하여 관리하는 것이 정상적인 업무처리입니다.

그러나 이번 사건의 경우는 입원원무팀 원무파트에서 본인부담 미수납환자에 대하여 채권확보 등을 한 후 후납품의를 받아 수입일보에 반영하여야 하는 데에도 업무과중의 이유로 200×년 1월~200×년 12월 사이에 퇴원한 환자 중 47건 미수액 129,974,330원 / 200×년도 미결부분은 제외)이 200×년 1월 21일 현재까지 수입확정이 되지 않았을 뿐만 아니라, 이로 인하여 200×년 5월 19일~200×년 2월 23일 사이의 퇴원환자중 10건은 보험자가 부담할 진료비 40,122,990원 조차 200×년 1월 21일 현재까지 미청구하게 되므로 결과적으로 미수금이 체계적으로 관리되지 못하였습니다.

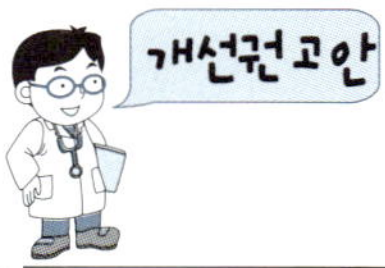

후납품의를 제때에 하지 못함으로써 생긴 추정 지연이자는 약 13,974,522원(연12%가정)이며 후납품의는 진료비를 받지 않겠다는 것이 아니라 정상적인 업무처리를 통해 미수금을 확정하고 진료비를 받겠다는 절차임으로 앞으로는 본인부담 미수 발생시 일주일 이내에 후납품의를 받아서 미수관리파트로 인계하여 업무처리를 하여야 할 것임.

즉, 미수관리파트는 원무파트 업무의 연장이라는 점이 인식되어 양부서간의 유기적인 협조체제가 절대 필요함.

다. 자동차보험진료비 회수지연

[현황]

자동차보험진료비관리는 200×년 7월 이전까지는 손해보험사와 계약을 맺어 진료비를 수납해 왔으나 200×년 12월부터는 계약이행이 양호한 손해보험사와는 계속 계약체제로 하고 진료비지급지연 등 계약조건의 이행을 소홀히 하는 손해보험사와는 계약을 파기하고 "직불"체제로 전환하였습니다.

그러나 200×년 1월 현재까지 총미수 건수는 105건이고 미수액은 515,159,840원에 달하고 있으며 정상적인 미수기간 2개월을 초과하는 미수금만 고려하더라도 81건에 355,843,750원으로서 평시에 소극적인 업무수행 형태로 인하여 과도한 미수액이 발생하였습니다.

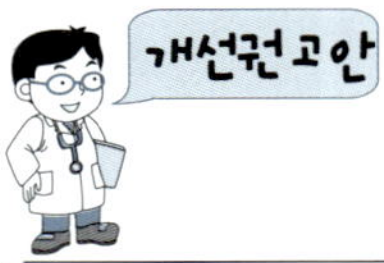

미수금은 회수기간을 단축시키는 것이 긴요함에도 불구하고 지연시킴으로서 자동차보험환자 회수지연(2개월이상) 미수금에 대한 손실 추계액은 이자부담(연12%기준)만 고려하더라도 18,840,923원이 되므로 향후부터는 회수기간 단축에 최대한 노력을 기울여야 할 것임.

라. 진료비의 개인 통장입금 유용

[현황]

(1) 입원원무팀 원무파트장 이○○

자동차보험환자 홍○○이 보험사를 상대로 소송하여 수납된 진료비 14,216,430원을 개인통장으로 입금받아 즉시 병원계좌에 입금치 아니 하고 약 5개월간 공금을 유용하다가 기획예산팀의 실사로 발각되었고 실사인의 요구로 200×년 1월 28일 병원계좌에 수납하였습니다.

200×. 08. 03. ~ 200×. 01. 28. ₩4,216,430
200×. 08. 24. ~ 200×. 01. 28. ₩10,000,000

그 외에도 사회사업팀 기금에서 해당 환자 진료비로 지원받은 금액 및 입원보증금을 원무팀 통장에 입금하여 장기간 방치하여 두었다가 기획예산팀의 실사로 확인되었고 200×년 9월 30일에 입금 조치하였습니다.

200×. 06. 12. ~ 200×. 01. 28. ₩2,000,000 사회사업후원금(김○○환자)
200×. 11. 18. ~ 200×. 01. 28. ₩1,000,000 사회사업후원금(최○○환자)
200×. 01. 25. ~ 200×. 01. 28. ₩500,000 박○○환자 입원보증금

(2) 입원원무팀장 김○○

오토바이사고로 입원했던 환자 공○○이가 보험사를 상대로 소송하여 승소함으로 수납된 진료비 35,000,000원을 200×년 12월 22일 개인의 마이너스통장으로 입금받아 즉시 병원계좌에 입금치 아니하고 1개월 후인 200×년 1월 22일에 수납하였습니다.

(그러나 자신의 계좌에 입금한 경위를 살피면 공○○환자의 소송절차상 필요했으며, 당초 공○○은 소송의지가 없었으나 최○○과장이 적극적으로 소송을 하도록 유도한 것은 인정할 수 있음)

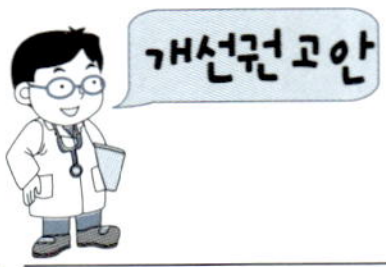

진료비 입금은 어떠한 경우라도 개인통장에서 보관되어서는 안되며, 소송 등 부득이한 경우로 인하여 입금되었더라도 즉시 출금하여 병원장 명의로 된 통장에 입금토록 하여 현금사고를 미연에 방지하여야 할 것임. (원무팀에는 병원장 명의로 개설된 통장이 있었으나 이용하지 않은 것으로 확인됨)

따라서 앞으로는 병원장 명의의 통장(원무팀 임의출금불가)을 원무팀에서 관리하여 수시로 입금내역이 확인되도록 하고 확인 후에는 현금의 이동없이 수납영수증 발행 및 대체전표 처리까지 가능토록 하여 부정의 소지가 사전에 예방되도록 업무형태를 개선하여야 할 것임.

3. 인사처리건의

가. 원무파트장 이○○은 이번 일로 인하여 책임을 통감하고 200×년 2월 16일자로 사직원을 제출하였습니다.

진료비 및 사회사업기금 등을 본인의 은행계좌 및 과통장에 입금하여 유용한 사실과, 본인의 업무태만으로 진료수입의 미청구 및 업무지연 등으로 병원에 막대한 손해를 끼친 점을 볼 때 징계면직처분에 해당된다고 판단되나, 200×년 3월 1일부터 병원에 채용되어 장기간 근무하면서 특별한 잘못이 없었다는 점을 고려하여 의원사직으로 처리함이 좋을 것으로 사료됩니다.

나. 입원원무팀장 김○○는 진료비수입관리를 책임진 부서의 감독자로서 업무파악을 제대로 하지 못하여 원무파트장 이○○의 업무태만 및 공금유용을 사전에 예방하지 못하여 상기한 바와 같이 병원에 막대한 피해를 초래케 한 잘못이 있고, 자신의 계좌에 입금된 진료비를 즉시 병원계좌에 이체하여야 함이 원칙인데 이를 1개월간 자신의 계좌에 방치한 것은 공금의 유용으로 판단됩니다.

따라서 징계위원회에 회부하여 심의함이 필요하다고 사료됩니다.

4) 학습조직, 6-Sigma, QI학술대회, 제안제도 등의 효율성 업무지도 감사

본 건은 200×회계연도 감사실 감사계획에 따라 원내에서 실시되고 있는 경영개선 제도에 대하여 감사규정 제6조 1항(감사종류)에 따라 다음과 같이 업무지도감사를 실시하고 그 결과를 보고합니다.

감사개요

감사기간 : 1개월

감 사 인 : 감사실 1명

감사대상 및 일정

실 행 부 서		주관 프로그램	세부 감사일정
기획 ○○실 ○○ 팀		6-Sigma	06.14(월)~15(화)
사 무 처 ○○ 팀		학습조직	06.16(수)
본원	기획○○팀	제안제도	06.18(금)
〃	적정○○실	QI학술대회	06.21(월)
산하병원(i)	기획○○팀	제안제도	06.22(화)
〃	적정○○실	6-Sigma, QI학술대회	06.23(수)

문제점 및 개선권고사항(요약)

1. 피드백 방법 표준화에 의한 체계적인 사후관리 필요
2. 운영 지원비 및 포상금 지급기준 일원화
3. 각 개선제도 특징별 활성화를 위한 통합 운영위원회 구성
4. 유익한 내용의 적극적 홍보

경영개선제도 운영 현황

1. 특성 및 운영 개요

새롭게 변모하는 국내외의 의료 환경에 능동적인 적응과 향상된 진료서비스의 제공을 위한 내부적 노력의 일환으로 운영되어온 경영 개선제도는 제안제도, 학습조직, CQI 및 6-Sigma의 네 가지로 제도별 특징을 가지고 운영하고 있습니다.

가. 제안제도

교직원 개인의 창의적인 아이디어를 보다 더 효율적이고 직접적으로 병원업무에 응용하여 고객만족을 위한 진료서비스 향상, 직무관련 개선을 통한 비용절감 및 수익증대를 통한 병원 경영의 합리화를 추구하고자 하는 목적으로 본원(병원 기획○○팀 주관)은 200×년부터, 산하병원(I)(기획○○팀 주관)은 200×년도부터 시행해오고 있습니다.

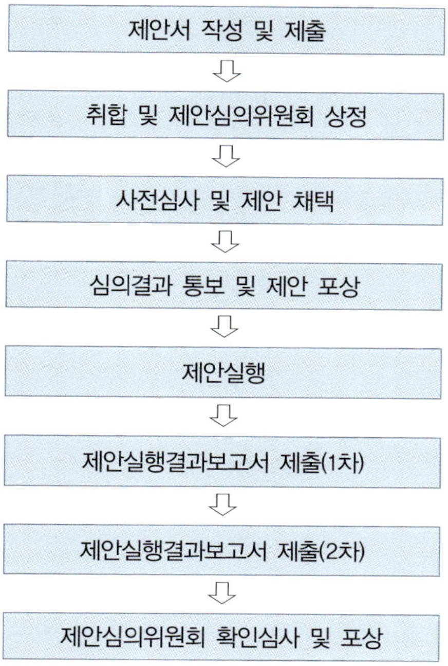

▲ 그림 1. 제안제도 업무흐름도

[그림 1]과 같이 서면이나 e-mail로 제안된 내용을 '사전심사'(분기별)와 '확인심사'(연 1회)로 구분하여 심사하며, 사전심사에서는 제안의 실행가능성, 적용범위 등을 평가한 후 실무부서에 의견을 받아 채택여부를 결정하고 확인심사에서는 채택된 제안의 실행정도, 실행범위, 실행효과들을 평가하여 포상하며, 채택된 제안은 제안자 명단과 내용을 공용편지함에 게시하여 홍보하고 이를 참조하여 또 다른 제안을 할 수 있도록 유도하고 있습니다.

나. 학습조직

교직원 스스로 지식을 창출, 공유, 활용, 축적할 수 있도록 부서나 팀 중심의 아이디어 창출을 위한 조직 내 학습인프라를 구축하는 유형으로 〈표 1〉과 같이 조직학습, 기초응용분야 연구개발, 경쟁력 향상을 위해 새롭고 앞선 지식을 획득할 수 있도록 하는 제도적 장치입니다.

〈표 1〉 기존 경영혁신기법과 학습조직의 비교[1)]

조직의 요구사항	기존의 경영혁신 기법	학습조직
신속한 환경적응력과 지식정보의 수용력	단기적 지식은 창출하지만 지적 자산의 축적은 안 됨	지식공유 · 축적으로 변화대응력 향상
미래 대응력	당면 과제의 해결	초과지식의 축적
창조적 문제발견, 환경주도	기존 문제 해결 중심	창조를 통한 환경주도력 배양
항시적 혁신을 위한 기초체력	대중 요법	기초체력 보강
조직원의 자아성장 욕구	조직만족, 고객만족(즉, 업무와 고객 중심)	조직만족, 고객만족, 조직원 만족
혁신의 주체는 전 조직원	상위계층 중심의 혁신	현장 중심의 학습주도로 혁신세력 배양

자율적이고 일상적 참여를 통한 창조적 혁신활동을 유도하고, 계층 · 직종간 내부 커뮤니케이션의 활성화를 통한 벽 없는 조직 만들기, 팀 학습 과정을 통한 병원문화 창조와 성과에 따른 업무프로세스 개선을 목적으로 하여 200×년 5월부터 00처(00팀 주관)에서 진행되고 있으며, 팀 구성은 최적의 팀 학습이 수행되게 하고 많은 인원의 참여로 인한 운영의 효율성을 해치지 않도록 5명 이상 10명 이내의 구성을 원칙으로 하고 있습니다.

팀 운영에 있어서는 모든 팀원들이 하나 이상의 세부 과제를 연구하도록 원칙을 정함으로써 한 두 사람에게 과제가 편중되는 것을 막아 개인 학습이 활발히 이루어지도록 유도하였고, 팀 자율적으로 활동원칙을 정하도록 권장하여 체계적으로 목표를 달성할 수 있도록 하였으며, 각 팀이 설정하는 주제를 지정테마, 자유테마, 문화테마의 세 가지 범주로 나누고 지원과 평가에서 범주별로 차별화하여 학습조직의 목표에 근접할 수 있도록 하였습니다.

1) 장승권 등, 학습조직의 이론과 실제, 삼성경제연구소, p379, 1996

다. CQI (Continuous Quality Improvement)

의료서비스의 질 향상을 통한 고객만족을 추구하여 의료기관의 경쟁력을 확보하고 주로 진료부서의 업무 프로세스 개선을 통하여 경영의 효율성을 증대시키는 것을 목적으로 하고 있습니다[2].

이는 PDCA사이클을 기본으로 하는 전형적인 의료기관에서의 그객의 욕구를 충족시킬 수 있는 경영개선 과정으로, 지속적으로 개선해 나가는 체계적인 과정이라고 할 수 있습니다(그림 2).

본원에는 CQI와 TQM에 대한 논의가 시작될 무렵인 200×년 11월 QI 워크샵을 통하여 도입되었습니다.

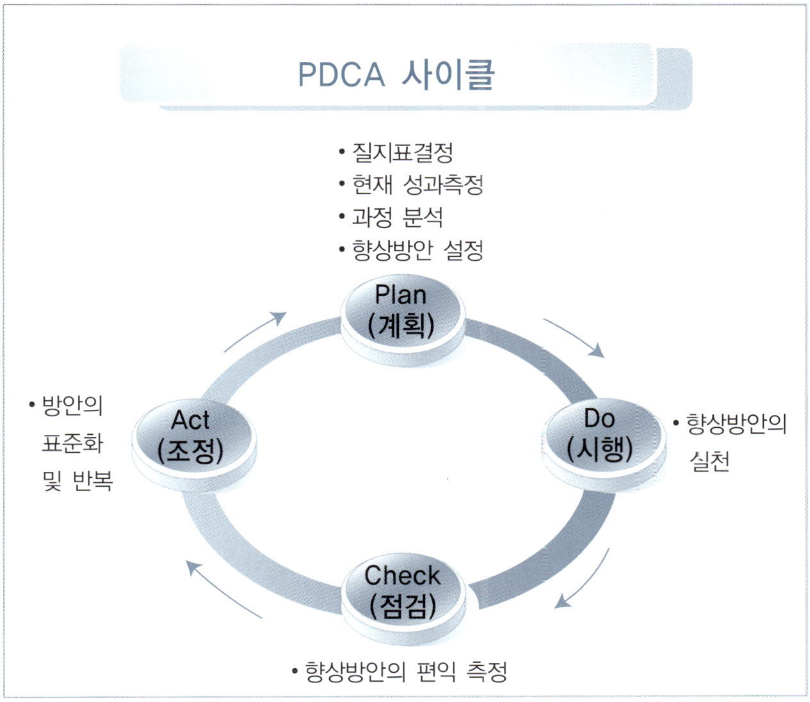

▲ 그림 2

2) 조우현, 의료의 질 향상 개념과 기법, 한국병원경영학회, 2000춘계학술대회 연수교육

라. 6-Sigma Movement

진료지원부서와 사무부서를 대상으로 하여 업무과정을 개선하고 이를 통한 고객만족과 행정능률 향상, 비용절감과 수익증대를 위한 목적으로 도입하였으며, PACS 도입시 GE측과의 계약(200×년 5월 22일)에서 기술지원을 계약항목에 포함시켜 보다 체계적이고 실질적인 개선활동이 될 수 있도록 준비하고 있습니다.

200×년 6월에 시범 프로젝트 총19건을 선정하여 각 DMAIC 단계별 교육을 가진 뒤, 동년 ○○월에 1차 업무혁신 사례발표를 통하여 개선 적용된 사안에 대한 성과평가를 가지고, 2차(200×년 10월 31일 21건), 3차(200×년 12월 11일 16건)에 걸쳐 계속적인 업무혁신을 이루어가고 있습니다.

2. 지속적인 적용, 개선을 위한 노력

각 프로그램별 특징을 살리고 운영에 따른 업무부하를 최소화시키기 위하여 계속적인 협의를 진행하여 의견을 개진해 왔습니다.

가. 실무적용 사항 점검과 Follow-up

계속적인 피드백 활동은 주로 그룹 아이디어를 창출하는 학습조직을 통하여 이루어 왔습니다.

- 200×. 02. 08(금) 학습조직 실무적용 사항 점검과 지속적인 Follow-up
- 200×. 06. 05(화) 업무개선 및 지식경영프로그램 운영방안 협의

학습조직 활동은 각 팀별로 활동한 내용들을 요약하여 발표함으로써 그 활동성과에 대한 내용을 기록으로 남기고 그 결과를 평가하여 시상하며, 이러한 학습조직의 장기적인 효과에 대한 점검을 6개월 단위로 시행하고 있습니다. 최근 3년간 학습조직 대상 수상팀의 Follow-up 내용을 요약해보면 〈표 2〉와 같습니다.

〈표 2〉 대상 수상 팀의 Follow-up

년도	주 제	리더(지역)	관련부서(A) / 진행사항(B) / 문제점 및 적용사항(C)
200×	바코드시스템 도입을 통한 퇴원약 업무개선 활동	김○○	A: 약제부, 간호부, 수련부 B: ① 퇴원약 봉투에 바코드 인쇄→조제완료여부 OCS등록 ② Lag time삭제, 당일퇴원환자만 우선 출력, 조제 ③ 조제지연단계의 신속한 파악 ④ 통계업무 등 시스템 구성이 용이 C: 00.00.00일부로 시행중. 문제점 없음.
200×	직물실험 측정을 통한 병원세탁물 표준화와 효율적 관리 및 인체 위해성 예방에 관한 연구	이○○	A: 표백제에 의한 직물의 핀홀링 제거, 표준화된 규격제정, 직물전산청구 실시, 세탁물 품질향상 노력 B: 학습결과 연구 주제들이 모두 실무에 적용되었으며, 직물 공급과 관련된 손실을 방지 할 수 있었음. C: 인체위해성 제거활동을 위한 경비 및 제도적 지원, 사용부서 직물노관장의 표준화가 필요
200×	디지털 영상을 이용한 Web상에서의 병원홍보 및 인터넷 방송을 위한 기본컨텐츠 구축	박○○	A: 00.00월 '영상여행동호회' 라는 별도 영상모임을 결성. 현재는 활동 중단 상태. 개인적 영상물 제작 실정 B: 병원 홍보의 중요성에 대해서는 인식하고 있으나, 실행단계에서 더 이상의 진행이 없음. C: 전문적인 영상제작팀의 부재, 제작에 따른 장비 및 기타 비용 발생, 부서 내 협조체계 미흡

나. 각 제도별 운영 구분에 따른 참여 범위와 주관부서

제안제도는 개인의 아이디어 창출, 학습조직은 부서간 합동 팀구성을 통한 아이디어 창출, CQI는 진료부서에 대한 업무개선, 6-Sigma는 진료지원부서 및 행정부서에 대한 업무개선을 담당하는 것으로 각 제도별 참여범위를 정하여, 각 개선제도별 운영 방법에 따라 각 부서나 기관에서 자유롭게 선별하여 참여할 수 있도록 함으로써 효율성을 증진할 수 있도록 하였습니다.

공통 주제를 가지고 진행하게 되면 한꺼번에 모두 참여하는 집중성으로 인해 오히려 주관부서의 업무 부하를 과중시키게 되므로 각 개선제도별 주관부서를 나누어서 〈표 3〉에서와 같이 학습조직은 사무처 00팀, CQI는 본원 QI실, 6-Sigma는 00

팀로 하고, 산하병원(I)은 CQI와 6-Sigma를 QI실에서 담당하도록 협의하였습니다.

- 200×. 03. 27(수) 협력병원관리와 업무개선프로그램 개선방안
- 200×. 01. 16(금) 고객만족을 위한 접근방안과 6-Sigma 활성화방안

〈표 3〉 각 경영개선 프로그램별 내용 요약

프로그램	업무 Process 개선	
	CQI	Six Sigma
주관 부서	• QI실(본원, 산하병원)(I)	• 본원) 기획조정실 • 산하) QI실
정의	• 의료서비스의 질 향상	• 통계적인 방법을 이용하여 관리, 업무프로세스 결함 개선 등
수행 방법	• PDCA 4단계 계획 → 실행 → 평가 → 조정	• DMAIC 5단계 정의→측정→분석→개선→관리
발표	• 연1회(약 6개월 소요)	• 연1.5회~2회 (약5~6개월)
포상 및 인센티브	• 교육학점 : 4점 ※운영지원금 : 팀당 30만원	• 교육학점 : 4점 ※운영지원금 : 팀당 30만원
비고	• 의료서비스 질 향상을 위한 계획적, 체계적인 방법으로 측정 및 개선방안 모색 • 진료부서 대상	• 고객만족도 향상, 비용절감, 수익창출을 위하여 통계기법을 활용, 프로세스 결함 최소화 • 진료지원부서, 행정부서 대상

프로그램	아이디어 창출	
	학습조직	제안제도
주관 부서	• ○○팀	• 본원) 기획○○팀 • 산하병원(I) 기획○○팀
정의	• 부서간 합동 아이디어 창출	• 교직원 개인의 창의적인 아이디어
수행 방법	• 팀별 자유 활동 • 적극적인 벤치마킹 • Best Practice	• 제안 및 채택 → 실행요청 • 우수제안 평가, 포상
발표	• 연1회(약 6개월 소요)	• 연중 수시 진행
포상 및 인센티브	• 교육학점 : 4점 ※운영지원금 : 팀당 50만원	• 포상 : 도서상품권 5,000원 • 마일리지 점수 부여
비고	• 부서간 혹은 그룹별 아이디어 창출로 경영활동 및 벽 없는 조직 만들기 • 전 부서 대상	• 개인의 아이디어를 고객만족, 직무개선, 비용절감 및 수익증대에 반영 • 전 교직원 대상

다. 각 제도별 운영 실적

제안제도는 본원의 경우 실행건수가 200×년도 47건에서 200×년도 총 241건으로 현저히 증가하였으며, 이는 목표관리에 의한 성과지표 항목으로 제안건수를 연계시킴에 의한 동기유인 결과로 볼 수 있습니다. 사후심사 결과 업무개선상을 수상한 'X-ray 촬영시 여자환자의 사생활 보호를 위한 하의 디자인 개선'은 물자절약은 물론 검사를 받기 위한 내원객 고객만족도 향상에도 많은 기여를 한 것으로 평가 됩니다.

학습조직은 200×년도부터 4년간 110개팀이 최종 운영팀으로 구성되어 교직원 1,239명의 참여에 의한 팀 운영이 이루어졌으며, 총 54개팀이 발표를 하고 포상 받았습니다. 대표적 사례로 산하병원(I) ○○팀의 활동은 실시년도인 200×년에 '치료식 환자만족도 증진을 위한 치료식 선택제 실시'로 대상을 받아 병원에서의 선택식단제 실시를 위한 구체적 기반을 만들었으며, 00년도에는 '환자식 개발을 통한 고객만족 향상방안 연구'로 최우수상을 시상하여 계속적인 노력으로 환자만족도 증진에 중대한 역할을 감당하였습니다.

CQI는 200×년에 고객만족, 업무표준 개발 등의 주제를 선정하여 각 부서별 CQI 팀구성 및 Hospitalwide CQI팀 등 20여개의 팀이 운영되었으며, 학술대회에서는 15팀의 사례발표와 350명의 참여가 있었습니다. 대표적 활동 사례로 200×년에 최우수상을 수상한 소화기내과의 'HCC 환자의 표준진료지침서 개발 및 임상적용'은 CP개발에 의한 적용으로 입원기간을 단축시키고 Quality of Care를 실질적으로 제공함으로써 환자만족도를 향상시켰으며, 현재까지도 지속적인 활동을 하고 있습니다.

6-Sigma는 200×년도부터 시작하여 지금까지 총 86건의 프로젝트가 운영되었으며, 내부역량 강화를 위한 전문가 Core팀이 DMAIC 각 단계별로 구성되어 23명의 전문가 지원 체계로 구성 운영되고 있으며 실적은 아래 〈표 4〉와 같습니다.

〈표 4〉 각 개선제도별 운영 실적

년도		학습조직	제안제도	CQI	6-Sigma
200×	본원	28	47	12	-
	산하	9	67	9	-
	계	37	114	21	-
200×	본원	20	68	12	19
	산하	8	5	16	10
	계	20	73	28	29
200×	본원	18	164	12	21
	산하	6	3	-	10
	계	24	167	12	31
200×	본원	17	241	15	16
	산하	4	2	-	10
	계	23	243	15	26

※ 주 : 1. 6-Sigma 팀활동은 200×년 9월부터 시작되었음.
2. 산하병원(I)은 CQI와 6-Sigma의 주관부서를 QI실에서 담당하며, 200×년도와 200×년도에는 6-Sigma활동을 위주로 하였음.

문제점 및 개선권고사항

1. 피드백 방법 표준화에 의한 체계적인 사후관리 필요

- ○○팀, ○○팀, 본원 QI실, 산하병원(I) QI실

학습조직의 경우 프로젝트를 진행한 후 전향적 검토를 통한 성과 평가를 통해서 시상하고 있으나 이는 실 적용 후 나타난 단기간의 성과에 지나지 않으므로 장기적인 안목에서 보다 실질적인 성과를 보장하기 위한 피드백 작업의 일환으로 매 6개

월 단위로 재평가(Follow-up)를 하고 있습니다. 이를 응용하여 〈표 5〉와 같이 6-Sigma 에서도 추적관리가 가능할 것으로 사료됩니다.

〈표 5〉 200×년도 6-Sigma 시상팀 결과 Follow-up 점검 사례

시상	주 제	팀장 (지역)	관련부서(A)	진행사항(B)	계속 진행에 따른 문제점 및 적용사항(C)
대상	산하병원의 비재고물품 관리개선	김○○	A: 산하병원 관리직원 전체, 서무팀 B: 물품관리방법의 개선을 통해 관리 process를 표준화, 효율화시키고, 적정재고량을 유지하여 비재고물품의 재고비용을 감축시킨다. ① 재고조사에 소요되는 시간을 1/2로 줄인다. ② 적정 재고량 유지로 월평균 1,000만원 재고비용 감축 C: 진행평점 : A+ - 200×. 03월 이후 물품보관장 설치에 의한 중앙집중화 - 200×. 08월 이후 임상과 특성에 맞는 규격화된 물품대장 사용에 의한 청구담당자와 재고파악시간 단축 - 이후 계속 진행에 별다른 문제점 없음.		
금상	의료장비의 표준화	이○○	A: 의료장비과, 관재과 B: 의료장비표준화 ① 장비 Spec, 청구서 양식 개발 ② 장비별 기본사양, Option 확정 청구 Process 개선 ① 단가계약 및 공동구매 ② 청구절차 개선 및 지침마련 C: 진행평점 : B+ - Patient Monitor표준화승인, 단가계약에 의한 공동구매 실시 중 (문제점)다양한 장비의 모든 Spec 검토는 인력부족으로 지속적인 평가 조사 곤란		

사후관리를 실질적으로 진행하기 위하여 성과평가팀(TFT)을 구성하여 각 프로젝트 팀이 제시한 수치적 성과를 구체적으로 검증할 수 있도록 하는 방안도 검토해 보아야 할 것이며, 가능하면 현행 제안제도 규정(제정 200×년 4월 1일 개정 200×년

3월 1일)과 같이 각 제도별 표준 양식을 규정화하는 것도 검토되어야 할 것으로 사료됩니다.

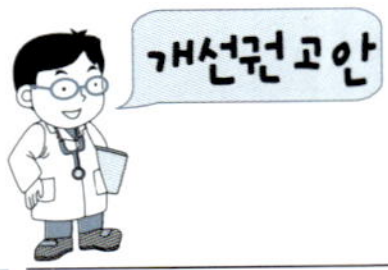

좋은 제도에 대한 모니터링과 이를 계속적으로 지원하기 위한 체계적인 사후관리는 반드시 필요한 것으로 사료되나, 학습조직 이외의 다른 프로그램의 경우 이러한 과정이 없어 개선된 업무 프로세스를 계속적으로 현장에 적용하지 않고 활동으로만 끝내는 경우가 있을 수 있으므로, 시상 후 일정기간(6개월 단위) 경과 시 반드시 실행 효과에 대한 결과를 보고할 수 있도록 표준 양식을 만들어서 의무화 한 후 이를 교육학점(1~2점)으로 인정하는 방안을 모색하여 주시기 바랍니다.

2. 운영 지원비 및 포상금 지급기준 일원화

- ○○팀, ○○팀, 본원 QI실, 산하병원(I) QI실

각 프로그램별로 지급되는 것은 팀 공모시 지급하는 운영지원비와 최종 결과 발표 후 지급되는 포상금으로 구별되며, 제안제도를 제외하면 각 팀의 운영에서부터 결과 도출시점까지 걸리는 시간은 통상 6개월이므로 거의 동일한 기간을 가지고 각 팀별 활동을 진행한다고 볼 수 있습니다. 최근 3년간 지급된 운영지원비와 포상금 내역을 보면 〈표 6〉과 같습니다.

제안제도를 통해서 제안되는 내용이 상당히 가치 있는 내용들이 많이 있음에도 불구하고 개인별로 지급되는 지원금(문화상품권 5천원 상당, 1~2장)은 미미하나, 통상 4~6명 정도의 구성으로 운영되는 여타의 팀 활동을 위해서 지원금이 학습조직은

30~50만원, QI 및 6-Sigma는 30만원씩 차등 지급되고, 포상금 또한 학습조직의 학습대상 300만원에서 CQI의 노력상인 20만원까지 그 종류가 다양하며 너무 차이가 많습니다.

〈표 6〉 각 개선제도별 운영지원금 및 포상금 지급내역 (단위 : 원)

년도	항목	학습조직	제안제도	CQI	6-S gma	합 계
200×	지원금	16,050,000	1,980,000	3,000,000	-	21,030,000
	포상금	11,800,000	1,400,000	2,800,000	-	16,000,000
	소계	27,850,000	3,380,000	5,800,000	-	37,030,000
200×	지원금	17,000,000	2,035,000	2,700,000	-	21,735,000
	포상금	14,600,000	2,100,000	2,800,000	7,200,000	26,700,000
	소계	31,600,000	4,135,000	5,500,000	7,200,000	48,435,000
200×	지원금	12,000,000	3,135,000	-	7,400,000	22,535,000
	포상금	12,000,000	2,500,000	3,200,000	8,300,000	26,500,000
	소계	24,000,000	5,635,000	3,200,000	16,200,000	49,035,000
	지원금	11,500,000	3,365,000	-	9,400,000	24,265,000
	포상금	12,000,000	3,000,000	3,600,000	10,300,000	29,400,000
	소계	23,500,000	6,365,000	3,600,000	20,200,000	53,665,000
200×		대 상: 300만원 최우수: 150만원 우수상: 100만원 학습상: 50만원 진행지원비: 50만원	제 안 시: 5천원 채 택 시: 1만원 창 의 상: 50만원 절 약 상: 30만원 개 선 상: 20만원 최다제안: 20만원 우수제안: 20만원 우수실행: 20만원	최우수: 100만원 금 상: 80만원 은 상: 60만원 동 상: 50만원 장려상: 40만원 노력상: 20만원 진행지원비: 30만원	대 상: 150만원 금 상: 100만원 은 상: 80만원 동 상: 50만원 장려상: 30만원 프스터: 40만원 느력상: 20만원 진행지운비: 20만원	

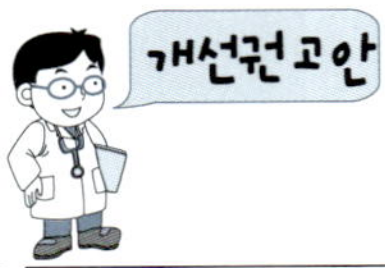

팀별 활동에 대한 인센티브로 부여되는 교육학점은 4점으로 동일한 데 비하여, 지원금 및 포상금은 너무 많은 차이를 보이고 있어 참여 동기를 유인하기 보다는 포상금액이 많은 쪽으로 노력의 비중을 높이는 경향이 있으므로, 형평성을 감안하여 동일하게 지급하는 방안을 검토하여 주시기 바랍니다.

3. 각 개선제도 특징별 활성화를 위한 통합 운영위원회 구성 필요

- ○○팀, ○○팀, 본원 QI실, 산하(I) QI실, 본원 기획○○팀, 산하(I) 기획○○팀

구성원들이 공유하고 있는 가치관과 신념, 이념, 규범으로서의 조직문화를 형성하는 경영개선제도 정착을 위한 조직문화에는 변화를 이루려는 신념과 이를 통해 질 향상을 이루려는 의지, 창조적 아이디어를 존중하는 분위기, 부서간 장벽을 허물려는 노력, 자발적인 참여를 유도하는 여건이 조성되어야 할 것입니다.

이에 적합한 조직문화를 이루는 데에는 많은 시간과 노력이 필요할 것이며, 업무 및 권한 위임과 인센티브를 제공하는 제도적 변화를 함께 추구해야 합니다.

각 사안별로 별도로 진행함에 따라 발생할 수 있는 난제를 통합해서 조정해줄 수 있는 통합 운영위원회(가칭 : 경영제도 개선위원회)에서 논의될 수 있는 내용으로는,

- 유사 주제로 인한 각 프로그램 중복 수행을 피하여 보다 가치 있는 논제들을 다룰 수 있는 기회의 폭을 넓힌다.
- 전체 참여 범위를 결정함으로써 기존에 참여하지 못한 교직원의 참여기회를 확대할 수 있다.

- 프로그램 간의 상호 연계성을 검토하여 진행일정을 조정하고, 실무부서 현업적용 지원범위를 검토할 수 있다.
- 재평가(Follow-up)에 대한 정기적인 시행과 계량적인 효과를 평가하여 보다 높은 동기 유인을 위한 인센티브의 제공할 수 있다.

– 각 프로그램 별로 시행되고 있는 경진대회를 일원화하여 함께 시행하는 방안을 종합적으로 검토할 수 있을 것입니다.

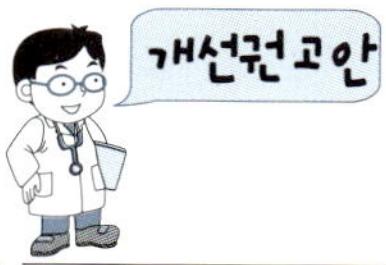

경영 개선제도의 진행내용이나 개념정의를 확실하게 하고 뚜렷한 목표 설정에 의한 확실한 개념 정의에 의한 효율적인 결과 도출을 유인할 수 있도록 (가칭)통합 운영위원회를 구성하여 적극적인 운영이 될 수 있도록 추진하여 주시기 바랍니다.

4. 유익한 내용의 적극적 홍보

– ○○팀, ○○팀, 본원 QI실, 산하(I) QI실, 본원 기획○○팀, 산하(I) 기획○○팀

교직원들이 원내에서 운영되는 경영 개선제도나 각종 운영 정보에 대한 접근 경로는 병원 홈페이지에 개설되어 있는 교직원 광장과 이메일 공용편지함 등을 통해서 획득이 가능합니다.

개개인 모두에게 동일한 내용을 프리젠테이션 할 수는 없으므로 이메일을 통한 경진대회의 결과를 개인이 충분히 알 수 있도록 통지해 주는 노력이 필요합니다.

지역별로 떨어져 있어 서로 간에 알기를 원하는 정보에 대한 공유를 위하여 〈그림 3〉과 같이 병원 교직원 광장을 본원 홈페이지에 개설해놓고 있습니다. 이는 공간 및 시간적 제한을 받지 않고 가치 있는 정보를 공유하기 위한 영역으로 준비한 것으로 이를 적극적으로 활용할 수 있도록 해야 할 것입니다.

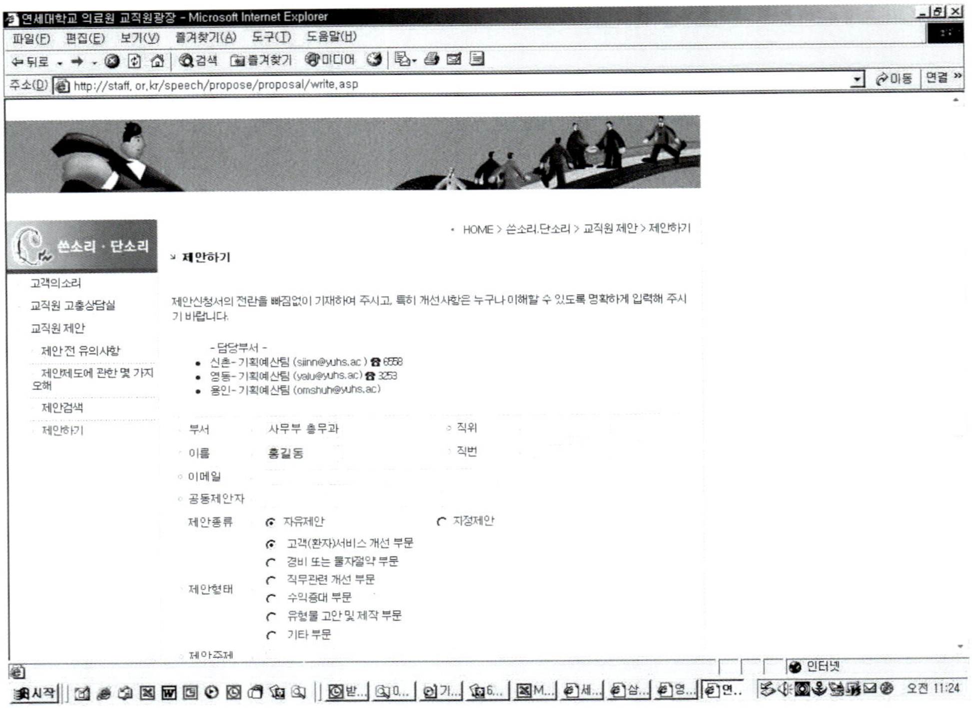

▲ 그림 3. 교직원 광장 홈페이지 상의 제안제도

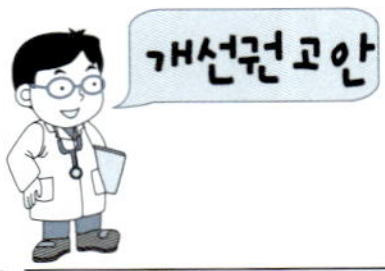

어디를 방문하면 어떤 정보를 얻을 수 있다는 것을 공문 알림시나 원내 회람시 붙임으로 부연 설명하는 절차를 반드시 넣어서 알고만 있어도 도움이 되는 효율적 정보의 적합한 제공 절차를 확립할 필요가 있습니다.

일상감사사례

1) 공금관리상태 점검(교육)

1. 점검목적

200×년 10월 1일부로 제정된 '공금관리지침'이 실무에 어떻게 적용되고 있는지, 현장부서에서는 어떤 점을 어려워하는지를 파악하여 공금관리가 합리적으로 운영되도록 점검 및 교육을 실시하였습니다.

2. 점검대상(공금의 종류)

가. 공통사항 : 소액현금(Petty Cash), 공용가불금
나. 대　　학 : 부서운영비, 실험실습비, 연구비, 각종기금, 행사비 등
다. 병　　원 : 진료비, 임상과 지원비, 부서운영비, 각종 기금 등
라. 행정부서 : 과운영비, 증명료, 행사비, 교육비 등

3. 점검결과 주요현황

200×년 5월 2일~6월 30일까지 병원 전 부서 중 실사 가능한 181개 부서(행정부서 및 교실 등) 241개의 공금에 대하여 공금관리지침에 따라 실사를 한 결과는 다음과 같습니다.

공금보관상태	관리체계	장부기록 여부
통　　장 : 72% 통장+현금 : 16% 현금 : 8% 기타 : 4%	이 원 화 : 84% 1인 관리 : 10% 기　　타 : 6%	기　　록 : 76% 기록안함 : 20% 기　　타 : 4%
영수증 보관 여부	통장·장부 일치 여부	장부 결재 여부
보　　관 : 96% 보관안함 : 0% 기　　타 : 4%	일　치 : 44% 불일치 : 46% 기　타 : 10%	결재받음 : 60% 결재없음 : 32% 기　　타 : 9%

※ 기타는 공금이 없거나(미확인 포함), 환전용(원무팀, 경리팀 등)임.

현금실사 결과

병원 전체 원무팀 환전용, 경리팀 Petty Cash, 각종 수입 및 교실 운영비 중 보유현금에 대하여 무작위 샘플실사 결과 장부상의 잔액과 시재액이 일치하였습니다.

공금 A(진료비 등)에 대한 관리

진료비, 임대료 등 병원 수익에 해당되는 각종 공금은 원무팀 또는 경리팀 지정계좌로 입금되고 있었습니다.

공금 B(부서운영비 등)에 대한 관리

각 부서에서 사용후 지출결의서로 정산되는 공금 B에 대한 현황은 다음과 같습니다.

공금종류	배정액 기준	사용기준
운영비	실비변상	용도별 사용
부서운영비	1인당 5만원(유급기준 – 출장,파견 제외)	부서운영에 필요한 행사, 소모품비 등
실험실습비	인원 또는 실적 기준 책정	실습에 필요한 제비용
연구비	주관 기관에서 배부	연구에 필요한 제비용
교실운영비	기본운영비+1인당 8만원	교실운영에 필요한 행사, 소모품비 등
임상과 지원비	과별 지정진료 수입의 3%	학술,교육,회의비 등

상기 공금에 대해서 공금관리 상태를 점검한 결과 대부분의 부서가 부서통장을 개설하여 사용하고, 통장 명의자(주로 관리자)와 장부관리자가 이원화 되어있어, 공금을 인출할 경우에는 사전에 관리자의 승인을 받아야 인출이 가능하게끔 되어 있었습니다.

또한 사용내역을 지출일자별로 장부에 기록하여 통장상의 잔액과 장부상의 잔액이 일치하도록 노력하고 있었습니다(단, 교실에서 사용하는 실험실습비는 주로 복사비와 슬라이드비 대금으로 지불되는데 대부분의 교실에서 초과 사용하기 때문에 교실운영비 등으로 부족분을 충당하고 있었습니다).

따라서 공금관리가 전반적으로 잘 운영되고 있다고 판단되나 일부 다음과 같은 문제점도 있었습니다.

4. 현장지도 사항

【현장지도사항 1】

◈ 교실 운영과 관련된 각종 비용 및 기밀비 등과 같은 공금 B는 "선 지출" 후 "정산시스템"이기 때문에 금전의 여유가 없는 부서는 실제 물건을 사거나 회

식도 하지 않은 허위 영수증을 첨부하거나, 다른 용도의 공금(개인돈 포함)을 사용한 후 영수증 등 증빙을 첨부하여 교실운영비 등을 수령하고 있습니다.

따라서 선 지출 후 정산시스템의 폐해를 줄이기 위해서는 금전의 여유가 없는 부서의 경우 신용거래(외상거래)외의 필요금액을 가불하여 사용토록 권고하였습니다.

【 현장지도사항 2 】

◈ 교실 등에 대한 장부사용 현황을 파악해 본 바, 대부분의 부서가 금전 출납부 장부를 사용하고, 일부 소액전도금 양식 및 공금관리양식을 사용하고 있었습니다.

그러나 일부 부서의 경우 외상거래(신용카드 사용 포함)를 장부에 현금지출처럼 기록함으로써, 장부상의 잔액과 통장상의 잔액이 일치하지 않았습니다. 또한 일부 부서는 외상거래인 경우 장부에 즉시 기록하지 않고 지출결의서 청구 후 대금이 입금되면 업체에 소정 금액을 정산한 후 기록하는 경우도 있었습니다.

따라서 외상거래는 발생즉시 장부에 기록하고 비고란에 외상거래임을 표기토록 하였습니다.

【 현장지도사항 3 】

◈ 일부 부서에서는 부서경비를 통장에 보관하지 않고 현금으로 수령하거나 보유하기도 합니다.

또한 장부를 기록하지 않는 경우도 있었으며, 장부를 즉시 기록하지 않고 1~6개월 뒤 지출영수증에 맞춰 장부를 기록하는 경우도 있었습니다.

게다가 통장명의자와 장부기록자를 분리하여 관리하도록 한 것은 공금을 1인이 관리함으로써 생길지 모르는 사고를 예방하기 위한 방법이나 일부 부서에서는 장부기록자(담당자)가 현금카드 또는 사이버뱅킹을 이용함으로써 관리의 이원화 의미가 무색한 경우도 있었습니다.

공금은 현금수령보다는 통장으로 수령하는 것이 바람직하며, 지출시에도 통장에서 필요한 만큼만 인출하고 잔액은 다시 입금시키는 것이 바람직하나, 사용부서의 어려움을 감안하여 원내에 은행이 없는 경우(산하병원(II) 및 산하병원(III))와 금전 출입이 빈번한 곳은 부서장이 승인하면 소액현금을 보유하면서 사용하는 것도 용인하였습니다.

또한 현금카드 또는 인터넷뱅킹을 이용하여 공금을 인출하는 경우도 부서장이 사전에 승인한 경우면 사용에 제한을 두지 않았고, 관리체계가 이원화 되어있지 않은 곳만 카드명의를 변경하도록 하였습니다.

5. 문제점 및 개선권고사항

【문제점 1】

[현 황]

◈ 전문병원(I) H치료팀은 환자가 보조기 대금을 50%이상 원무팀에 수납을 하여야 보조기 제작을 시작합니다.

그러나 당일 현금 등이 없어 수납하지 못한 일부 환자의 경우 H치료팀에서 보조기 제작대금을 익일이후 H치료팀 과통장으로 받아 7일 이내에 원무팀에 입금시키고 있었습니다. 이 금액은 1년에 140여건에 3천여만원 정도입니다.

또한 ○○대학(I) 기초학교실에서도 환자가 조직검사 슬라이드 원본을 타 병원 등에 보여주기 위해서 빌려갈 때는 보증금조로 5만원을 받아 과통장에 입금시켰다가 슬라이드를 가져오면 동 금액을 다시 돌려주고 있는 상황입니다.

그러나 200×년 3월 이후 빌려간 환자 중 일부는 다시 내원하지 않아 200×년 5월 현재 슬라이드 대여 예치금 잔액이 약 90만 정도 남아있습니다.

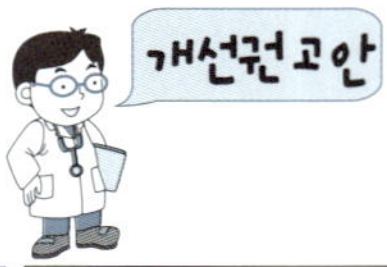

공금을 직접 팀통장으로 수령하는 것은 대민 신뢰도 문제와 현금사고의 가능성이 있음으로 해당부서에서는 원무팀(본원, 전문병원(I))과 협의하여 공금이 병원 통장에서 관리되도록 하시기 바랍니다.

【 문제점 2 】

[현황]

각 대학 교실 기금은 병원 경리팀에 예치되고 있으나 일부 교실에서는 기금을 병원에 예치하면 인출하는데 불편하다고 생각하여 다음과 같이 자체적으로 보관하는 경우도 있습니다.

교 실 명	기금 조성액	경리팀 미예치 사유
00대학(I) 000교실	약 4천만원	인출이 불편하다
산하병원(I) 00외과	약 3천만원	금액이 소액이다
산하병원(I) 00학과	약 1억원	–

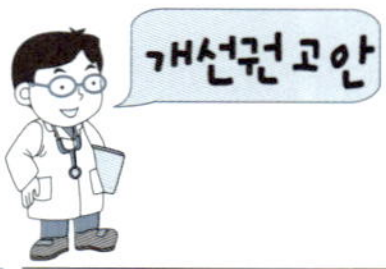

교세확장 및 교실발전을 위해 자체적으로 조성하는 기금은 공금이라고 보기는 힘든 것이 사실이며, 기금을 교실 자체 통장에 보관하면 인출시 편리한 것도 당연합니다.

그러나 기금을 교수 개인명의로 예금 또는 신탁하면 다음과 같은 불리한 점이 있습니다.

① 자금관리의 투명성이 떨어진다. 즉 기부를 받아도 영수증을 발행할 수 없으며, 기부를 한 사람도 소득공제를 받지 못합니다.

> ② 개인명의의 통장에 예치 또는 신탁할 경우 기관에 비하여 고액의 이자소득을 기대하기가 힘들며, 이자소득에 대해서도 환급을 받지 못합니다. 또한 예치금액이 클 경우 통장명의자가 종합과세 대상이 될 수도 있습니다.
> 따라서 자체적으로 관리하는 기금을 병원 경리팀에 예치하여 관리할 것을 권고합니다.

6. 향후 계획

공금은 기관(부서)운영에 필수불가결한 사항이고, 적정하고 투명하게 관리하는 것이 원칙인 바, 감사팀에서는 앞으로도 공금관리가 적정하게 이뤄지도록 다음과 같이 추진할 계획입니다.

※ 추진계획

① 공금관리지침 재정립(양식 통일 등).
② 공금관리에 대한 재교육.
③ 공금관리에 대한 주기적 점검.

2) 근태 및 마약관리실태 조사보고

감사개요

감사기간 : 3주

대상업무 : 병동 보조수의 근태관리 및 병동, 약제팀의 마약관리 실태.

감사개요 : 가. 병동 보조수의 근태관리.

나. 주간 및 야간약국의 마약대장 관리실태.

다. 마약 무단 점유자인 "김○○"이 근무하는 00병동의 마약대장 관리실태.

문제점 및 지적사항

가. 보조수 근태관리 실태

간호부의 근태관리 제도는 출퇴근 관리제도 개선운영 지침에 의거 Time Card에서 부서별 출근부 Sign 제도로 변경되어 운영되고 있는바 간호부 소속 보조수의 근태상황도 부서장(감독간호사, 수간호사, 책임간호사)의 관리하에 운영토록 되어 있으므로 업무의 과중함이 있더라도 수시로 점검, 근무자를 독려하여 근무기강을 확립함으로써 보다 철저한 관리가 이루어질 수 있도록 하여야 할 것입니다.

아울러, 3교대 근무를 실시하고 있는 각 병동은 수간호사 또는 책임간호사가 출근부의 출퇴근 시간 및 시차별 근무자 현황을 정확히 점검하여 보다 철저한 관리가 되도록 하여야 할 것입니다.

> *** 보조수 조장제도 개선**
> 간호부에서는 보조수 업무 관리를 위하여 조장제도를 운영하고 있으나 현재 조장의 선임이 투표에 의하여 결정되어 직원관리에 문제점이 있는 것으로 판단되므로 조장도 병원의 일선 관리자로 볼 때 경험과 통솔능력이 필요할 것으로 사료되는 바 보조수들의 투표에 의한 선임보다는 간호부에서 선별하여 보직을 임명해야 할 것임.

나. 약국의 마약장부 기장 및 관리실태

(1) 약제팀에서 사용하는 주, 야간 약국의 마약수불부(마약반환대장) 양식이 통일되어 있지 않고, 야간약국의 마약수불부는 마약관리를 위한 실제의 목적을 수행할 수 있는 기능이 부족한 것으로 판단되므로 주간 약국과 같은 양식의 장부로 조속히 보완해야 할 것입니다.

(2) 병동 및 약국의 마약수불부는 마약 출고 및 반납. 반환시 실제 인수, 인계자를 파악할 수 없게 Sign이 되어 있거나 고무인이 찍혀 있으므로 반드시 성명을 정자로 기입하도록 해야 하며, 야간약국 마약수불부는 창구에 방치되어 있어 관리부재의 위험이 높으므로 담당자가 따로 보관하고, 마약의 입, 출고시 인계자에게 기장을 의뢰하여 기록을 대사한 후 마약을 입. 출고 하는 실질적인 관리가 필요합니다.

(3) 의사의 오더가 해당 마약의 부분량을 사용하는 것으로 나타난 것은 각 병동에서 필히 잔량을 반납하여야 하나, 잘 지켜지지 않은 경우도 있으므로, 이는 담당약사가 각 병동과 업무협조를 통하여 확인하고, 반납시키므로써 사고예방에 만전을 기하여야 할 것입니다.

(4) 약국에서 기록하는 마약장부는 마약법 제 14조에 의거 5년간 보존하고 있으나 마약의 내부관리를 위한 마약수불부는 보존하지 않아 이번 경우처럼 문제가 발생할 때 책임이 불분명하고 개선방법을 찾을 수 없게 되므로 마약수불부도

보관 및 기록유지의 필요성이 있습니다.

다. 병동의 마약장부 기장 및 관리실태

(1) 병동의 마약관리대장은 마약 실 수령자 및 간호사의 수령 확인란이 없고, 반환 및 잔량의 반품시도 실제업무를 수행한 간호사 및 보조원을 확인할 수 없어 사고의 재발 위험성이 높으므로 이를 보완해야 할 것입니다.

(2) 마약의 실사용 여부도 일자 및 사용자를 기록치 않아 아래의 00병동 마약관리실태 현황에 나타난 바와 같이 잔량의 미반납, 미사용 마약의 미반환 뿐만 아니라 수령량을 다 사용한 환자의 이름으로 마약이 반환되는 경우도 나타나고 있어 마약의 적정관리에 허점이 있으므로 인수, 사용여부, 반환시에는 업무수행자의 성명을 정자로 기입하고 수간호사가 수시로 점검하여 마약관리 업무가 간호부에서 발행한 병동업무 지침서 P104에 명기된 대로 철저하게 수행되도록 해야 할 것입니다.

(3) 업무수행 상 발생되는 분실 및 파손은 보조원으로부터 경위서를 받아 책임간호사 및 수간호사가 이를 확인하여 약국에 제출하고 다시 수령하는 방법 등을 모색하여 현 업무를 신속히 진행하도록 하며 약국에서도 관할 구청에 보고(마약법 제15조)할 수 있도록 협조해야 할 것입니다.

00병동 마약관리대장의 점검에 따른 문제사항 실례

보조원 "김○○"이 업무중 마약(Demerol 50ml)을 무단 점유한 병동이라고 밝힌 ○○병동의 마약관리 실태를 200×년 3월 1일부터 200×년 2월 15일까지 입원환자 중 ○○명을 대상으로 약국 및 병동 마약대장, 환자 입원기록 등을 점검한 결과로

가. 수령현황은 병동의 마약관리대장을 기준으로 하였습니다.

나. 투약현황은 의무기록에 나타난 간호기록 및 투약과 처치기록을 기준으로 하였습니다.

다. 반환량은 병동 및 약제과 마약대장, 의무기록, 약품반환요구서의 기록 내용을 기준으로 하였습니다.

(1) 사용하지 않은 마약을 반환하지 않은 경우

(2) 사용후 마약의 잔량을 반납하지 않은 경우

(3) 마약 수령량보다 사용량(반환량)이 많은 경우

3) 동계 근무기강 점검

점검개요

1. 점검목적

가. 연말연시를 맞이하여 해이해지기 쉬운 근무기강 확립

나. 방화 및 방범관리를 통한 사고예방

2. 점검일시

가. 본원지역 : 12. 29(월)22:00 ~ 12. 30(화)00:40

나. 산하병원(I) : 12. 29(월)22:00 ~ 12. 30(화)00:30

3. 점검자

가. A팀(종합관, 대학, 병원 16곳) : 감사실 2명

나. B팀(본원 19곳) : 감사실 2명

다. C팀(산하병원 20곳) : 감사실 2명

4. 점검대상

가. 진료 관련부서(진단검사의학과, 진단방사선과, 외래진료실 등)

나. 간호 관련부서(병동, 갱의실 등)

다. 시설 관련부서(시설팀, 안전관리팀 등)

라. 학생동아리 및 실험실(종합관, 대학 실험실 등)

마. 기타 취약한 장소(안내근무, 보호자 대기실 등)

5. 점검항목

가. 근무기강　　나. 방화관리

다. 방범관리　　라. 물자절약　　마. 청결상태

점검결과

야간근무자의 근무기강 및 방화·방범관리 등 전반적인 관리 실태에 대한 점검결과는 다음과 같이 양호한 것으로 나타났고 경미한 사항은 현장에서 지도하였습니다.

1. 호출응답(Call Response)점검결과

야간근무자의 근무기강을 확인하기 위해 병원과 산하병원(I)의 보조수(원)을 대상으로 본관·별관병동에서 호출하여 응답상태를 점검한 결과, 〈표 1〉과 같이 응답시간은 30초-90초가 소요되는 것으로 나타났고 병원의 A병동 김○○ 보조수는 늦게 도착하였으나 A병동에 심장정지(Arrest)환자가 발생되어 업무지원 대문에 늦은 것으로 확인되어 점검결과는 양호합니다.

〈표 1〉 호출응답 점검결과

호출장소		호출인 (간호사)	피호출인 (보조수,원)	호출 시각	응답 시각	도착 시각	총소요 시간
병 원 (본원)	A병동	김○○	강○○	00:04:00	00:04:30	00:06:15	2분15초
	B병동	이○○	정○○	00:12:00	00:12:30	00:25 00	13분
산하병원 (I)	K병동	박○○	홍○○	22:28:00	22:29:30	근무중	-

※주 : 근무형태(보조수, 보조원)

① 병원 : 야간근무 보조수는 본관·별관병동 각1명이 근무하고 야간 근무 보조원은 총7명이 근무하고 있습니다.

② 산하병원(I) : 야간근무 보조수 1명이 전체병동을 담당하여 근무하고 야간근무 보조원은 총5명이 근무하고 있습니다.

2. 현장지도사항

〈표 2〉와 같이 00대학(I) 회의실의 개방된 출입문을 잠그도록 조치하였고 보조원 갱의실의 옷장을 정리정돈 하도록 권고하는 등 현장에서 지도 완료하였습니다.

〈표 2〉 현장지도사항

<table>
<tr><th>구분</th><th>기관명</th><th>점검장소</th><th>점검사항</th><th>현장지도사항</th></tr>
<tr><td rowspan="3">방화
방범
관리</td><td>대학(I)</td><td>회의실
(106호)</td><td>출입문 열림</td><td>출입문을 잠그도록 현장조치하고
익일 병원장실 담당자에게 주의토록 하였음.</td></tr>
<tr><td>병 원</td><td>혈관촬영실
준비실</td><td>출입문 열림</td><td>혈관촬영실 파트장에게 주의토록 하였고
최종퇴실자가 출입문을 잠그도록 권고하였음.</td></tr>
<tr><td>산하병원(I)</td><td>수술실
갱의실(남)</td><td>옷장 열림</td><td>옷장을 잠그도록 권고하였음.</td></tr>
<tr><td rowspan="2">근무
기강</td><td>산하병원(V)</td><td rowspan="2">대학
지하1층</td><td rowspan="2">안내근무자의
근무 중 운동
행위(탁구)</td><td rowspan="2">운동행위(탁구)를 중지하고 근무토록
조치하였으며, 부서장에게 전화하여
주의 조치토록 하였음.</td></tr>
<tr><td>대학(II)</td></tr>
<tr><td rowspan="2">물자
절약</td><td rowspan="2">병 원</td><td>정형외과
진료실3호</td><td>전등이 켜져
있고 출입문 잠김</td><td>본관안내 근무자에게 소등 조치토록 하였음.</td></tr>
<tr><td>보조원
갱의실</td><td>에어콘 및
선풍기 작동</td><td>에어콘, 선풍기 작동중지 하였음.</td></tr>
<tr><td rowspan="3">청결
상태</td><td>병 원</td><td>보조수(원)
갱의실</td><td>옷장위 정리
정돈 불량</td><td>옷장위 정리 · 정돈을 권고하였음.</td></tr>
<tr><td>산하병원(I)</td><td>입원원무과
출입구</td><td>쓰레기통
주변 더러움</td><td>야간근무 청소원에게 청결을
유지하도록 권고하였음.</td></tr>
<tr><td>전문병원(I)</td><td>보조원
갱의실</td><td>옷장위 정리
정돈 불량</td><td>옷장위 정리 · 정돈을 권고하였음.</td></tr>
</table>

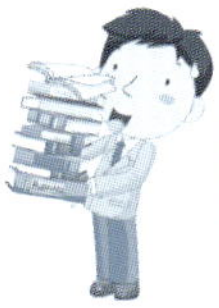

특별감사사례

1) 진료비 배임 및 횡령사실조사 및 재발방지대책 마련 관련 특별감사

감사개요

피감사인 : 산하병원(V) 김○○ (200×년 2월 퇴직)

감사근거 : 감사규정 제6조 3항 (특별감사)

감사기간 : 2주

감 사 인 : 감사실 3명

중점감사사항

가. 진료비 배임 및 횡령경위 조사

나. 진료비 배임 및 횡령재발방지 대책

감사결과 (요약)

가. 김○○의 배임 및 횡령 사건 전모 및 조치

(1) 산하병원(V)에 200×년 3월부터 200×년 2월까지 전공의로 근무하며 박○○(200×년 6월 20일) 등 □□명의 환자에게 근무시간 이후에 전화하여 원가만 받고 치료하겠다고 105백여만원을 통장(W은행)으로 송금 받아 진료비를 착복한 건입니다.

(2) 배임진료비(105백여만원)중 재판 중 합의를 위해 입금한 3천만원을 제외한 나머지 75백여만원을 변상조치토록 하였습니다.

나. 배임 및 횡령의 주된 문제점 및 향후 개선 방안 권고사항 (산하병원(V))

(1) 개인의 비공식적 외부 기공물 제작의뢰 금지

(2) 임플란트 수술 및 보철 재료수가코드 신설

(3) 기공물 의뢰환자와 보철과 OCS처방 매칭작업 필요

다. 문제점 및 개선권고사항

(1) 금(Gold)관리의 전산화 필요

사건 경위 조사 내용

본건은 산하병원(V) 김○○의 진료비 배임 및 횡령사실여부와 관련된 사안으로 감사실에서 조사한 사건의 세부 경위는 다음과 같습니다.

1. 진료비배임 및 횡령사실 경위

가. 배임 및 횡령사실

200×년 3월부터 200×년 2월까지 산하병원(V) 임상과 전공의로 근무하면서 진료 과정 중 진료비에 대하여 설명한 후, 진료시간 이후에 타인의 이목을 피하여 환자나 일부 보호자에게 전화로 연락하였습니다.

200×년 6월 20일 이○○ 환자로부터 600,000원을 착복하기 시작하여 200×년 5월

3일 박○○(환자 ○○○ 보호자)에게서 1,000,000원을 착복하기까지 총 69회에 걸쳐 105백여만원을 61명의 환자 및 보호자로부터 강○○ 명의통장(W은행)으로 송금받아 사용하였습니다.

치료비를 기공료 등에 상당하는 진료비 등 원가만 받고 치료해 주겠다고 유인, 본원 진료수가를 일부할인(약 30%정도) 책정한 금액을 착복하여, 생활비 등의 용도로 사용하였다고 진술하였습니다.

나. 공모여부

통장을 제공한 강○○(200×년 3월~200×년 2월까지 임상과 인턴 치위생사 근무)와 면담에서 김○○과의 공모 및 인지 여부를 추궁하였으나, 본인의 부인으로 통장내역에 대한 협조만을 받았습니다.

또한 수사 및 공소기록에서도 김○○ 단독으로 진료과정에서 환자나 보호자와 직접 대면하여 진료비에 대한 설명과 함께 통장으로 송금토록 한 행위로 여타 내부 직원과의 공모혐의는 없는 것으로 판단됩니다.

다. 일자별 조사 진행 내용

200×. 07. 31(월)

- 검찰과 면담하여 김○○의 범죄일람표 및 환자 진료 예약부를 확보

200×. 08. 03(목)

- 김○○와 면담하여 홍○○이 환자로부터 송금 받은 통장거래내역 확보

200×. 08. 10(목)

- Y본부 ○○○○법원 1심에서 벌금 1,500만원 형 선고 후 본인 항소 포기로 형 확정

200×. 08. 21(월)

- 김○○과 면담하여 배임 횡령한 105백여만원의 변제 서약 및 기관의 명예실추에 대한 사과문 및 경위서 확보

2. 향후조치

가. 원상복구를 위한 변상조치

200×년 08월 21일 면담 후 본원 명예실추에 대한 사과와 더불어 진료비 배임액 전액을 변상조치하기로 서약하였으며 다만 향후 그 방법에 대해서는 선처를 요청하였습니다.

감사실에서는 산하병원(V)에게 재판 중 합의를 위해 입금한 3천만원을 제외한 나머지 75백만원에 대해서는 조속히 채권 확보를 통하여 김○○으로부터 변상 받도록 조치하였습니다.

※ 변상 근거 조항

감사규정 : 제19조(징계 및 변상요구) 고의 또는 과실로 손실이나 문제를 발생케한 실무자 및 감독책임자에 대하여 시정지시 및 징계요구와 별도로 원상회복 또는 변상을 요구할 수 있다.

나. 재발방지를 위한 향후 개선방안 권고사항

(1) 배임 및 횡령 현황

200×년 ~ 200×년 회계년도까지 김○○은 〈표 1〉과 같이 61명의 환자로부터 약 1억 5백여만원을 배임 및 횡령했습니다.

〈표 1〉 김○○ 배임 및 횡령 환자수와 금액(200×년~200×년) (단위 : 백만원)

구 분	임플란트	보철	합 계
환자수	14명	47명	61명
금 액	40	65	105

※ 주 : 보철은 부분틀니, 브릿지(치아가 없는 부분에 3개 1세트로 씌우는 치료법), 크라운(썩은 치아에 바로 씌우는 치료법) 등의 치료임.

배임 및 횡령의 방법은 크게 두 가지로 진료기록부에 진료기록을 하고 OCS에 처방입력을 하지 않는 경우와 진료기록부에 진료기록도 하지 않고 CCS에 처방입력조차 하지 않는 경우입니다.

그리고 기공물 제작은 병원 구매조직을 통한 공식적 구매를 하지 않고 개인적으로 치과병원과 거래하는 외부기공소에 비공식적으로 의뢰하여 환자들에게 임플란트와 보철물을 장착해준 후 진료비를 통장으로 송금 받아 사용했습니다.

배임 및 횡령의 주된 문제점 및 향후 개선 방안 권고사항

1. 개인의 비공식적 외부 기공물 제작의뢰 금지

임플란트보철과 그 외 보철치료의 경우 기공물 제작은 필수로 병원 구매조직을 통해 공식적으로 내부, 외부 기공소에 제작의뢰하는 경우는 환자별 기공물 의뢰와 환자별 OCS처방 간에 Cross Check가 가능하여 배임, 횡령 등에 대한 확인 및 예방을 할 수 있습니다.

그러나 김○○처럼 개인적으로 외부기공소에 비공식적으로 기공물을 직접 제작의뢰한 후 환자로부터 진료비를 착복하는 경우 Cross Check가 불가능하여 배임, 횡령 등에 대한 확인 및 예방을 할 수 없습니다.

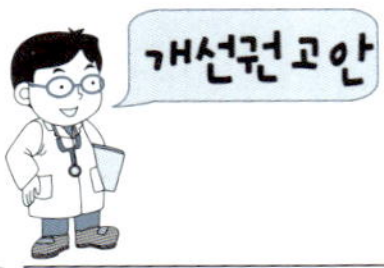

현재 산하병원(V)에서는 200×년 8월 1일부터 치과기공물 물품공급계약서에 D병원 개인이 비공식적으로 의뢰하는 기공물에 대해서는 제작을 금지토록하고 이를 위반 시는 거래를 일방적으로 해약하겠다는 내용의 문구를 계약서에 명시하여 김○○과 같은 배임사건이 재발되지 않도록 하고 있습니다.

아울러 산하병원(V)에서는 개인적으로 외부기공소에 제작의뢰하지 못하도록 신규 임용되는 인턴 및 전공의에 대한 지속적인 교육과 함께 적발 시 제재할 수 있는 내부규정을 마련하도록 하여야겠습니다.

2. 임플란트 수술 및 보철 재료수가코드 신설

임플란트 수술 및 보철수가는 행위료와 재료비가 함께 포함된 포괄수가의 형태로 운영되어지고 있어 사용된 고가 진료재료들에 대한 별도의 수가산정이 되지 않아 고가의 수술 및 보철수술 재료를 사용하고도 수가산정이 누락되는 것을 방지할 수 없습니다.

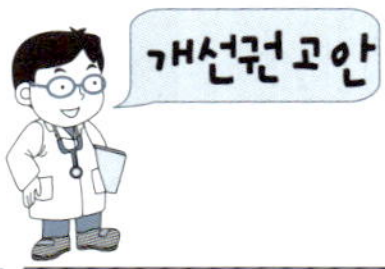

수가코드가 없는 진료재료들에 대해서는 수가적용 재료수가코드(0원)를 신설하여 물품코드와 매칭 후 OCS상에서 처방토록하고, OCS에서 처방된 경우에만 ERP에서 진료재료가 자동청구토록 하며, 현재의 OCS상 처방갯수와 관계없이 청구할 수 있는 수동청구는 불가능하도록 프로그램을 보완 해야겠습니다.

프로그램 보완을 통해 고가의 임플란트 수술 및 보철 재료를 사용하고도 수가산정이 누락되는 것을 방지토록 하여야겠습니다.

그리고 지원부서팀에서는 정기적으로(분기, 반기) 고가 재료수가코드가 발생된 환자 중 임플란트 수술 및 보철 수가코드가 발생 안 되거나 갯수가 불일치하는 환자리스트를 의료정보팀으로부터 제출받아 병원장까지 결재를 득하여 관리하여야겠습니다.

3. 기공물 의뢰환자와 보철과 OCS처방 매칭작업 필요

임플란트 보철외 틀니, 브릿지, 크라운 등의 수가도 행위료와 재료비가 함께 포함된 포괄수가의 형태로 운영되고 있습니다. 그러나 임플란트 수술 및 보철시에 사용되는 진료재료와는 달리 투입되는 재료량이 환자의 상태에 따라 불규칙하여 현재는 투입된 재료가 실제 시술료로 수가산정 되었는지 확인할 방법이 없습니다.

3장

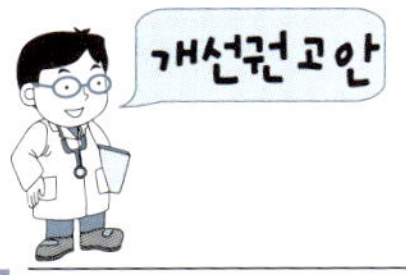

틀니, 브릿지, 크라운 등의 보철시술을 하기위해서는 기공물제작이 필수적이므로 D병원 지원부서팀에서는 정기적으로(분기, 반기) OCS상의 기공물 의뢰환자 전산데이타를 Excel파일로 전환하고 의료정보팀으로부터 보철과 진료 받은 환자의 OCS처방을 Excel파일로 제출받도록 해야겠습니다.

그리고 엑세스프로그램을 사용하여 기공물의뢰환자 Excel파일과 임상과 진료 받은 환자의 OCS처방 Excel파일을 매칭하여 실제 사용된 기공물이 수가산정 되었는지를 확인토록하고 병원장까지 결재를 득하여 관리하여야겠습니다.

문제점 및 개선권고사항

1. 금(Gold)관리의 전산화 필요

현재 금(Gold) 입출고 및 재고량관리는 수기로 기장하여 관리하고 있습니다.

그리고 현재 OCS프로그램에는 〈그림 4〉과 같이 재료(Gold) 관리 프로그램에서 금(Gold) 입출고 및 재고량을 전산으로 관리할 수 있도록 하고 있으나 사용부서에서는 금(Gold)종류별로 관리할 수 없고, 수기로 기록하는 장부양식과 차이가 있는 등의 이유로 사용하지 않고 있습니다.

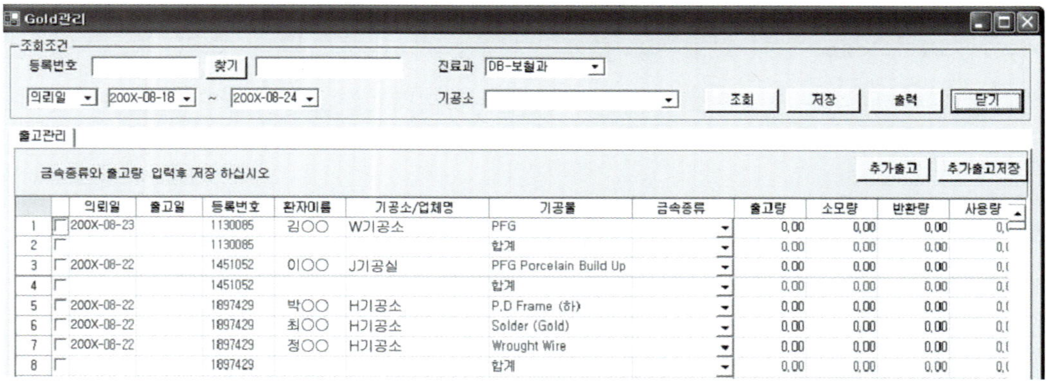

	의뢰일	출고일	등록번호	환자이름	기공소/업체명	기공물	금속종류	출고량	소모량	반환량	사용량
1	200X-08-23		1130085	김○○	W기공소	PFG		0,00	0,00	0,00	0,(
2			1130085			합계		0,00	0,00	0,00	0,(
3	200X-08-22		1451052	이○○	J기공실	PFG Porcelain Build Up		0,00	0,00	0,00	0,(
4			1451052			합계		0,00	0,00	0,00	0,(
5	200X-08-22		1897429	박○○	H기공소	P.D Frame (하)		0,00	0,00	0,00	0,(
6	200X-08-22		1897429	최○○	H기공소	Solder (Gold)		0,00	0,00	0,00	0,(
7	200X-08-22		1897429	정○○	H기공소	Wrought Wire		0,00	0,00	0,00	0,(
8			1897429			합계		0,00	0,00	0,00	0,(

▲ 그림 4. OCS화면의 금(Gold)관리 프로그램

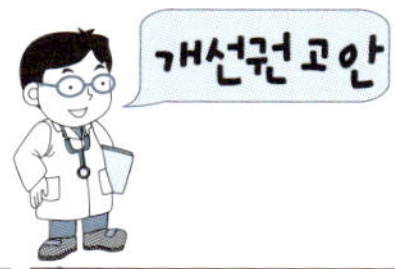

전산프로그램상에서 금(Gold)을 관리하게 되면 재고관리의 신뢰도 향상, 수요예측을 통한 적정재고량 유지, 실시간 재고관리 등의 장점이 있습니다.

따라서 현재 OCS상에 구축되어 있는 금(Gold)관리 프로그램을 의료정보팀과 협의하여 실제 사용할 수 있도록 프로그램을 보완해야겠습니다.

2) 고가검사비(CT, MRI) 수납현황 특별감사

감사개요

감사기간 : 2주

대상업무 : 고가검사비(CT, MRI) 수납현황(외래, 응급실, 입원환자포함)

대상기간 : 200×년 3월 1일~200×년 2월 28일

중점사항 : 가. CT, MRI검사비 수납여부 확인
나. 반환절차의 적정성

지적 및 조치사항

고가검사비(CT, MRI) 수납업무가 적절히 수행되고 있는지 여부를 파악하고자 200×년도 중 1개월간의 기간을 무작위로 선정하여 동 기간 동안의 모든 CT 및 MRI 검사환자 약 2,500여명(외래·응급실·입원 포함)에 대한 CT, MRI 검사비 수납 여부를 확인한 결과 CT, MRI 검사의 Main code에 대한 수납내용에는 이상이 없었으나 일부 관련 수가코드에서 다음과 같은 사례가 발견된 바, 이의 시정 및 개선조치가 필요합니다.

가. 지적사항

(1) 조영제 수납근거 불명확건

외래환자 2명의 MRI 조영제(코드명:XR92N)에 대한 수납 근거가 확인되지 않습니다.

(2) 입력누락 및 착오 입력건

입원환자의 경우 수가코드의 일부 누락이나 착오입력 사례가 있으나 대부분 수가

금액이 낮고 입력실수가 발생할 소지가 많은 점 등으로 볼 때, 고의성이 없는 단순한 입력오류로 판단됩니다.

(가) 코드 일부 누락 6건(XR08D 3건, FILM5D 2건, XR91A 1건)

(나) 코드 착오 입력 4건(처방지상의 수가코드와 전산상 입력된 코드가 상이)

CT08G를 CT09G로 입력한 사례 2건

CT09G를 CT08G로 입력한 사례 1건

XR91C를 XR91A로 입력한 사례 1건

※ 주 : 코드 명칭 및 수가

* CT08G(흉부전산화단층촬영, 보험수가 ₩147,287)
* CT09G(복부전산화단층촬영, 보험수가 ₩146,284)
* XR91A(조영제, 보험수가 ₩81,400)
* XR91C(조영제, 보험수가 ₩109,670)
* XR92N(조영제, 보험수가 ₩48,400)
* XR08D(조영제의 일종, 보험수가 ₩3,146)
* FILM5D(C-T필름 추가, 보험수가 ₩1,003)

나. 조치내용

(1) 조영제 수납근거 불명확건

외래환자 2명의 MRI 조영제 미수납건은 담당자로부터 경위서를 제출 받고 해당부서장에 통보, 주의 촉구(예정)

(2) 입력누락 및 착오입력건

입원환자의 코드 일부누락이나 착오입력건에 대해서는 해당부서장(원무팀)에 통보하여 입력직원에 대한 교육과 재발방지를 위한 주의 촉구(예정)

3) 입찰관련 진정서에 대한 특별감사

진정서 개요

진 정 인 : K사 대표 김○○

접 수 : 200×년 4월 3일(화), 특별등기, 감사실

관련부서 : 병원 구매부서

진정내용

본인은 일회용 위생장갑 Poly-Glove를 납품하는 업체로 200×년 3월 20일(사실은 3월 22일임) 병원의 공개입찰에 응찰하였으나 유찰되어 2차 입찰을 약속받았으나, 아무런 통보도 없이 비생산업체인 S사(1차 입찰에 응찰한 업체임)와 귀원에서 수의계약을 체결하였습니다. 이는 불공한 행위로 시정을 바랍니다.

입찰 및 계약체결 내용

1. 1차 입찰내용

가. 입찰일시 : 200×년 3월 22일(목) 16:00, 종합관

나. 입찰건명 : Poly-Glove 3종 연간단가계약

다. 응찰업체 : K사, S사(2개 업체)

라. 입찰결과 : 유찰(3회 응찰)

마. 예정가격 및 응찰가격

(단의 : 원, 부가가치세 포함)

예정가격 (기초 예가)	응 찰 가 격			응찰가격 차액(A-B)
	회수	K사(A)	S사(B)	
91,037,410 (102,289,224)	1회	108,385,365	99,900,000	+8,485,365
	2회	102,464,021	98,000,000	+4,464,021
	3회	100,059,905	96,000,000	+4,059,905

2. 수의계약 체결 내용

가. 계 약 일 : 200×년 3월 26(월)

나. 계 약 자 : S사 시담후 수의계약(기간: 200×년 4월 1일~200×년 3월 31일)

다. 계약금액 : 94,999,726원(최종 응찰가격 대비 1,000,274원 인하)

사실 여부 확인

진정인이 문제를 제기한 내용을 담당부서장(구매부서장)의 면담과 입찰자료로 다음과 같이 확인하였습니다.

진정 내용	확인 사항	비 고
2차입찰을 약속받았음.	1차입찰 당일(3.22) 현장에서 물품관리팀 직원이 "연락주겠다" 라고 구두로 말함.	
아무런 통보가 없었음.	1차입찰 익일(3.23일)에 물품관리팀 직원이 "S사와 시담하겠다" 라고 전화로 연락함.	2차입찰 실시여부는 의무사항이 아닌 것으로 판단하였음.
제조허가조차 없는 비생산업체인 S사와 수의계약함.	S사는 Poly-Glove를 OEM방식으로 중국에서 수입·판매업체이고, 3.26(월) 본원과 수의계약을 체결함.	S사는 종전 납품업체로 품질 문제는 없었음.

※ 1. 종전 계약체결내용

200×. 04. 01 ~ 200×. 03. 31 : S사

200×. 04. 01. ~ 200×. 31. 31 : S사

2. S사는 현재 A대병원에도 납품하고 있음.

문제점 및 개선권고사항

1. 수의계약 사유의 표시

구매부서에서는 다음과 같은 사유로 1차입찰에서 저가 응찰한 S사와 재공고 입찰 없이 수의계약을 체결하였습니다.

가. 1차입찰에서 2개업체의 3회에 걸친 응찰가격의 차이가 있었고(K사는 S사 대비 4백만원 - 8백만원이 높음),

나. 규정상 유찰후 재공고 입찰이 의무사항이 아니며,

다. 재공고 입찰을 하더라도 예정가격과 1차 응찰가격의 차이가 많아(S사는 예정가격 대비 최소 5백만원이 높음) 낙찰의 가능성이 희박한 점 등

본건과 관련하여 내부규정을 검토하면, 구입 및 계약 사무규정 33조(수의계약 기준)의 사유가 발생하면 재공고 입찰과정 없이 수의계약 체결은 가능합니다. 그러나 위와 같이 수의계약 사유가 발생했다 하더라도 수의계약 품의단계에서 그 사유를 밝히는 것이 바람직하므로 향후에는 동 33조의 해당조항을 표기하도록 하시기 바랍니다.

2. 입찰 실무교육의 실시

입찰에 참가하는 직원은 직위 여하를 불문하고 병원장 또는 병원장을 대리하여 입찰을 진행하는 중요한 업무를 수행하므로 특히, 신규직원에게는 관련규정과 입찰 매뉴얼에 의한 실무를 충분히 숙지하여 입찰을 수행하도록 자체적인 교육의 실시가 요망됩니다.

3. 진정인에 대한 통보

진정인이 제기한 내용에 대해서는 실명으로 제보하였고, 또한 업체도 고객의 일원이므로 고객 서비스 측면에서도 이에 합당한 설명 및 통보가 이루어져야 하겠습니다.

따라서, 구매부서에서는 진정인(K사 대표 김00)에게 입찰관련 진정에 대한 검토결과를 충분히 설명하여야 하겠습니다.

제4장

병원경영진단 및 경영분석

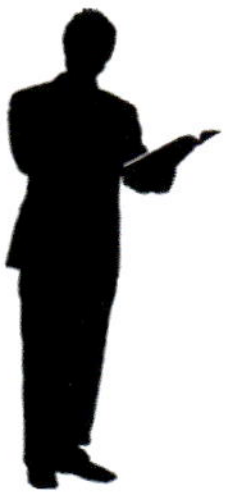

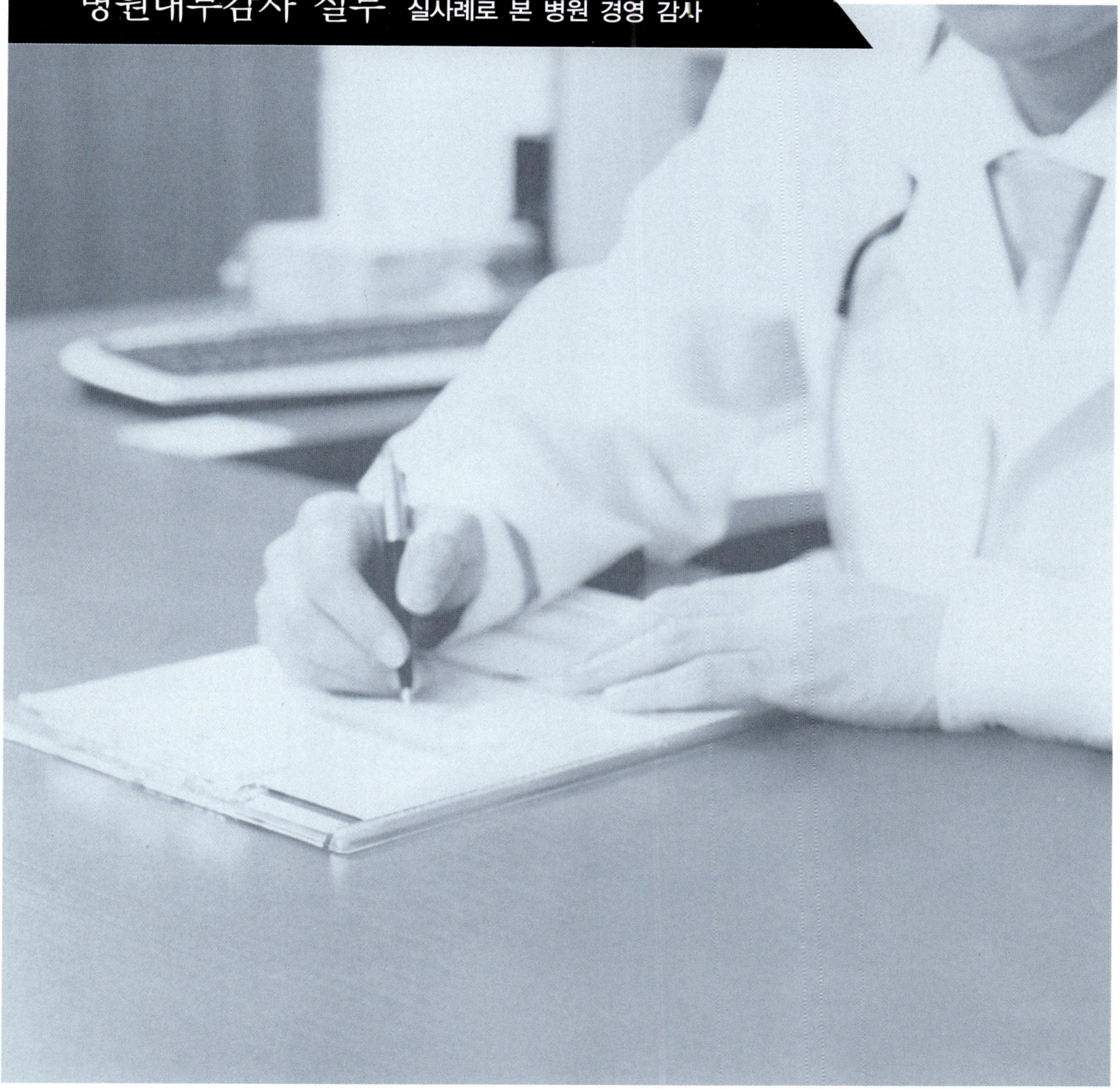

01 경영진단의 개요

1) 진단배경

현재 상태에 있어서 병원경영 상태를 파악하고 그에 대한 내・외부의 원인분석과 향후 경영개선방안 수립을 위해 실시한다.

2) 경영진단기간

경영진단기간은 병원규모, 경영상태, 진단인력, 진단부분에 따라 기간을 정한다.

3) 경영진단영역(대상)

경영진단영역은 외부환경(지역적 인구, 경제, 교통 등), 내부관리(진료실적, 진료부문, 인사관리, 원무관리, 고객만족, 재무분석 등), SWOT분석, 경영개선방안 등이다.

4) 경영진단 방법

① 병원의 모든 자료를 데이터베이스화하는 작업을 통해 자료를 중심으로 수입 및 지출분야를 나누어 수입 현황 및 수익구조 등의 운영 상황을 확인한다.

② 비용의 회계적 분석을 통하여 비용의 효율적 운영 상황을 조사하고, 수입과 비용을 바탕으로 손익분기 사항을 분석 및 인력의 적절성 등을 판단할 수 있는 자료로 제공한다.

③ 병원의 내부 및 외부고객의 만족도와 외부환경 등을 고려하여 병원의 이미지 평가와 문제점을 도출하고 그에 따른 적절한 해결방안을 마련하게 된다.

④ 전반적 업무 시스템 개발로 병원운영을 체계화하고 행정업무 간소화와 직종별 직무교육 및 서비스 교육 등을 통한 효율적이고 통제적인 시스템을 구현한다.

02 일반현황

1) 인력현황 : 직종별, 부서별

교수, 수련직, 간호사 등 직종별, 부서별 현재 인력을 정확히 파악해야 하며 연도별 인력 변동현황에 대해서도 파악하고 추이를 분석해야 한다.

〈예시 1〉 의료진 인력변동현황

(단위 : 명)

구분	2001년			2002년			증감
	정규직	계약직	소계	정규직	계약직	소계	
교수							
부・조교수							
강사							
레지던트							
인턴							
합 계							

〈예시 2〉 일반직 인력 변동 현황

(단위 : 명)

구 분		2001년			2002년			증감
		정규직	계약직	소계	정규직	계약직	소계	
○○팀	사무직							
	보조원							
	○ ○ ○							
	계							
○○팀	간호사							
	방사선사							
	임상병리사							
	의료기사							
	보조원							
	전산원							
	○ ○ ○							
	계							
	합 계							

2) 병상현황

운영되는 병상수와 병동편성지침을 파악한다.

3) 진료실적 : 입원 외래환자 연인원, 병상가동률

① 입원·외래환자수

진료과별 입원, 외래 환자수를 연도별로 파악하여 증감여부를 파악하고 그 원인을 조사한다.

4장

〈예시 3〉 입원·외래환자수 변동 현황

(단위 : 명)

진료과	2001년		2002년		증감	
	외래	입원	외래	입원	외래	입원
소화기내과						
호흡기내과						
소 아 과						
외 과						
산 부 인 과						
합 계						

환자수의 증감여부를 판단하기위해서는 연도별, 분기별, 전월과 비교하여 추이를 분석하는 것이 효과적이다.

② 병상가동률

병상수와 월 입원환자 또는 퇴원환자수를 기준으로한 병상가동률을 파악하고 진료과별, 전체 평균 재원일수를 파악한다.

〈예시 4〉 병상가동률

(단위 : 명)

구 분	2001년	2002년	증감
입원 실인원			
1일평균 입원 실인원			
가동병상수			
가동률			

효율적인 병상운영을 파악하기위해서는 연도별, 분기별, 전월과 비교하여 추이를 분석하는 것이 효과적이다.

03 외부환경분석

1) 지역환경 및 의료환경 분석

외부환경분석은 병원경영분석에 필수적 과제로 그 지역의 인구분포, 소득수준, 생활권을 조사함으로써 의료수요량을 파악할 수 있으며 그 지역의 의료기관수와 규모 등을 조사함으로써 의료공급량을 파악할 수 있다.

즉 해당 지역에 어떤 환자들이 얼마만큼 있으며 어떤 종류의 의료행위가 질과 양적인 측면에서 필요한가를 파악 할 수 있다.

① 인구현황

병원이 위치한 지역과 전국, 광역시도의 인구를 비교 분석한다.

〈예시 5〉 인구현황 비교

(단위 : 천명, %)

구분	남성		여성		전체	
	인원	비율	인원	비율	인원	비율
전국						
A도						
B시						

② 인구 추이현황

병원이 위치한 지역 인구의 증감 추세를 연도별로 분석한다.

〈예시 6〉 인구 추이현황

(단위 : 천명, %)

년도	가족세대		인구		남성		여성	
	세대수	OO년 대비	인원	OO년 대비	인원	OO년 대비	인원	OO년 대비
2001								
2002								
2003								
2004								
2005								

③ 읍면동별 인구현황

병원이 위치한 지역의 읍면동별 세대수 및 인구를 분석한다.

〈예시 7〉 읍면동별 인구현황

(단위 : 세대, 명)

지역	세대수	인구	남성	여성	비 고
A동					
B동					
C동					
D동					
E동					
F동					
합 계					

④ 진료권 분석

병원에서 진료받은 환자들의 지역별 분포를 분석한다.

병원에 입원, 외래 진료받은 환자들이 어느지역에서 거주하는지를 분석하는 진료권분석을 통해 의료수요를 추정하고 향후 병원 마케팅을 위한 기본 데이터로 활용한다.

〈예시 8〉 진료권 분석

(단위 :명)

지역	외래	입원	합계
A시			
B시			
C시			
합 계			

상기 언급한 것 이외에도 외부환경을 분석하기위한 자료들은 다음과 같다.

⑤ 보건통계연보(연령별 인구구성비, 출생률 전국, 해당지역 비교)

⑥ 지역적 특성 : 교통, 접근성, 대단위 택지 등

⑦ 지역 경제수준 : 재정자립도, 1인당 세부담

⑧ 경쟁 병의원 인력, 입원, 외래환자수, 수익, 병상수, 의료장비

2) 경쟁병원 분석

경쟁병원의 형태에 따라 병원경영에 가장 큰 영향을 받으므로 지속적인 관심과 분석이 필요하다.

① 경쟁병원 현황

경쟁병원의 인력, 환자수 등을 조사한다.

〈예시 9〉 경쟁병원 현황

(단위 : 명)

구분		A병원			B병원			C병원			D병원		
		정규	계약	계	정규	계약	계	정규	계약	계	정규	계약	계
의사	내과												
	산부인과												
	진단방사선과												
	기타												
	소 계												
일반직	사무원												
	간호사												
	방사선사												
	영양사												
	임상병리사												
	기타												
	소 계												
합 계													
비 율													
연면적													
병상수													
일평균 외래환자수													
일평균 입원환자수													
평균 재원일수													
(기타)													

② 경쟁병원 분석

우선 경쟁병원의 목표와 현재 경영전략을 파악하는 것이 중요하다. 그리고 경쟁병원 강, 약점을 면밀히 분석해야 한다.

〈예시 10〉 경쟁병원의 전략, 강점, 약점

경쟁병원	경영전략	강점	약점
A병원			
B병원			
C병원			
D병원			

04 진료실적분석(3년간 실적)

병원의 주된 수입원은 고객, 즉 환자이다. 병원을 이용하는 환자들의 이용실태를 정확하게 파악하는 것이 중요하다.

1) 진료수익분석 : 입원, 외래수익

병원은 입원, 외래 진료에서 주된 수익이 발생되므로 이에 대한 정확한 분석이 필요하다.

그리고 최근 3년간 연도별 입원, 외래 수익을 파악하고 추이분석을 통해 경영상태를 진단하고 증감원인을 분석한다.

〈예시 11〉 진료수익분석

(단위 : 원)

구 분	2001년	2002년	2003년
외래수익			
입원수익			
합 계			

2) 평균진료비 분석

평균진료비란 입원, 외래진료시 환자 1명이 1일당 병원에 지불하는 금액으로 병원의 수익성을 평가하는 지표이다.

환자 1인당 평균진료비도 최근 3년간 연도별로 파악하여 추이분석을 통해 증감원인을 분석한다.

〈예시 12〉 환자 1인 1일당 평균진료비

(단위 : 원)

구 분	2001년	2002년	2003년
외래환자 1인 1일당 평균진료비			
입원환자 1인 1일당 평균진료비			

3) 환자수 분석

환자수에 따라 병원 수익이 결정되기 때문에 이에 대한 분석은 가장 필수적인 분석이다.

환자수는 외래와 입원으로 크게 분류하여 파악하여야 한다.

(1) 외래환자분석

외래환자수, 일평균 외래환자수, 신환초진율, 의사 1인당 1일환자수를 분석해야 한다.

그리고 연도별, 분기별로 환자 증감추이를 파악한 후 그 원인 분석을 해야 한다.

〈예시 13〉 외래환자수 분석

(단위 : 명)

구 분	2001년	2002년	2003년
외래환자수			
일평균 외래환자수			
신환 초진 환자수			
신환 초진율(%)			
의사 1인당 1일 평균 외래 환자수			

(2) 입원환자수 분석

입원환자수, 병상수, 병상가동률, 평균재원일수를 분석해야 한다.

그리고 연도별, 분기별로 환자 증감추이를 파악한 후 그 원인 분석을 해야한다.

〈예시 14〉 입원환자수 분석

(단위 : 명)

구 분	2001년	2002년	2003년
입원환자수			
평균 재원일수			
병상 가동률(%)			
병상수			

(3) 수술실적분석

진료과별 수술실적을 파악하는 것은 병원의 강점과 약점을 파악할 수 있는 기본 자료이다.

그리고 연도별, 분기별로 수술(분만) 증감추이를 파악한 후 그 원인 분석을 해야 한다.

〈예시 15〉 수술 및 분만실적

(단위 : 건)

구 분	항 목	2001년	2002년	2003년
수술	총건수			
	월평균			
분만	총건수			
	월평균			

〈예시 16〉 임상과별 수술실적

(단위 : 건)

구 분	2001년	2002년	2003년
내 과			
외 과			
소 아 과			
산부인과			
합 계			

4) 주요 고가장비 일평균 이용도, 활용도

고가 의료장비구매는 병원수익증대 및 고객만족도 향상을 위해 필수적인 이지만 고가장비가 제대로 활용되지 않는다면 병원경영에 있어 큰 기회이익의 손실을 초래한다.

따라서 고가의료장비에 대한 연도별, 분기별로 이용도를 조사하여 그 증감 추세를 파악하고 그 원인을 분석해야한다.

〈예시 17〉 고가장비 이용도 분석

(단위 : 건(회))

사 용 부 서	장 비 명	건당소요 시간(분)	월평균 실적	가동률	운 영 시 간
병원장비 평균가동률					

4장

고가장비 활용도 분석방법은 다음과 같다.

① 장비가동률 조사공식

가. 하나의 장비로 하나의 검사를 실시할 경우

$$▷ \text{가동률} = \frac{\text{월평균장비가동시간(min)}}{\text{월평균업무시간(min)}} \times 100$$

※ 월평균 장비가동시간 = 월평균 검사건수×검사건당 소요시간(min)

나. 하나의 장비로 여러검사(예 : a, b, c)를 실시할 경우

$$▷ \text{가동률} = \frac{\text{월평균장비가동시간}(\text{min}=a \times a1 + b \times b1 + c \times c1)}{\text{월평균업무시간(min)}} \times 100$$

※ 월평균 검사건수는 각각 a, b, c로, 검사건당 소요시간은 a1, b1, c1임.

05 진료부문 분석

1) 진료과별 분석

진료과별 분석은 병원의 진료업무를 담당하는 진료과별 업무량을 파악하여 업무효율성을 평가한다.

〈예시 18〉 소화기내과 분석

(단위 : 원, 명)

소화기내과		2001년	2002년	2003년
수익	외래			
	입원			
환자수	외래			
	입원			
의사 1인당 환자수	외래			
	입원			

2) 검사실(치료실 포함)별 분석

검사실(치료실 포함)별 분석은 병원의 진료업무를 담당하는 검사실별 업무량을 파악하여 업무효율성을 평가한다.

〈예시 19〉 뇌파검사실 분석

(단위 : 원, 명)

뇌파검사실	2001년	2002년	2003년
수익			
검사(치료)건수			
1인당 검사(치료)건수			
근무인원			

3) 기타 분석

① 외래진료개시 시간

의사들의 외래진료 개시시간을 파악하여 진료예약 및 대기시간을 점검한다.

② 의사별 주당 외래진료횟수(Session) 및 환자수

의사별 주당 외래진료 횟수와 환자수를 산출 후 경쟁병원들의 평균실적과 비교를 통해 업무효율성을 평가한다.

▷ 오전, 오후 세션 배분의 적절성

▷ 조기진료여부, 야간진료여부

③ 수술개시시간

수술개시시간이 늦거나 정규근무시간 이외에 발생하는 수술건수를 분석한다.

06 인력관리

의료산업은 전체 비용중 인건비가 많은 부분을 차지하고 있어 인력관리는 매우 중요한 부분이다.

1) 의료수익대비 인건비 비율(연도별)

의료수익대비 인건비 비율을 연도별로 분석하여 인력운영의 과다, 노동생산성 등 인력운영의 효율성을 평가하고 경영성과를 파악한다.

① 전체인건비 구성비

전체인건비중 의사인건비(교원, 전공의), 직원인건비를 연도별로 분석한다.

〈예시 20〉 수익대비 인건비 분석

(단위 : 원)

구 분	2001년		2002년		2003년	
	금액	비율	금액	비율	금액	비율
수익						
비용						
전체인건비						
의사인건비						
직원인건비						

② 일반직 인력증감 분석

연도별 일반직 인력증감현황을 조사하고 그 원인을 분석한다.

〈예시 21〉 일반직 인력증감 분석

(단위 : 명)

구 분	2001년	2002년	2003년
정규직			
비정규직			
합 계			

2) 경쟁병원 직원수 분석

경쟁병원과 100병상당 직종별 직원수를 비교분석하여 직원의 과다, 과소를 판단한다.

〈예시 22〉 경쟁병원 직원수 분석

구 분	A병원	B병원	C병원	D병원
총인원				
의 사				
간호사				
보조원				
기타일반직				
병상수				

100병상 직원수 산정공식은 다음과 같다.

$$\triangleright \text{ 100병상당 직원수} = \frac{\text{직원수}}{\dfrac{\text{병상수}}{\text{100병상}}}$$

3) 시간외 근로 발생분야, 시간 및 금액

시간외 근로 발생분야, 시간 등을 조사하여 그 원인을 분석한다.

〈예시 23〉 시간외 근로발생 주요분야

(단위 : 시간, %)

구 분	간호	시설	원무	급식	인사	합 계
시간						
비율						

07 원무관리

1) 진료미수금 관리

진료미수금은 진료활동의 결과 발생된 수익이 후납약정서에 의하여 후납치료하는 경우와 제3자지불제도(보험자부담금)로 인해 발생즉시 환자로부터 거둬들여지지 않은 진료비로 진료미수금액이 클수록 병원의 자산활용도가 떨어져 병원경영을 압박하는 주요인이 되므로 진료미수금이 효율적으로 관리되는지 그에 대한 평가가 필요하다.

① 의료수익대비 미수금잔액

일정기간(연간, 분기, 월) 의료수익대비 미수금잔액을 조사함으로써 미수금규모의 적정성을 파악할 수 있다.

〈예시 24〉 의료수익 대비 미수금

(단위 :원)

구 분	2001년	2002년	2003년
의료수익			
미수금잔액			
비율(%)			

② 보험자별 미수금잔액

일정기간(연간, 분기, 월) 보험자별 미수금잔액을 조사함으로써 보험자별 미수금 규모의 적정성을 파악할 수 있다.

〈예시 25〉 보험자별 미수금잔액 분석

구 분	건강보험	의료급여	산재보험	자동차보험	기 타	합 계
미수금						
구성비율						

③ 미수금 회전기간 및 회전율

진료미수금 회전기간은 진료미수금 관리상태를 알기위한 지표이며 진료미수금 회전율은 진료미수금의 과다여부를 알기위한 지표로 이에 대한 분석을 통해 미수금이 효율적으로 관리되는지 파악할 수 있다.

〈예시 26〉 미수금 회전기간 및 회전율

병원	구분	단위	2001년	2002년	2003년
A병원	의료수익	천원			
	진료미수금	천원			
	회전기간	일			
	회전율	회			

2) 보험삭감률 추세분석 및 주요삭감내역

주요삭감내역 분석과 그에 대한 피드백과정을 파악하고 보험삭감률 증감추세를 분석함으로써 보험심사 및 청구작업이 적절하게 관리되고 있는지 확인한다.

〈예시 27〉 보험삭감률 분석

(단위 : 원, %)

구 분	2001년	2002년	2003년
청구액			
삭감액			
삭감률			

3) 검진 실적

연도별 검진자수의 증감 추세를 조사하고 그 증감원인을 분석한다.

〈예시 28〉 검진실적 분석

(단위 : 명, 천원)

구 분	2001년	2002년	2003년
수검자수			
검진일수			
일평균 수검자수			
수 익			

4) 의료분쟁 추세분석

연도별, 진료과별, 의사별 의료분쟁발생 건수의 증감 추세를 조사하고 그 증감원인을 분석하며 의료분쟁에 대한 대비책을 점검한다.

5) 입원환자 관리

입원환자의 불량미수금 발생을 최소화하기 위한 방안, 중간계산서의 정기적인 배부, 진료비감액 처리 등을 점검한다.

08 물자관리

1) 구매관리

구매관리업무 프로세스를 점검하고 내부통제가 적정하게 이루어지고 있는지 점검한다.

① 구매요청

구매요청은 승인권한이 있는 자에 의해서 승인되는지 여부를 점검한다.

② 구매물품 사전심의

물품구매전 사전심의를 통한 경제성분석이 실시되고 있는지 여부와 시장조사를 통해 예정가격이 적정하게 산정되었는지 점검한다.

③ 검수

입고된 물품과 수량이 발주한 물품과 수량이 검수보고서 및 실사를 통해 일치여부를 점검한다.

④ 대금지급

검수보고서 및 확인서 확인후 대금지급 여부를 점검하고 돈을 지급하는 사람과 돈을 지급하기로 하는 사람이 분리되어 운영되고 있는지를 점검한다.

2) 창고 및 재고관리

진료재료, 약품, 소모품 등 병원에서 사용하는 물자들을 효율적으로 관리하는지 점검한다.

① 정기적인 재고조사

약품, 진료재료 등에 대해서 정기적으로 재고조사를 실시하는지 점검한다.

② 유효기간관리

약품, 진료재료 등의 유효기간을 철저히 관리하고 있는지 점검한다.

③ 위치제도화 및 적정보관

약품, 진료재료 등의 위치를 확인할 수 있는 배치도와 선반이나 칸에 번호를 부여하고 품명라벨 등이 부착되어 있는지를 점검한다.

④ 불용품 및 소모부진품목 조사

불용품 및 소모부진 품목을 정기적으로 관리하지 않으면 적정재고량을 초과하는 불필요한 재고가 증가함으로 불용품 및 소모부진 품목을 정기적으로 조사하고 관리하는지 점검한다.

〈예시 29〉 불용품 및 소모부진품목 분석

(단위 : 개, 원)

구 분	2001년		2002년	
	품목수	금액	품목수	금액
총품목				
불용품목				
소모부진품목				

⑤ 재고관리지표 활용

진료재료 재고회전율은 진료재료의 과다보유 여부를 알기 위한 지표로 재고회전율을 사용하면 적어도 과거와 비교해 재고가 어떤 상태인지 알 수 있으므로 이 지표를 활용하는지 여부를 점검한다.

〈예시 30〉 재고관리지표 분석

(단위 : 원, %)

구 분	2001년	2002년	2003년
출고액			
재고액			
재고회전율			

3) 고정자산관리

고가 의료장비, 비품 등 고정자산에 대해 정기적으로 관리하는지 점검한다.

4) 의료장비관리

의료장비의 기능상태, 청결 등을 점검하고 장비매뉴얼과 수리이력을 관리하는지 점검한다.

09 시설 및 장비관리

1) 시설관리

시설물에 대한 정기점검 조서에 의거 정기적으로 작성되고 있는지 점검한다.

2) 안전관리

화재발생 등 비상상황 발생에 대비하여 긴급 대피계획안과 소방시설들에 대해 점검한다.

10 홍보 및 마케팅부문

무한 경쟁하는 환경에서 병원의 홍보와 마케팅은 병원경영전략에 있어 중요한 부분으로 현재 실시하고 있는 홍보와 마케팅전략과 방법들을 점검한다.

1) 마케팅 홍보전략 점검사항

새로운 환자를 유치하기 위한 의료시장, 환자들 및 보호자의 수요를 조사분석하고 마케팅 및 홍보전략을 점검한다.

① 입간판, 현수막 등

외부 입간판이 주간과 야간에 잘보이는 곳에 설치되어 있는지 현수막을 이용한 병원 홍보가 적절하게 이루어지고 있는 지 점검한다.

② 지역관계마케팅

문화교실, 학교, 공공단체 등 지역단체들과 지속적인 관계유지 활동(건강강좌, 지역행사참여, 건강검진권 배부 등)을 통한 마케팅 전략을 점검한다.

③ 환자의 지속적인관리(e-mail 등)

본원의 홍보물을 e-mail로 수신 받겠다는 동의서를 받고 소식지, 건강정보 등을 환자에게 e-mail로 매월 발송하여 환자에 대해 지속적인 관리가 되는지를 점검한다.

④ 지역방송출연, 지역언론기사, 칼럼게제 등

언론사와의 취재 협력방법과 적극적인 정보의 제공과 협조를 통한 병원인지도 및 의사의 인지도를 높이는지 점검한다.

⑤ 내부직원의 홍보요원화(구전효과) 등

11 내 · 외부고객 만족도 조사

병원에 대한 환자의 평가와 환자가 병원에 바라는 서비스 및 불만을 인식하여 서비스를 개선하고 병원 내부 역량강화를 통해 병원경쟁력을 제고시키기 위하여 다음과 같은 설문조사를 실시한다.

1) 설문조사

① 외부고객 전체 만족도

② 외래 · 입원 부문별 상위 만족도

③ 외래・입원 부문별 하위 만족도

④ 내부직원 설문조사 : 경쟁력평가 설문지, 내부역량분석

⑤ 병원선택기준 설문조사

12 재무분석

병원의 채권과 채무 등 운영자금을 분석, 수익과 비용의 경영성과를 분석, 비용의 원가구조 분석을 통해 병원의 현재 재무상태와 향후 재무상태를 파악한다.

1) 유동성분석(운영자금분석)

1년 이내에 현금화가 가능한 미수금, 예금 등을 조사하고 1년 이내에 갚아야할 외상매입금, 공사비 등을 조사하여 유동자금을 파악한다.

2) 유동부채 비율 분석

유동자산과 유동부채를 이용한 유동부채 비율을 분석한다.(단, 유동부채 비율이 100%를 넘으면 유동성에 문제가 심각한 경우임)

〈예시 31〉 유동부채비율 분석

(단위 : 원, %)

구 분	2001년	2002년	2003년
유동자산			
유동부채			
유동부채율			

4장

3) 경영성과분석

연도별 의료수익과 의료비용을 조사하여 의료이익의 증감여부를 파악하고 그 원인을 분석한다.

〈예시 32〉 손익현황

(단위 : 천원)

구 분		2001년	2002년	2003년	증감률 (OO년 대비)
수익	총수익				
	시료・감액				
	순수익				
비용	인건비				
	(배부인건비)				
	재료비				
	(배부재료비)				
	경비				
	(배부경비)				
	계				
	(배부비용계)				
수지차액	직접원가				
	배부비용포함				

4) 원가구조분석

의료비용중 인건비, 재료비, 관리비로 원가구조를 연도별로 조사하고 그 증감여부를 파악하고 그 원인을 분석한다.

〈예시 33〉 원가구성비

(단위 : 천원)

구 분	금 액	원가대비	수익대비	비 고
인건비				
재료비				
관리비				
총원가				

13 SWOT 분석

네이버 백과사전(2008년)에서 SWOT분석은 '병원의 내부환경을 분석하여 강점과 약점을 발견하고, 외부환경을 분석하여 기회와 위협을 찾아내어 이를 토대로 강점은 살리고 약점은 죽이고, 기회는 활용하고 위협은 억제하는 전략을 수립하기위한 분석 기법이다' 라고 정의하고 있다.

1) 강점요인(Strength)

타 병원과 비교하여 상대적으로 수월성을 보이는 부분이 무엇인가를 파악한다.

2) 약점요인(Weakness)

타 병원과 비교하여 상대적으로 취약한 부분이 무엇인가를 파악한다.

3) 기회요인(Opportunities)

변화하는 의료환경이 병원경영에 기회를 제공하는 요인이 구엇인가를 파악한다.

4) 위협요인(Threats)

변화하는 의료환경이 병원경영에 위협을 주는 요인이 무엇인가를 파악한다.

〈예시 34〉 SWOT 분석

강점 (S)	• • •	• • •	기회 (O)
약점 (W)	• • •	• • •	위협 (T)

14 손익분기점 분석

정기선 「현대병원경영분석과 진단(2005년), 정우서적」에서 손익분기점분석은 사업활동을 통하여 발생하는 수익과 비용간의 관계를 분석하는 것으로 손익분기점이란 일정기간동안 발생한 의료수익과 총비용이 일치하는 점으로 정의하고 있다.

1) 손익분기점 분석

가. 의료수익, 고정비, 변동비 내역

일정기간동안 총 수익과 총 비용을 산출하고 비용은 고정비용, 변동비용으로 분리하여 산출한다.

〈예시 35〉 의료수익, 고정비, 변동비 현황

(단위 : 백만원)

의료수익		고정비		변동비	
의료수익		인건비		재료비	
		고정관리비		변동관리비	
합계					

주 : 변동관리비는 여비교통비, 통신비, 수도료, 전기료, 연료비, 소모품비임.

나. 손익분기점 분석

산출된 수익과 변동비용, 고정비용을 가지고 다음의 손익분기점 산정공식을 이용하여 손익분기점을 분석한다.

① 손익분기점 공식

▷ 변동비율(ν) = 변동비(V)÷의료수익(S)

▷ 손익분기점 = 고정비(F)÷〔1−변동비율(ν)〕

다. 손익 환자수 분석

① 입원·외래 환자수 및 수익

일정기간 입원 환자수, 의료수익, 1인당 평균진료비 및 외래 환자수, 의료수익, 1인당 평균진료비는 다음과 같이 산정한다.

〈예시 36〉 입원·외래 환자수 및 수익 현황

(단위 : 명, 원)

구 분	입 원	외 래	합 계
환자수			
수 익			
1인당 평균진료비			

② 손익 환자수 분석

(가) 조정환자수

입원환자와 외래환자의 수익 편차가 크므로 입원환자 또는 외래환자기준으로 환자수를 다음과 같이 조정한다.

$$\triangleright \text{ 입원환자} + \left(\frac{\text{외래환자평균진료비}}{\text{입원환자평균진료비}}\right) \times \text{외래환자수} = \text{조정환자수}$$

(나) 조정환자수 입원, 외래 비율

조정환자수중 입원, 외래환자 비율은 다음과 같이 산정한다.

〈예시 37〉 조정환자수 입원 · 외래 비율

구 분	합 계	입 원	외 래
환자수			
비율(%)			

③ 조정환자수 1인당 평균진료비

조정환자수 1인당 평균진료비는 다음과 같이 산정한다.

▷ 의료수익 ÷ 조정환자수 = 조정환자수 1인당평균진료비

④ 손익 조정환자수 공식

손익분기점 조정환자수는 다음과 같이 산정한다.

▷ 손익분기점 ÷ 조정환자수 1인당평균진료비 = 손익조정환자수

⑤ 손익 입원, 외래 환자수 공식

손익분기점 입원, 외래환자수는 다음과 같이 산정한다.

▷ 손익조정환자수 × 조정환자수 입원비율 = 손익입원환자수

▷ 손익조정환자수 × 조정환자수 외래비율 = 조정외래환자수

▷ 조정외래환자수 $\div \left(\dfrac{\text{외래환자평균진료비}}{\text{입원환자평균진료비}} \right)$ = 손익외래환자수

라. 손익분석 결론

〈예시 38〉 손익분기점 및 손익 입원 · 외래환자수

(단위 : 명)

구분	손익분기점(천원)	손익 입원환자수	손익 외래환자수
연간			
1일			
진료일수			

※ 주 : 1. 손익분기점, 손익 입원환자수 진료일수는 일요일과 공휴일을 포함함.
2. 손익 외래환자수 진료일수는 일요일과 공휴일을 제외하고 토요일은 0.5일로 산정함.

제5장

병원경영의 방법 및 진료실적 분석사례

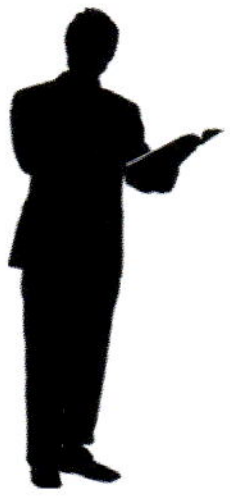

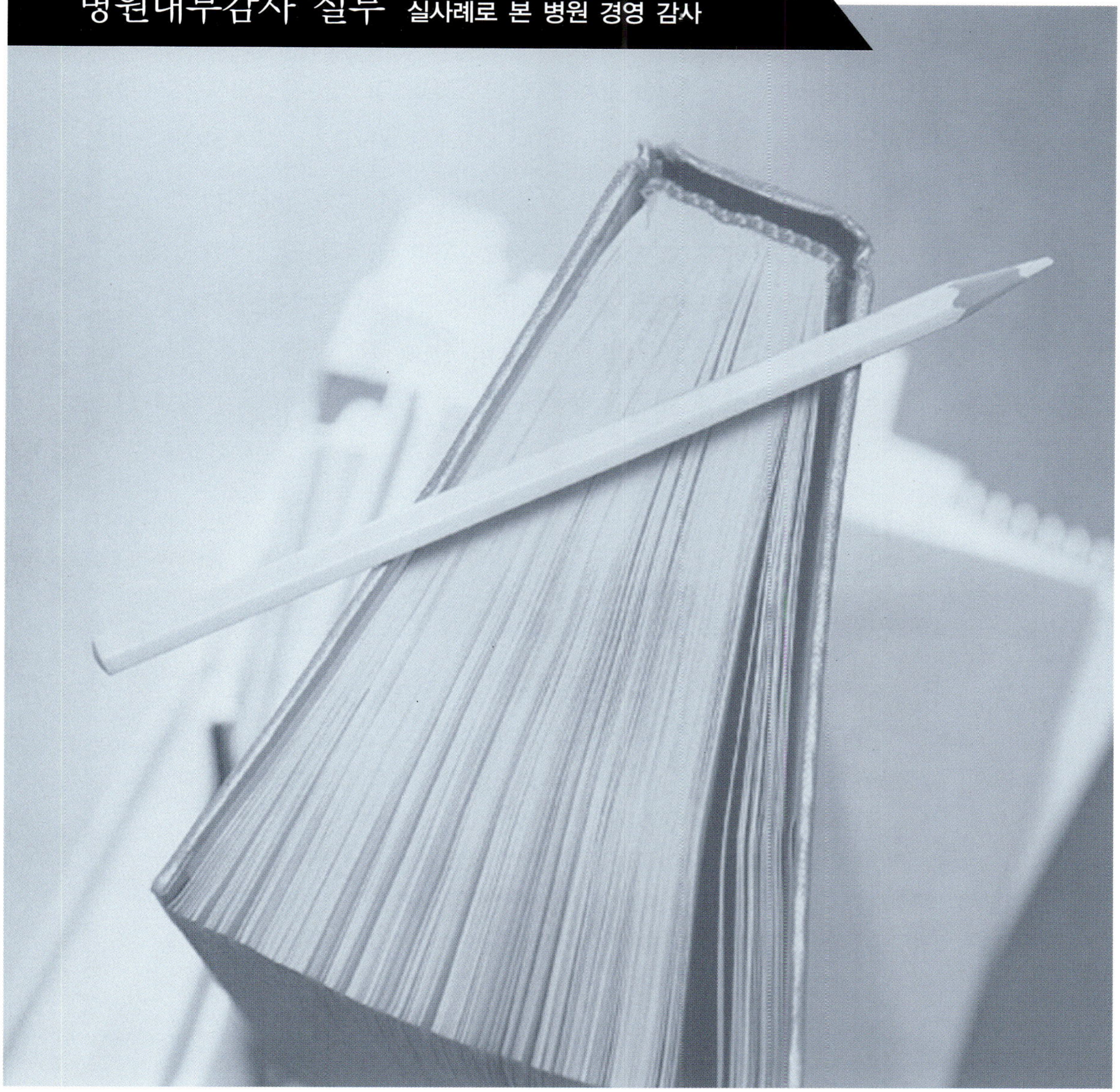

A 병원 사례

1. 진단배경

외국과의 수교 100주년 기념사업의 일환으로 지역주민의 건강증진을 통해 의료거점을 확보하기위해 개원한 150병상 규모의 A 병원은 10여명의 의료진과 10여명의 수련직, 160여명의 직원이 근무하고 있습니다.

그동안 경영합리화를 위한 3차에 걸친 구조조정 및 경영개선등 내부의 많은 노력에도 불구하고 합리적인 경영측면에서 적지않은 문제점들을 안고 현재에 이르고 있으며 병원운영이 정상적이지 못한 것이 사실입니다.

급변하는 의료환경에 능동적으로 대처할 뿐만 아니라 안정적이고 지속적인 성장을 도모하기 위해서는 혁신적인 경영 합리화 조치와 장기적인 발전계획 수립이 절실히 요구되고 있으며 조직내부에서도 이에 대한 마인드 확산과 적절한 실천대안이 필요하다 하겠습니다.

가. 진단기간 : 10주

나. 진단후 기대효과

(1) A 병원의 운영실태를 통하여 경영악화 및 재정상의 제반 문제점을 파악하고 경영개선방안을 모색하고자 한다.

2. 병원경영 환경 분석

가. SWOT분석

내부환경분석		외부환경분석	
강점 (S)	• 모(母)병원 브랜드 이미지 • 모(母)병원과 인접 • 진료권내 유일한 대학병원 • A시 지정 응급의료기관	• 대규모 주거도시 및 레저산업도시 • 신흥도시형 인구구조 및 인구수증가 • 높은 경제수준 • 도시개발계획 및 행정타운 건립추진 • A시 의료시설 부족	기회 (O)
약점 (W)	• 만성적자 및 재무구조 취약 • 진료역량 및 인력관리 취약 • 지역사회 이미지 취약 • 시설 및 장비의 노후화 • 환자분포 및 수입구조는 지역중소병원 구조, 반면 인건비는 대학병원 수준	• A시내 병·의원의 증가 • 수도권 지역의 대형병원 증가 • A시 특수·전문병원 증대 • 서울 및 수도권으로 환자유출 가능성 증대	위협 (T)

3. 병원 운영실태

가. 외부환경분석

(1) 교통의 요충지 및 수도권 남부의 신흥도시

(가) 경부 및 영동고속도로 남북통과, 국도 4개 통과

(나) 서울 및 수도권 접근용이(서울 1시간, 수원 및 성남 40분)

(다) 대단위 택지, 레저산업도시, 10여개 대학

(2) 높은 경제수준

(가) 재정자립도 88.8%(도내 2위)

(나) 1인당 지방세 부담액 927,000원(도내 1위)

(3) 신흥도시형 인구구조

(가) 30~39세, 9세이하 구성비 높음

(나) 200×년도 전입초과인구 55,000명(도내 1위)

(4) A시내 중심의 진료권(지역병원)

(5) A시 인구대비 의료시설 부족 : 특수병원이 다수

(6) 도시개발계획 및 복합행정타운 조성등의 파급효과

나. 진료실적 분석

(1) 진료수익분석 : 입원은 증가, 외래는 감소추세

(2) 평균진료비 분석

(가) 유사 지역병원대비 외래는 낮음

(나) 대학병원 대비 약 45% 수준(선택진료비 부재, 저난이도 환자등)

(3) 환자수 분석

(가) 외래환자 : 200×년 이후 환자수 감소추세

▶ 신환초진율 및 스탭 1인당 환자수 감소추세

(나) 입원환자 : 병상가동률 80% 수준유지

1) 스탭 1인당 월평균 환자수 : 지역병원 평균에 비해 63% 수준

2) 임상교원의 이직과 문전 개원

(다) 환자감소 주요요인

1) 진료권내 의원수 증가

2) 환자들의 개인의원 선호 : 낮은 본인부담진료비 및 높은 고객만족

3) 병원이미지 저하 : 장비의 노후, 잦은 의사교체, 응급실의 상근의사부족

4) 내부 의료인력상 문제 : 전문의 이직, 잦은 의사변경, 신분상의 불안

(4) 수술실적 분석

(가) 수술실당 일평균 수술건수 : 약 3건 이하로 감소 추이

(5) 임상과별 진료실적 분석

(가) 내과, 정형외과, 외과, 소아과, 산부인과 비교분석

(나) 요일진료과 : 현 6개과, 주 1~2회 진료

1) 잦은 의사교체로 고객들의 불만 증가

2) 1인당 진료수입 감소, 협의진료에 용이

(다) 주요 검사실 실적분석 : 고가장비 이익률은 높지단 이용도는 낮음

다. 진료부문 분석

(1) 외래진료 개시시간 조사

(2) 주당 낮은 진료횟수 및 세션당 낮은 환자수

(3) 늦은 수술개시 : 30%가 10시 이후 시작

(4) 응급실 실적 저조

(가) 중환자 이용도 저조

▶ 주질환 : 복통, 오한/열 감기, 가려움증, 오심/구토, 두통

(나) 중환 응급환자의 타병원 전원 : 거점병원 기능 부재

라. 인사관리 분석

(1) 인건비 비율이 높음 : 의료수입대비 인건비 비율(58.8%) 매년 증가

(가) 100병상당 직원수 과다 : 유사규모병원 대비 간호직 약 17~19명 많음

(나) 환자분포 및 진료수입구조는 지역중소병원 구조이나, 급여수준은 대학병원과 동일

(다) 시간외 근로 과다 : 간호, 시설, 원무 등

(2) 임상교원(계약의사 포함) 운영현황

(가) 임상교원 1인당 진료수익 감소추세

(나) 문제점

1) 높은 이직률로 인한 진료과 운영 곤란 및 병원이미지 저하

2) 임상교원 1인당 평균진료수익이 초기에 비해 감소경향

3) 전임교원과 위화감 및 소속감 결여

(3) 교원성과급제 운영현황

(가) 진료의욕 자극의 한계로 경영적자 개선에 미흡

(나) 병원 실정에 맞지 않는 배부기준

▶ 누진적 산정방식 및 임상과별 특성 미반영

마. 원무 관리 분석

(1) 진료미수금 회수기간 지연 : 3개월 이상 장기미수금 21%(수익대비 18%)

(2) 보험삭감률 증가추세

(3) 검진실적 저조 : 종합검진 일평균 1건(실적 부진), 출장검진 경제성 낮음

(4) 의료분쟁 건수 증가 및 수입대비 보상비 모(母) 병원에 비해 높음

바. 외부고객만족도 분석

(1) 낮은 고객만족도 : 외래·입원 60점대 전후

(2) 부문별 만족도 하위 5순위

(가) 안내직원 불친절

(나) 운전기사, 청소직원 불친절

(다) 편의점 이용 불편 및 불친절

(라) 퇴원절차 복잡 및 퇴원설명 부족

(마) TV 시청 불편 및 맛없는 식사

사. 재무분석

(1) 재무상태(대차대조표)

(가) 총자산보다 높은 부채율 : 총자산의 1.9배

(나) 누적 재정적자에 따른 기본금 소진

(2) 유동성 분석(운영자금분석)

(가) 운영자금 부족 심화

1) 외상매입금 지급지연 : 약품비 미지급액 OO억 (약 15개월분)

2) 진료미수금 : 現 약 OO억

(나) 200×년 유동부채율 : 189.8%(100% 미만 유지 필요)

(3) 고정자산분석

▶ 의료장비 및 진료비품의 노후화 : 잔존가치 2억 미만

(4) 경영성과분석

(가) 개원이후 200×년 까지 누적 손실액 : OO억

(나) 수입의 약 8% 계속적 적자 발생 : 200×년 O억

(5) 원가구조분석

▶ 높은 인건비율 : 200×년 58.8%

4. 병원 운영실태에 대한 개선방안

가. 고객만족 향상방안

(1) 서비스아카데미교육, 서비스 매뉴얼 실천

(2) 내부 경영개선운동 도입 : 6-sigma, CQI 도입

(3) 내부 교직원 교육강화를 통한 조직문화 변화(주인의식, 화합, 구전효과)

나. 병원이미지 개선방안

(1) A시 주민을 대상으로 병원 이미지 개선

(2) 각 교직원들의 적극적 홍보(Marketing Mind화)

(3) 홈페이지를 통한 의료정보 제공

(4) 중앙 및 지역 언론매체 홍보강화

(5) 지역 사회 건강강좌 활성화, 의료봉사 등

다. 수익증대방안

(1) 환자수 증대방안

(가) 내부진료환경개선 : 경쟁의원과 차별화

1) 외래진료실 환경개선

2) 안내 간판 정비

3) 진료설비 개선(수술환자 유치) : 수익성 장비의 신속교체

4) 응급진료설비 개선 : 중증환자 유치

5) 모(母)병원과의 응급 지원체계 구축

(나) 연계체계 수립(Integrated Delivery Network)

1) 모(母)병원과의 일원화된 환자관리

2) 지역의원과 협력체계 구축

3) 지역동문 개업의와 연계확보

(2) 의료시설 활용도 증대방안

(가) 고가장비 이용도 제고 : 검사의뢰 의원에 대한 인센티브 부여

(나) 내원검진 및 종합검진 활성화 : 검진자 우선검사지, 감액제도 시행

(다) 영안실 환경개선을 통한 활성화 : 시설개보수 비용 투담조건으로 임대

(3) 의료인력관리 개선

(가) 임상교원에 대한 신분 안정화 방안 모색

(나) A 병원 실정에 맞는 교원 평가방안 모색 : 現 성과급제 개선

(다) 지역실정에 맞는 전문분야 도입

(라) 요일진료 의사 근무제도 개선

라. 비용절감방안

(1) 인건비 절감방안

(가) 시설, 급식, 원무업무 감원, 병상축소, 신생아실 이전

(나) 비정규직 감원 : 업무축소 및 업무프로세스 개선

(다) 시간외근로 최소화

(라) 직원의 Multiplayer화

마. 업무프로세스 개선방안

(1) 진료미수금의 조기회수 : EDI 조기시행

(2) 출장검진 중단검토

(3) 보험삭감에 대한 의료진 교육강화 및 삭감품목 사용억제

(4) 재고자산 보유기간 단축

(5) 공동구매 계약의 확대

(6) 수술개시 시간 조기화

B 병원 사례

1. 진단배경

중부권의 교통요지에 위치하여 최대의 대학부속병원으로 괄목할 만한 성장을 이룬 B 병원은 약 900여 병상을 갖추고 120여명의 의료진과 220여명의 수련직, 1,000여 명의 직원이 근무하고 있으며, 권역응급의료센터의 24시간 운영과, 진료의뢰센터의 운영으로 환자진료에 만전을 기하고 있습니다.

보건 의료정책의 변화와 병원환경 변화에 따라 병원 경영이 갈수록 악화되어 가고 있는 실정에서 경영합리화를 위한 경영분석정보의 필요성에 대한 인식이 점차 증가되고 있어 다각적인 방안을 가지고 노력해야 할 것입니다.

가. 진단기간 : 8주

나. 진단 후 기대효과

(1) B 병원의 역할, 기능, 목표를 고려하여 향후 의료수지 계획을 예측하여 목표경영을 실천할 수 있는 방안 및 장·단기 발전계획을 수립한다.

2. 병원경영 환경 분석

가. SWOT분석

내부환경분석		외부환경분석	
강점 (S)	• 대학브랜드 이미지 • 높은 지역사회 기여도 • 진료권내 유일한 대학병원 • 권역응급진료센터 개설	• 교통의 요충지 • 유동인구 증가 (산업단지, 신도시, 관광산업) • 높은 노인 인구 구성비	기회 (O)
약점 (W)	• 경영진 및 관리자 경영능력부족 • 취약한 재무구조 • 고객지향적 마인드 부족 • 진료전문화(특화)분야 부재 • 교직원의 위기의식 부재 • 병의원과 의료협력체계 미흡	• 수도권 대형병원 접근 용이 • 전국대비 인구증가율 저조 (농촌형 인구구조) • 의료공급 과잉 (인근지역 개원의 증가) • 의료정책의 변화 • 가구당 소득수준 취약	위협 (T)

3. 병원 운영실태

가. 경영성과분석

(1) 취약한 재무구조

(가) 총자산의 88%가 부채

(나) 누적적자로 자금운영 어려움 : 유동비율은 91% (최소 100% 이상 필요)

▶ 200× ~ 200×년 누적적자(OOO억원)

(2) 주요 적자원인

(가) 높은 원가구조 : 높은 인건비율(53.2%)

(나) 낮은 의료수입 : 보험수가 인상율에도 돗미치는 수입증가율

1) 진료환자수의 감소, 낮은 비급여 검사 수입 및 입원수입

2) 저난이도 환자비중이 높음

▶ 폐렴, 감염성설사 및 위장관염 등

3) 낮은 병상가동률 : 83.9% (상급병실 가동률 : 68.3%)

4) 단위당 낮은 수입구조, 환자당 검사율 저조

나. 외부환경분석

(1) 지리적 여건

(가) 강원도, 경기도, 충청도, 경상북도의 교통요지에 위치

(나) 수도권 대형병원 접근 용이

(2) 주 진료권내 인구현황

(가) 주 진료권내 단일 종합전문진료요양기관이며 대학병원

(나) 의료공급의 과잉 : 의원급 의료기관 증가(지난 2년간 25개 개설)

(다) 전국대비 인구증가율 저조(B시는 높으나 주진료권은 낮음)

(라) 전형적인 농촌형 인구구조로 변화

(마) 유동인구 증가(산업단지, 신도시개발, 관광사업 활성화)

(3) 가구당 소득수준 취약 (재정자립도 : B시 46.6%, K도 80.5%)

(4) 낮은 고객 만족도

(가) 진료절차의 편리성 : 평균 53점 (예; 진료대기시간 37점)

(나) 진료환경 및 시설 : 평균 55점 (예; 주차시설 33점)

(다) 직원친절도 : 외래 61점, 입원 59점

(라) 서비스 결과에 대한 만족도 : 외래 56점, 입원 58점

다. 내부역량분석

(1) 조직관리분석

(가) 비효율적인 조직구조

1) 대학 부총장이 의대 및 병원총괄

2) 대학과 병원에 대한 구심적 역할 부재

3) 대학과 병원의 총괄기획 및 행정지원기능 부족

4) 하위조직의 지나친 세분화 : 계단위 업무를 과단위로 운영

5) 이원화된 조직으로 인한 인력중복 (예; 건강진단과와 건강검진센터)

(나) 비 정형화된 의사결정 과정

1) 일방적인 의사결정 : 교직원들의 공감대 형성 미흡, 무관심 초래

2) 의사결정시 전문위원회, 심의기구 참여 미흡 : 사전타당성 조사 부족

3) 체계적인 위임전결 규정 미확립

4) 경영 Master Plan 부재

(2) 인사관리분석

(가) 인력관리

1) 높은 인력구조 : 100병상당 인력이 간호직, 일반직 인력이 많음

2) 교직원 1인당 생산성 저조 : 특히 전문의 1인당 환자수 매년 감소

(나) 인사평가제도 및 절차의 불합리

1) 절대평가로 인한 인사고과의 점수분포 편중됨.(탁월,우수가 없음)

2) 불량인 경우 정기승급 및 재임명에 반영안됨(200×년)

3) 대학과 병원의 인사위원회 별도운영

(다) 장기근속과 고령화 : 전체의 80%가 5년이상 장기근속수당을 받음

(라) 부서간 순환근무제 부족 : 사무직, 간호사의 45% 이상이 4년이상근무

(마) 포상 및 징계실적의 저조 : 200×년 모범직원 포상실적 없음

(3) 임금관리분석

(가) 생산성을 감안하지 않은 높은 임금 지급

1) 반일휴가제 전교직원 실시

2) 의료수입대비 인건비율 : 53.2%

3) 모(母)병원과 동일한 임금인상률

(나) 모(母)병원보다 높은 임금구조

(다) 수당 및 부가급여 산정기준 상이 : 시간외수당, 학비보조수당 등

(라) 퇴직부담금의 누적증가 : 매년 퇴직금 이자부담금 OO억 (연평균 18%증가)

(4) 원무관리분석

(가) 비효율적 원무인력 구조 : OCS 이용률 저하 (입원 - 0%)

(나) 수가관리체계 문제 : 원가분석과정 및 진료재료위원회 심의 부재

(다) 낮은 보험심사 청구 전산화

(라) 미수금 관리 문제

1) 미수금 비율 증가 및 회수소요기간 지연(약 58일)

2) 직원후납의 관리지침 부재

(5) 진료형태 및 업무프로세스 관리

(가) 외래진료부문

1) 늦은 진료개시, 높은 진료결손, 낮은 예약관리, 높은 평균대기시간

2) 1 세션당 낮은 평균환자수

3) 진료실당 10명 이하 환자 : 총 진료실수대비 34.1%

4) 초·재진 접수창구 비분리 : 순번기 설치필요

5) 진찰등록증 미발급

(나) 입원진료부문

1) 낮은 병상가동률 : 83.9% (상급병실 가동률 : 68.3%)

2) 간호등급 5등급

3) 전문센터 부재

(6) 물자관리

(가) 구매관리

1) 구매의 사전 타당성 조사 및 관련부서 검토기능 미흡

2) 원인행위 결재 없이 구매행위 시행

3) 형식적인 가격비교 : 사용부서 요청 업체 구매

4) 내자와 외자 구매시 경제성 분석 부재

5) 기술부서 및 구매부서의 견제기능 미비

6) 외자 구매시 수입대행업체 수의계약

(나) 용역 및 임대관리 : 높은 수의계약 (약 85%)

(다) 리스계약관리 : 리스이자율이 모(母)병원보다 조달금리 더 높음

(라) 전산관리

1) 전산장비에 대한 투자 미흡 및 처리 속도 늦음

2) 물품코드 및 업체코드 이원화

3) 외래 OCS 사용저조 및 입원 OCS 부재, OA부문 미개발로 수작업

4) 각 시스템간 연계부족

(7) 설문조사분석

(가) 경영악화 인지도 : "현 경영상태가 어렵다"가 91.1%

(나) 경영악화 원인 : "전문경영인 및 경영관리 부재" 가 53.3%

(다) 조직 및 개인성향과 업무프로세스

1) 교직원 능력과 자부심은 91.0%로 높음

2) 공·사구분 : 44.8%, 의사소통 및 협조성 38.5% 로 낮음

(라) 자원배분 및 투자의 적절성 : 37.5% 가 부정적

(마) 인력관리 평가 : "근무장소 환경" 과 "승진제도"가 제일 큰 불만족

(바) 교수직의 인사정책 개선방향 : "교수직 인력관리 개선욕구" 높음

(사) 주요 보직자 인터뷰

1) 비전제시 및 경영전략 부재, 정책의 연속성 결여

2) 일방적인 의사결정과정 : 교직원들의 방관자적 자세

3) 우수의료인력 관리부재 및 허리역할 중간계층 부재

4) 낮은 생산성 : 의사별 환자수 저조, 교직원 고령화

5) 교직원 중심의 업무구조와 고객서비스 Mind 부재, 무사안일주의

가) 진료전문화 필요 : 소화기, 암, 노인질환, 갑상선, 응급분야

나) 의사결정과정의 투명성 확보 및 전 교직원의 참여기회 부여

다) 평가제도 및 인센티브 도입

라) PACS등 전산시스템 확충 및 고부가 장비 투자

마) 기관 퇴직금 조기 정산

4. 병원 발전을 위한 개선방안

가. 전략적 방향

(1) 설립이념 강화 및 사명과 비전 제시

(2) 경영전략 수립 및 경쟁력 있는 조직 체계 구축

(3) 대내외 환경적응을 위한 변화 추구 및 공감대 형성

나. 조직 개편 개선방안

(1) 의대학장과 병원장을 관장하는 의료원장제 도입

(2) 기획관리실, 사무부의 역할 정립 및 과·계단위조직의 통폐합 후 팀제 도입

(3) 건강관리과와 건강검진센터의 통합

(4) 의사결정기구 검토 : 중요정책 및 전략심의기구 구성

다. 인력관리 방안

(1) 전문경영자 교육 및 육성, 행정경험이 풍부한 경영자 선발

(2) 인사관리의 투명성 확립 및 인사고과제도의 개선

(3) 유능한 관리자 육성 및 교육프로그램 강화

(4) 급여 체계 개선 및 퇴직금 조기 정산을 위한 노력

라. 진료부문 관리 개선방안

(1) 진료과의 전문화 및 특성화

(2) 진료예약제 도입 및 조기진료 개시

(3) 협력병원체계 구축 및 고객만족도 향상방안 마련

(4) 허가병상수 조정의 병상가동률 향상 및 간호등급 상향 조정

(5) 전산화 및 사무자동화 추진 및 고객위주의 업무과정 개선

(6) 진료비 청구기간 단축 및 미수금 회수노력 강화

(7) 비급여 진료수가 검토위원회 구성

마. 구매관리 개선방안

(1) 기자재 심의조정기구의 활성화

(2) 수의계약 지양 및 경쟁입찰

(3) 물품구입 및 리스계약시 타당성 및 시장조사

(4) 정기유지보수 계약서의 표준화 및 자체 수리능력 배양

바. 홍보전략 및 고객만족 방안

(1) 전문화 및 클리닉 홍보, 홈페이지 활용

(2) 지역사회를 위한 건강강좌 개설 및 의료봉사

(3) 서비스 아카데미 및 불친절관리 방안 모색

(4) CQI 활동 강화

| 별첨 |

병원감사관련 서식 현황

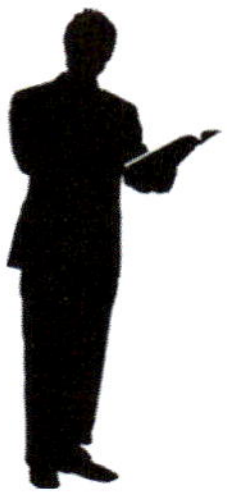

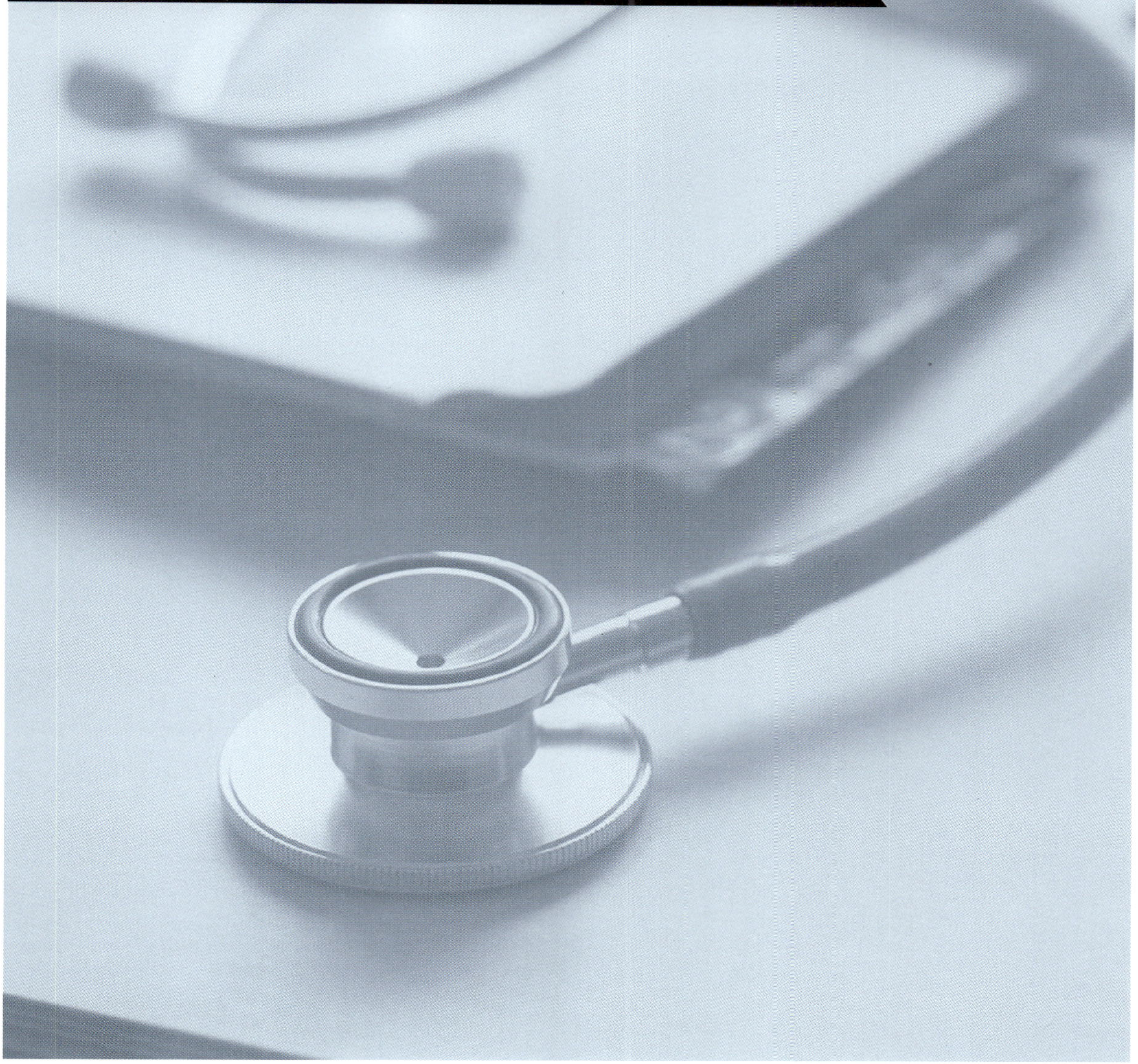

[공금관리장부 기본서식]

제목 : ○○○○○ 행사비							
년 월 일	내역	수입액	지출액	잔액	증빙번호	결재	
						담당	확인

[현금실사 집계표]

년 월 일

1. **피감사부서명** :
2. **피감사인(출납담당)** : (서명)
3. **책임자** : (서명)
4. **감사인(감사팀)** :

본 감사인은 사학기관 재무회계규칙에 대한 특례규칙 제40조, 학교법인 Y대학교 예·결산규정 제31조, 병원 감사업무규정 제5조 및 제7조, 공금(현금)관리지침에 의하여 다음과 같이 현금실사를 하였습니다.

<table>
<tr><th>구 분</th><th colspan="4">적 요</th><th>금 액</th><th>비 고</th></tr>
<tr><td rowspan="12">실사액(A)</td><td>전일 마감 후 입금</td><td colspan="3"></td><td>원</td><td></td></tr>
<tr><td rowspan="9">현재 보유 현금
(소액현금 포함)</td><td rowspan="4">지폐</td><td>수 표</td><td>장</td><td>원</td><td></td></tr>
<tr><td>10,000원</td><td>장</td><td>원</td><td></td></tr>
<tr><td>5,000원</td><td>장</td><td>원</td><td></td></tr>
<tr><td>1,000원</td><td>장</td><td>원</td><td></td></tr>
<tr><td rowspan="4">주화</td><td>500원</td><td>개</td><td>원</td><td></td></tr>
<tr><td>100원</td><td>개</td><td>원</td><td></td></tr>
<tr><td>50원</td><td>개</td><td>원</td><td></td></tr>
<tr><td>10원</td><td>개</td><td>원</td><td></td></tr>
<tr><td colspan="3">소 계</td><td>원</td><td></td></tr>
<tr><td>중간입금</td><td colspan="3"></td><td>원</td><td></td></tr>
<tr><td>합계</td><td colspan="3"></td><td>원</td><td></td></tr>
<tr><td rowspan="4">총 수납액(B)</td><td>전일마감후 미입금</td><td colspan="3"></td><td>원</td><td></td></tr>
<tr><td>당일(전산) 수납액</td><td colspan="3"></td><td>원</td><td></td></tr>
<tr><td>소액현금 + 추심료</td><td colspan="3"></td><td>원</td><td></td></tr>
<tr><td>합계</td><td colspan="3"></td><td>원</td><td></td></tr>
<tr><td>과부족(A-B)</td><td></td><td colspan="3"></td><td>원</td><td></td></tr>
<tr><td>비 고</td><td colspan="6"></td></tr>
</table>

[직무감찰 점검표(Check-List)]

1. 점 검 자 :
2. 점 검 일 :
3. 중점사항 :

점검 항목	점검 결과	조치 사항	기 타
1. 방화관리 O. 비상키 관리실태 O. 비상연락망 비치 O. 난방기 사용실태 O. 화재경보기 작동			
2. 근무자 근무기강 O. 복장상태 O. 근무시간 준수 O. 음주, 도박, 게임등 O. 친절 응대			
3. 자산관리 O. 출입문 통제여부 O. 소모품 관리			
4. 에너지 절약 O. 컴퓨터 전원상태 O. 전등, 수도물절약 O. 난방기 사용			
5. 기타 시설물의 안전관리 O. 공사현장등 실태 O. 청소 및 위생 상태			
※ 기타 보고사항			

[재고실사 점검표]

1. 실사대상 :
2. 실사일시 :
3. 실사방법 : 무작위 표본실사

품 명	규격(단위)	장부수량	실사수량	차이	비 고

4. 점검사항

가. 장부(전산) 기록방법 :

나. 소모부진 품목 처리방법 :

다. 실사시기, 방법 :

라. 환입처리 방법 :

마. 수탁품목 관리 :

바. 재고금액의 변동 :

[문서관리상태 점검표]

점검일 : 년 월 일

1. 대상부서 : 부서장 : 점검자 :
2. 점검내용

점검항목	작성여부			미작성(비고) 사유
	작성	미작성	비고	
① 문서관리대장				
㉮ 보존문서 기록대장				
㉯ 보존문서 대출대장				
㉰ 이관문서 목록				
㉱ 접수 및 발송대장				
② 보존연한별 편철 및 제본				
㉮ 색인목록 작성				
㉯ 표지작성				
❍ 일련번호				
❍ 문서철명				
❍ 문서처리기간				
❍ 문서처리부서				
③ 접근 용이성				
❍ 문서 2건(샘플) 검색				
◉ 기타(건의 또는 현장지도)				
◉ 재점검대상여부(불필요, 필요), 재점검일 :				

❑ 작성요령

1. 대상부서는 파트단위로 작성하되 구분이 안 될 경우 통합하여 작성함.
2. 점검사항이 재점검일 경우 2차라고 별도 표기함.

[인계인수서 점검표]

점검일 : 년 월 일

1. 대상부서 : 부서장 : 점검자 :
2. 작성대상자 :
3. 점검내용

점검항목	작성여부			미작성(비고) 사유
	작성	미작성	비고	
① 인계인수서 작성여부				
② 필수적 기재사항				
㉮ 분장업무				
㉯ 유가증권(현금, 예금)목록				
㉰ 인력현황				
㉱ 장부, 보관문서				
㉲ 진행업무(미결,예정사항포함)				
㉳ 직전인계인수서				
③ 상위자 확인				
㉮ 상위자에 대한 보고				
㉯ 상위자의 입회여부				
④ 기 타				
㉮ 사무실키, 유관기관 연락처				
㉯ 회의록				
㉰ Know How(비정상적 업무)				
◎ 재점검대상여부(불필요, 필요), 재점검일 :				

❑ 작성요령

– 점검표는 작성대상자별로 작성함을 원칙으로 한다.

[행정기관의 행정지도(단속)내용 및 자체 점검표]

기관명	부서명	지도 및 단속내용	관할청	단속일시	지도 및 단속결과	시정조치(자체점검)

[입찰 입회조서]

(No. -)

결재 : 감사실장 (서명)
팀 장 (서명)
파 트 장 (서명)

1. 입찰일시 : 년 월 일 시 분	6. 예정가격(VAT: 면세 별도 포함 일부포함)	8. 입찰결과 : 낙찰 · 유찰
2. 입찰건명 :		9. 낙찰자(업체) :
	장 결정액 : ₩	
	팀 품의액 : ₩	10. 낙찰금액 : ₩
	(삭감율 : %)	11. 재입찰 일시 : 년 월 일 시 분
3. 구분 : 공사 제조 매입 매각 용역 임대	7. 응찰업체 및 최종 응찰액	12. 입찰 진행 현황
4. 입찰방법 : 일반 제한 지명 기타	(1) (₩)	집 행 : 팀 (서명)
5. 입찰공고사항		입 회 : 감사팀 (서명)
년 월 일부터	(2) (₩)	관련부서 : 팀
년 월 일까지		입찰회수 : 회
(참고사항 : 동일품목 전회 구입현황)	(3) (₩)	13. 입찰입회 의견
* 입찰건명 :		
* 입찰일자 : 년 월 일	(4) (₩)	
* 예정가격 :		
장 결정액 : ₩	(5) (₩)	
팀 품의액 : ₩		
* 낙찰금액 : ₩	(6) (₩)	
* 낙찰업체 :		

(감사규정 제 6조 2항에 의거하여 각종 입찰에 입회함)

[외자장비 입찰 입회조서]

(No. –)

결재 : 감사실장 (서명)
팀 장 (서명)
파 트 장 (서명)

1. 입찰일시 : 년 월 일 시 분
2. 입찰건명 :
3. 공고기간 : 년 월 일 ~ 년 월 일 (일간)
4. 입찰집행현황

집 행 : 관재팀 (서명)

입 회 : 감사팀 (서명)

번호	응찰업체	응찰금액			입찰 평가 내용				계약확인
		외 화	원 화	합 계	사용부서		의료장비팀		
					적합	부적합	적합	부적합	계약업체:
					적합	부적합	적합	부적합	
					적합	부적합	적합	부적합	계약금액:
					적합	부적합	적합	부적합	
					적합	부적합	적합	부적합	
					적합	부적합	적합	부적합	비 고:
					적합	부적합	적합	부적합	
					적합	부적합	적합	부적합	

※ 입찰일 현재 환율 :

[○○팀 업무지도 감사보고서]

감사규정 제6조 2항(감사종류) 및 200× 회계연도 업무지도 감사일정에 따라 ○○ 업무에 대한 지도 감사를 실시하고 그 결과를 다음과 같이 보고합니다.

❑ 감사기간 :
❑ 감 사 인 :
❑ 감사범위 :
❑ 중점사항

① ______________________________

② ______________________________

업무 현황

1. 업무 개요
2. ○○ 현황

문제점 및 개선권고사항

1. ○○관리 【 ○○팀, ○○팀】
   [문제점]
   ______________________________(첨부 1).
   [개선권고사항]
   ____

※ 별 첨 : 1. ______________________________1부. 끝.

[개선권고사항에 관한 시정조치(계획)]

지적내용	시정조치(계획)

[감사질문서]

❑ 일 시 : 년 월 일 시 분
❑ 장 소 :
❑ 질문자 :
❑ 답변자 :

※ 답변지가 부족한 경우는 별지에 질문번호를 기록하고 연결 사용

1. 귀하는 수익일보에 잡히지 않는 미사용 진료비가 (200×년 00월 00일 현재 약 _______ 원)있다는 것을 안 시점은 언제이며 이것을 상위 관리자에게 보고한 적이 있습니까?

☞ 답 변 :

2. 당시 안 시점에서의 진료비 규모는 얼마였으며, 이 문제를 해결하기 위하여 구체적으로 어떠한 조치를 취하였습니까?

☞ 답 변 :

3. 미사용 진료비에 대한 처리를 장기간 지연시킨 이유는 무엇입니까?

☞ 답 변 :

4. 의료보험, 보호환자 등은 보험자 부담 미수금에 대하여 중간청구가 가능한 일인데 장기간 지연시킨 이유는?

☞ 답 변 :

5. 청구지연으로 발생된 대손 추계액 만해도 약 ________원 인데 이에 대해서는 관리자로서 어떻게 생각하십니까?

☞ 답 변 :

6. 본 사항과 관련되어 본인이 추가적으로 언급하고 싶은 내용은?

☞ 답 변 :

[시 말 서]

소 속 :
직 번 :
성 명 :

상기 본인은 ○○팀 직원으로서 ○○년 ○월 ○일 사무착오로 ○○업무를 처리함으로써 ○○원의 재산상의 손실을 가져왔습니다. 이에 대하여 깊이 반성하는 동시에 손실금을 전액 변상하겠사오며, 앞으로는 실수를 발판삼아 의료원 발전에 보다 성실한 태도로 임할 것을 맹세하며 시말서를 제출합니다.

○○ 년 ○○ 월 ○○ 일

○ ○ ○ (인)

[○○ 회계연도 감사실적]

업무지도 및 특별감사(건)

감사기간	감사대상 업무	감사 결과	피감사 부서

참고문헌

강인준, "내부감사매뉴얼", (주)영화조세통람, 2006

남영호, "기업내부의 감사진단실무", 세명서관, 2003

카키시마 카즈미, "내부감사실천매뉴얼", 소프트전략경영연구원, 1996

손승태, "감사이론과 실무", 박문각, 2007

정기선, "현대 병원경영분석과 진단", 문휘도서, 1992

"현대 병원 회계", 정우서적, 2004

"현대 병원경영분석과 진단", 정우서적, 2005

"현대 병원 재무관리", 정우서적, 2006

서흥석, "분석과 계획에 의한 병원경영", 한양대학교 출판부, 2002

박병상, "의료기관 경영실무핸드북", 에치피시, 2002

"의료기관 개원지식 100", 에치피시, 2004

원융희, "최신 병원경영학", 대학서림, 2002

박영서, "최신내부감사실무", 갑진출판사, 2001

장승권 등, "학습조직의 이론과 실제", 삼성경제연구소, 1996

조우현, "의료의 질 향상 개념과 기법", 한국병원경영학회, 2000춘계학술대회 연수교육

한국생산성본부, "감사계획수립 및 실행실무", 한국생산성본부, 2007

교육인적자원부, "2007년 사립대학감사업무 담당자실무과정", 교육인적자원 연수원, 2007

The Korean Institute of Auditors, "The Professional Practices Framework", 2008.1

저자

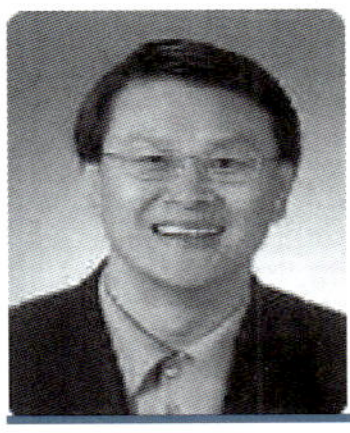

김 영 태

현 연세의료원 감사실장
현 산부인과학교실 교수
현 세브란스병원 산부인과 과장
E-mail ytkchoi@yuhs.ac
☎ (02) 2228-1031
📠 (02) 2227-7942

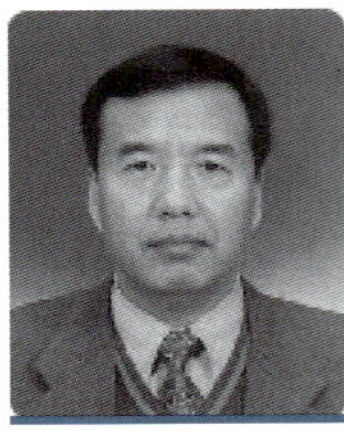

정 연 수

현 감사실 감사팀장
E-mail cys8520@yuhs.ac
☎ (02) 2228-1032
📠 (02) 2227-7942

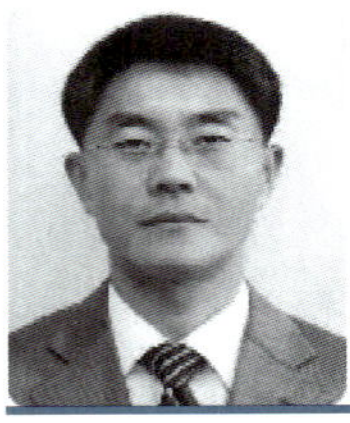

이 석 형

현 감사실 감사파트장
E-mail shlee@yuhs.ac
☎ (02) 2228-1033
📠 (02) 2227-7942

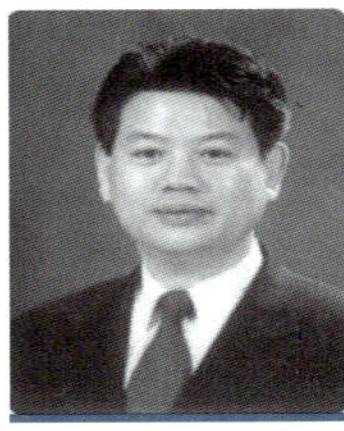

김 용 운

현 감사실 감사파트
담당 내부감사실무
E-mail ywkim@yuhs.ac
☎ (02) 2228-1034
📠 (02) 2227-7942

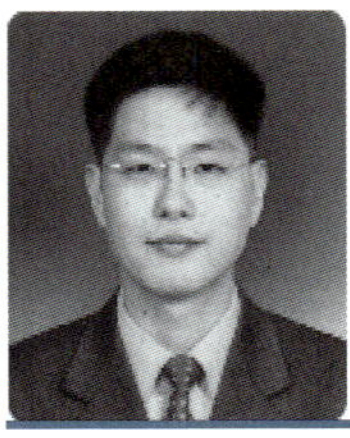

김 남 호

현 감사실 감사파트
담당 경영진단실무
E-mail jjkimnh@yuhs.ac
☎ (02) 2228-1035
📠 (02) 2227-7942

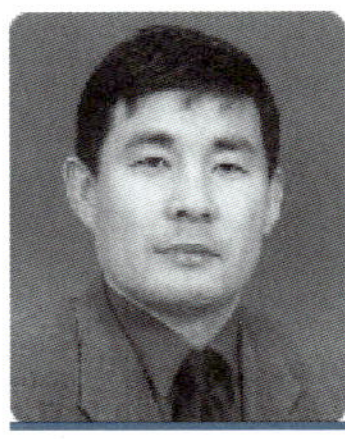

강 홍 주

현 감사실 감사파트
담당 감사일반실무
E-mail kjh3948@yuhs.ac
☎ (02) 2228-1036
📠 (02) 2227-7942

케틀벨 스윙 다이어트!

JN433111

트레이시 리프킨트
김한얼 · 이정우 · 최광석 옮김

다이어트와 체형 교정을 동시에 할 수 있는
혁신적인 케틀벨 프로그램

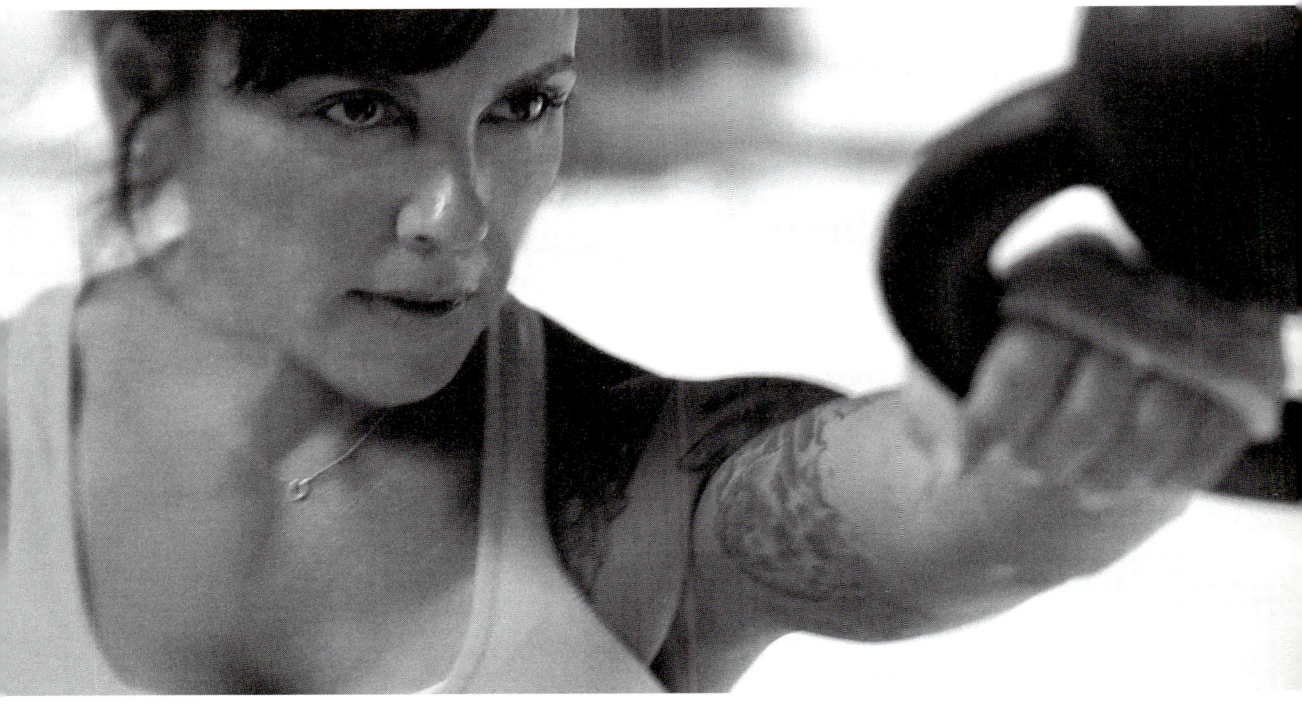

세계적인 베스트셀러 『4시간』과
『포아워바디』의 저자, 팀 페리스 추천

소마앤바디 Soma and Body www.kettlebell.kr

군자출판사

케틀벨스윙 다이어트!

첫째판 1쇄 인쇄 | 2014년 9월 11일
첫째판 1쇄 발행 | 2014년 9월 18일
첫째판 2쇄 발행 | 2016년 10월 14일

지 은 이 트레이시 리프킨트
옮 긴 이 김한얼 · 이정우 · 최광석
발 행 인 장주연
출 판 기 획 오제훈
편집디자인 박은정
표지디자인 김민경
발 행 처 군자출판사
등록 제 4-139호(1991. 6. 24)
본사 (10881) **파주출판단지** 경기도 파주시 회동길 338(서패동 474-1)
전화 (031) 943-1888 팩스 (031) 955-9545
홈페이지 | www.koonja.co.kr

THE SWING! Lose the Fat and Get Fit with This Revolutionary Kettlebell Program.
Copyright © 2012 by Tracy Reifkind.
All rights reserved. Published by arrangement with HarperOne, an imprint of HarperCollins Publishers.
Cover Photograph: Adam Patch
Photograph: Victoria Yee
All rights reserved
Korean translation copyright © 2014 by Koonja Publishing Inc.
Korean translation rights arranged with HarperOne,
through EYA (Eric Yang Agency)

이 책의 한국어판 저작권은 EYA(Eric Yang Agency)를 통한
HarperOne사와의 독점계약으로 한국어 판권을 '군자출판사' 가 소유합니다.
저작권법에 의하여 한국 내에서 보호를 받는 저작물이므로 무단전재와 복제를 금합니다.

* 파본은 교환하여 드립니다.
* 검인은 저자와의 합의하에 생략합니다.

ISBN 978-89-6278-913-3
정가 25,000원

추천사 Recommend

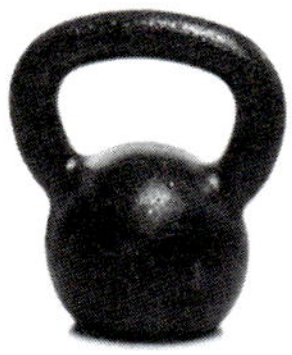

『포아워바디The 4-Hour BODY』를 쓰기 위해 극적인 몸의 변화를 이룬 사람들에 대한 사례를 모으던 중 트레이시 리프킨트를 만났다. 그녀의 이야기는 정말 경이로웠다. 오랜 시간 과체중으로 살아오며 건강에 심각한 문제를 지니고 있던 113kg 여인이 케틀벨을 만나 변화를 이룬 이야기는 참으로 극적이다. 당신도 이 책을 통해 그녀의 이야기를 곧 만나게 될 것이다. 41세가 되던 해, 오직 자신에 대한 가능성만을 믿고 변화를 시도했던 트레이시, 결국 케틀벨 스윙과 다이어트법을 효과적으로 활용해 자신의 '모든 것들'을 변화시켰다. 그녀가 발견한 것은 바로 나이와 상관없이 누구나 체중 감량 신화를 이룰 수 있는 비밀의 열쇠였다. 진정한 '스트롱맨'들의 무기였던 케틀벨이 바로 그것이다.

이게 전부는 아니다. 그녀가 변화해온 과정은 훨씬 더 놀랍고 멋지다.

전문가들조차도 케틀벨 스윙 동작이 지닌 근원적이고 놀라운 효과를 간과한다. 나는 '스윙' 동작 하나 외에는 그 어떤 것도 필요치 않다고 생각한다. 트레이시는 이 케틀벨 스윙 하나를 초보자부터 전문가까지 누구나 쉽게 따라할 수 있게 설명하고 또 이를 조금씩 역동적으로 발전시켜 나갈 수 있는 프로그램을 고안했다. 그녀는 정말 재능이 있다. 나는 '변형'이라는 말을 쉽게 사용하는 사람이 아니지만, 여기서 제시된 프로그램을 통해 누구나 '변형'의 기쁨을 누릴 수 있으리라 확신한다.

이 책에는 트레이시의 몸과 마음이 변형된 재밌는 이야기뿐만 아니라 실질적인 케틀벨 관련 조언들이 한가득 담겨있다. 또한 지속가능하고 연속적인 변화의 길을 걸어갈 수 있도록 도와주는 식습관에 관한 내용도 첨가되어 있다.

살을 조금이라도 빼려고 노력해왔던 사람들, 또는 트레이시가 했던 것처럼 큰 변형을 바라는 사람들 모두에게 이 책이 멋진 친구이자 든든한 아군이 되어줄 것이다.

딱 8주 정도만 이 책의 내용을 따라 해보라. 몰라보게 달라진 자신을 발견하게 될 것이다.

즐겨라!

팀 페리스Tim Ferriss

뉴욕타임즈 선정 베스트셀러 『4시간The 4-Hour WORKWEEK』과

『포아워바디The 4-Hour BODY』의 저자

서 론 Introduction

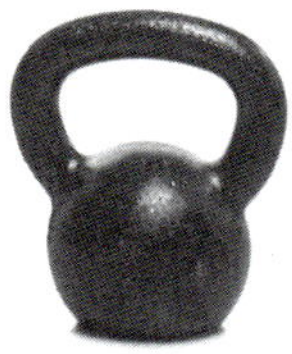

거울 속에 비친 모습을 볼 때마다 케틀벨로 인해 내게 생긴 기적을 떠올린다. 그렇다. 케틀벨은 나에게 있어 기적이고 행운이며 황금을 넣어둔 항아리와 같다. 수많은 건강 프로그램을 경험해본 후 만난 케틀벨 스윙으로 인해 나는 체중을 약 50kg 감량했고, 이전보다 훨씬 더 강하고 날씬해졌으며, 몸의 가능성을 실현하는 삶을 살아야 한다는 동기부여를 받았다. 내가 그랬던 것처럼 모든 이들이 케틀벨을 알고 또 좋아하게 되길 바란다.

크로스컨트리 스키를 타고 오르막길을 오를 때를 제외하고 케틀벨 스윙은 다른 어떤 운동보다 지방을 태우는 데 도움이 된다. 내가 케틀벨을 좋아하는 기본적인 이유가 바로 지방 감소에 있다. 그런데 크로스컨트리 스키와 같이 번거로운 운동을 하는 사람이 누가 있을까? 예전에 나는 심폐 기능을 높이는 기계를 활용해 살을 빼려고 엄청난 시간을 들여 몸을 혹사시키는 운동을 즐겼는데, 일주일에 겨우 이틀, 한 번 할 때 30분 정도의 시간을 투자해 케틀벨 스윙을 한 것만 못했다. 케틀벨은 이전에 했던 다른 어떤 운동보다 근력뿐만 아니라 심폐기능을 높이는 효과가 있다. 심폐기능, 근력, 지구력, 거기에 멋들어진 팔과 어깨, 복근까지! 계단을 오르내리는 원리를 도입해 만든 기구를 아무리 열심히 해도 이런 효과를 얻기 힘들다.

케틀벨 스윙으로 당신의 삶을 변형시키고 좀 더 현명한 식습관을 갖출 수 있는 방법을 이 책을 통해 알려주겠다. 여기서 제시하는 운동법은 누구나 따라 할 수 있다. 특별한 전문가도 필요치 않다. 몸을 바꾸려고 한 달에 1000 달러를 지불하거나 퍼스널 트레이너를 고용하지 않고도 누구나 자신이 원하는 목표에 도달할 수 있다.

내가 그랬던 것처럼 당신도 케틀벨의 매력에 푹 빠질 거라고 확신한다. 몸을 변화시키는데 케틀벨이라는 도구 하나면 충분하다. 케틀벨은 집 안이나 앞마당에서도 할 수 있으며 거실이나 현관 또는 차고에서도 할 수 있다. 나도 처음엔 우리 집 차고에서 시작했고 요즘도 가끔은 거기서 케틀벨을 한다. 헬스클럽에 나가거나 회원으로 등록하지 않고도 언제 어디서든 이 운동을 할 수 있다. 케틀벨의 가장 멋진 부분은 재미도 있다는 점이다. 스윙 동작을 하고 있는 동안 누구나 그 재미를 만끽할 수 있다. 스윙을 하는 구체적인 방법은 곧 배우게 될 것이다. 케틀벨을 좋아할 수밖에 없는 이유는 다음과 같다.

케틀벨 스윙은 자연스럽다.

스윙은 다른 어떤 운동 프로그램을 통해서도 얻을 수 없는 원초적인 움직임을 담고 있다. 날렵한 운동선수든 아니면 신체 균형이 깨져있는 환자든 상관없이 이 동작을 통해 원하는 것을 즉각적으로 얻을 수 있다. 왜냐면 스윙은 어린 아이가 바닥에서 몇 시간씩 구르며 놀 때부터 해왔던 원형의 움직임이기 때문이다. 스윙 동작을 할 때 일어나는 부드러운 척추 움직임은 잠을 자는 동안엔 잘 드러나지 않는다. 하지만 몸이 성장하면서 끊임없이 드러난다. 케틀벨은 아이가 듣는 자장가도 아니며 단순하면서도 짜릿한 흔들기도 아니다. 당신이 지금까지 어떤 운동을 해왔든 상관없이 스윙을 통해 에너지와 힘을 얻을 수 있을 것이다.

케틀벨은 덤벨과 다르다.

케틀벨을 무거운 덤벨을 드는 것으로 생각하고 있다면 이는 착각이다. 케틀벨로도 덤벨 운동을 하는 것처럼 정적인 동작을 다양하게 할 수 있다. 하지만 케틀벨 손잡이를 잡고 스윙을 하게 되면 덤벨로 할 수 있는 것 이상의 다양한 무게-저항운동weight-resistance exercise을 할 수 있다.

일석이조의 효과가 있다.

케틀벨 스윙은 유산소 운동이면서도 무산소 운동이다. 따라서 심장 기능과 근력 모두를 높일 수 있다는 장점이 있다. 심폐기능을 개선하는 것뿐만 아니라 지방 감소에도 효과적이다. 빠른 속도로 달리기 하거나 스키를 신고 언덕을 오르는 것과 같은 힘든 운동을 하지 않고도 스윙을 통해 그만큼의 지방을 태울 수 있다.

지루하지 않다.

케틀벨 스윙을 시작했을 때 나는 이 운동이 지루할 줄 알았다. 단일한 동작을 계속 반복하는 게 지루하다고 여겨 바쁜 척 이런저런 핑계를 대며 주의를 분산시키거나 즐거운 일들을 찾아다녔지만 얼마 지나지 않아 이 운동의 무궁한 재미를 발견하게 되었다. 동작을 익혀가면서 점차 지루함은 사라졌다. 동작을 조합해 할 수 있는 것들이 많아지니 케틀벨을 하는 시간도 늘어났고 결과적으로 몸드 점차 변하게 되었다.

식습관을 개선하는 법도 알려주도록 하겠다. 왜냐면 이 멋진 운동법을 통해 지방을 엄청나게 연소시키면서도 반대로 폭식을 하게 된다면 말짱 도루묵이기 때문이다. 잘 빠진 몸매와 건강한 근육을 얻는 놀라운 경험을 하고자 한다면 안 좋은 식습관을 때려치워야 한다.

엄청난 살들을 어떻게 뺄 수 있었는지 물어오는 사람들에게 나는 단지 지방을 만드는 행동을 멈췄을 뿐이라고 대답한다. 난 대식가였고 하루 네 끼를 먹어댔는데 이는 약 5000칼로리에 해당되는 양이다. **지방을 쌓아나가는 습관을 버려라! 섭취하는 칼로리를 낮춰라!** 이게 바로 스윙 다이어트의 첫 번째 명제이다. 하지만 저칼로리 음식만으로 재미없게 살라는 말은 아니다. 나는 여전히 먹는 것을 즐긴다. 그래서 접시 위에 맛있는 음식을 올려놓고 먹으면서도 칼로리를 대폭 줄일 수 있는 방법을 고안했다.

최적의 공식

내가 말하는 '최적의 공식'이란 바로 케틀벨 스윙과 칼로리를 줄이는 식습관을 더하는 것이다. 이를 통해 신체 변형을 이룰 수 있다. 당신이 빼고 싶은 살이 7kg이든 45kg이든 상관없이 이 공식은 도움이 될 것이다. 별로 대단한 공식처럼 느껴지지는 않는가? 하지만 이 공식을 실천해보면 당신이 해왔던 그 어떤 방법보다 실질적이고 눈에 띄는 결과를 빠르게 달성할 수 있을 것이다. 여기서 제시하는 케틀벨 워크아웃을 4회만 해보기 바란다.

케틀벨 스윙을 만나기 전까지 나는 수십 년 동안 다양한 형태의 운동법과 다이어트를 경험해봤다. 하지만 그 어느 것도 나를 변화시켜주지는 못했다. 뭔가 변화를 이끌어 낼 수 있는 '모멘텀'을 부여할 정도로 내 살을 빼주는 것들은 하나도 없었으며, 당연히 생활 스타일의 바람직한 변화도 생기지 않았다. 운동선수와 결혼을 해서 그런지 주변에 나와 비슷한 악순환 사이클에 갇힌 사람들을 수도 없이 보게 되었다. 내가 생각할 때 그들이 했던 다이어트법과 운동법은 몸무게를 진정으로 변화시키는 경지로까지 나아가지 못했던 것 같다. 아마 당신도 이런 사람들을 친구나 가족 중에서 많이 보았을 것이다. "살 빼는 일은 우주적인 투쟁이다"라는 말이 있는데, 그들을 보면서 실감하게 되었다.

결국 나는 '진정으로 건강하고 날씬한 사람은 자신이 건강하고 날씬하게 되어야만 한다는 생각을 하지 않는 사람'이라는 결론을 내렸다. 살을 뺀다는 것은 운동으로도 안 되고, 주변의 책망으로도 안 되며, 자신의 선택으로도 안 되는 일이라고 여겼다. 한마디로 날씬함은 타고나야 하는 것이며 후천적인 것이 아니라 선천적인 것이라는 생각까지 했었다. 운동을 하면서 나는 "어떻게 하면 선천적인 날씬함을 이끌어낼 수 있을까?"라는 생각까지 품었었다.

처음 케틀벨 스윙을 배웠을 때는 즉각적인 변화를 경험하지 못했으며 식습관도 바뀌지 않았다. 하지만 4번의 워크아웃을 통해 무언가 놀라운 일이 일어나고 있음을 감지할 수 있었다. 이는 단지 느낌이 아니라 백화점 드레스룸 거울에서 확인할 수 있는 실질적인 사건이었다. 조각 같은 어깨와 건강한 톤을 지닌 상완이두근이 거기에 있었다. 뚱뚱하고 말랑말랑한 몸이 날씬하고 견고하게 변해가고 있었던 것이다. 그때부터 나는 더 이상 뒤를 돌아보지 않았다. 계속 먹으면서도 스윙을 지속해 나갔다. 운동을 위해 먹는 습관을 포기하지 않았다. 몸을 변화시키려고 억지로 나를 다그치지도 않았다. 케틀벨 스윙의 리듬에 몸을 맡기자 '선천적인 날씬함'을 드러내주는 비밀의 문을 열 수 있었다.

몇 년이 지나서 난 놀랍도록 단순한 결론을 얻을 수 있었다. 결과가 나오지 않는 운동을 억지로 할 필요가 없다는 것! 나는 케틀벨 스윙을 통해 약 50kg을 뺐으며 그 상태를 지난 6년 간 계속 이어오고 있다. 내 신체 사이즈는 24에서 6으로 감소했다. 예전엔 백화점을 조금만 걸어도 피곤했는데 이제는 에너지 넘치는 여성이 되었다. 사진을 브면 내가 살빼기 전 어떠했는지 알 수 있을 것이다.

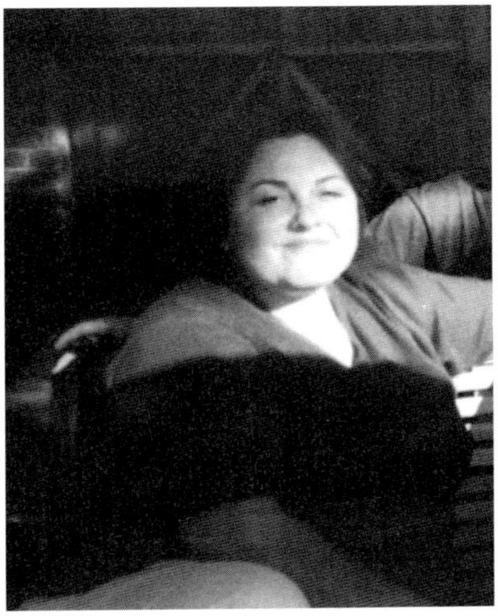
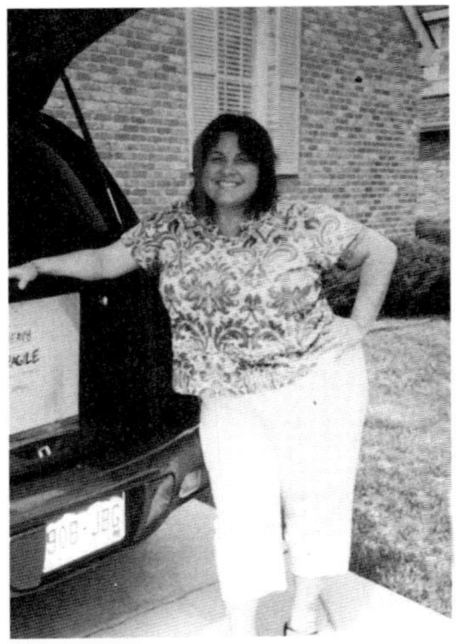
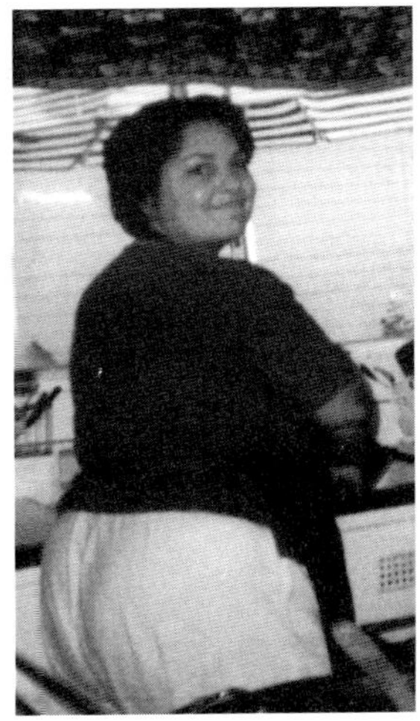

▶ 54kg을 빼고 사이즈가 24에서 6으로 바뀌기 전 내 모습이다!

이제 당신이 케틀벨을 들고 원하는 결과를 얻을 때까지 스윙할 차례다. 운동센터에서 시간낭비하고, 집단 프로그램에서 불필요한 땀을 흘리며, 러닝머신 위를 달리는 것에 지쳤다면, 또는 다이어트 훈련 캠프에서 이리저리 뛰어다니거나 별 효과도 없는 DVD를 틀어놓고 위아래로 움직이는데 질렸다면 변화를 주어야 한다. 자신의 삶에 동기부여를 해줄 구체적인 결과를 얻을 준비가 되었는가? 스윙의 세계로 당신을 초대한다.

목 차 Contents

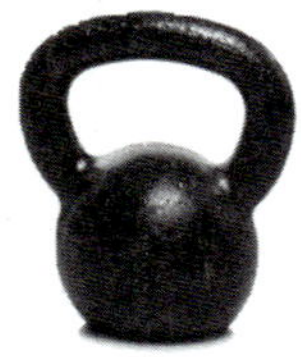

PART 1

마음먹기에 달렸다

THE SWING

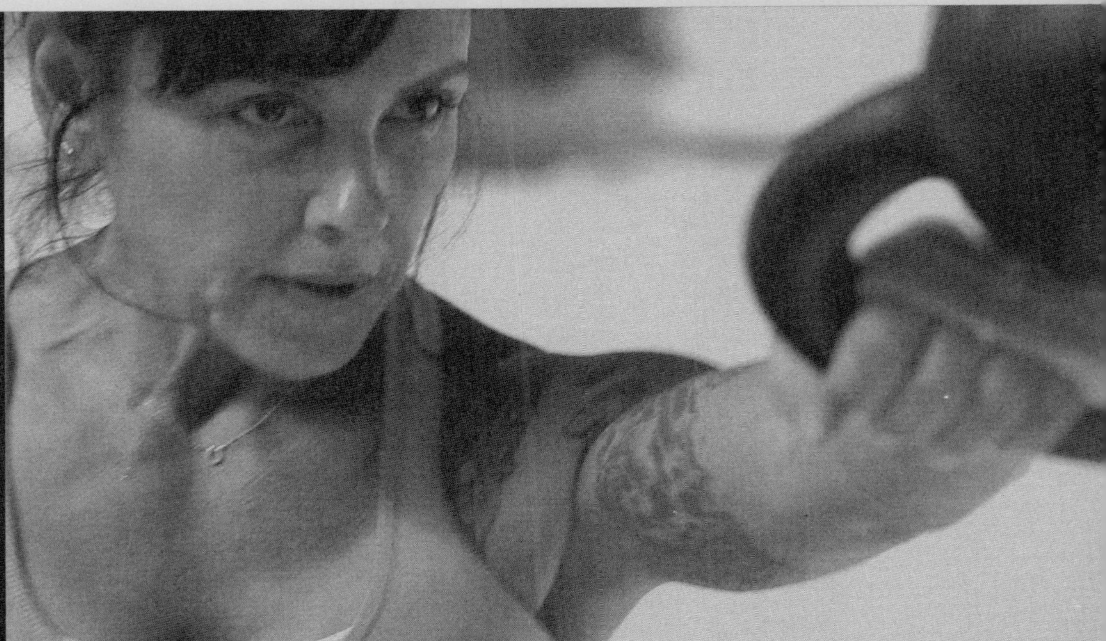

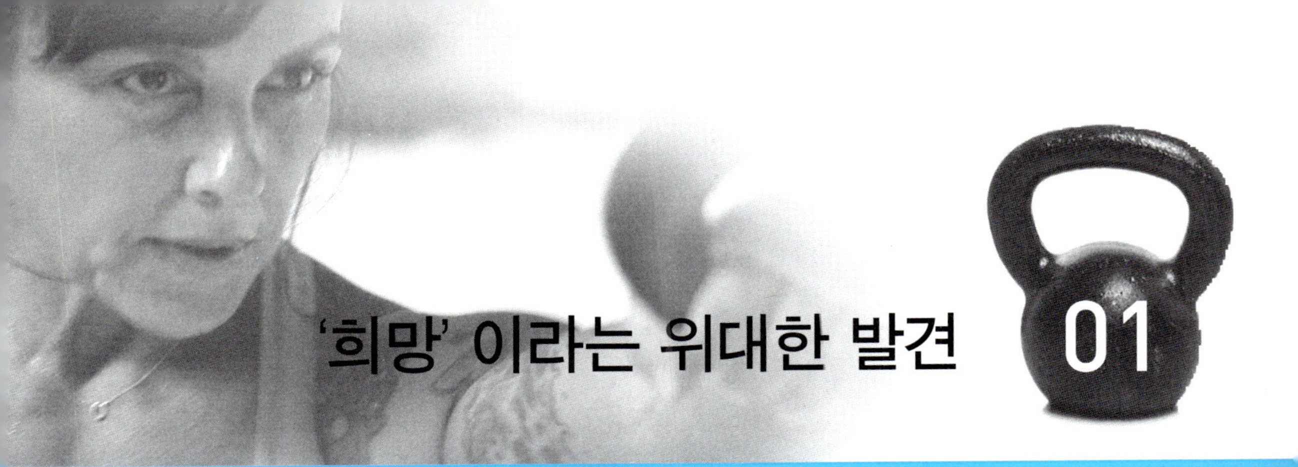

'희망' 이라는 위대한 발견 01

"내 이름은 트레이시 리프킨트이며 지난 한 해 54kg을 뺐다.
현재 나이는 43세, 몸무게는 59kg이다.
체지방은 20퍼센트이며 신체 사이즈는 6이다."

이 글을 쓴 해는 2006년이며, 나의 진짜 이야기는 그때부터 시작되었다.

그 후로 몇 년이 더 지났다. 현재 나는 몇 년간 계속 그때 뺀 몸무게를 유지하고 있으며 이제 50대를 바라보고 있다. 하지만 내 몸은 그 어느 때보다 건강하다. 20대 때보다 강하고, 섹시하며, 자신감과 에너지 넘치는 삶을 살고 있다. 이 모든 변화는 케틀벨 스윙을 만나면서부터 비롯되었다.

케틀벨 스윙은 다른 어떤 운동보다 내 몸을 변화시키는 데 많은 기여를 했다. 적어도 그게 사실이라고 확신한다. 케틀벨을 통해 엄청난 양의 지방을 뺐을 뿐만 아니라 그 어느 때보다 날씬해졌다. 예전에 나는 내 몸 자체를 좋아해본 적이 없었다. 이러한 태도는 삶에 대한 불만으로 이어졌다. 사실 케틀벨을 만나기 전까지 내 몸과 마음은 분리되어 있었다. 뚱뚱한 몸은 진정한 내 몸이 아닌데도 그러한 몸을 죽을 때까지 가지고 살아야 할 것만 같았다.

내 안에, 그 살로 가득한 껍질 밑에, 다른 내가 있다는 사실을 잘 알고 있었다. 내 안에, 놀랍고도 역동적이며 강인한 여인이 살고 있었다. 당시 나는 적어도 나의 내면에, 아직 구현되지는 않았지만 가능성으로 충만한 생명력이 꿈틀대고 있음을 느끼고 있었다.

이 책들 든 이들이 지금 어떤 상태인지도 알고 있다. 당신은 아마 빼야 할 살이 40kg을 넘거나, 아니면 10~30kg 정도 감량하는 것이 목표인 사람일 것이다. 또는 단지 강한 체력이나 멋진 팔뚝을 원하는 사람일지도 모른다. "트레이시, 당신 몸도 그다지 대단해 보이지는 않네요" 라는 말이 입에서 맴돌고 있지 않은가?

이 책 안에 있는 프로그램을 통해 난 당신의 생각이 이렇게 바뀌길 원한다.

"다른 사람의 몸을 원하는 게 아니에요. 나 자신의 몸을 원할 뿐이죠."
제니퍼 에니스톤이 되고 싶어요?
"전혀요."
제시카 알바는 어때요?
"이런, 전 제 몸을 좋아해요. 말은 고맙지만 사양할래요."

내 마음이 현재 이렇다. 누군가 세상을 주면서 내 몸을 달라고 해도 절대 바꾸지 않을 것이다. 이런 생각을 하게 되기까지 수십 년이 걸렸다. 하지만 당신은 그렇게 오래 기다리지 않아도 된다. 변형의 구체적인 방법이 바로 이 책에 나와 있다.

모든 것은 리듬이다

몸을 바꾸려면 적절한 운동을 택하고 현명한 식습관을 지니라는 말은 누구나 듣는다. 정말 단순하지 않은가? 그런데도 많은 이들이 살 때문에 좌절하고 체중 조절에 실패한다. 나도 다양한 다이어트를 시도해 봤지만 어떤 것도 마음에 들지 않았다. 뭔가 부자연스러운 일을 하면서 억지로 변화를 이루려고 발악하는 느낌이었다.

그런데 케틀벨 스윙을 배우고 나서 모든 것이 변했다. 영양을 섭취하고 식습관을 조절하는 법도 배웠다. 이 둘을 결합시키는 원리를 발견하고 나서는 그게 옳다는 걸 확신했다. 해답이 이렇게 간단하다니! 복잡하지도 않다. 누구에게나 친숙하고 자연스런 방법. 바로 적절히 운동하고, 현명한 식습관을 가지는 것이 전부다.

스윙 동작은 매우 편안해서 나른하다 못해 명상하는 느낌도 든다. 강압적인 힘이 들어가지 않는다면 더욱 그렇다. 케틀벨을 몸에 붙였다 떨어뜨리며, 진자처럼 리듬을 가지고 앞뒤로 움직이다 보면, 인간의 근육은 움직이기 위해 디자인되었다는 사실을 깨닫게 된다. 지금은 내가 하는 말이 믿기 어렵겠지만 조금만 기다려 보라. 해보면 알 것이다.

케틀벨 스윙 동작을 하다보면, 그 동작이 몸의 자연스러운 움직임에 적합할 뿐만 아니라 많은 시간을 들이지 않고도 엄청난 칼로리를 소모하게 만든다는 것을 느끼게 된다. 스윙의 놀라운 효과에 대한 복잡한 설명은 본문에서 다루기로 하겠다. 하지만 간단히 요약하면, 스윙은 일석이조, 즉 한 가지 동작으로 두 가지 효과를 품고 있는 운동이다. 스윙은 근력을 강화시키는 트레이닝 효과와 지방을 태워 심혈관 기능을 개선시키는 효과를 모두 지니고 있다.

케틀벨 스윙은 유산소 운동이면서 무산소 운동의 측면을 모두 아우르는 우아한 기법이다. 이를 통해 근력, 근육 탄성, 근지구력 그리고 폐기능을 모두 증진시킬 수 있다. 또한 다른 활동이나 스포츠를 하는 데 필요한 힘과 탄력을 얻을 수도 있다. 물론 지방을 태워 살을 빼는 가시적인 결과도 확인할 수 있다. 케틀벨 스윙 세션을 네 번 정도만 받아도 이를 체감할 수 있을 것이다. 아직도 난 내 몸이 변했던 그 순간을 잊을 수가 없다. 그건 정말 잊을 수 없는 터닝포인트였다.

거울 속의 소녀를 보다

케틀벨 스윙을 시작한지 몇 주밖에 지나지 않았는데도 눈에 띄는 결과를 볼 수 있었다. 어느 날 나는 백화점 탈의실에서 청바지를 입어보고 있었다. 그런데 거울에 비친 모습을 보고 깜짝 놀랐다. 예전보다 작은 치수의 청바지를 입었는데 그때 드러난 어깨 근육은 나에게 친숙한 것이 아니었다. 운동선수나 아주 날씬한 여자에게서나 볼 수 있는 모습이 거울 속에 보이는 게 아닌가. 2006년 이전 10년 동안 내 몸무게는 약 110kg 정도였다. 그런 몸무게는 결코 원했던 게 아니었지만 어쨌든 그게 내 몸이었다. 하지만 거울 속에 비친 변화된 모습을 보았던 때부터 내 삶은 변했다. 나의 진짜 몸이 드러나기 시작한 것이다.

백화점 사건 전까지 내 몸은 내 것이 아니었다. 아이였을 때조차도 난 뚱뚱이였다. 수레바퀴나 몽키바 같은 놀이기구에서 보통 아이들이 즐겁게 노는 느낌이 어떤 것인지도 전혀 몰랐다. 이십 대부터 난 몸을 바꿔보려고 웬만한 건 다 해봤다. 역도, 다이어트 음식과 약품, 온갖 종류의 심폐 운동들, 당신이 머릿속에 떠올릴만한 방법들은 다 해보았던 것 같다.

1980년대엔 보디빌딩에 꽂혔었고 골드짐(Gold' s Sym, 미국의 회원제 고급 피트니스

체인) 회원으로 쇼울더 레이즈shoulder raise, 바이셉스 컬biceps curl, 체스트 프레스chest press 같은 운동을 마치 미친 여인처럼 해댔다. 지금도 그때보다 근육이 우람하지는 않지만, 골드짐에서 보낸 시간은 낭비였다. 아니다. 내 남편을 거기서 만났으니 완전한 시간낭비는 아니었다. 어쨌든, 그때 이후 살이 늘었다 줄었다 했지만 지금보다 건강한 적은 없다.

30대에 이후론 10여 년간 살이 계속 찌기만 했다. 41세가 되었을 때는 쉽게 피로해지는 약한 몸이 되었다. 장부는 지방 조직 안에서 헤엄치고 있었고 얼굴은 부어올라 턱선이 축 쳐졌으며 에너지는 쭉쭉 빠져나갔다.

결국 살이 문제라고 확신해 유전자 탓을 하게 되었다. 아무래도 내 유전자 안에는 날씬하고 건강한 몸이 담겨있지 않은 것 같다는 생각도 들었다. 다른 여자들은 비키니가 어울리는 몸매, 멋지고 강한 팔, 또는 슬림한 복근 유전자가 있어 보였지만, 나에겐 해당사항 없는 것 같았다. 그렇게 생각했던 내 몸이 아름답게 바뀌어가는 것을 보고 얼마나 놀랬을지 상상이 되는가?

거울 속에 비친 모습을 보고 케틀벨 스윙이 정말 다른 그 무엇보다도 내게 효과적인 운동이라는 것을 바로 깨달을 수 있었다. 스윙으로 내 몸은 확실히 변형되고 있었고 결과는 부인할 수 없었다. 결국 다른 어떤 때보다 이 운동을 열심히 해야겠다는 열의에 불타올랐다.

헬스클럽의 진실

헬스클럽에 있는 대부분의 운동기구들은 체중 감량에 별다른 도움이 되지 않는다. 생각해보자. 얼마나 많은 뚱뚱이들을 헬스클럽에서 볼 수 있는가? 사실 뚱뚱한 사람은 헬스클럽에 잘 안 나간다. 거기서 볼 수 있는 이들은 대부분 이미 살을 빼서 계속 몸매 관리를 하려는 사람들이다. 살을 한 5kg 정도 빼려고 운동을 하고 있는 사람들은 얼마 가지 못해 운동을 그만둘 것이다. 자신이 원하는 결과를 얻지 못하기 때문이다. 헬스클럽의 일반적인 운동기구는 충분한 지방을 태우지 못해 눈에 띄는 체중 변화를 만들기 힘들다. 물론 보기 좋은 근육도 잘 만들어지지 않는다. 30분 정도 러닝머신 위에서 달리기 하는 사람들은 보통 130칼로리를 태울 수 있는데 이는 스니커즈 초코바 두 입만 먹으면 금방 되돌아오는 열량이다.

케틀벨 스윙을 배우면 2배 이상, 약 300칼로리를 20분 안에 연소시킬 수 있다. 운동을 해서 칼로리를 태우는 것만이 능사는 아니다. 다이어트는 운동의 동반자다. 그러니 이 둘을 늘 함께 고려해야 한다.

아직도 목이 마르다

처음 케틀벨 스윙을 시작했을 때는 다른 프로그램처럼 코어에 큰 영향을 준다는 느낌을 받지 못했다. 당시에 이미 운동선수들과 군인들은 케틀벨을 다른 프로그램과 함께 활용하고 있었다. 하지만 어느 누구도 케틀벨 스윙을 단일한 운동법으로 활용하고 있지는 않았다. 이토록 완벽한 운동법이 단지 다른 프로그램의 일부분을 차지하고 있다는 사실이 내겐 매우 의문이었다. 스타 대접을 받아 마땅한 운동법이 조연 역할만 하고 있으니 그런 생각이 든 것은 당연했다.

케틀벨 스윙을 익혀가며 점차 양손을 활용해 다양한 조합으로 운동할 수 있다는 사실을 알게 되었다. "**하나의 움직임 + 한 개의 케틀벨 = 무한한 동작.**" 이렇게 공식을 만들고 나니 주구장창 한 동작만 반복하던 패턴이 변했다. 다양한 동작들을 즐기면서 할 수 있게 되었다. 지구력과 체력이 는 것은 기본이고 지방 감소와 심폐기능 향상을 통해 신체 잠재력이 극대화 되었다. 시간이 지나자 쉬지 않고도 계속 케틀벨을 할 수 있을 정도로 몸이 변하게 되었다.

나만의 스윙 워크아웃을 개발해 나가다 보니 멈출 수가 없었다. 스스로 놀라운 결과를 얻게 되니 다른 이들을 가르쳐야겠다는 마음이 들었고 결국엔 공인 케틀벨 트레이너가 되었다. RKC(Russian Kettlebell Certificaton, 러시안 케틀벨 자격)를 따고 나만의 케틀벨 프로그램을 블로그에 포스팅하기 시작했으며 동영상도 찍었다. 조금씩 내가 온라인에 올린 동작과 프로그램을 따라하는 사람들이 늘어났다. 다른 사람들에게 내가 케틀벨 스윙을 하는 방법을 전하는 일은 정말 재미가 있었고 그 반응도 믿기 어려울 정도였다. 결국 DVD도 제작했다. 나 자신의 변화가 다른 이들에게 그토록 엄청난 변화의 기회로 이어진다는 것을 정말로 믿기 어려웠다. 요즘도 가끔은 실감하기 어려워 살을 꼬집어본다.

다양한 케틀벨 스윙 프로그램뿐만 아니라 나를 찾아오는 고객들을 위한 영양 관리 계획표도 만들었다. 아무리 운동을 열심히 해도 음식 섭취에 실패하면 효과가 떨어지기 때문이다. 적절한 영양 섭취로 몸에 에너지를 공급하고, 과식하는 습관을 고쳐 몸에 지나친 칼로리가 쌓이지 않게 해야 정말 당신이 원하는 체중 감량 목표를 달성할 수 있다. 이밖에 다른 방법은 없다. 케틀벨 스윙을 통해 적절한 동기부여를 받고 식습관을 개선한다면 올바른 길에 들어섰다고 봐도 무방하다.

'비상식적인 상식' 다이어트

스윙 다이어트는 케틀벨 스윙의 멋진 동반자다. 케틀벨 프로그램을 진행하며 스윙 다이어트를 결합시킨다면 불필요한 지방을 빼고 적절한 근육을 만들 수 있다. 자신에게 맞는 음식 섭취 방법을 스스로 선택할 수 있도록 고안된 다이어트 방법이므로 이를 통해 생명력을 높이고 주체적으로 자신을 변화시키는 기쁨을 만끽할 수 있을 것이다.

이 책에서 제시하는 다이어트 방법은 매우 단순하면서도 효과적이다. 복잡하지 않으며 비용도 별로 안 든다. 특별한 영양제를 구입하지 않아도 된다. 케틀벨 다이어트는 누구나 잘 알고 있지만 쉽게 망각하는 기본 원리에 입각해 있다. 그래서 나는 이를 '비상식적인 상식 다이어트Uncommon Common Sense Diet' 라고도 부른다.

처음 다이어트 방법을 개발하기에 앞서 나는 다음 3가지 기준을 정했었다. 첫째, 나에게 맞는 음식을 설정한다. 구하기 힘들고 내게 맞지 않는 음식을 찾지 않는다. 둘째, 내가 완벽히 만족하는 음식이어야 한다. 어쨌든 나는 먹는 걸 좋아하는 사람이기 때문이다. 셋째, 맛있는 음식이어야 한다. 맛이 없는 음식, 또는 가공식품은 사양이다. 다시 말해 집에서 만들 수 있어야 하고 맛도 좋아야 하며 양도 적절해야 하는 게 내 기준이었다. 이 기준이 뭔가 이상하게 느껴질 수도 있지만 '다이어트' 음식을 먹어 본 사람이라면 양적인 측면과 질적인 측면, 즉 맛까지 헤아려 메뉴를 작성하기가 쉽지 않다는 것을 알 것이다. 3부에서는 음식의 양을 줄이거나 맛을 포기하지 않고도 다이어트를 할 수 있다는 사실을 알려주도록 하겠다. 효과 없는 다이어트를 계속할 이유는 없다.

많은 시간을 들이고도 효과가 없는 자신의 다이어트 방법을 바꾸지 않으면서 왜 살이 빠지지 않는지 의아해 하는 사람들이 많다. 수백만 명의 사람들이 다이어트 실패로 좌절에 빠지지만 제대로 된 식습관을 택하지 않는다. 먹는 방법을 바꾸지 않는다면 몸도 바뀌지 않을 것이다. 식습관을 바꾸는 일이 중요하다는 사실을 깨달은 것은 내 몸과 삶의 변화에 있어 가장 커다란 터닝포인트였다.

진짜 문제는 살이 아니다

대부분의 살찐 사람들처럼 나 또한 삶의 목적이 체중 감량이라고 여겼다. 하지만 결국 중요한 것은 내가 먹고 있는 것이 무엇인지 알아채는 것이었다. 이는 인과율이다. 살은 결과일 뿐이었고, 몸이 원하지 않는 음식을 먹는 것이 원인이었다. 솔직히 말하면 난 너무 많은 칼로리를 섭취하고 있었다.

내가 좋아하는 두 가지 유형의 점심 메뉴가 있다. 하나는 맥도날드 치즈버거 3개에 초콜릿 칩 쿠키 6개, 그리고 커다란 탄산음료 세트다. 이들을 합하면 무려 2170칼로리에 해당된다. 또 하나는 잭인더박스(Jack in the Box, 미국 험버거 체인점)에서 파는 타코 6개에 한 무더기의 감자튀김, 거기에 커다란 맥주 한 컵인데, 이 메뉴는 2137칼로리에 해당된다. 패스트푸드 음식점은 우리 집에서 약 15분 거리에 있어서 잠깐 차를 몰고 갔다 오면 그곳의 음식을 구할 수 있다. 가는 길에 주유소에 들렀다 근처에서 도너츠 몇 봉지를 더 사면 봉지 당 약 400칼로리를 흡수할 수 있는 먹거리가 갖추어진다. 내가 살찐 것은 당연한 일이었다.

미국 사람들의 평균 체중이 점점 증가하고 있으며, 매일 평균 4000칼로리 정도를 섭취하고 있다고 한다. 여자라면 여기서 약 2000칼로리 정도를 줄여야 정상이다. 당신이 이미 과체중을 지닌 사람이라면 하루를 사는 데 필요한 적당량 이상을 섭취하고 있다고 보면 된다. 이 말은 복잡한 과학이 아니라 그냥 상식이다.

가공식품, 간편식, 패스트푸드 같은 음식으로 배를 꾹꾹 채우지 말라. 에너지를 빼앗아가는 음식 말고 생명력을 높이는 완전식을 찾아라. 나는 진짜 음식을 멀리하고 매일 엄청난 칼로리를 몸에 차곡차곡 쌓게 하는 쓰레기를 먹으며 살아왔다. 그런데 내가 왜 쓰레기 같은 음식에 열광했던 걸까? 굳이 이유를 들자면 그런 음식을 먹는 것이 럭셔리한 삶이라고 여겼던 것 같다. 그리고 그러한 음식이 주는 삶의 편리함을 포기할 수 없었던 게 큰 이유였다.

하지만 잘 생각해보면 패스트푸드에 열광하는 것은 '럭셔리' 한 삶이 아니며 단지 비만의 원인일 뿐이다. 삶을 유지하는 데 필요한 것 이상으로 과식하면 과체중을 유발하며 몸에 심각한 부담만 준다.

바위처럼 육중한 몸을 지니고 있는 사람이라면 체중 증가와 온갖 종류의 질병이 연결되어 있다는 사실을 잘 알고 있을 것이다. 하지만 체중이 늘어나면 증가된 체중 이상의 압력이 무릎에 가해진다는 것을 잘 모른다. 내 몸무게가 110kg이었을 때 약 220kg 이상의 압력이, 움직일 때마다 무릎에 가해지고 있었다. 이래도 패스트푸드로 인한 '럭셔리' 한 식단을 추구할 것인가?

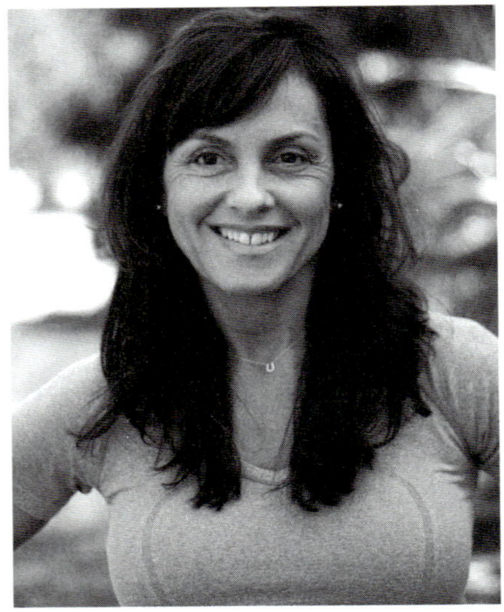

진정한 '럭셔리'는 몸을 건강하게 하는 신선하고 맛있는 음식을 먹는 것에서부터 비롯된다. 신선하면서도 완전한 음식으로 세포에 양분을 공급하고 산소로 에너지를 채워라. 자신에게 맞는 음식을 마련해서 조리하는 것은 체중 감량에 매우 중요한 요소이다. 이 책에서 소개하는 다이어트 방법은 별로 어렵지 않다. 자신이 먹을 음식을 스스로 준비하며 운동과 음식이 만들어내는 선순환 리듬을 빠르게 체화시키는 법을 알려주도록 하겠다. 잘 먹는 것은 깊은 만족감을 주며 몸에 긍정적인 결과를 가져온다. 하지만 계속 먹을 것만을 고민하며 거기에 시간을 낭비할 필요는 없다.

자신의 몸무게를 직시하라

내게 찾아오는 사람들 중 자신의 진짜 몸무게를 알려주는 사람은 그리 많지 않다. 이건 우연이 아니다. 나 또한 비만이었을 때는 체중계와 전신거울을 가지고 있지 않았다. 연구에 의하면, 과체중을 지닌 사람들이 직접 보고하는 체중과 실제 체중 사이에는 상당한 차이가 있었다고 한다. 체중계에 올라가서 자신의 실제 몸무게를 확인하는 일을 거부하지 말라. 이건 다이어트에 있어 매우 중요한 '시작점'이다. 당신의 몸에 붙은 살이 곧 진짜 당신은 아니다. 이 둘을 혼동하지 말라. 살은 단지 당신이 먹은 음식으로 인해 붙은 칼로리 덩어리일 뿐이다. 운동을 하면서 힘이 좋아졌는데도 여전히 만족스러운 체중 감량이 일어나지 않을 수도 있다. 그러므로 체중계의 눈금보다는 증가한 근력에 초점을 맞추어라. 그러면 자신감이 높아질 것이고 앞으로 얻을 진보의 기반이 될 것이다.

진정한 삶을 위한 완벽한 계획

잡지나 책에 소개된 워크아웃과 다이어트 방법 중 실제 체중감량을 해본 경험이 없는 사람이 쓴 것들이 많다. 이 책에 소개된 내용은 전혀 그렇지 않다. 모두 내가 실제 몸으로 증명한 것들을 여러분에게 소개하고 있다. 그렇기 때문에 여기서 소개한 모든 워크아웃과 다이어트 방법에 난 자신이 있다. 오랜 시간 체중감량에 실패한 경험과 온갖 것들을 다 해본 다음에 나온 결과물이기 때문이다. 이 책에서 소개하는 케틀벨 워크아웃과 다이어트 방법으로 난 54kg을 뺐고 현재도 그 상태를 계속 유지하고 있다.

케틀벨 스윙은 적어도 나에게는 매우 효과적인 운동이다. 이 운동법 자체가 매우 과학적이며 실질적인 변화를 이끌어준다는 사실을 여러분도 금방 확인할 수 있을 것이다. 케틀벨 스윙과 함께 단순하고도 완전한 음식을 통해 식습관을 개선한다면 바로 알 수 있다. 이 책의 방법들이 매우 자연스럽고도 실질적으로 당신이 원하는 몸을 만들어준다는 사실을 말이다.

곧바로 이 책의 워크아웃과 다이어트 방법을 실행하고 싶은 마음이 굴뚝같겠지만 1부의 나머지 글들도 모두 읽어보길 권한다. 20여 년간의 시행착오를 거쳐 나 자신이 변화했으며 고뇌의 과정을 거쳐 이 책이 완성되었다. 그러므로 나의 경험을 여러분들과 함께 나누고 싶다.

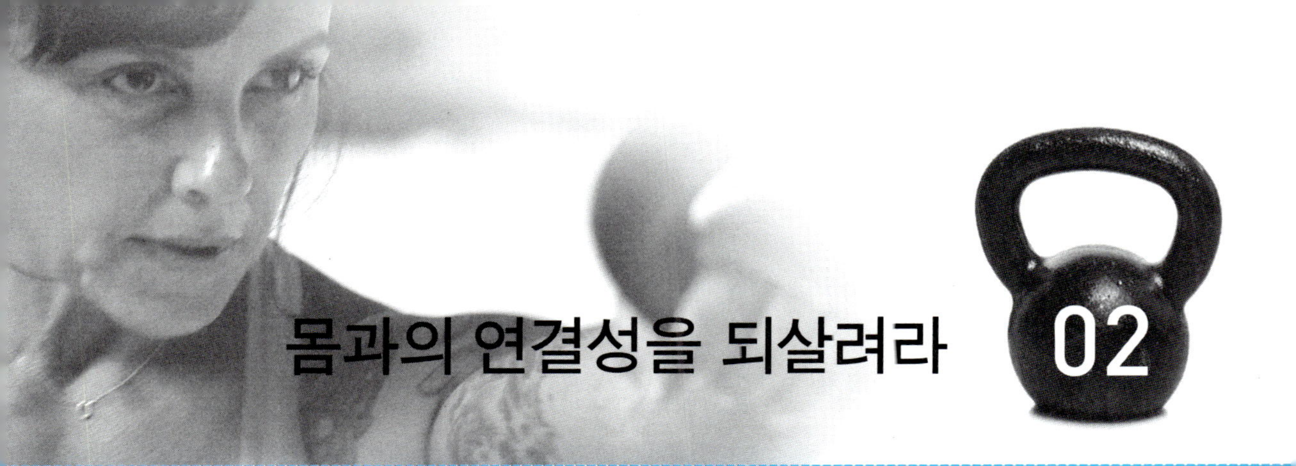

몸과의 연결성을 되살려라 02

예전에 뚱뚱한 몸을 지니고 살아봤기 때문에 나는 다른 사람에게 살찐 몸을 내보이는 게 어떤 느낌인지 잘 안다. 살이 찌면 몸의 특정 부위가 마치 나의 것이 아닌 것처럼, 다시 말해 연결성이 상실된 것처럼 여겨진다. 몸에 대한 연결성이 상실되면 사고와 인식 또한 현실과 괴리된다. 자신을 비만이라고 여기는 사람이라면 거울 속에 비친 모습을 보고, "이게 내 몸일 리가 없어!" 라고 생각한 적이 있을 것이다. 내 말이 바로 그 말이다.

한 5kg 정도만 살이 쪄도 몸에 대한 연결성이 줄어들기 시작한다. 아무 생각 없이 주말을 보내거나 즐겁게 여행만 갔다 와도 그 정도 살은 찔 수 있다. 자신이 무엇을 먹고 있는지, 또 얼마나 운동을 안 하는지 망각한 채 시간을 보내면 살이 찌는 게 당연하다. 과식을 멈춰라. 그 외에 살을 뺄 수 있는 다른 방법이 있다고 믿는 것은 어리석은 일이다.

5kg을 쪘는데 거기에 5kg을 더하는 일이 뭐가 어렵겠는가? 10kg을 더 찌고 시간이 가면 점점 그 살들은 불어난다. 이런 식으로 몇 년이 지나면 다이어트를 해야 할 타이밍을 놓치게 된다. 그러다가 곧 20kg 정도 살이 더 찌면 점차 신진대사는 떨어지고 근육량은 저하된다. 결국 살을 빼야만 하는 뚱뚱이 집단에 속해 있는 자신을 발견하게 될 것이다. 내가 바로 그러했다.

뚱뚱이 그룹에 있다고 여기는 사람들은 자신이 마치 몸 바깥 공간에 존재하고 있는 느낌이 든다. 몸과의 연결성이 상실되면 물리적 손상뿐만 아니라 정신적인 손상도 가해지며 그 결과 폭식이 주는 순간적인 쾌락만을 탐닉하게 된다. 하지만 몸과의 연결성이 상실된 공간에 있는 느낌은 달콤한 아이스크림을 먹는 것도 아니고 맛있는 캔디를 빠는 것도 아니다. 사실 그 마음은 죄책감과 부끄러움으로 점철되어 있다. 폭식할 때의 느낌은 너무도 강력해 마치 헤쳐 나갈 수 없는 덫에 걸린 것처럼 생각과 감정이 혼동 상태에 있다. 그렇기 때문에 몸과의 연결성을 다시 찾는 과정은 정말 불편한 느낌, 때로는 약간의 통증마저 발생한다.

내가 말하는 '통증'은 단지 물리적인 통증만을 의미하지는 않는다. 몸이 아플 수도 있지만 근육의 통증 외에, 그러한 '상실의 공간' 속에 스스로를 가뒀다는 부인할 수 없는 사실을 알아채는 순간 발생하는 실망과 좌절로 인한 통증을 말한다. 운동은 연결성이 상실된 당신을 몸 안으로 되돌릴 수 있는 도구이다. 하지만 뚱뚱한 사람들에게 운동은 결코 편안한 도구가 아니다.

변화를 만드는 최상의 방법은 생각을 멈추고 행동하는 것이다. 그러면 통증이 활력으로 급속도로 바뀌는 느낌에 경악하게 될 것이다. 분리된 몸과 마음 사이, 그리고 떨어진 행동과 기대 사이에 다리를 놓을 시간은 바로 '지금' 뿐이다. 여기서 바로 최상의 운동법인 케틀벨 스윙이 등장한다. 효과를 기다리느라 시간을 허비할 필요는 없다. 스윙 동작을 시작하는 그 순간 바로 몸에 생명력이 차오르는 것을 느끼게 될 것이다.

케틀벨 스윙을 하는 순간 바로 몸에 대한 연결성이 느껴진다. 스윙 동작에는 상완삼두근에서부터 허벅지 안쪽까지 그리고 코어를 구성하는 모든 근육들까지 동원되기 때문이다. 이 동작은 심혈관계를 건강하게 해준다. 산소를 빨아들여 세포와 근육을 활성화시키고 혈액 순환을 개선시킨다.

케틀벨 스윙을 조금만 해도 생명력이 높아진 느낌을 받을 수 있겠지만 꾸준히 하다보면 더 큰 선물을 받게 될 것이다. 첫 번째 선물은 몸과의 새로운 연결성이다. 그 결과 새로운 몸을 얻게 될 것이다. 20~30분 정도의 케틀벨 스윙 워크아웃을 4회 정도만 해도 몸이 새로워졌다는 느낌을 받게 된다. 이건 정말이다. 2시간 투자만으로도 거울 속에서 변화된 자신을 볼 수 있다. 이 정도의 효과를 볼 수 있는 운동은 어디에도 없을 것이다. 달리기, 역도, 등산, 에어로빅 등 어떤 운동도 이러한 목표를 달성하기 힘들다.

달리지 말고 걸어라

케틀벨 스윙 프로그램에 뛰어들어 원하는 목적을 달성할 준비가 아직 되어있지 않다면 걷기부터 시작하라. 걷는다고 해서 체중이 바로 감소하는 것은 아니다. 다만 걷는 과정을 통해 내 몸에 대한 인지를 높일 수 있다. 걷기는 몸을 움직였을 때의 기분 좋은 감각을 바로 느낄 수 있게 해준다. 걷기는 마치 몸과 마음이 대화를 나누는 명상과 비슷하다.

나이나 몸무게에 상관없이 걷기는 자신의 건강 수준을 확인해 볼 수 있는 지표이며, 달리기 보다는 초보자가 접근하기 쉬운 운동이다. 많은 이들이 다이어트를 위해 달리기를 한다. 하지만 부상을 입거나 체중 감소에 별다른 효과를 보지 못한 채 끝나고 만다. 달리기를 통해 효과를 보려면 엄청난 훈련과 함께 심폐기능 개선이 일어나야 한다. 중요한 것은 달리기 위해 체중을 빼는 것이 아니라, 체중을 빼기 위해 달리기를 활용해야 한다는 점이다.

걷기는 체중 감량을 시작하는 데 도움을 준다. 걷는 속도는 문제가 되지 않는다. 지금 내딛는 한 발이 변화를 만드는 시작점이다. 빨리 걸어야 할 이유는 없다. 앞에 어떤 장애가 있어도 걷기를 하는 데는 문제가 없다.

몸은 당신을 용서할 준비가 되어 있다

케틀벨 스윙을 시작하며 몸과의 연결성을 되찾는 과정에서 통증이 발생할 수 있다. 오랫동안 몸에 각인된 패턴이 변하면서 생기는 자연스러운 현상이다. 하지만 당신의 몸이 현재 어떤 상태이든 이러한 변화에 대해 몸은 당신을 용서할 준비가 되어있다는 사실을 기억하라. 케틀벨 스윙을 통해 습관이 변하고 체중이 감소하는 보상을 받을 수 있다. 당신이 쓰레기 같은 음식을 먹어왔든, 그래서 얼마나 체중이 많이 늘어났든 상관없이 꿈꾸는 몸을 만드는 일이 아직 늦은 건 아니다. 당신이 해왔던 운동들이 별로 효과가 없었다 해도 케틀벨 스윙은 충분한 대안이 되어줄 것이다.

나 또한 살을 빼보려고 오랜 시간 수많은 시도를 해보았다. 하지만 끊임없는 악순환의 연속이었다. 제니 크레이그Jenny Craig 운동을 했을 때는 9kg을 뺐지만 다시 원상태로 돌아왔으며 거기서 9kg을 더 쪘다. 아들과 함께 태권도를 하면서 살을 뺄 수 있었지만 얼마 안 가서 또 쪘다.

반복해서 살이 쪘다가 빠지는 일은 즐거워서 하는 게임과는 다르다. 단지 끔찍한 요요

현상일 뿐이다. 이러한 악순환이 반복되면 심장에 무리가 가며 콜레스테롤 수치도 높아진다. 또한 신진대사도 떨어지며 살을 빼고 나서 뺀 상태를 계속 유지하기도 어려워진다.

계속해서 살이 빠졌다 찌는 요요현상을 겪게 되면 감정이 롤러코스터처럼 오르내리게 된다. 살이 찌면 우울해졌다가 살이 빠지면 다시 기분이 좋아지는데 누가 행복할 수 있겠는가? 감정이 극단에서 극단으로 왔다 갔다 하면 마치 몸 안에 두 사람이 사는 것 같다. 편안한 느낌, 행복한 느낌과는 거리가 멀어지게 되는데, 결국 다이어트는 포기하고 살이 쪘다 빠지는 일을 당연하게 여기게 된다. 운동을 하면 살이 조금 빠졌다가 금방 그 이상을 찌니 저울 눈금이 낮은 것보다 높은 것에 익숙해진다. 이미 내가 겪은 일이다. 5년 사이에 신체 사이즈가 14에서 24로 바뀌면서 매년 9kg씩 쪘다. 41살이 되었을 때는 무려 113kg의 몸무게를 갖게 되었고, 계속 그렇게 뚱뚱한 몸으로 살아야 한다고 체념하게 되었다. 아마 케틀벨 스윙을 만나지 못했더라면 지금쯤 몸무게가 228kg 정도는 되었을 것이다. 그리고 그 몸을 당연하게 여기고 있었을 것이다.

과거의 나는 어떤 비만 프로그램에도 관심이 없었으며 기적 같은 일이 일어나기만을 기대했었다. 당시 난 아마 당뇨병 직전이었을 것이다. 하지만 몸 상태가 얼마나 나빴었는지 정확히 알 수는 없다. 몇 년 간 의사를 만나 진단 받는 것을 꺼렸었기 때문이다. 진실을 마주한다는 것이 내게는 참으로 두려운 일이었다.

코골이도 엄청 심하게 했었다. 자면서 심하게 코를 곤다는 사실을 알게 되면서 정말 당혹스러웠는데 그 원인이 살 때문이었다는 것을 깨달았다. 또 바위 위에서 발을 헛디뎌 구른 적도 있었는데 그때 무릎을 바닥에 강하게 찧었다. 다친 무릎에서 통증이 극심하게 올라와 눈물을 흘리며 울었다. 엄청난 내 체중 때문에 그 충격이 더 컸었다.

놀랍게도 내 몸은 이제 모두 회복되었다. 낙상에서 다친 무릎도 치료되었고 불필요하게 쌓아왔던 긴장과 칼로리 덩어리도 제거되었다. 수년 동안 방치해 왔던 모든 나쁜 것들이 몸에서 쓸려나갔으며 내가 개발한 스윙 프로그램과 식습관으로 예전과는 전혀 다른 인간으로 변신했다. 이제 뚱뚱한 몸을 질질 끌며 걷지 않고도 흥미진진하게 몸을 탐구할 수 있게 되었다. 그리고 하루하루 활동적이고 열정적으로 살아가고 있다. 거울에 비친 모습을 보는 것처럼 완전히 나의 몸과 분리된 채로 살아가던 삶이 끝났다. 몸과 사랑에 빠지게 되니, 몸이 다시 나에게 사랑을 되돌려 주었다. 몸은 나에게 건강이라는 최고의 선물을 선사해 준 것이다.

선택은 당신의 몫이다

좋은 운동 습관을 들일 목적으로 예전의 나처럼 뚱뚱이가 될 필요는 없다. 연구에 따르면 대부분의 사람들이 살을 빼야 건강해진다는 의사들의 전문 소견에 따라 건강관리를 하게 된다고 한다. 또는 집안 식구들 중 누군가가 심장병에 걸리는 충격을 받아야 운동의 중요성을 깨닫는다고 한다. '살이 참을 수 없을 정도로 가득 차올라서' 아니면 '거울 속에 비친 뚱뚱한 자신의 모습을 보고' 운동할 결심을 한다는 보고가 있다. 내가 생각하기엔 마지만 이유가 가장 그럴 듯 해 보인다. 선택은 자신이 하는 거다. 운동을 하라는 무언의 메시지가 오기를 기다릴 수도 있고 또는 내가 이 책에서 제시하는 기회를 바로 붙잡을 수도 있다. 이 책을 '모멘텀' 으로 삼아 몇 주만 노력해보라. 살을 잃는 것 외에는 그 어떤 것도 잃지 않을 것이다.

지나온 경험을 통해 몸은 쉽게 붕괴되기도 하지만 원한다면 다시 원상태로 되돌릴 수 있다는 사실을 깨달았다. 정말이다. 당신의 몸이 어떤 상태이든 건강을 회복할 수 있다. 졸업한 이후 학생 때의 건강함을 아무리 많이 잃었다 해도, 그리고 출산 후유증을 앓고 있거나 폐경기에 접어든 사람이라 하더라도 문제없다. 빼야할 살이 45kg이나 있다거나, 9kg 정도밖에 찌지 않았는데도 피곤함에 시달리는 사람도 케틀벨 스윙을 통해 누구나 원하는 변형을 얻을 수 있다. 케틀벨을 들고 스윙 동작을 하는 것이 변화의 출발이다. 지금 당장 몸과의 대화를 시작하라. 과거에 맘대로 생활하며 괴롭혔던 것을 참아준 몸에게 감사하다는 말을 하라. 그리고 건강이라는 선물을 쟁취하기 위해 앞으로 나아가겠다는 약속을 하기 바란다.

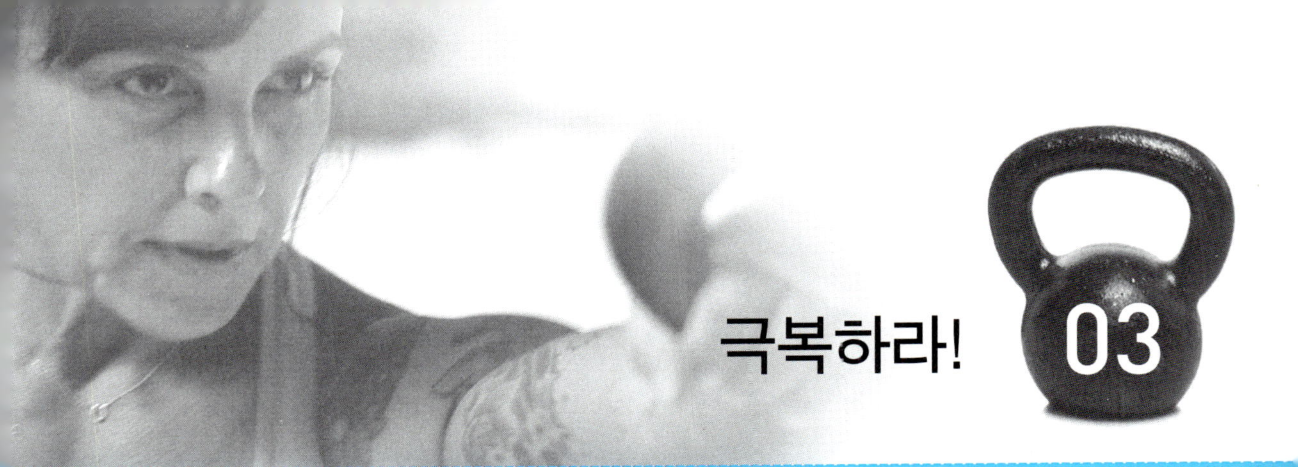

극복하라! 03

젊었을 때는 항상 살을 뺄 수 있을 거라 생각했지만 언제 그런 일이 일어날지 알 수 없었다. 30대가 순식간에 지나가고 40대에 접어들었을 때는 도대체 '언제' 그날이 올지 의문이 들었다. 남은 인생 계속해서 살이 찌지는 않을까 하는 생각도 했었다. 내 주변에는 나처럼 엄청나게 살찐 사람 중에 체중 감량에 성공하고 날씬한 몸매를 계속 유지하는 사람이 없었다. 나이를 각론하고 개선된 모습을 보인 사람을 보지 못했으니 나 또한 점차 살을 뺀다는 건 불가능한 일이라고 여기기 시작했다.

하지만 케틀벨을 알고부터 모든 게 변했다. 케틀벨을 들어 올려 스윙 동작을 하면서부터 몸의 능력, 자신감, 가능성의 한계, 그리고 삶에 대한 정의 등 모든 것들이 변했다. 살을 뺀 것은 기본이고 진정한 자신을 발견하게 된 것이다.

누구나 '진정한 자아'에 대한 자기 정의를 지니고 있다. 자신이 원하는 '진정한 자아'가 언젠가 매우 중요한 날에 세상에 그 모습을 보일 것이라는 희망을 누구나 품고 있다. 케틀벨 스윙을 통해 나는 삶의 조연이 아닌 주연으로 계속 살아갈 수 있다는 사실을 깨닫게 되었다. 멋지고 훌륭한 자신을 내면에 가둬둘 이유는 어디에도 없다.

진정한 자아

어렸을 때부터 나는 건강한 '운동선수' 들을 부러워했다. 그들이 목표를 설정하고 몸의 한계를 극복하며 노력하는 모습을 동경했었다. 내가 원하는 이상적인 몸은 단지 '날씬한' 몸은 아니었다. 스스로 보기에 건강하고 적당한 근육이 잡혀 있으며 '진정한 자아' 가 드러난 몸을 꿈꿔왔었다. 스스로 동기부여를 할 수 있으며 강하고도 활력이 넘치는 그런 몸. 경쟁을 통해 앞으로 나아가고 늘 그러한 상태를 유지할 수 있는 몸을 바래왔다.

내 안에 잠재된 진정한 '운동선수' 가 밖으로 구현되기까지는 몇 년의 시간밖에 걸리지 않았다. 하지만 한번 드러난 몸은 꿈꿔왔던 것 이상이었다. '진정한 자아' 를 확인하고 그 특성을 알아가는 것은 다가올 난관을 극복하는 첫 발자국이다. 당신은 내면에 잠재한 '최상의 자아' 가 어떤 특징을 지녔고 어떤 잠재력을 지녔는지 명확히 알고 있는가? 물리적인 몸을 재구축하게 되면 당신이 원하는 정신이 더 크게 드러나며, 명확한 삶의 비전이 보이게 된다. 이런 과정이 깊어질수록 원하는 목적을 달성할 수 있는 가능성 또한 커진다.

이 책을 통해 스스로를 변형시킬 수 있는 열쇠를 갖게 된 당신은 매우 운이 좋다. 당신의 잠재된 능력을 끄집어내 실현시키기 위해서는 변명 찌꺼기들은 내다 버려라. 지금 이 순간부터 진보를 향해 앞으로 나아가기 위해서는 다음과 같은 부정적인 생각을 한쪽으로 치워두기 바란다.

나는 너무 늙었어.
나는 너무 살쪘어.
나는 갑상선 질환이 있어.
나는 신진대사 능력이 떨어지는 사람이야.
운동을 못하게 하는 아이가 있단 말이에요.
내 몸의 에너지를 흡수해가는 자식들은 어떡하죠.
하루 종일 일하는데 언제 운동을 한단 말입니까.
정말 지쳤어.
오늘을 월요일인데 조금 쉬면 안 되나요?
금요일이에요. 휴일을 잘 보내기 위해 쉬어야죠.
쇼핑을 가야해서 운동할 시간이 없네요.

이러한 변명의 덫에 걸려 허우적거리는 당신이 어떤 믿음체계를 가지고 살아가고 있는지 나는 아주 잘 알고 있다. 당신은 어쩌면 살아온 과정에서 자신의 한계를 극복하고 살빼기에 성공한 사람들을 한 명도 보지 못했을 수도 있다. 나 또한 그런 사람들 중 한 명이었다. 도무지 내 주변에는 성공적인 다이어트 모델을 볼 수가 없었다. 하지만 이러한 변명들로 온통 생각을 도배하며, 상상도 못할 정도로 다양한 방식으로 자신을 한계짓고, 하루하루 그럭저럭 살아가기만 할 것인가? 이제 비생산적이고 시간낭비로 가득한 삶의 방식을 타파하라. 그리고 이렇게 외쳐라.

"나는 나를 통제하고 있다."

자기 통제력

스스로 자신의 삶을 통제하고 있다고 선언하며 매일 그에 합당한 선택을 하게 되면 자기변명의 말과 남 탓하는 태도가 줄어들 것이다. 그리되면 더 이상 피해자 역할놀이를 하지 않아도 된다. 하지만 다른 사람 또는 자신을 둘러싼 환경을 손가락질 하며 비난하는 순간 당신은 스스로를 통제하는 삶의 태도에서 멀어지게 된다. 지금 여기에서 살지 못하면 몸과 분리감이 생겨나며, 결국 다른 많은 뚱뚱이들이 안주하는 그런 비생산적인 삶에 고개를 돌리게 될 것이다.

실재와 허구

뚱뚱했을 때 나는 자신에 대한 인식을 긍정적으로 변화시키려고 애썼었다. 하지만 다른 사람이 나를 뚱뚱하고 어리석은 인간으로 바라보는 것에 대해서는 어떻게 할 수가 없었다. 그래서 살이 쪘다는 사실을 억지로 자랑하고 다녔다. 살찐 몸을 스스로 통제하고 있는 것처럼 보이고 싶었기 때문이다. 그래서 다이어트 하는 모습을 보이기보다는 패스트푸드를 보면 맨 먼저 손을 뻗었다. 또 토요일 아침에만 나오는 도넛 세트를 기꺼운 마음으로 먼저 챙겨 먹었다. 그러면서도 엄청나게 살을 덧붙이는 아이스크림과 음식을 마구 먹으며 얼마나 살이 쪄가는지도 망각했다. 손에 잡히는 그 쓰레기 같은 음식들을 마치 즐기고 있는 것처럼 애썼던 것이다.

하지만 사실 내 마음은 마치 끝도 보이지 않는 구멍 속으로 빨려들어 가는 것 같았다. 몸에 대한 통제력 따위는 조금도 없었으며 계속 쪄가는 살 때문에 행동은 점점 둔해져만 갔다. 진정으로 내가 내 삶에 대한 통제력을 회복하기 시작한 것은 스스로에게 정직해졌을 때부터였다. 조금도 살찐 내가 자랑스럽지 않았는데 그걸 자랑스럽게 여기는 척 하는 삶에 무슨 진정성이 있었겠는가?

사실은 그렇지 않으면서 마치 그런 것처럼 사는 것은 허구다. 많은 이들이 이러한 허구 속에서 살아가고 있다. 특히 남자보다는 여자들이 살찐 자신의 모습을 속으로는 부끄러워하면서 겉으로는 자랑스러워하는 것처럼 내보인다. 하지만 그건 거짓된 삶이다. 살덩어리는 삶의 가능성을 제한할 뿐만 아니라 건강을 악화시킨다. 뚱뚱한 몸은 결코 자랑해야할 대상이 아니다. 진정한 통제란 자신의 몸과 건강에 대해 책임을 지는 것이다. 원하는 삶이 실현될 수 있도록 확실하게 행동에 옮기는 것이 진정한 자기 통제력이다.

무언가 잘못 되었을 때 다른 사람이나 사물 탓을 하는 건 우리가 살고 있는 문화권에서 비일비재하게 볼 수 있다. 사람들은 곤경에 빠졌을 때 너무도 쉽게 핑계거리를 찾는다. 심지어 시중에서 쉽게 볼 수 있는 다이어트 관련 책들조차도 독자들의 욕망을 교묘하게 이용해 비만에 대한 핑계를 갖게 한다.

탄수화물을 너무 많이 섭취했기 때문에 살이 찐 거예요.
지방이 많이 든 음식을 먹었기 때문입니다.
심폐운동을 충분히 하지 않았기 때문이죠.
온전한 영양소가 든 음식을 제대로 먹지 않아서 그런 겁니다.
체질에 맞지 않는 음식물을 섭취하고 있어서 비만에 걸린 겁니다.

소위 다이어트 책들에 담긴 말들이 이렇다. 도대체 어느 누구도 진실을 말하지 않는다. '당신이 살찐 것은 오직 당신 잘못이다. 그 누구 탓도 아니다. 그러므로 현재 당신 몸에 책임 있는 사람도 바로 당신이다.' 이게 진실이다. '당신은 몸이 원하는 것 이상의 칼로리를 섭취하고 있으며, 그 칼로리는 지방으로 변해 몸에 축적되고 있다.' 이렇게 단순한 진실을 온전히 받아들이기 전까지 내 삶에서 어떤 심오한 변화도 발생하지 않았다.

당신이 살을 빼지 못하는 단 하나의 이유는 끊임없이 다른 사람이나 사물 탓을 하며 자신에게 책임을 묻지 않기 때문이다. 물론 그럴듯한 온갖 변명과 핑계로 당신을 위로하는 사람들이 있겠지만 궁극적으로 습관과 행동이 바뀌지 않으면 당신의 몸은 결코 변하지 않을 것이다. 그래서 나는 결심을 행동으로 전환시켜 줄 몇 가지 원칙을 만들었다.

원칙을 통해 자기 통제력을 회복하라

건강을 통제하는 두 단계가 있다. 첫 번째 단계는 건강에 투자한 시간을 스스로가 통제하고 있다는 사실을 인지하는 것이며, 두 번째 단계는 운동량을 결정하고 목적을 달성할 수 있는 프로그램을 설계할 수 있는 능력이 자신에게 있다는 사실을 알아채는 것이다. 이 두 단계는 변화를 이루기 위한 황금률이며 머리가 좋은 것과는 상관이 없다. 변화를 원한다면 우선 자신에게 통제력이 있다는 사실을 인정하고 받아들여야 한다.

이외에도 신체 변형을 원활하게 하기 위해 내가 고안한 몇 가지 원칙이 있다. 이 원칙들은 과학적 사실에 바탕을 두고 있으며 아침에 해가 떠오르는 것처럼 명확하다. 남편인 마크는, "나는 원칙을 만들지 않아. 그냥 알 뿐이지"라는 말을 하는데, 나는 그의 말을 좋아한다. 이유는 몸을 단련하는 데 있어서는 반드시 받아들여야 하는 진실이 있다는 점을 상기시키기 때문이다. 이러한 원칙들을 이해하게 되면 수많은 건강 방정식을 머리가 아닌 몸으로 체득하게 되어 자신감이 상승하고 자기 통제력도 높아진다. 4장에서 이러한 원칙을 조금 더 상세히 설명하도록 하겠다. 그 전에 여기서 신체를 변형시키는 기본적인 원칙 몇 가지를 소개하도록 하겠다.

살찐 이유에 대한 변명은 그만 둬라. 오직 당신이 쌓아온 칼로리가 문제의 원인이다

착각하지 말라. 매우 단순한 과학이다. 오늘 하루 태울 수 있는 칼로리 이하를 섭취하면 살이 빠질 것이다.

생각만 해서는 살이 안 빠진다

먹지 말아야 할 음식의 목록을 체크하는 정도로는 살이 빠지지 않는다. 살이 빠지고 있는 수치를 체크하면서 앞으로 나아가야 한다. 많은 이들이 착각하고 있는 것이 있다. 우리가 매일 먹는 음식물의 양이 그리 적은 게 아니라는 사실이 그것이다. 사람들은 자신이 소비하는 칼로리 양을 약 42퍼센트 정도 착각한다는 연구 결과가 있다. 예를 들어

3000칼로리를 섭취하면서 1700칼로리 밖에 섭취하지 않는다고 안심하고 있다는 말이다. 당신이 먹고 있는 것이 무엇인지 명확히 파악하고 있지 않으면 살은 결코 빠지지 않을 것이다.

빠르게 살을 빼는 데 케틀벨 스윙보다 효과적인 운동법은 없다

미국운동협회에서 수행한 연구에 따르면 케틀벨은 분당 약 20.2칼로리의 열량을 소모시킬 수 있다고 한다. 다른 운동으로 이 정도의 결과를 얻으려면 엄청난 수준의 노력을 해야만 한다. 이는 1.6km를 6분 안에 주파할 정도의 운동량에 필적하며 평균적인 체력을 지닌 성인이 달성하기 힘든 수준이다. 하지만 케틀벨 스윙을 하면 누구나 이 정도의 열량 소모가 가능하다.

이러한 원칙은 논란의 여지가 없는 것들이다. 명확한 근거가 있는 것들이니 그대로 받아들여서 자신의 신체를 변형시키는 동력으로 삼기 바란다. 여기서 제시한 원칙과 다음 장에서 소개하는 원칙을 가이드라인으로 삼아 케틀벨 운동을 하고 틈틈이 확인하기 바란다. 특히 변화의 속도가 완만해졌다는 느낌이 들고 자신과의 약속을 되새겨야 할 필요가 있을 때 더욱 여러 번 확인하라. 이 원칙들은 불변의 원칙이다. 그러므로 제대로 지켰을 때 당신을 실망시키지도 않을 것이다.

작은 변화가 큰 결과를 이끈다

변명은 한쪽으로 치워놓아라. 다른 사람이나 사물을 비난하는 태도는 발로 차버려라. 그 다음 단계는 무엇일까? 나는 처음부터 완벽한 계획을 세우지는 않는다. 과도한 목표를 설정하는 것보다 한 번에 한 발씩 앞으로 나아간다. 다이어트 방법을 바꾼 지 얼마 안 되서 난 53kg을 감량했지만 그런 감량 속도가 계속되지는 않을 거라는 것도 잘 알고 있었다. 그래서 한 번에 한 가지 변화에 초점을 맞추었다. 놀랄만한 결과를 순식간에 달성할 거라고는 희망하지 않았었다. 하지만 케틀벨 스윙을 시작하고 얼마 지나지 않아 불가능해 보이던 일들이 가능성으로 변하는 것을 확인할 수 있었다.

나는 일주일에 두 번, 약 5분에서 10분 정도 천천히, 그리고 느리게 케틀벨 스윙을 시작했다. 하지만 얼마 안 가 경험했던 몸의 변화에 자신감이 높아졌다. 동기부여를 받은 나는 스스로 케틀벨 워크아웃을 구성해 실험하며 변화를 지속해 나갔다. 작은 실천, 사소한 변화가 이어져 하나하나 쌓여 나가더니 연쇄반응을 일으키고 멈출 수 없는 흐름이 되었다. 마침내 나만의 케틀벨 워크아웃과 다이어트 프로그램을 완성시켰다. 그렇게 나는 지금의 내가 되었다.

내가 겪었던 것과 같은 결과를 여러분도 경험하고 싶다면 밟아야 할 단계가 있다. 우선 변화해야겠다는 결심을 하라. 그런 다음 목표를 설정하고, 그 목표를 달성함으로써 스스로 동기부여를 하라. 실천하는 과정에서 자신의 다이어트 프로그램에 의심이 든다면 항상 처음으로 돌아와 정직하게 자신이 어떤 음식을 먹고 있는지 확인하라. 자기 몸 안으로 들어가는 음식이 무엇인지 제대로 확인하는 것이야말로 스스로를 모니터링 하는 가장 확실한 방법이며 진보를 이끄는 첩경이다. 운동을 할 때 남편 마크는, "땀이 날 때까지 케틀벨 스윙을 하고 멈추세요"라는 말을 해주었다. 사실 이 말은 트릭이다. 땀이 날 정도로 스윙 동작을 하면 멈추고 싶은 마음이 들지 않기 때문이다.

습관을 바꾸려고 할 때 사람들이 착각하는 게 있다. 힘센 악마가 방해하고 커다란 장애물이 진로를 가로막고 있는 것처럼 느껴지지만 사실 그렇지 않다. 괜히 변명거리를 찾아 시간을 낭비하지 말고 한 걸음씩 나아가면 모두 극복할 수 있는 것들이다. 당신은 위대해질 자격이 있는 사람이다. 그리고 이제 당신 스스로 내면의 가능성을 실현할 때이다. 선택에 책임을 지고 자기 통제력을 높여라. 그리고 이 책에서 제시한 원칙에 맞추어 자신을 변형시켜 나가라. 그렇게 한다면 조만간 원하는 몸으로 바뀐 자신을 보게 될 것이고, 삶의 질 또한 높아지리라 확신한다.

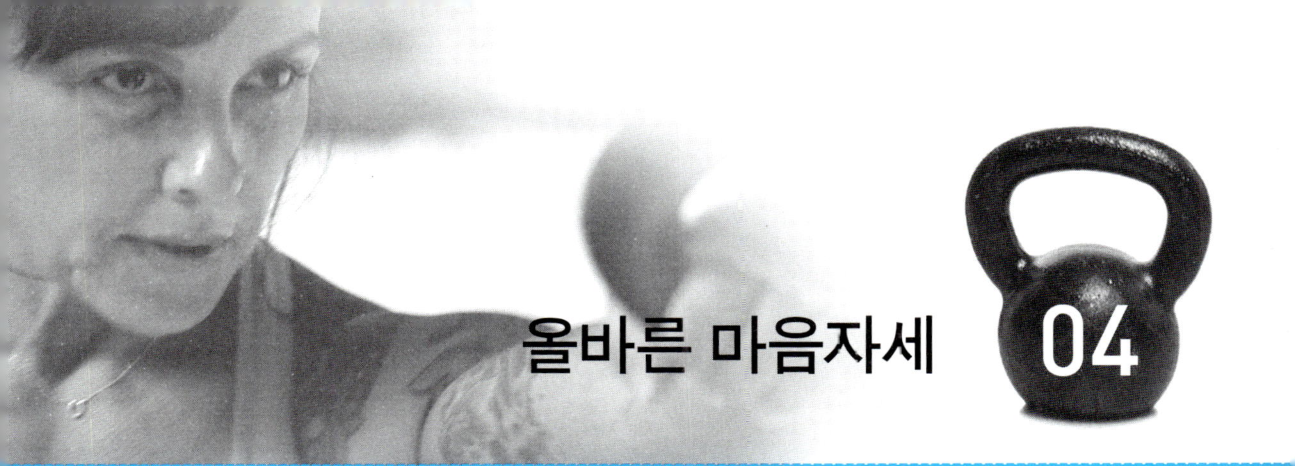

올바른 마음자세 04

다이어트와 운동 프로그램을 시작할 때 많은 사람들이 저지르는 잘못 중 하나는 몸만 바꾸고 라이프스타일은 바꾸지 않는다는 점이다. 나도 몇 년간 이러한 잘못을 저질렀었다. 내가 해봤던 다이어트 프로그램, 그리고 운동법들도 모두 일시적인 효과는 있었다. 하지만 라이프스타일을 변화시키지 않으니 마치 유행이 왔다 가듯이 몸무게도 줄었다 다시 늘어났다.

그래서 나는 남편의 생활 습관에 좀 더 관심을 기울였다. 물론 함께 살면서 몇 년간 무의식적으로 그의 습관을 관찰해 왔지만 그걸 나의 것으로 받아들이지는 못했다. 그는 예전에도 훌륭했지만 지금도 역시 멋진 몸매를 지니고 있다. 그가 하는 다이어트 프로그램과 트레이닝은 모두 방법론적으로 완벽하며 실패가 없었는데 그만큼 그의 몸도 강하면서 동시에 날씬하다. 내가 아는 한 그는 약 20여년 이상 일정한 몸무게를 유지하고 있다. 나는 아직도 그와 같이 에너지 넘치는 몸을 못 만들었다.

확실히 그는 나와 다른 '마음자세' 를 지니고 있었다. 내가 평균적인 마음자세를 지니고 있었다면 그는 운동선수의 마음자세를 지니고 있었다. 평균적인 마음자세로는 운동의 효과가 중간에 끊기며 요요현상이 생기지만, 운동선수의 마음자세를 지니고 있다면 '지속성' 이라는 정반대 결과가 나타난다. 무엇을 먹고 어떤 운동을 하는가도 중요하지만 그러한 삶의 방식이 체화되어 지속되는 것이 더 중요하다. 운동선수들은 이런 사실을 본능적으로 깨닫고 있지만 일반인들은 그렇지 못하다. 하지만 내가 그동안 깨달은 것들 중 가장 놀라운 것은 운동선수가 되지 않아도 운동선수의 마음자세는 가질 수 있다는 사실이다. 누구나 그들의 사고방식 중에서 자신이 원하는 몸을 만들고 그 상태를 지속시킬 수 있는 힌트를 얻을 수 있다.

이 모든 일들은 '준비지대readiness zone' 속에 자신을 진입시켰을 때 가능해진다.

준비지대

운동선수들은 자신이 하는 모든 일들을 몸과 연결시킨다. 그들은 자신이 원하는 특정한 신체이미지를 지니고 있으며 그러한 신체이미지를 실현시킬 수 있는 음식을 섭취하고 운동을 한다. 신체 기능을 최대화시킬 수 있게 설계된 프로그램을 실행하며 항상 특정한 건강 상태를 유지한다. 나는 그 상태를 '준비지대' 라고 부른다. 준비지대 속에 있다는 것은 육체적으로 강인한 상태를 유지하며 언제나 트레이닝을 통해 최상의 기능을 발휘할 준비가 되어 있다는 것과 같다. 운동선수들은 늘 준비지대 안에 위치할 수 있도록 습관을 만든다. 여기서 중요한 것은 특별한 습관이 아니라 그들이 이러한 상태를 유지하는 '지속성' 에 있다. 운동선수들은 몸의 지속성이 단절되지 않게 주의하며 수련을 팽개치지도 않는다.

하지만 대부분의 사람들은 자신의 몸을 팽개쳐 놓았다 다시 정신 차리고 되돌아오는 악순환을 반복한다. 그 패턴을 적어보면 다음과 같다.

- 먹고 싶은 대로 먹고 운동은 가능한 최소로 한다. 그러다 자신의 몸에 만족스럽지 못한 부분이 생기면 '어느 날' 무언가를 해서 그 문제를 해결해야겠다는 결심을 한다.
- '어느 날' 이 되면 예전에 입었던 옷이 몸에 꽉 낀다. 결혼식은 가까워 오고 헐렁한 옷을 입는 것이 편하게 느껴진다. 또는 꿈꾸어 오던 옷을 발견했는데 다시 태어나야 입을 수 있을 것 같다는 생각이 든다.
- 결국 최대한 단기간에 살을 빼는 계획을 세운다. 하지만 그런 계획은 늘 극단적이며 건강에도 해롭다. 계획이 성공해서 살을 빼면 기분이 좋아진다.
- 그래서 다이어트 이벤트에도 참여하고 날씬해 보이는 옷도 입어본다. 섹시해진 느낌에 자신감도 생긴다. 그때 이런 생각을 하게 된다. "다시는 살이 찌지 않을 거야."
- 그동안 지켜왔던 다이어트 계획표가 너무 자신을 압박하는 것 같고 어렵게 느껴진다. 그런 계획에 따라 살아가는 것이 답답하게 느껴지며 빠져나갔던 살들이 다시 되

돌아온다.

- 악순환이 반복된다.

이런 패턴을 따른다면 대부분의 시간을 안전지대 밖에서 지내는 것과 같다. 안전지대 밖에서 산다는 것은 살을 뺄 준비가 된 상태는 아니다. 자신감은 떨어지고 밖에 나가 돌아다니거나 해변에서 당당하게 걷는 것과는 거리가 멀며, 친구들과 쇼핑을 하는 것은 당혹스럽고도 끔찍하게 느껴진다. 그리고 엄청나게 노력을 해야 다시 안전지대 안으로 들어갈 수 있다는 생각에 좌절하게 된다. 그러므로 안전지대 밖에서 산다는 것은 '지속성' 은 없고 한계로 가득한 삶이라고 할 수 있다.

원래의 진정한 나의 몸을 되찾는 데까지는 정신적으로나 육체적으로 꽤 많은 시간이 걸렸다. 엄청난 몸무게를 지닌 채 놀이터를 걷거나 슈퍼마켓을 돌아다닐 때면 정말 힘들었다. 쇼핑 자체가 고통스러웠다는 이야기가 아니다. 거울 앞에서 옷을 입는 게 거북이가 움직이는 모습을 보는 것처럼 끔찍했다. 힐은 신을 수도 없었다. 몸무게가 발을 압박해 너무도 참기 힘들었기 때문이다.

뚱뚱한 몸 때문에 갈 수 없는 곳도 있었다. 해수욕장은 머리에서 지웠었다. 수영복은 아예 없었다. 예전에 누군가 마크와 나에게 하와이 여행을 보내준 적이 있었다. 어쩔 수 없이 하와이에 가야했지만 여행 내내 끔찍한 경험을 했었다. 다른 사람들이 내 몸을 어떻게 볼까 고민하며 여행을 즐길 수가 없었던 것이다. 최고로 살이 많이 쪘을 때는 친구들이 찾아오면 집에서 멀리 떠나있었으며, 슈퍼마켓에서 아는 사람을 만나면 다른 매장으로 발길을 돌렸었다. 그때를 생각해보면 나는 참으로 다양한 한계와 부끄러움 속에서 살았었다는 느낌이 든다.

원하는 몸으로 살지 못해서 생기는 삶의 제한 요소가 무엇인지 생각해 본 적이 있는가? 날씬하면서도 강한 몸이 아니라 뚱뚱한 몸으로 살기 때문에 생기는 삶의 부정적인 요소가 때로는 너무 단순해 보여 별거 아닌 것처럼 여길 수 있다. 덕지덕지 달라붙은 살을 다른 사람들에게 보이지 않으려고 만남을 피한 적은 없었는가? 다른 이들이 쳐다보는 게 싫어 댄스홀에 올라 춤추는 것을 피한 경험이 있는가? 팔뚝과 허벅지 또는 불룩 나온 배를 보이기 싫어 도망가본 적은 없었는가? 이들은 하나씩 보면 작은 사건들이지만 모아놓고 보면 자신의 생명력을 갈아먹는 강력한 제한요소이며 온전한 삶의 잠재력을 발휘하지 못하게 만드는 장애물이다.

이제 자신이 항상 준비된 상태에 있다고 상상해보라. 지속성을 유지하며 '준비지대' 안에 있는 모습을 그려보라. 자신감을 가지고 매일 열정적으로 살아가며 눈앞에 펼쳐진 기회를 받아들일 준비가 된 모습이 그려지는가? 능력 있고 강인한 신체를 지닌 채 어떤 기회의 문으로 들어가고 싶은가? 친구와 등산을 할 때 당신을 내버려두고 먼저 가라는 말을 하지 않고도 씩씩하게 위로 올라가는 모습이 떠오르는가? 휴가를 가서 서핑, 지프 라인, 또는 5000미터 달리기를 아이들과 함께 하는 활력 넘치는 자신의 모습을 그려보라. 요요현상으로 끊임없이 좌절하는 다이어트 패턴에서 벗어나 건강하고 자유롭게 살아가는 모습을 상상해보라.

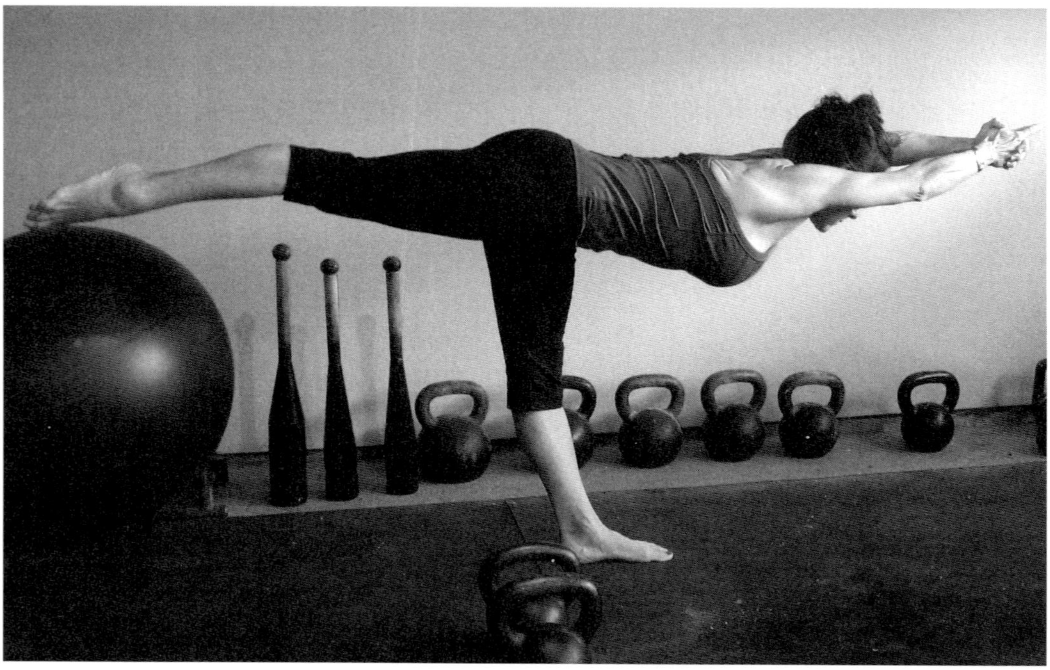

나는 현재 그런 삶을 살고 있다. 늘 준비지대에 위치해 있으며 모험을 즐길 준비가 되어 있다. 몸이 변화된 이후로 삶의 새로운 즐거움을 누리고 매일매일 능동적이고 열정적으로 살아가고 있으며, 예전과 달리 친구 만나는 것을 즐긴다. 이들 중에는 뚱뚱했을 때 만남을 피해왔던 사람들도 포함되어 있다. 힐을 신고 춤을 추러 다니기도 하며 백화점에서 맘에 드는 옷을 골라 입었을 때 몸에 꼭 맞는다는 칭찬의 말도 듣는다. 또 요가도 배웠으며 지금은 매우 잘한다. 뚱뚱했을 때는 전혀 경험하지 못했던 일들이다. 현재는 케틀벨 스윙 클래스를 운영하고 있으며 내 나이 절반밖에 안 되는 사람들에게, 심지어 전직 해병들에게도 트레이닝을 해주며 산다. 원하는 것을 구현할 수 있는 몸을 지니고 있기 때문에 이 모든 일들이 가능해진 것이다. 당신도 당신만의 가능성을 향유하길 바란다.

케틀벨 스윙을 배우고 올바른 식이요법을 한다면 누구나 가능성 넘치는 삶을 살아갈 수 있다. 자신만의 안전지대를 창출하고 그 안에서 살아가기 위한 첫걸음은 매일 최상의 몸으로 살아가기 위해 결심하는 것이다. 운동선수들의 마음에는 매우 단순하지만 핵심적인 준칙이 있다. 바로, "꾸준히 하라"는 것. 당신도 이 문구를 뇌에 각인시켜 지워지지 않는 문신처럼 늘 되돌아보기 바란다. '지속성'이라는 준칙에서 벗어나는 순간이 '안전지대'에서 떠나는 순간이다. 안전지대에 있는 것이 습관이 될 정도로 자신을 적응시켜야 한다. 여기서 배운 케틀벨 워크아웃을 계속해서 연습하며 자신만의 섭생 계획을 꾸준히 실천하라. 그렇게만 한다면 실패하지 않을 것이다. 단순하지 않은가?

지속성 만들기

어떤 여인이 내게 얼마나 자주 요가를 하는지 물었다. 매일 요가수련을 한다고 대답해주었다. 놀란 그녀와 함께 '지속성'을 유지시키는 '수련'의 개념에 대해 토론을 나눴다. 내가 먼저 그녀에게 일주일에 며칠이나 일하러 나가냐고 물었다. "월요일부터 금요일까지 매일 일하러 나가죠." 그녀의 대답을 듣고 "그런 일을 하는데 특별한 훈련이 필요하나요?" 하고 물었다. 물론 그녀는 자신의 일을 좋아하기 때문에 그런 일을 하는데 수련한다는 느낌을 받지는 않는다고 했다. 당연한 말이다. 나 또한 음식을 만들고, 케틀벨 스윙을 하며 요가를 하는데 특별히 수련한다는 느낌을 받지 않는다. 이런 일들은 나 자신의 일부일 뿐이다. 매일 나에게 살아있다는 느낌을 갖게 하는 일이니 애써서 하는 수련이라는 생각이 들지 않는 것이다.

여기서 '지속성'을 유지할 수 있는 몇 가지 힌트를 알려주겠다. 배우고 나서 실천해보기 바란다.

선택하지 않을 수 없는 상황을 즐겨라

물론 당신은 선택을 하며 살아가고 있으며 또 앞으로도 특정한 선택을 해야만 한다. 그리고 알게 모르게 뚱뚱이의 삶, 약자의 삶, 그리고 병든 자의 삶을 선택해 왔을 것이다. 이 글을 읽는 당신이 이미 나이가 들어가는 어른이라면 모든 선택은 스스로 해야만 한다는 점을 강조해서 말해주고 싶다. 건강이라는 목표로 향해 있는 오르막길을 오르든,

아니면 나빠지는 몸과 치열하게 싸우는 내리막길을 가든 모든 것은 당신의 선택이다. 그렇지만 건강해지길 원한다면 힘든 오르막길을 선택해야만 한다. 이게 바로 내가 선택하지 않을 수 없는 상황을 즐기라는 이유이다.

적어도 일주일에 4일 이상 같은 음식을 먹어라

나는 일주일에 5일을 같은 식단으로 간소하게 식사를 한다. 그런 다음 6일째에는 고칼로리로 먹고, 7일째에는 저칼로리로 먹는다. 같은 음식을 간소하게 매일 먹게 되면 어떤 것을 먹어야 할지 고민하며 스트레스를 받지 않아도 된다. 또한 자신이 섭취하는 음식의 칼로리를 정확히 계산할 수도 있으며 다이어트에도 도움이 된다. 물론 같은 음식을 매일 준비하면서 절약할 수 있는 시간과 노력은 덤이다. 이런 식으로 식단을 조절하면 중간에 마음이 흔들린다 하더라도 이미 다음날에 무엇을 할 지 계획이 서있기 때문에 큰 문제없이 앞으로 나아갈 수 있다.

이기적이 되어라

비행기에 탓을 때 승무원이 안전지침을 설명하면 승객들이 주의 깊게 듣는 모습을 본 적이 있는가? 안전지침 중 한 대목은 대략 이렇다. “아이가 있으신 분들은 산소마스크가 내려오면 우선 산소마스크를 챙긴 후 아이에게 그 중 하나를 주세요.” 이 안전지침이 나에게는 ‘죽음에 임박했을 때 자신을 도와줄 사람은 없다’ 는 말로 들렸다. 스스로의 삶을 변화시키기로 결심했을 때 이 지침을 나에게 적용했었다. 그러면서 중간에 멈추면 엄청난 위약금을 물겠다고 의사와 약속한 후 치료를 받는 것과 같은 마음으로 내 피트니스 계획을 잡았다.

여기서 말한 지침들은 모두 효과가 있었다. 그러니 당신도 시도해보라. 케틀벨 워크아웃이나 걷기 훈련을 하는 날짜와 시간을 달력에 표시하라. 언제 음식을 사러 슈퍼에 갈지, 또 언제 사온 음식으로 요리를 할지 체크하라. 그런 다음 그 계획을 지켜라. 자기 자신이 제일 중요하다고 여겨라. 그 무엇보다도 자신을 먼저 챙겨라. 한 시간 빨리 일어나거나(나에겐 이 규칙이 제일 지키기 쉬웠다) 한 시간 늦게 잠자리에 들어라. 변화를 가로막는 잡다한 것들은 모두 제거하라.

건강을 돌보는 일을 최우선으로 삼아라. 그리고 좋은 습관이 몸에 스며들게 한 후 ‘안전지대’ 로 들어가라. 안전지대를 확보하면 한계가 사라질 것이다. 영양학적으로 좋은 음식을 먹고 일주일에 적어도 40분 정도 케틀벨 스윙을 하면 누구나 건강한 몸을 확보할 수 있을 것이다. 하지만 이건 기본이다. 당당함, 섹시함, 자신감 그리고 가능성으로 가득한 마음이 부수적으로 따라올 뿐만 아니라 몸에 대한 온전하고도 깊은 만족감이 생긴다. 이런 상태는 그 누구보다도 당신이 원하는 것 아닌가?

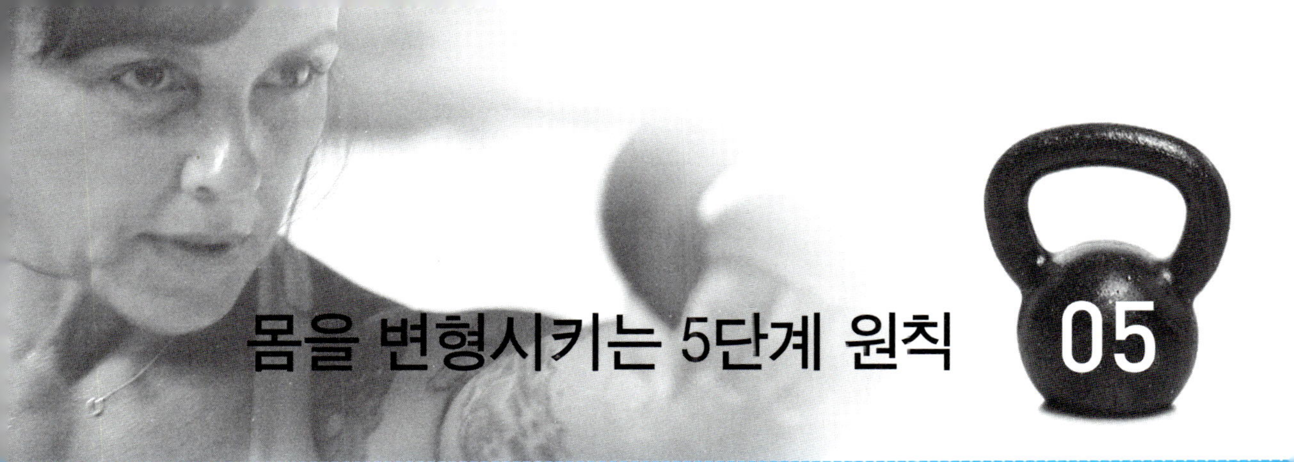

몸을 변형시키는 5단계 원칙 05

사람들은 '그것'이 무엇인지 종종 물어본다. 살빼기를 시도했다 포기했다 하는 악순환을 끊기로 결심한 동기가 무엇인지 말이다. '그것'은 나를 온통 변화의 폭풍 속으로 밀어 넣었다. 몸이 먼저 스파크를 일으켰고 마음이 뒤따랐으며 운명적으로 내 안의 경쟁의식이 자극받았다. 몸이 변한 것은 지극히 단순한 현상이었지만 그 변화에 뒤따른 삶의 통찰은 심오했다. 이 장에서는 스스로 자신의 한계를 돌파할 수 있는 방법을 알려주도록 하겠다. 그 전에 여러분과 내 지나온 이야기를 나눠보도록 하겠다.

두려움의 끝에 서다

보통 45kg 이상 살이 찌면 얼마 동안은 건강한 느낌이 든다. 하지만 나는 113kg으로 10여 년을 살았었다. 그러다 보니 거의 신체 감지기가 다 되었다. 소화기관에 생긴 문제들을 감지하기 시작한 것부터 정말 다양한 것들을 민감하게 느끼게 된다. 그 문제들을 자세히 설명하기 힘들지만 매우 끔찍했다는 것만 말해주도록 하겠다. 결국 몸이 외치는 아우성을 외면할 수 없을 지경에 이르렀다. 몇 달간 거의 매일 총이 나를 겨누고 있는 느낌이 들었었다. 너무도 두렵고 당혹스러워 의사를 만날 엄두도 못 냈다. 그래서 TV에서 하는 의학 프로그램을 시청하며 내 몸 상태가 어떤지 스스로 진단해 보았다.

하지만 그런 프로그램을 보는 것은 오히려 두려움을 가중시켰을 뿐이다. TV에서 비만으로 혈전이 생기고 심장이 부풀어 죽은 여자 이야기를 본 적이 있다. 그 전에 이미 심장병이 여성 사망률을 결정하는 핵심 요인이라는 것을 알고 있었다. 당시 나는 심장이 지방덩어리 속에서 헤엄치고 있다고 확신하고 있어서 두려움에 질려 있었다. 내 몸을 그렇게 만든 사람이 다름 아닌 나라는 자책을 하면서도 그걸 해결할 방법은 찾을 길이 없었다. 결국 TV에서 본 여자와 똑같은 결과를 보게 될 거라는 공포에 휩싸였었다. 살을 무조건 빼야만 하는 때가 도래했음을 알고 있었지만 예전에 했던 실패 때문에 주저하고 있었다. 그 와중에도 내 삶을 바꿀 수 있는 방법을 찾고 있을 때 마침내 '그것' 이 찾아왔다. 내 변화의 시작을 만든 '콘테스트' 가 열린다는 소식을 들었다.

기회가 찾아왔다

2005년 1월 초 내 동료들 중 6명이 체중감량대회에 나가기로 결심했다. 그들은 일인당 100달러씩 투자하여 가장 살을 많이 뺀 사람이 모든 돈을 가지고 집으로 돌아오기로 약속했다. 나도 그 이야기를 들었지만 참가하라는 요청을 받지는 못했다. 원하는 것을 마음껏 먹으며 자랑하던 내 모습을 보아왔기 때문에, 그들은 내가 살을 빼는 것에 관심이 없을 거라고 여겼던 것이다.

나는 작정하고 변화를 위한 도약을 준비하고 있었는데 동료들은 그 사실을 몰랐을 뿐만 아니라 내 마음 속에 경쟁의식이 넘치고 있음도 짐작하지 못했다. 당시 나는 '서바이버' 라는 프로그램의 애청자였으며 TV에 나와 무모한 듯 보이는 도전과 경쟁을 하는 이들을 동경하던 사람이었다. 하지만 당시의 나는 뚱뚱한 몸 때문에 아무것도 할 수 없었다. 체중감량대회에 나가기로 한 동료들의 이야기를 들은 나는 펄쩍 뛰듯이 일어나 나도 참가시켜달라고 부탁했다. 그들은 처음엔 충격을 받는 것 같았다. 하지만 내 돈으로 판돈을 높일 수 있다는 생각에 기꺼이 받아 주었다. 그때 나 외에는 누구도 내가 승자가 될 거라고 예상하지 못했다. 하지만 나는 나의 승리를 믿어 의심치 않았다. 몸무게 때문에 몇 십 년간 좌절해왔던 나의 마음속엔 불덩이가 이글거리고 있었으며, 몸을 변화시켜야만 한다는 데 온통 마음이 뺏겨 있었기 때문이다. 마치 누군가가 내 머릿속에 손을 뻗어 경쟁 스위치를 꾹 누르는 것 같았으며, 그때 켜진 스위치가 아직까지 꺼지지 않고 있다.

3개월 후 나는 700달러를 획득했다. 승자가 되었으며 모든 게 바뀌었다. 스스로 식단을 준비하고, 매일 걷기를 하고, 놀랍고도 새로운 그리고 또 건강한 삶을 즐기고 있다. 하지만 경쟁에서 이겨 바뀐 변화는 단지 빙산의 일각일 뿐이었다. 체중감량대회를 통해 23kg을 뺐지만 그 작은 변화야말로 다음에 이어진 진보의 시작점이었다. 그때 나는 다시는 옛날 몸으로 되돌아가지 않기로 스스로에게 약속을 했고, 그 결심이야말로 모든 변화의 기반을 이루는 첫걸음이었다. 내가 여기서 제시하는 지침을 따른다면 당신도 지속적으로 자신을 변형시킬 수 있는 초석을 마련할 수 있을 것이다.

몸을 영원히 변형시키는 5단계

1단계_ '이전' 데이터를 모아라.

체중감량대회에 나가기 위해 저울에 올라 몸무게를 확인하기 전까지 나는 실제 몸무게를 대략적으로밖에 알지 못했다. 사실 내가 마지막으로 몸무게를 확인했던 때는 31세였다. 당시 95kg이였는데 그 후로 10년이 지나서 대회에 나가는 거였다. 대회 이전에 나는 저울은커녕 전신거울도 없었다. 하지만 31세 이후 훨씬 더 살이 쪘으리라는 것은 확실히 알고 있었다. 95kg이였을 때 신체 사이즈가 21이었는데 24가 되었으니 당연한 일이다. 내 몸은 신체 사이즈가 3정도 증가하면 몸무게는 18~27kg 가량 증가한다. 이미 최고로 뚱뚱하다고 느끼고 있던 때였으니 굳이 저울이 필요치 않았던 것이다.

그때 저울에 올라 눈금이 113kg을 가리키는 것을 보고 160kg이 아니라는 사실에 안도했던 기억이 난다. 살을 빼기 위해 현재 몸무게, 즉 시작점을 명확히 확인하는 것은 앞으로 나아가는 데 추진력을 제공한다. 자신의 몸무게가 어디에 위치해 있는지 대충 추측으로 알고 있는 것보다는 정확한 수치를 알고 있어야 정신적 자유가 생긴다. 당시 나는 명확한 시작점을 확인하고 앞으로 나가갈 수 있었다.

뚱뚱이로 살아가고 있었을 때는 누구에게도 사진을 찍히지 않으려고 애썼다. 하지만 이제 와서 되돌아보면 당시에 찍었던 사진들은 변화에 따른 일종의 보상이자 증명서라는 생각이 든다. 그때의 사진을 보면 내가 얼마만큼 멀리 왔는지 되돌아볼 수 있으며, 또 현재의 나에 대한 엄청난 자부심이 느껴진다. 요즘도 나는 당시에 무작위로 찍혔던 사진들을 찾고 있으며 그때의 나와 지금의 나를 비교해보면서 동기부여를 받는다.

이제 당신 차례다. 저울 위에 올라 시작점을 확인하고 적어 놓아라. 그 수치가 당신을 앞으로 나아가게 하는 힘찬 첫걸음이 될 것이다. 그리고 결코 같은 몸무게 수치를 다시 보지 않을 거라고 자신에게 약속하라. 그런 다음 현재의 몸 사진을 찍어놓거나 최근에 촬영한 사진들을 찾아서 간직해라. 그런 사진들을 정리해서 변화를 확인하는 자료로 삼을 수 있다. 사진을 그냥 목에 걸어놓지 말고, 자기비하로 스스로를 괴롭히지도 말라. 원한다면 매주, 또는 2주에 한 번 정도 사진을 찍어라. 그렇다고 사진을 분석하지는 말라. 긍정적인 판단이든 부정적인 판단이든 모든 판단은 별 도움이 안 된다. 몸무게와 사진

같은 '이전' 데이터는 현재 변화한 자신을 자랑스럽게 여기는 기준 자료로 활용하고 미래의 목표점을 확인하는 도구로 삼아라.

2단계_ '방법' 을 정의하라

식단을 만들고 매일 걷기를 준비하며 나만의 섭생 '방법' 을 정의하기 시작했다. 나를 위한 음식을 직접 만들어가며 먹는 습관을 극적으로 변화시키며 섭취하는 칼로리에 대한 통제력을 높일 수 있었다.

운동하는 '방법' 에 있어서는 우선 걷기부터 시작했다. 당시 나는 케틀벨을 알기 전이었으며, 나 정도의 몸무게를 가진 사람이 하기에 가장 무난한 운동이 걷기라는 사실을 알고 있었다. 체중감량대회에 나가기 위해 체중계에 몸무게를 재고 나서 매일 아침 5시에 일어나 차를 몰고 근처의 트레킹 가능한 공터로 나갔다. 그 공터는 한 바퀴 도는데 약 3km 정도 거리였다. 나는 하루도 빠지지 않고 아침 걷기를 했으며 일주일에 한 번은 두 바퀴, 즉 6km를 걸었다. 요통에 시달리고 있던 나에게는 그 정도 걷는 것도 쉬운 일이 아니었다. 하지만 내 삶을 '재생' 시키려는 목적을 가지고 있었던 나는 멈추지 않고 계속 해나갔다.

그 후로도 몇 년간 계속 걷기를 하고 있다. 케틀벨 트레이닝을 시작한 다음에도 마찬가지였다. 나에게 걷기는 단지 칼로리를 태워 살을 빼는 데 도움을 주는 운동만은 아니다. 내 육체에 힘과 자신감을 부여하고 몸과의 연결성을 느끼게 해주는 것이 걷기이다. 살 때문에 고생하는 대부분의 사람들, 특히 여성에게 있어서 몸과의 연결성 상실은 큰 문제이다. 걷기를 통해 잃어버렸던 연결성을 다시 찾게 되면 자신이 하고 싶은 일들을 할 수 있는 힘과 에너지를 얻을 수 있다.

걷기부터 시작했지만 케틀벨을 들어 올려 흔들기 전까지는 내 몸에 대한 진정한 잠재력을 확인할 수 없었다. 나에게 걷기가 불씨였다며, 케틀벨은 불꽃에 해당된다. 집 안의 차고에서 케틀벨 스윙을 시작한지 겨우 몇 주밖에 지나지 않았는데 근육에 톤이 생기기 시작했으며, 멋지고도 강한 몸매가 '안에서 밖으로' 점차 드러나기 시작했다.

놀랍도록 빠른 변화에 고무된 나는 케틀벨 전도사가 되었다. 그래서 차고에서 하던 케틀벨을 가지고 나와 공원이나 공터에서 휘둘렀다. 걷기로 워밍업을 하고 케틀벨을 시작했으며 케틀벨을 전혀 본 적도 없는 사람들 앞에서 스윙하는 모습을 보여주었다. 당시 케틀벨이란 것을 처음 본 사람들도 많았고 그걸로 무엇을 하는 지 아는 사람도 없었다. 케틀벨을 집 안으로 가지고 들어와 칠면조 요리를 하고 설거지를 하는 중간 중간 스윙을 하기도 했다. 과거에 했던 운동들과는 달리 케틀벨은 내 삶의 일부가 되었다. 그렇게 되니 케틀벨을 하지 않아야 할 핑계를 댈 수도 없었다. 그 결과는 지방 감소와 근육 증가로 이어졌으며 눈에 띄는 신체 변화를 가져왔다. 하루에 30분 이상 케틀벨 스윙을 하지 않았는데도 근력이 높아지고 전신에 힘이 생긴 느낌을 받았으며 인체가 움직이기 위해 만들어졌다는 것을 자각하게 되었다. 그때의 경험은 정말 놀라운 것이었다.

이제 당신 차례다. 케틀벨을 주문하고, 도달하기 전까지 걷기 운동을 해 보라. 오늘 10분을 걷고, 내일은 20분을 걸어라. 일주일에 4~5회 정도, 매번 3~6km 정도를 걸을 수 있도록 하라. 밖에 나가서 걷는 것은 최상의 운동이다. 러닝머신에서 내려와 밖으로 나가라.

주문한 케틀벨이 도착하면 8장을 보고 스윙을 하는 요령을 배워라. 케틀벨 스윙을 통해 힘과 지구력을 높이고, 유연성을 증진시키며, 아주 빠른 속도로 체중을 감량할 수 있다. 스윙하는 법을 배웠다면 일주일에 적어도 2번 이상, 20~30분 정도 운동하는 것이 좋다. 이 운동을 통해 상상도 하지 못했던 몸의 변화가 일어날 것이다.

식습관을 바꿀 때는 매일 자신이 먹는 음식이 무엇인지 정직하게 관찰하는 것이 관건이다. 그리고 과식을 유발시키는 요소가 무엇인지 정확히 파악하라. 자신이 먹는 인스턴트 음식에 대한 변명거리를 찾으라는 말은 아니다. 나도 처음엔 자기합리화를 했었다. 음식이나 과자를 먹으며 식사를 거르는 것은 반복되면 스트레스가 될 수 있다. 무의식적으로 먹을 것에 손을 뻗는 행동을 그만두고 차라리 요리법을 익혀라. 당신이 부엌에서 일하는 것에 익숙하지 않은 사람이라 해도 상관없다. 나 또한 다이어트 방법을 바꾸며 나만을 위한 요리법을 배우기 시작할 때는 닭 요리, 소고기 요리, 심지어는 스프도 만들지 못했다. 그래서 요리를 잘 못하는 사람의 마음을 잘 안다. 하지만 자기 건강에 대한 투자를 해야 한다면 집 근처에서 쉽게 배울 수 있는 요리강좌를 들어보길 권한다. 나도 처음엔 그렇게 시작했다. 이 책의 3부에서는 '스윙 다이어트' 에 대해 소개했다. 거기서 제시한 기본적인 원칙과 레시피를 확인해보면 어렵지 않고도 다른 자기만의 식단을 만들 수 있을 것이다.

3단계_ '이유' 를 명확히 하라

걷기를 시작한 첫 날에 나는 생명력이 되살아나고 있음을 느낄 수 있었다. 그 느낌을 통해 내가 올바른 길을 가고 있음을 명확히 체득하게 되었다. 밖에 나가 신선한 공기를 마시게 되니 육체와의 연결성이 살아났다. 걸으면서 나는 내부의 나와 대화를 통해 더 강력한 연결성을 만들었다. 당시 내 심장이 끔찍한 상황에 처해 있을 거라는 사실을 알고 있었기 때문에 먼저 심장에 의식을 집중했다. 한 걸음 내디딜 때마다 심장이 나에게 감사의 말을 한다는 상상을 하며 걸었다. "지방을 녹여줘서 고마워요", "매일 느낌이 좋아지고 강해지고 있답니다", "우리가 함께 노력하고 있답니다." 바보 같은 말로 들릴지 모르지만 이러한 내적인 대화가 나의 몸과 마음을 통합시키는 데 도움이 되었다. 결국 나를 이루는 모든 요소들이 하나가 되어 새로운 삶이라는 목표를 달성하는데 힘을 보태고 있다는 느낌을 받게 되었다.

몸을 변형시키겠다는 나의 본래 이유가 뭔가 심오하거나 대단한 건 아니었다. 단지 몸에 부담을 주는 지방 덩어리를 제거시키고 싶다는 마음 하나로 시작했는데, 점차 멋지고 섹시하게 보이고 싶고, 자신감 넘치게 살고 싶다는 생각으로 변해갔다. 이 모든 게 내가 원했던 일들이고, 또 결국엔 성취할 수 있을 거라는 사실을 확신했다.

이제 당신 차례다. 당신이 운동하는 '이유'를 적어봄으로써 실현해나가라. 당신의 마음에 불을 밝혀주는 요소들을 찾아보라. 변해야겠다는 약속은 스스로에게 하라. 다른 사람이 당신만의 '이유'를 정의하지 않게 하라. 이유를 남에게 빌리지도 말라. 왜냐면 그러한 동기는 오래가지 않기 때문이다. 결국 핵심적인 질문은 이렇다. "당신이 정말 원하는 것은 무엇인가?" 어떤 이는 안에서부터 밖으로 몸을 치유해서 건강이라는 선물을 자신에게 선사하고 싶을지도 모른다. 어떤 이는 멋진 옷을 입고 매력적이고 자신감에 가득한 모습을 다른 이에게 보이며 기분 좋은 느낌을 얻고 싶을 것이다. 단지 거울이나 사진에 보이는 자신의 모습을 보며 우울해 하는 삶을 그만두고 싶은 사람도 있다. 누군가에게 칭찬을 들으며 자부심을 느낄만한 기술을 배우고 싶은 사람도 있다. 나에게 있어 케틀벨 스윙을 가르치는 법을 알고 스스로 요리하는 법을 배운 것이 앞으로 나아가는 동기부여가 되었다. 하지만 스스로를 고무시키는 주된 '이유'는 사람마다 다를 것이다. 그리고 그 형태도 각기 다를 것이다. 자신만의 '이유'를 발견하고 그 '이유'를 잘 관리하라.

4단계_ '확신'을 가지고 도전하라

부활절 토끼와 같은 모습으로 뒤뚱거리며 거리를 지나는 내 모습을 누군가 보고 비웃는다고 생각한 때가 있었다. 그때는 체중감량을 하고 그 상태를 평생 유지하는 것이 가능하다고 믿지 못했었다. 이제는 완전히 건강한 몸매로 6년 넘게 그 상태를 유지하면서 다른 이에게 그 가능성을 이야기 할 뿐만 아니라, 그런 일들이 그다지 어려운 것도 아니라고 이야기 한다. 칼로리가 적은 음식을 먹고 케틀벨 스윙을 시작하면서부터 나에게서 살들이 빠져나가기 시작했으며 원하는 몸을 얻을 때까지 계속 체중감량이 일어났다. 나이가 들면서 약해지는 게 아니라, 나는 점점 더 강해지고 있다. 이제는 단지 살이 빠진 상태를 유지하는 것을 넘어섰다.

몸무게가 빠졌다 쪘다 하는 악순환이 반복되던 때에도 사실 몸무게는 빠졌다. 다만 지속적인 체중감량이 가능하다는 사실을 당시에는 믿지 않았다는 점이 다를 뿐이다. 변화를 지속하는 능력이 내게 있다고 자신하지 못했다는 말이다. 내가 삶을 변화시킬 수 있다고 자신 있게 이야기 하게 된 것은 나의 힘과 능력을 명확히 깨닫았을 때였다.

이제 당신 차례다. 몸무게를 뺄 수 있을까 의심하며 그것 때문에 우울해 하는 생각들을 없애라. 다이어트 방법과 운동 습관을 변화시키기로 결심한 순간 이리저리 흔들리는 의심의 마음을 거둬라. 삶의 질을 높이려고 자신을 변화시키는 데 도대체 무슨 '나쁜' 일들이 있겠는가? 모든 생각을 케틀벨 스윙과 올바른 식습관을 실천하는 데 두어라. 이러한 변화는 스스로에게 주는 선물이다. 정말이다. 나는 다른 사람들보다 똑똑하지도 않고 행운아도 아니다. 더 잘난 것도 없다. 단지 자신에 대한 가능성을 믿고 실천함으로써 지속적인 체중감량에 성공했을 뿐이다. 그러니 당신도 할 수 있다. 지속적인 체중감량의 시작은 처음 1kg을 빼면서 시작한다. 1kg을 뺄 수 있다면 45kg도 얼마든지 뺄 수 있다. 이건 하나의 공식이다. 그러니 여기서 제시한 원칙들을 지키면 당신이 늘 바래왔던 몸을 갖게 될 것이다.

5단계. '진보' 를 기록하라

내가 살을 뺀 과정에서 가장 대단했다고 생각되는 것은 그 속도가 매우 빨랐다는 점이다. 걷기를 시작하며 나만을 위한 음식을 준비한 때가 2005년 1월이었다. 다이어트와 운동을 시작한 지 4주가 지나 9kg 정도를 뺐다. 그러고 나서 4주 연속 일주일에 평균 2kg을 감량했으며, 그 이후엔 일주일에 평균 1.3kg 정도를 뺄 수 있었다. 그렇게 3개월이 지났다. 결국 체중감량대회에서는 원래 몸무게 113kg에서 91kg으로 총 22kg을 빼면서 승리할 수 있었다. 대회가 끝난 후에도 다음 두 달간 일주일에 1kg 이상씩 빼서 총 11kg을 더 뺐다. 처음 체중감량을 하기로 결심한 후 6개월 만에 총 33kg을 뺀 셈이다. 그 후로도 16kg을 더 빼서 같은 해 11월엔 몸무게가 64kg으로 바뀌어 있었으며, 2005년 11월에서 2006년 4월까지 4kg을 추가로 감량해 60kg 몸무게를 가진 여인이 되었다. 16개월 만에 총 53kg을 뺀 것이다. 그 기간 동안 단 한 번도 감량 속도가 멈추지 않았다. 매주 몸무게가 어느 정도는 빠졌었다.

처음 목표했던 64kg에 도달할 때까지 나는 일주일에 한 번씩 몸무게를 쟀다. 그때까지 해온 추세대로 계속 운동을 지속한다면 어렵지 않게 60kg 몸무게를 달성 할 수 있으리라 예측할 수 있었다. 이미 53kg을 뺐는데 4kg 정도 더 빼는 것은 나에겐 바가지에 물 한 방울을 첨가하는 것처럼 쉬워 보였다.

이제 당신 차례다. '지속성' 을 유지하기로 약속하고 정직하게 앞으로 나아간다면, 결과를 희망하지 않고 오히려 예측할 수 있는 능력이 생길 것이다. 여기서 말하는 정직이란 자신의 '진보' 를 있는 그대로 기록하는 태도를 말한다. 매일 먹는 음식을 기록하고, 매주 몸무게 변화를 기록하라. 목표했던 몸무게에 근접할 때까지는 일주일에 한 번씩 꼭 수치를 기록하길 권한다. 매일 기록하려면 고려해야 할 점이 너무 많다. 하지만 일주일 단위로 기록한다면 일정한 흐름을 확인할 수 있다. 남편 마크에게서 배운 내용 중에서 중요한 부분이 바로 '일정한 흐름' 을 유지하는 태도였다. 수치를 적어 차트로 작성해보면 어느 정도의 기복은 있을지 모르지만 일정한 흐름으로 진보하는 모습을 확인할 수 있다. 몸무게가 빠졌다거나, 아니면 더 강해지거나 날씬해졌다는 것과 같은 자신만의 트레이닝 결과를 적어보라. 그렇게 하면 자신이 가고 있는 방향이 올바른지 아닌지 정확히 확인할 수 있다.

이 책의 부록 B에는 '워크아웃 일지' 가 나와 있다. 그 일지를 활용해 자신의 케틀벨 스윙 워크아웃을 기록하라. 초보자들은 특히 '훈련/휴식 비율' 을 일정하게 지키는 것이 좋다. 훈련하는 시간과 쉬는 시간을 일정하게 하라는 말이다. 스윙 기술이 진보할수록 좀 더 복잡한 워크아웃을 할 수 있다. 이 과정에서 기록해 놓은 일지를 분석해 스윙 반복 횟수를 증가시키도록 하라. 이전해 했던 워크아웃과 자신에게 맞는 스윙 반복 횟수를 확인해 최선의 워크아웃을 구성할 수 있기 때문에 더 큰 진보를 이룰 수 있다. 매번 자신이 달성한 내용을 확인하고 신뢰하게 되면 놀랄만한 발전을 이루게 될 것이다. 그리고 다음 단계로 자신을 진보시킬 수 있는 충분한 도전의식도 생길 것이다.

목표를 진화시켜라

당신이 꿈꾸는 이상적인 몸무게 수치가 있다는 사실을 잘 알고 있다. 놀라운 정보를 알려주겠다. 바로 그 '이상적인 수치' 가 바뀐다는 것. 처음 세운 목표를 향해 정직하게 모든 노력을 경주하라. 그러면 그 힘으로 인해 앞으로 나아가게 될 것이다. 한 번 '모멘텀' 을 형성하게 되면 그 상태를 유지하는 게 훨씬 쉽다. 첫 번째 목표를 달성하게 되면 그 흐름을 계속 이어 그 다음 목표를 달성하는 게 쉬워진다. 성공이 성공을 낳는 원리와 같다. 자신의 몸이 지닌 진정한 가능성을 확인하게 되면 두려워 말고 궁극적인 목표를 향해 나아가라. 한계라고 생각해 왔던 벽을 뚫고 지나갈 준비를 하라. 자신이 할 수 있는 최상의 노력에 대해 재정의를 하라.

여기서 제시한 5단계 원칙을 따른다면 당신 또한 내가 달성했던 '지속적인 체중감량'을 이룰 수 있을 것이다. 이 원칙을 지키면 체중을 빠르게 감량시키고 몸을 변화시킬 수 있음이 이미 증명되었다. 적어도 일주일에 두 번 이상 케틀벨 스윙을 하고 섭취하는 칼로리를 낮춰라. 식습관과 운동법을 제대로 바꾸었는데도 살을 빼지 못하는 일은 있을 수가 없다. 연습을 하고 변화를 만들어라. 그렇게 하면 몸은 당연히 그에 따라 변화될 것이다. 모든 '통제력'은 당신에게 있다. 그러니 변화를 주도하라. 자신만의 습관을 빨리 개발할수록 더 좋다. 한 번 빠진 몸무게를 계속 그대로 유지하는 일은 시간이 갈수록 더 쉬워진다는 연구결과가 있다. 그 연구결과가 사실이라는 것은 이미 내가 증명했다.

당신은 혼자가 아니다

자신의 몸을 변화시키기로 약속한 당신 곁엔 늘 내가 함께할 것이다. 나는 자신이 가능한 일이 무엇인지 잘 알고 있다. 그러므로 당신이 가능한 일 또한 잘 안다. 나는 늘 스스로를 진보시켜 더 나은 몸, 더 나은 삶으로 이끌고 있다. 특히 지금 이 순간 나는 나의 '가능성'을 아주 명료하게 잘 알고 있다. 당신이 방 안에서 케틀벨 스윙을 한다면, 나는 우리 집 차고에서 엉덩이에 힘을 주며 트레이닝을 할 것이다. 당신이 양배추 샐러드를 만들고, 토마토와 채소 스프를 만든다면, 나도 우리 집 부엌에서 같은 일을 할 것이다. 당신은 혼자가 아니다. 많은 이들이 당신의 여행에 함께 할 것이다.

이제 스윙하는 법을 배워보도록 하자!

PART 2

몸을 바꾸는 케틀벨 스윙

THE SWING

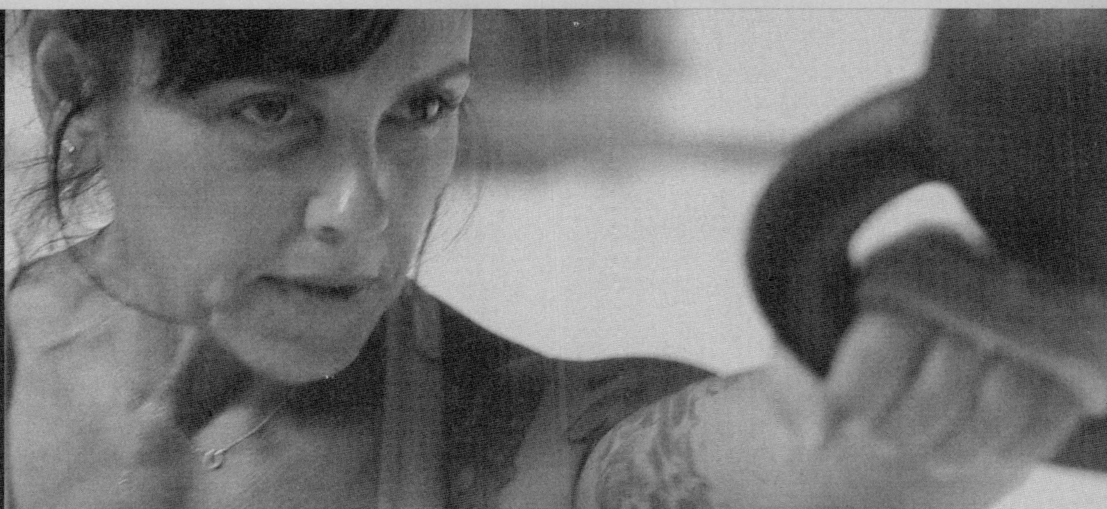

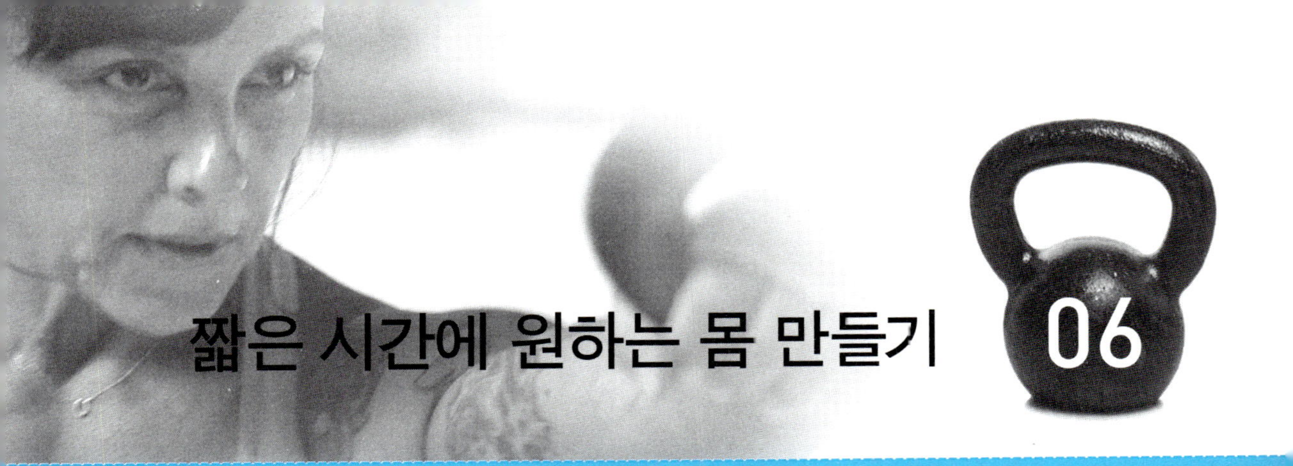

06 짧은 시간에 원하는 몸 만들기

지난 25년 동안 미국운동협회는 다양한 형태의 피트니스가 유행하고 또 수많은 형태의 운동 기구들이 등장하는 것을 지켜봐왔다. 그동안 우스꽝스러운 것에서부터 대단한 운동 기구들까지 정말 각양각색의 운동 보조 물품들이 등장했었다. 그런데 2005년부터 케틀벨이 미국운동협회의 눈에 포착되었으며, 전국의 개인 트레이너들이 케틀벨을 애용하기 시작했다. 케틀벨의 효과는 놀라웠다. 빠른 시간 안에 몸의 지방을 연소시킬 수 있다는 사실이 증명된 것이다. 그래서 많은 이들이 좀 더 효율적인 방법으로 케틀벨을 할 수 있는 방법을 갈구하기 시작했다. 미국운동협회는 이러한 수요에 따라 케틀벨의 효과가 진실인지 확인하는 연구에 착수하게 되었다. 정말 단 20분 정도의 케틀벨 운동만으로도 온전한 효과를 얻을 수 있을까? 그렇게 짧은 시간 안에 300칼로리를 빼는 게 정말 가능할까? 케틀벨 운동 하나 만으로도 웨이트 트레이닝과 심폐기능 개선 운동을 대체할 만한 결과가 나올 수 있는 걸까?

위스콘신 대학교의 저명한 과학자 집단이 이를 증명하기 위해 나섰다. 연구자로 선정된 사람들은 조사와 연구를 완료하고 나서 미국운동협회로 답을 가지고 돌아왔다. 그들이 한 대답을 비과학적인 언어로 요약하면 다음과 같다.

"예스, 예스, 그리고 또 예스."

연구자들 중 한 사람인 챠드 슈네틀러Chad Schnettler는 이렇게 말했다. "시간이 별로 없는데, 가능한 빨리 워크아웃의 결과를 보고 싶다면 케틀벨이야 말로 확실한 대안이다."

케틀벨로 문을 열어라

처음 케틀벨을 소개받았을 땐 그다지 큰 기대를 하지 않았다. 내가 보기엔 덤벨과 비슷한 운동처럼 보였기 때문이다. 난 20대 때 이미 웨이트리프팅 운동을 해봤지만 별다를 효과를 보지 못했었다. 하지만 남편 마크는 케틀벨에 푹 빠져 있었으며 아이가 새로운 장난감을 얻은 것처럼 좋아서 내게 계속 케틀벨을 해보라고 권했다. 마크는 수십 년간 온갖 종류의 웨이트리프팅 운동뿐만 아니라 다양한 트레이닝도 경험해봤지만 2003년에 케틀벨을 접하고는 오직 그것 하나만을 자신의 개인적인 워크아웃 도구로 활용하고 있었다. 나는 궁금했다. 도대체 이 작고, 단단하며, 쇠로 만든 공에 무슨 특별한 매력이 있기에 남편이 저토록 열광하는 걸까?

마크가 스윙하는 법을 알려줘서 따라해 봤는데 움직임이 매우 자연스럽고 상대적으로 다른 운동에 비해 쉽다는 느낌을 받았지만 처음엔 큰 감흥이 없었다. 차고에서도 충분히 할 수 있다는 점 외에는 그 새로운 운동법에서 특별한 매력을 발견할 수 없었던 것이다. 식습관을 바꾸고 걷기를 통해 이미 22kg을 뺐지만 여전히 뚱뚱했던 나는 운동 센터의 거울 앞에 서는 것을 꺼렸었다. 남들 눈에 띄는 게 싫었는데 케틀벨은 집에서도 가능하다는 게 매력으로 다가왔다. 또 하나 케틀벨이 '무게-저항운동' 의 일종이라는 사실이 반가웠다. 살을 뺀 후에 멋진 모습을 다른 이에게 보일 기회가 생긴다면 당연히 지방 덩어리보다 멋진 톤을 가진 근육을 보이는 게 더 낫지 않겠는가?

내 케틀벨 워크아웃은 일단 가볍게 시작되었다. 10회 스윙하는 것을 몇 세트 하고 휴식을 취하는 형태였다. 처음부터 다양한 워크아웃을 할 생각은 없었다. 한 가지 방법만으로도 충분했다. 하지만 2~3주 정도가 지나서 10회 스윙을 20세트 하는 형태로 변화시켰다. 그런 다음 뭔가 변화를 주어야겠다는 생각에 한손 스윙을 첨가시켰다. 한손으로 스윙하는 법을 레퍼토리에 첨가시키고 나서야 단순히 스윙 횟수를 늘리는 것이 아닌 워크아웃 패턴이란 것에 관심을 가지게 되었다. 양손 스윙을 10회 하고 오른손 한손 스윙 10회, 그리고 왼손 한손 스윙 10회, 이런 식으로 나만의 워크아웃을 게임처럼 구성하는데 재미를 느끼기 시작했다. 점점 새로운 워크아웃을 만드는 재미에 실제로 얼마나 운동을 많이 하는지 알아채지 못했다. 백화점 탈의실 거울 앞에서 달라진 내 모습을 보고 놀랐던 때가 바로 이즈음이었다.

케틀벨의 역사

by 마크 리프킨트

케틀벨은 원래 러시아에서 사용되었으며, 그 기원은 약 1700년대로 거슬러 올라간다. 당시 케틀벨은 곡물의 무게를 재는 데 사용되었다. 손잡이가 있어서 저울로 올렸다 내려놓기가 용이했던 케틀벨은 무게를 재는 데 있어 완벽한 도구였다. 케틀벨은 차츰 농부들이 힘자랑하는 척도가 되었으며, 마을의 모든 이들이 얼마나 다양하게 케틀벨을 머리 위로 들어 올릴 수 있느냐에 관심을 가지게 되었다.

단순한 힘겨루기로 시작했던 것이 오랫동안 스윙 동작을 반복하며 버티는 지구력 경쟁 형태로 진화하면서, 스윙, 프레스, 스내치(스윙을 통해 한손으로 케틀벨을 머리 위로 들어 올리는 동작) 등과 같은 표준 동작들이 생겨났다.

몇 세기가 지난 후 구소련은 케틀벨을 트레이닝 도구로 받아들였다. 그들은 이 운동이 힘과 지구력을 높이는데 매우 효과적이라는 사실을 알게 되었으며 곧 군대, 경찰, 그리고 올림픽 선수들을 훈련시키는 표준 도구로 활용했다. 케틀벨이 산업혁명 시대 이전부터 활용된 전통이 있으면서도 오늘날까지도 여전히 사랑을 받은 이유는 그 놀라운 효과 때문이다. RKC(Russian Kettlebell Challenge) 수석 강사이자 케틀벨을 대중화시킨 파벨 차졸린Pavel Tsatsouline은 케틀벨을 '로우테크, 하이컨셉트low-tech, high-concept' 운동이라고 극찬한다.

케틀벨 손잡이의 독특한 디자인 때문에 스윙이 가능하다는 점은 리프팅 동작밖에 할 수 없는 다른 운동법들과 차별화된다. 케틀벨과 덤벨의 핵심적인 차이가 바로 이것이다. 덤벨은 본질적으로 팔의 신전을 통해 움직이지만, 케틀벨은 손에서 돌아가며 손을 축으로 회전 운동이 일어난다.

케틀벨을 재미있다고 느끼게 해주는 요소가 바로 스윙 동작이다. 리프팅 운동을 통해 상완이두근을 단련시키는 법을 알려주었을 때, "이 운동은 정말 재밌네요. 사탕에 빠질 것 같아요"라고 말하는 사람을 나는 단 한 번도 본 적이 없다. 그런데 케틀벨을 가르칠 때마다 나는 그런 감탄사를 거의 매번 듣는다.

케틀벨을 들고 스윙을 한 지 6주가 지났다. 거울도 없고, 시계도 없는 내 집 차고에는 오직 나와 케틀벨, 그리고 스스로 구성한 워크아웃이 함께 했다. 그다지 열심히 연습한 것 같지도 않은데 나는 매우 놀라운 길을 걷고 있었다.

백화점 탈의실에서 옷을 입다 거울에 비친 모습은 살아오면서 한 번도 본 적이 없었던 나였다. 41세의 나이에 운동선수의 몸에서나 볼 수 있는 어깨와 팔이 눈에 들어왔다. 난 믿을 수가 없었다. 도대체 저 사람이 누구지? 꿈에서나 볼 법한, 늘 바래왔던 여인이 거기에 있었다. 갑자기 기적을 본 것 같았다. 가능성이 눈앞에 구현되어 있었다. 이때의 경험이 내 인생을 완전히 변화시켰다. 단지 살을 빼서 문제를 해결하는 수준을 넘어 운동선수에 버금가는 근육질의 몸, 멋진 실루엣이 드러나는 몸매, 그리고 상상했던 모든 것들을 실현시켜줄 에너지, 이 모든 것들을 모두 다 원하게 되었다.

케틀벨은 최고의 '무게저항 운동'이다

케틀벨은 일종의 '무게저항weight-resistance' 운동이다. 덤벨이나 바벨 등과 같은 일반적인 웨이트트레이닝과 마찬가지로 케틀벨도 중력을 활용해 근육을 키운다. 무게가 있는 물체를 들 때 공기 중으로 떠오른 물체는 중력에 의해 다시 땅으로 내려오게 된다. 이때 근력을 활용해 내려오려는 힘에 저항하면 근육조직이 단련된다. 무게저항을 통해 단련된 근육은 강화되고 재구성되며 워크아웃이 진행됨에 따라 점점 칼로리를 태우는 '기계' 처럼 변해간다. 그런데 움직임이 정적이고 고정되어 있는 전통적인 근력운동에 비해 케틀벨은 동적이면서도 다차원적인 운동이다. 다방향으로 모멘텀을 추동시키고, 그 모멘텀에 저항을 줌으로써 무게저항 운동의 효과를 최대화시킬 수 있는 운동이 바로 케틀벨이라고 할 수 있다. 케틀벨 운동을 하게 되면 한 가지 동작에서도 다양한 근육조직이 강화된다. 또 효율적으로 지방을 연소시킬 수 있는 근육이 형성된다. 뿐만 아니라 다른 어떤 운동법보다도 빠르게 아름다운 톤을 지닌 근육을 만들 수 있다.

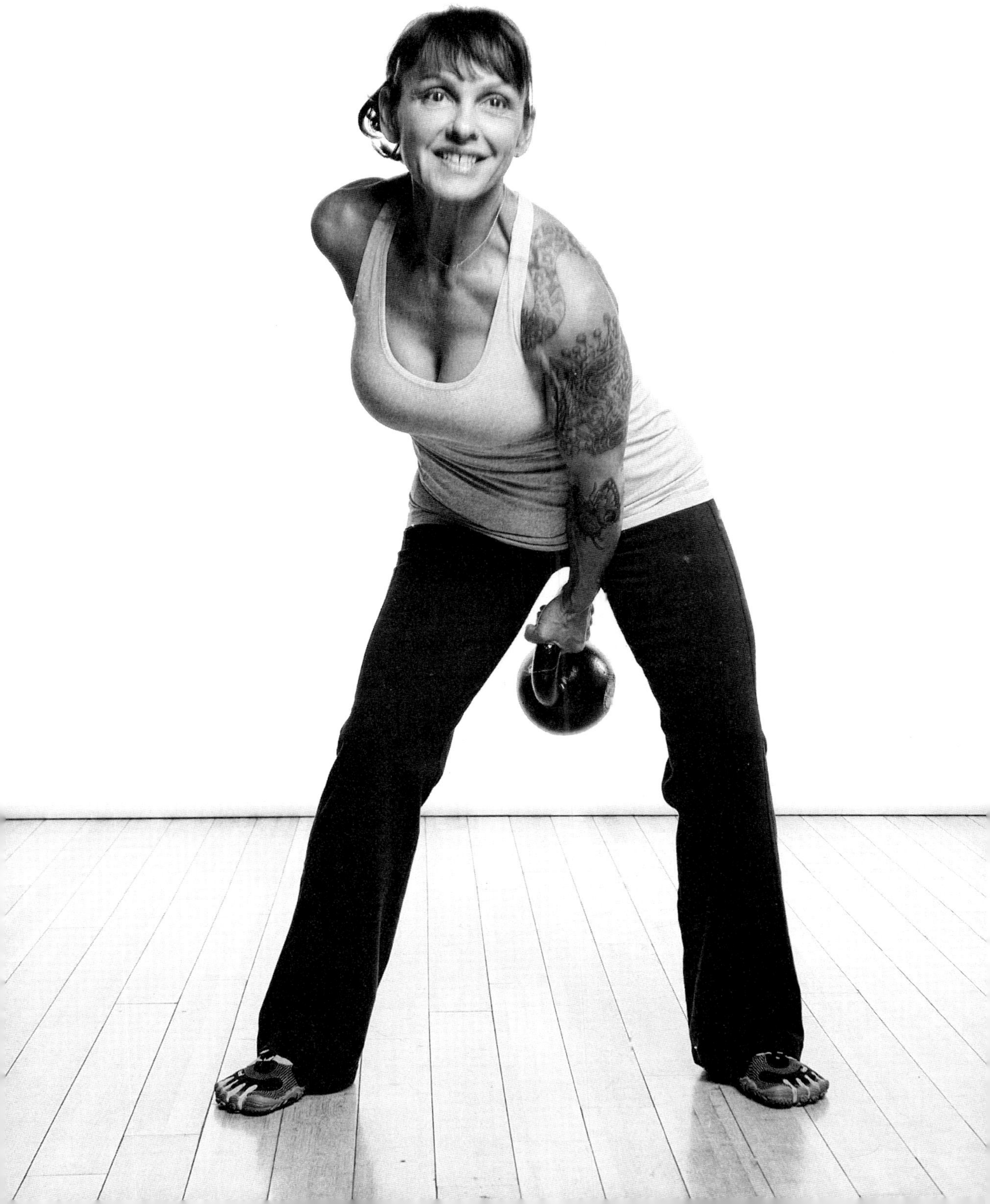

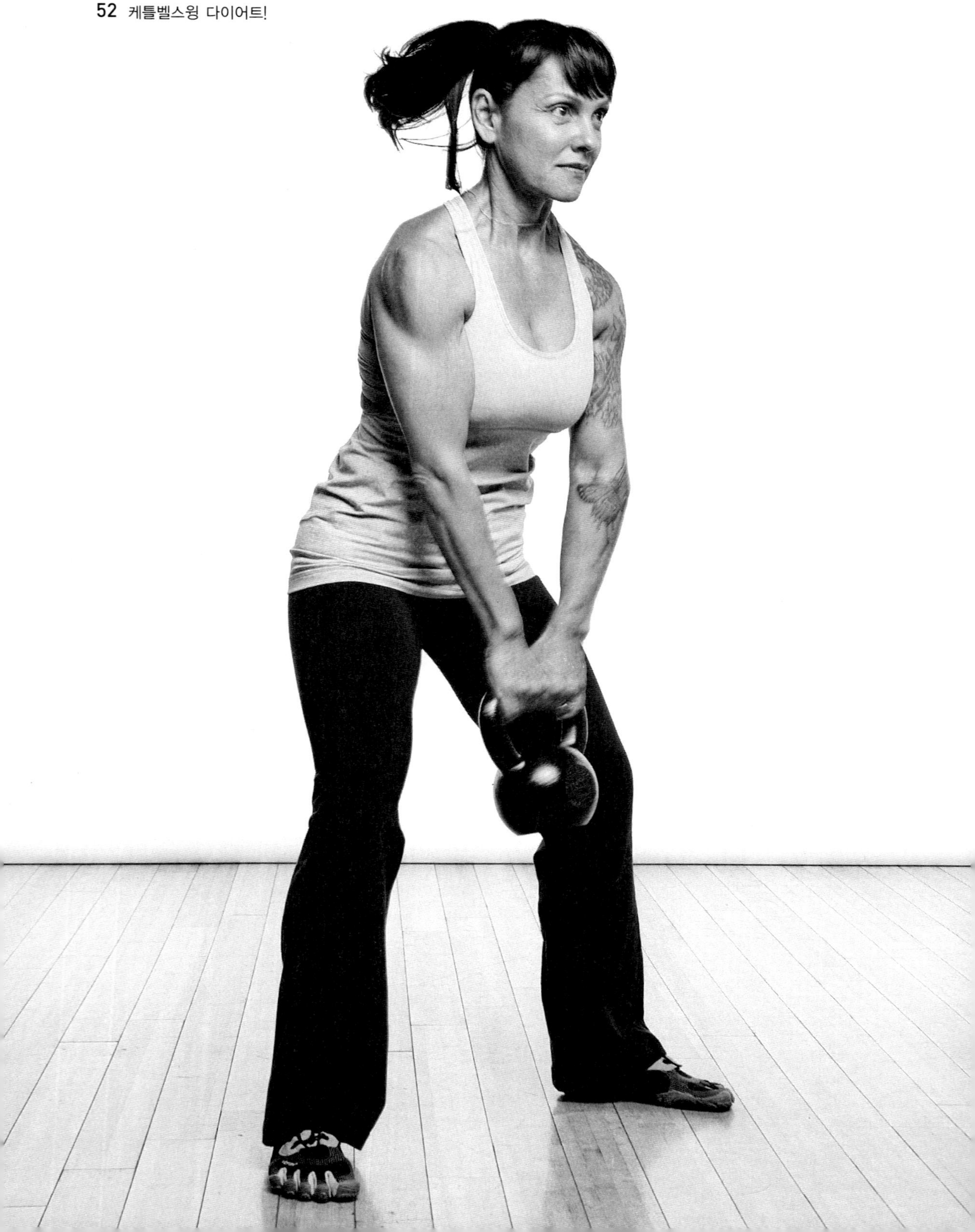

거울 속에 비친 변화된 내 모습을 본 순간 나에게 희망이 다시 찾아왔다. 과거 체중감량을 위해 도전했을 때는 늘 나를 피해 도망가기만 하던 희망이 눈에 띄는 확실한 모습으로 거기에 있었다. 나는 이미 살을 뺀다는 것 이상의 무언가를 하고 있었다. 몸을 변혁시키는 여행이 시작된 것이다.

이 사건 이후 1년간 부지런히 케틀벨 워크아웃을 완성시켰으며 내 몸에 맞는 식단도 만들어 먹었다. 약 20여 가지의 케틀벨 워크아웃을 개발해 거기에 따라 몸을 단련하며 앞으로 나아가니, 몸은 이런 나의 노력에 어울리는 결과를 보여주었다. 몸무게는 16개월 동안 꾸준히 빠졌고, 믿을 수 없을 정도로 멋진 근육 톤이 드러났던 것이다. 그 후 5년 동안 내 몸은 처음에 기대했던 것 이상으로 진화했다. 강하면서도 밀도감 있는 근육이 만들어지기 시작했으며 칼로리를 태우고 에너지를 활용하기에 좀 더 효율적인 형태로 변해갔다.

케틀벨 워크아웃으로 몸이 변하게 된 것은 운이 좋아서가 아니다. 사실 나도 케틀벨이 온몸을 변형시키는데 최고의 효과를 지닌 단일한 도구라는 사실을 케틀벨 공인 강사자격을 취득하고 나서야 알게 되었다. 결코 내가 운이 좋아서 그러한 효과를 본 게 아니었다. 케틀벨 운동이 지닌 힘이 나를 변화시킨 것이다. 케틀벨로 인해 나의 여행이 완성된 것처럼 당신 또한 나와 같은 효과를 볼 수 있다. 그 이유를 설명하겠다.

케틀벨은 다차원적인 효과를 주는 운동이다

케틀벨은 힘, 지구력, 유연성을 높이고 체중감량까지 달성할 수 있는 운동이다. 올인원all-in-one 운동이면서도 다기능적 운동이 케틀벨이다. 놀랍도록 다양한 동작을 할 수 있으니 이만한 운동 기구는 거의 찾아보기 힘들다. 케틀벨 만큼 빠르고 완벽하게 몸을 변화시킬 수 있는 도구는 없다고 봐도 무방하다.

케틀벨은 단일 근육을 키우는 운동이 아니다

전통적인 근력강화 운동은 가슴, 등, 다리 등과 같은 신체의 특정 부위를 활용해 무게를 들어올린다. 이렇게 단일한 부위를 강화시키는 운동을 하면 어떤 결과가 생길 것 같은가? 당연히 전체 가운데 일부분으로 효율적으로 기능하지 못하고 단일하게 비대해진 근육이 만들어진다. 케틀벨을 하게 되면 몸의 각 부위가 하나로 연결되어 움직인다. 그 결과 지나치게 근육질로 비대해진 몸이 아닌, 운동선수처럼 적당한 톤을 지닌 근육이 만들어진다.

케틀벨은 관절에 부담이 별로 없는 운동이다

걷기, 달리기, 뛰기 등을 하면 발목, 무릎, 그리고 엉덩이 관절에 몸무게가 가해진다. 특히 과체중을 지닌 사람이라면 그 압력이 더하다. 그래서 강하게 심장을 단련시키는 운동을 해서는 안 된다는 말인가? 그렇지 않다. 대안은 있다. 케틀벨을 잡아라. 이 운동은 관절을 닳게 하지 않고도 놀랄 정도로 심혈관을 단련시켜준다.

케틀벨은 번잡함과는 거리가 멀다

케틀벨을 통해 효과를 보기 위해 운동선수처럼 이것저것 고려해야 할 필요는 없다. 심지어 돈도 별로 들지 않고 또 특별한 옷이나 도구도 필요치 않다. 이 운동은 매우 단순하다. 그러면서도 효과도 매우 좋다. 때론 단순함이 가장 심오한 변화를 이끈다.

데드리프트, 스윙, 클린/프레스, 겟업, 그리고 스네치 동작으로 케틀벨 움직임을 다양화시키면 효과는 더 높아진다. 그렇지만 이런 동작들을 하는 사람들 중에 제대로 하는 이들을 만나기 쉽지 않다. 이들은 높은 수준의 기술을 요하기 때문이다. 특정한 신체단련 목표가 있는 사람이 아니라면 굳이 많은 동작을 익혀야 할 필요는 없다. 스윙이야말로 다른 모든 케틀벨 동작의 기반이 되기 때문에 이를 마스터 하는 게 제일 중요하다. 스윙 동작은 지방을 연소시키는 데 최고다. 그러므로 살을 빼겠다는 게 당신의 목적이라면 스윙만으로 충분하다.

스윙의 마술

스윙은 케틀벨 운동의 장점이 모두 녹아있으면서 다른 모든 운동들 이상의 위대함을 지녔다. 그렇기 때문에 케틀벨 스윙을 한다는 것과 단지 케틀벨을 이리저리 움직인다는 것과는 차원이 다르다. 라스베가스나 아틀란틱시티에 갔는데 외진 상점에서 1달러짜리 티켓을 구매했다고 가정해보자. 구입한 티켓으로 도박을 할 수도 있지만 사실 도박에서 큰 돈을 따는 '경험' 을 하긴 힘들다. 큰 돈을 땄을 때의 빛나고 황홀한 느낌을 '경험' 하는 건 누구나 가능한 게 아니다. 하지만 스윙은 누구에게나 몸이 변하는 '경험' 을 제공해준다.

스윙을 통해 얻을 수 있는 '경험' 은 동작을 할 때 생기는 모멘텀momentum 또는 리듬 때문에 발생한다. 스윙 동작을 할 때 케틀벨은 '탄도' 를 그리며 움직인다. 스윙은 리프팅과 다르다. 힘이 가해진 케틀벨은 총알이나 미사일처럼 공간을 가로지르며 지속적으로 움직인다. 케틀벨을 움직일 땐 엉덩이 근육의 수축력을 사용하는데, 그 힘이 모멘텀을 만든다. 엉덩이, 허벅지, 그리고 종아리 근육을 활용해 케틀벨에 모멘텀을 만들면, 상체는 하체가 만들어내는 물결을 따라 움직인다. 이때 팔은 계속 케틀벨과 이어져 있다. 그러므로 스윙 동작에서는 리프팅 동작보다 더 많은 무게가 몸에 걸린다. 많은 무게가 걸린다는 말은 몸이 변화할 수 있는 기회가 더 많아져서, 결국 더욱 빠른 결과로 이어진다는 말과 같다.

케틀벨의 원리

케틀벨이 왜 그토록 믿기 어려울 정도로 신체를 변형시키는 효과를 주는지 설명하도록 하겠다. 케틀벨 운동은 근육과 근육의 톤을 빠르고도 완전하게 변화시키는 힘이 있다. '안에서부터 밖으로' 변화를 만들어주는 게 케틀벨이다. 스윙을 하면 몸 전체에 '수축' 이라는 현상이 일어나는데, 이 수축으로 인해 몸이 '안에서부터 밖으로' 변형된다.

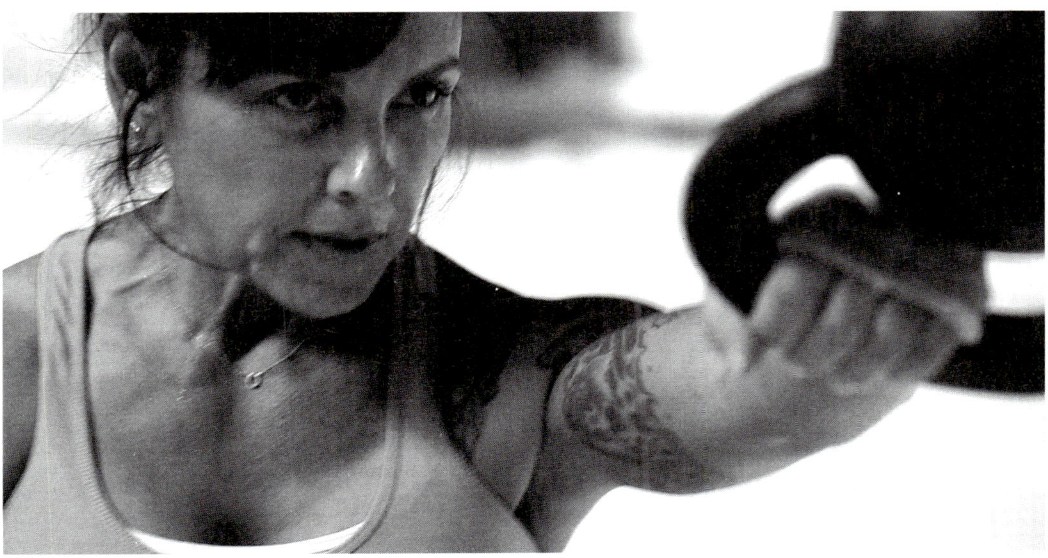

여자도 근육관리를 해야 한다

남자든 여자든 근육은 나이가 들면서 계속 감소한다. 보통 근육감소는 30대 초반부터 시작되지만 50대가 분기점이다. 이때부터 매년 몸 전체 근육량의 0.4퍼센트씩 감소한다고 한다. 이러한 현상은 남자보다 여자에게 더 치명적이다. 그 이유는 여자가 남자보다 근육량이 적고 또 폐경기 이후 에스트로겐 호르몬의 감소로 뼈가 약해지는 현상을 겪기 때문이다. 폐경기가 지난 여성은 뼈가 급속도로 약해지면서 몸의 변화가 가속화된다. 그 결과 뼈가 쉽게 부러지거나 신체균형이 깨지는 등 몸의 기능이 전반적으로 떨어진다. 여성의 건강을 악화시키는 현상을 개선시키는 최선책은 무엇일까? 케틀벨 스윙과 같은 '무게-저항운동' 이 바로 그것이다. 따라서 케틀벨 스윙을 빨리 시작하는 여성일수록 자신의 근육관리를 더 효율적으로 할 수 있다. 따라서 살을 빼고, 체형도 좋아지며, 노화로 인한 문제까지 해결해주는 케틀벨을 여자들이 먼저 배워야 한다.

운동에 따른 근육 반응을 도식화 하면 다음과 같다.

수축 = 긴장 = 톤 = 힘

근육을 '수축' 하면 '긴장' 된다. 스트레스에 따른 '긴장' 이 아닌 운동을 통해 형성된 '긴장' 은 적절한 근육 '톤' 을 만들고, 이러한 '톤' 은 당신이 원하는 팔뚝, 원하는 복부, 그리고 보고 싶은 매끈한 종아리에서 드러난다. 이 모든 게 '수축' 에서부터 시작된다. 케틀벨 스윙을 하며 근육을 '수축' 하면 당신이 원하는 '톤' 이 잡힌 근육을 만들 수 있다. 근수축이 반복되면 '기술' 이 된다. 이는 자극에 따른 단순한 반응과는 다르다. 적절한 톤이 생겨야 '힘' 이 만들어진다. 그리고 일단 근육에 '힘' 이 생기면 간직하고 싶은 귀한 '보물' 이 몸에 쌓인다. 그 '보물' 은 '탱크탑' 같은 옷을 입고 돌아다니는 멋진 몸매의 소유자들에게서 누구나 볼 수 있다.

근육을 자주 수축하며 운동을 하면 쉴 때도 몸에 적절한 탄력이 생긴다. 사실 누구나 가만히 있어도 일정한 근육 탄력이 존재한다. 하지만 별다른 동작을 하지 않아도 '근육적' 인 몸매가 드러나는 사람을 본 적이 있을 것이다. 이들은 평소 꾸준히 근육을 수축하는 운동을 해서 쉴 때에도 높은 탄력 수준을 유지하고 있다. 달리 말하면 그들은 가만히 있어도 일정한 수준의 몸매가 유지될 수 있도록 몸 관리를 해온 사람들인 셈이다. 심지어 체표면에 지방층이 어느 정도 있는 사람일지라드 훈련한 몸과 훈련하지 않은 몸은 직관적으로 구분할 수 있다. 물론 평상시에도 신체 탄력을 지닌 사람이 그렇지 않은 사람보다 더 매력적으로 보이는 것은 당연하다.

세 가지 기본적인 형태의 근수축이 있다. 무거운 물체를 들어 올릴 때 발생하는 수축은 '구심성 수축' 이라고 하며, 그 물체를 내려놓을 때 발생하는 수축은 '원심성 수축' 이다. 그리고 그 물체를 가만히 들고 있을 때 발생하는 수축을 '등척성 수축' 이라고 한다. 케틀벨 스윙을 하게 되면 이 모든 종류의 수축을 경험할 수 있다. 물론 스윙 궤도의 서로 다른 지점에서 다른 형태의 수축이 발생한다. 먼저 케틀벨을 들고 위로 들어 올리면 구심성 수축이 발생하고, 내려서 다리 사이로 가져가면 원심성 수축이 발생한다. 그리고 상하로 스윙이 일어날 때 잡고 있는 손과 케틀벨 사이에서는 지속적인 등척성 수축이 일어난다.

케틀벨 스윙을 반복할 때마다 이 모든 형태의 근수축이 결합되어 시너지효과를 내면서 근육의 톤과 힘이 극적으로 빠르게 변한다. 여기에 스윙 속도 변화를 통한 가속도 요소가 가해지면 그 효과는 더욱 증대된다. 이때 몸과 근육에 걸리는 부하는 실제 케틀벨 무게보다 다섯 배에서 열 배 정도 더 크다. 단순히 무거운 것을 들어 올리는 운동으로는 이와 같은 효과를 볼 수 없다.

케틀벨 스윙에 익숙해질수록 더 큰 힘을 얻을 수 있고 또 더 빠른 결과를 볼 수 있다. 이런 건 정말 다른 운동에서는 찾아보기 힘들다. 예를 들어 달리기 초보 단계를 거쳐 더 빨리 달릴 수 있기까지는 지난한 과정이 필요하다. 수영도 마찬가지다. 사실 심혈관 운동을 이전보다 더 잘하게 되었다고 해서 더 많은 지방을 뺄 수 있는 건 아니다. 왜냐하면 몸이 이미 특정한 동작에 익숙해져 효율성이 감소했기 때문이다. 단계가 올라갈수록 심박수를 끌어올린 상태를 유지하며 근육을 지속적으로 자극하는 것은 더욱 어렵다. 그래서 더 많은 시간과 노력을 들여 강압적으로 운동 자극을 높이면 종종 부상으로 이어지기도 한다.

하지만 케틀벨 스윙을 배우면 이런 문제들을 거의 겪지 않아도 된다. 케틀벨의 무게를 조금 더 올리거나, 스윙을 하고 쉬는 간격을 조금만 조절해도 운동량을 '극적으로' 올릴 수 있는 방법을 당신에게 알려줄 것이다. 이 책에는 케틀벨 스윙에 대해 알아야 할 모든 것들이 담겨있다. 그 어떤 운동도 이보다 더 빨리 살을 빼고 동시에 근육을 탄력 있게 다듬지 못한다. 그 어떤 것도 말이다.

가능성을 실현시키는 몸

살을 빼서 근육으로 조각된 몸을 갖는다는 것은 아름다운 체형을 갖춘다는 말과 같다. 케틀벨 스윙을 하면 어떤 옷을 입혀도 멋있게 보이는 내면의 '마네킹'을 깨울 수 있다. 살만 빼고 근육을 갖추지 못하면, 마치 옷걸이에 옷이 걸린 것처럼, 부드럽고 말랑한 피부 아래 몸이 놓여있을 뿐이다. 날씬하지만 여전히 근육은 없는 사람으로 보인다는 말이다. 하지만 탄력 있고 마네킹처럼 잘빠진 몸매 위에 옷을 걸치게 되면 다른 이에게 내보여도 좋을 멋진 자태가 갖추어진다.

살은 빠졌는데 축 쳐진 몸을 하고 있다는 것은 자신이 이전에 뚱뚱이로 살았었다는 것을 방증하는 지표이다. 내가 탄력 있는 몸을 강조하는 이유가 바로 이 때문이다. 스윙을 통해 몸에 근육을 조각하면 피부가 마치 수축포장한 포장지처럼 탄력을 갖는다. 살을 뺐는데도 피부가 축 쳐지지 않은 이유가 무엇인지 묻는 사람들이 정말 많다. 심지어 한 번도 만난 적이 없는 사람들까지 내게 그런 질문을 한다. 왜 그런지 아는가? 내가 예전엔 136kg 정도의 몸무게를 가졌는데 지금은 너무나 멋지고 탄력 있는 몸을 지니고 있기 때문에 그런 것이다.

물어보는 사람에게 개인적으로 답은 하지만 그들은 여전히 내 변화를 믿기 어려워한다. 당신도 살을 빼는 정도에 따라 내가 경험한 것과 같은 것을 겪게 될지도 모른다. 그리고 나처럼 살을 빼고서도 탄력 있는 몸을 만들었을 때 모르는 사람에게 그런 질문을 받게 되면 행운이라고 여겨도 좋다.

물론 세상 어디에선가 비키니 입고 돌아다니는 내 모습을 당신이 볼 수 있을 거라고는 생각지 않는다. 난 현재 50대에 접어들었고 또 두 아이의 엄마다. 물론 요즘 사람들이 보는 멋진 젊은이들과 비교해보면 완벽한 몸매의 소유자도 아니다. 하지만 나는 내 몸을 세상 누구와도 바꾸지 않을 거라고 확신한다. 남들이 보기에 불완전한 몸이기는 하지만 그걸 부끄러워하지 않을 정도로 나는 다른 이들의 평가에 관심이 없으며 스스로 당당하다.

어쩌면 당신은 엄청난 비만이거나 아니면 전혀 비만이 아닐 수도 있다. 물론 살을 빼는 일이나 빼고 나서 생기는 팔뚝, 특히 상완삼두근의 피부가 헐렁한 것에 대해 그다지 관심이 없는 사람일 수도 있다. 그래서 여름에 뜨거운 태양 아래 노출되었을 때 다리 사이에 몸을 숨기고 다녀도 괜찮다. 하지만 나는 남자들뿐만 아니라 모든 여자들이 자신의 멋진 모습을 내보이고 싶어 한다는 것을 잘 알고 있다. 특히 40세가 넘어서면 '탱크탑'을 입고 활보하고 싶은 게 많은 이들의 바람이다.

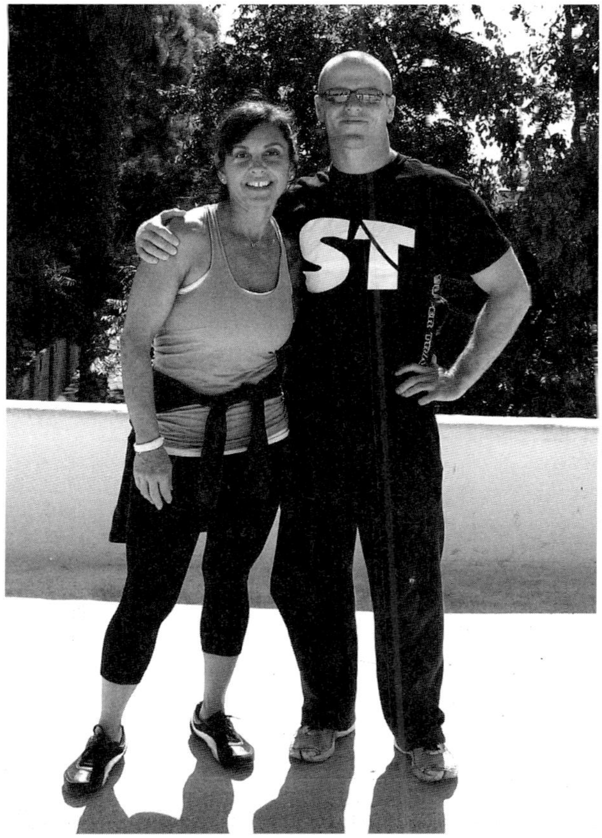

『4시간』이라는 책의 저자인 팀 페리스와 처음 만났을 때 나는 그와 미셸 오바마의 팔에 대해 이야기를 나누었다. 영부인인 미셸은 중년의 나이에도 멋진 팔뚝을 가지고 있고 그걸 많은 이들에게 당당하게 내보였다. 자신감과 강인함이 넘치는 그녀의 모습을 본 다른 수많은 중년 여성들의 탄식 소리가 들리는 것 같지 않은가? 미셸 오바마도 대단하지만 40이 훨씬 넘은 나이에도 반팔 티셔츠를 입고, 자신의 집 마당에서 뿐만 아니라 전국에 방영되는 TV 카메라 앞에 당당하게 서 있는 한 여성이 여기에 있다. 이 멋진 여인이 바로 나다.

미셸 오바마의 팔이 왜 멋지게 보이는지 아는가? 다름 아닌 탄력 있는 근육 때문이다. 적절한 근육으로 톤을 갖춘 근육은 당연히 멋지게 보인다. 팔에 있는 근육을 자극하면 할수록 멋지고 탄력 있는 팔로 변모한다. 팔에 근육을 채워 넣어 생기를 갖게 하려면 당연히 그 팔에 '일' 을 시켜야 한다. 근육이 '일' 을 할 수 있도록 자극하는 게 멋진 체형을 갖는 첫 번째 단계라면, 두 번째는 근육을 덮고 있는 지방층을 벗겨내 숨어 있는 근육의 아름다움을 드러내야 한다. 케틀벨 스윙은 이 두 가지를 동시에 달성할 수 있는 운동이다.

스윙 동작을 추동시키는 '파워' 와 '모멘텀' 은 엉덩이와 다리의 움직임에서부터 비롯된다. 그렇다고 상체 근육에는 아무런 효과가 없는가, 하면 그렇지도 않다. 사실 케틀벨 스윙은 발가락에서 코끝까지 인체의 모든 근육을 자극한다. 스윙을 하면 호흡 작용에 따라 광배근이나 복부의 근육들도 자극 받으며, 상완이두근과 상완삼두근, 그리고 가슴의 근육들도 동원된다. 이 근육들은 얼핏 보기에 스윙 동작과 별로 관계가 없는 것처럼 느껴진다. 하지만 당신이 생각하는 것보다 훨씬 더 많은 근육이 스윙을 할 때 자극을 받는다. 물론 이 사실을 몸은 알고 있다. 그리고 케틀벨 스윙을 통해 몸이 변화되어 갈수록 거울 앞에 보이는 모습을 통해 그 효과가 극명하게 드러날 것이다.

가능성을 '확대' 시켜라

케틀벨 스윙을 하게 되면 자신감과 생명력으로 가득한 자신의 모습을 세상에 당당하게 드러낼 수 있다. '확대' 라는 표현이 있는데, 케틀벨을 통해 힘이 부여된 자신의 모습을 느끼게 되면 이 단어의 의미를 당신도 체감할 수 있을 것이다. 이 운동은 가슴을 열어주고, 어깨를 활짝 펴준다. 등에 힘을 불어넣어 생명력을 '확대' 시켜준다. 스윙은 매일 앉아서 생활하는 사람을 변화시켜, 중력과 맞서 싸울 수 있도록 강한 힘을 갖게 해준다. 당신은 하루 중 얼마나 많은 시간을 앉아서 생활하는가? 컴퓨터, 자동차 운전, 독서, TV 보기, 등등. 현대인들의 일상적인 업무 대부분이 앉은 자세에서 이루어진다.

이런 삶은 구부러진 몸, 둥글게 말린 어깨, 그리고 앞쪽으로 끌려 내려가 접힌 것처럼 보이는 자세를 갖게 한다. 어쩌면 당신도 이렇게 안 좋은 자세를 지닌 사람 중 한 명일지 모른다. 겉모양만이 문제가 아니다. 굽은 자세는 내적으로 '패배자' 라는 사실을 암시하는 신호일 수도 있다. 구부정한 몸을 지닌 사람은 보통 힘이 없고, 자신감도 떨어지며, 겉모습도 별로 아름답지 않다고 느낀다. 그래서 세상과 자신을 단절시키는 태도를 보인다. 하지만 스윙을 통해 이런 '패배자' 의 몸을 지닌 사람도, 에너지를 갉아먹는 자세를 개선시키고 열정 가득한 삶을 살 수 있는 활력을 얻을 수 있다.

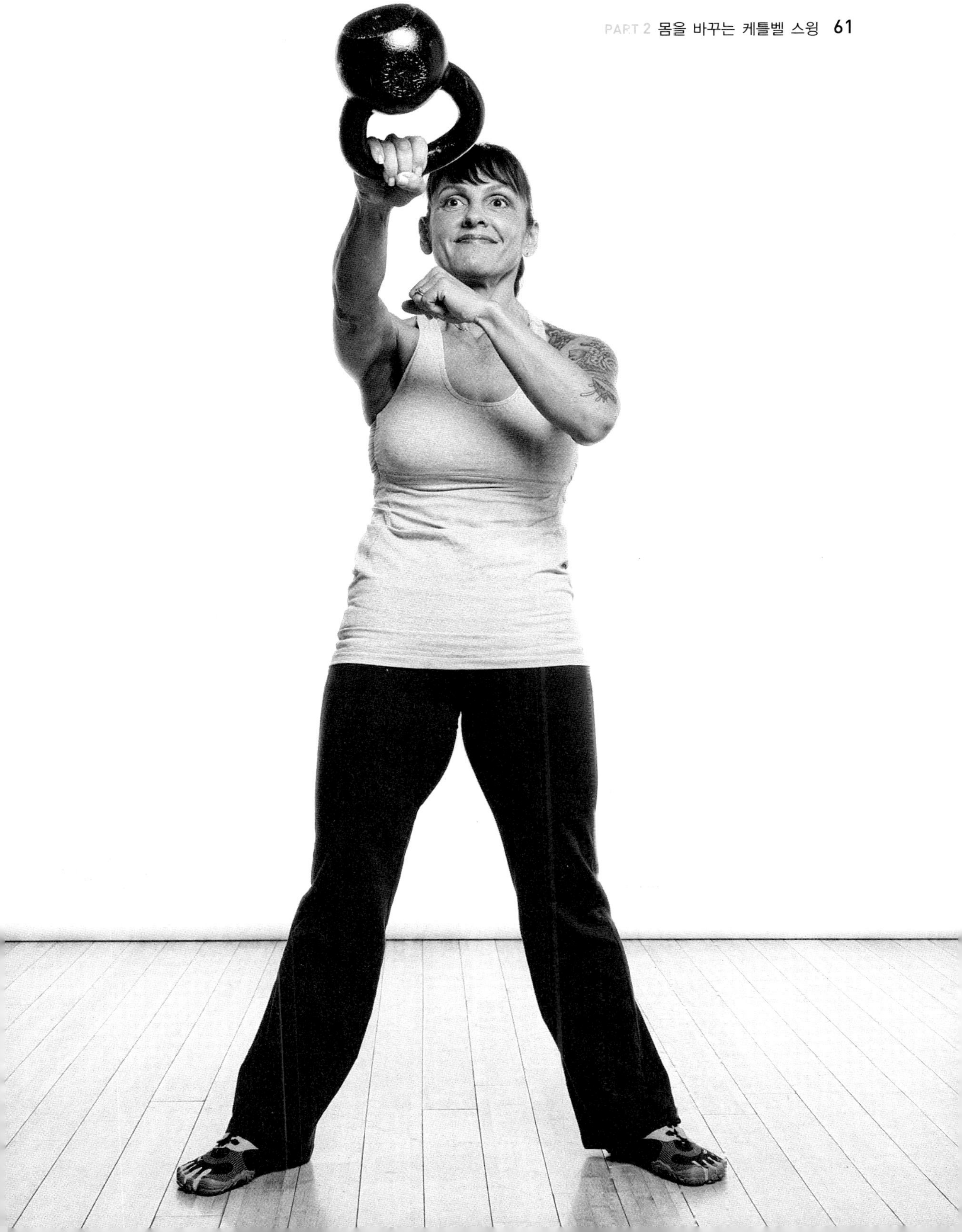

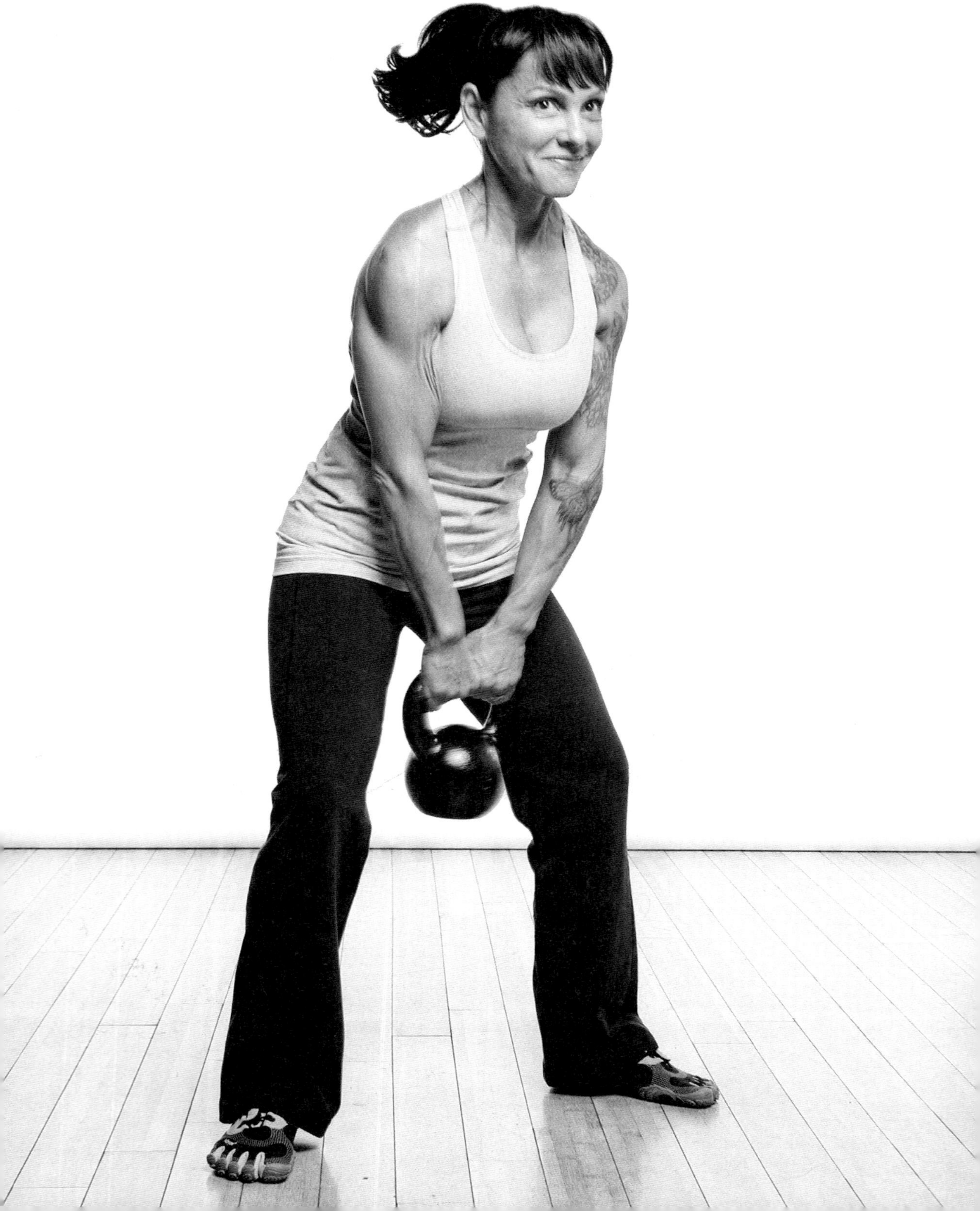

해보면 안다. 스윙 동작에 집중하게 되면 자신의 몸이 열리는 것을 말이다. 자신감과 에너지는 덤이다. 새로운 차원의 힘으로 자신 앞에 놓인 장애물을 극복할 수 있는 생명력을 충전할 준비를 하라.

변명은 이제 그만!

케틀벨로 변화된 나의 모습을 되돌아볼 때면 별로 큰 노력을 하지 않았는데도 최상의 결과를 얻었다는 사실에 놀라곤 한다. 쇠로 된 공 하나와 한 가지 동작. 이게 내 삶을 최고로 만들었다. 케틀벨을 들고 내 집 차고로 걸어가 스윙을 시작한 그 날부터 모든 것이 시작되었다. 당시 차고는 어두웠고, 먼지가 가득했으며, 남편이 쌓아놓은 무거운 운동기구들이 여기저기 흩어져 있었다. 하지만 나는 그 차고에서 희망의 빛이 뻗어나가는 걸 경험할 수 있었다. 바로 거기에서 나는 자신을 변화시키는 책임이 오직 나 자신에게 있다는 것과 마음 먹은 모든 꿈을 스스로 달성할 수 있다는 사실을 깨달았으며, 그 꿈을 이룰 수 있는 몸도 만들 수 있었다.

자신감으로 가득 차 있으며, 몸과 마음 모두 진정으로 강인한 인간이 될 수 있으리라고는 케틀벨을 시작한 순간엔 정말 생각지도 못했다. 하지만 지금의 나는 그 모든 걸 가능케 한 살아있는 '증거' 이다.

케틀벨을 시작할 준비가 되었으면 망설임, 남 탓 하는 마음, 쓰레기 같은 음식, 복잡한 마음, 그리고 실패로 점철된 다른 운동의 악몽들을 모두 던져버리기 바란다. 자신을 믿고 몸과 투쟁할 준비가 되었다면 다음과 같은 주문으로 자신을 고취시켜라.

"별로 어렵지 않아!"

섭생에 신경 쓰고 케틀벨 스윙을 하라. 그리고 이 두 가지를 계속 반복해서 실천하라. 케틀벨을 들고 방으로 들어가라. 그 작은 쇠공을 들어 올려 자신의 삶을 변화시켜 줄 것인지 물어라? 물론 '예스' 다. 당신은 할 수 있다. 정말 쉽다. 변명의 여지를 발견하는 것 자체가 어렵다.

다음 장에서는 본격적으로 케틀벨 스윙을 하기에 앞서 생각해 봐야 할 내용을 설명하도록 하겠다.

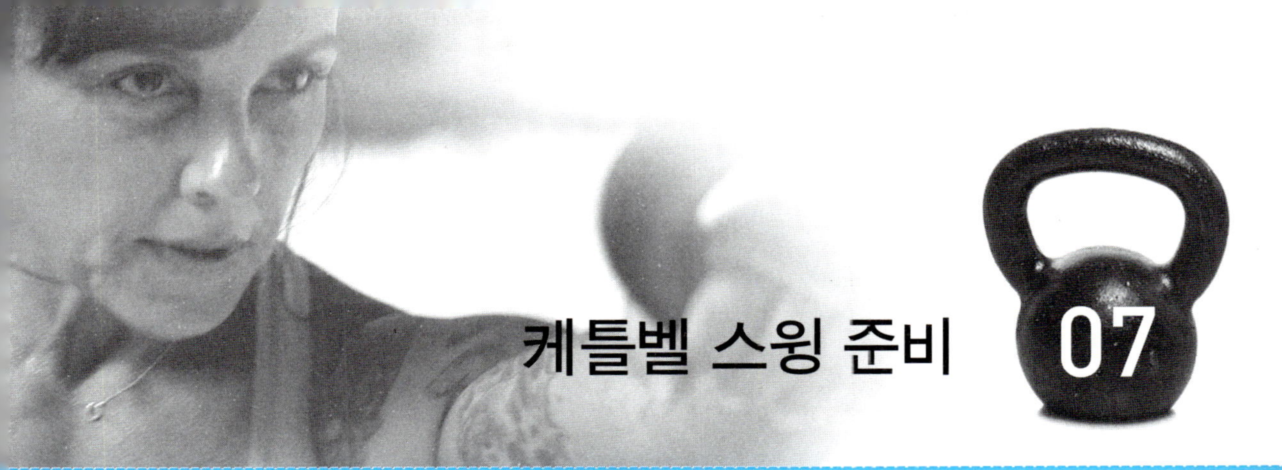

케틀벨 스윙 준비 07

스윙을 시작할 때 필요한 것이 무엇일까? "아무 것도 없다." 사실 이 말이 맞다. 그냥 몸만 있어도 된다. 우선 맨몸으로 스윙 동작을 하는 것부터 시작할 것이다. 나는 이를 '에어 스윙Air Swing' 이라고 부른다. 에어 스윙을 통해 스윙 동작에 빨리 익숙해질 수 있으며, 때로는 이를 통해 뭔가 예상치 못했던 것을 얻을 수도 있다. 물론 가능한 빨리 케틀벨을 구입하면 좋지만 그 전까지 시간을 낭비할 수는 없다. 8장에 보면 에어 스윙을 하는 요령이 잘 나와 있다.

이 장에서는 자신에게 맞는 케틀벨을 고르는 요령과 케틀벨 워크아웃을 시작한 다음에 구입하면 좋을 물건들에 대한 정보를 제공하도록 하겠다. 워크아웃을 보조해주는 물품들은 대부분 단순한 도구들이다. 따라서 반드시 있어야 하는 것은 아니다. 먼저 제일 중요한 도구인 케틀벨에 대해 알아보도록 하자.

자신에게 맞는 케틀벨 고르는 요령

케틀벨은 주로 유럽 쪽에서 생산되기 때문에 무게 단위가 킬로그램으로 표시된다. 1킬로그램은 약 2.2파운드에 해당된다. 케틀벨을 막 시작하는 초보 여성이 다루기에 좋은 무게는 약 8킬로그램(18파운드) 또는 12킬로그램(26파운드) 정도이다. 남자는 보통 16킬로그램(36파운드)에서 시작하는 게 좋다. 몸무게가 약 90킬로그램이고 웨이트 트레이닝을 어느 정도 해 본 남성이라면 20킬로그램에서 시작하면 된다.

내가 이 책에서 가장 많이 소개하는 스윙 방법은 '양손 스윙Two-Hand Swing' 이다. 양손 스윙은 무거운 케틀벨을 들고 움직이기에 가장 좋은 방법이다. 케틀벨의 무게가 너무 가벼워도 동작을 통한 피드백을 얻기 힘들다. 물론 케틀벨 없이 에어 스윙을 하며 동작에 익숙해질 수 있고 이것만으로도 어느 정도 워크아웃의 효과가 있다. 하지만 무게를 지닌 케틀벨이 첨가되면 훨씬 강력한 효과가 발생한다. 그때부터 진정한 '마법' 이 시작되는 것이다.

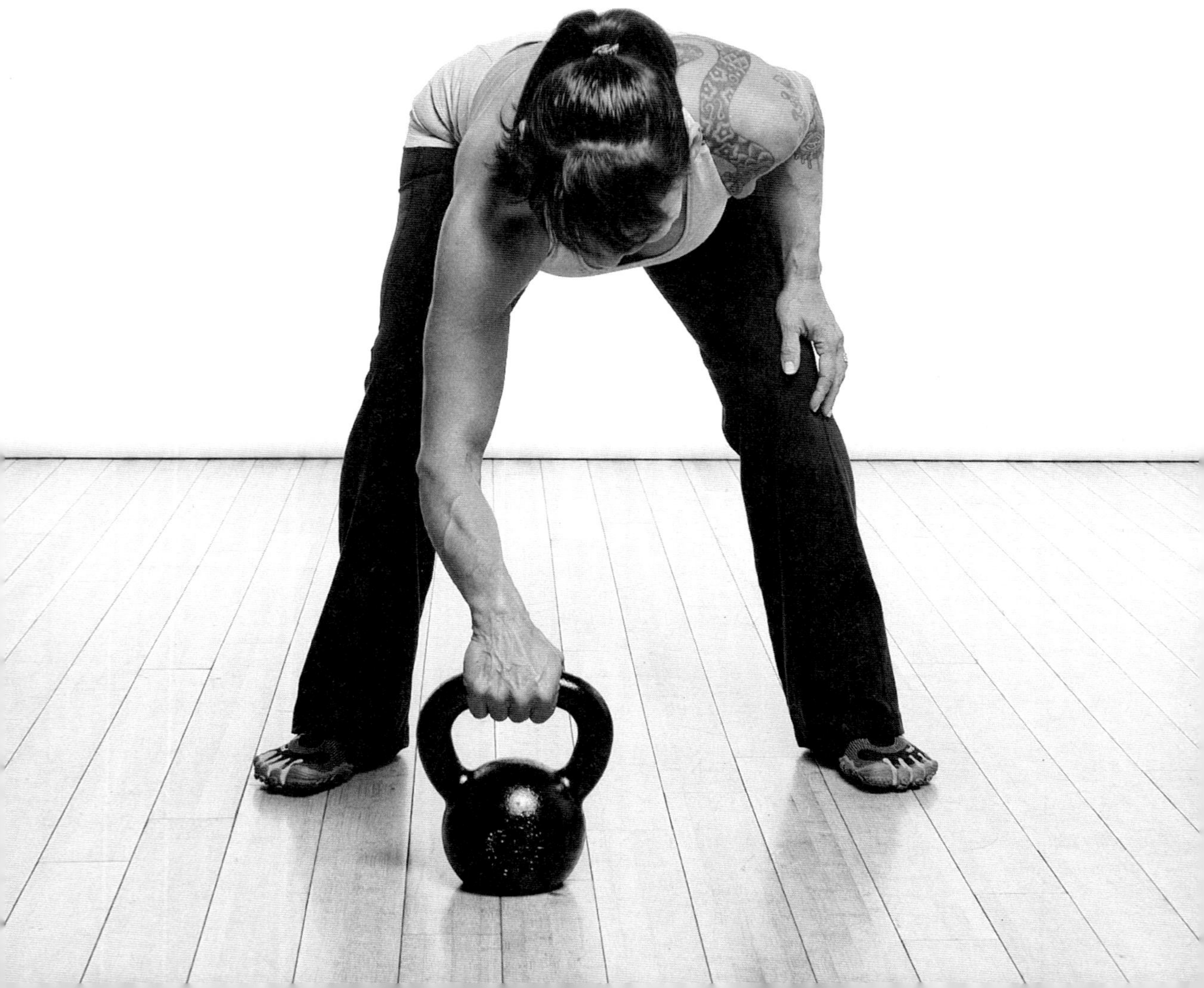

8장에서는 본격적으로 케틀벨 '드릴Drill'을 소개한다. '드릴'을 통해 정확한 몸의 위치와 자세를 배운 후 무게를 첨가해 케틀벨 워크아웃을 하는 법을 배운다. 하지만 에어 스윙만으로도 당신이 해봤던 다른 어떤 운동들보다 더 역동적인 느낌을 경험하게 될 것이다.

양손 스윙을 배우고 나서 한손 스윙을 결합하고 싶다면 이때는 조금 더 무게가 낮은 케틀벨을 가지고 연습 하라고 권한다. 여자는 6~8킬로그램, 남자는 12~14킬로그램 정도의 무게로 낮춰서 시행하라. 초보 여성이라면 10킬로그램, 초보 남성이라면 16킬로그램 이상의 무게로 스윙하지 않는 게 좋다.

던전과 드림팩토리 사이

개인적으로 케틀벨을 할 수 있는 공간에 불필요한 것이 없는 게 좋다. 20년 이상 결혼 생활을 하고 있는 나 같은 주부들에겐 신경 써야 할 게 너무나 많다. 하지만 나는 워크아웃 공간에 하드락 음악이 깔리면 금상첨화라는 사실을 깨달았다. "홀로 세상과 맞서 싸운다네." 이런 가사의 노래가 강력하게 울려 퍼지는 공간이라면 확실히 기분이 좋다. 어쨌든 나에겐 음악이 케틀벨 스윙을 하는 데 도움이 됐다. 또 따뜻한 곳이면 더할 나위 없다. 음악과 따뜻한 히터가 있는 공간에서 스윙을 한다니, 뭔가 '럭셔리'한 분위기가 느껴지지 않는가? 하지만 겨울이면 온도가 영하로 내려가는 캘리포니아의 한 허름한 차고에서 케틀벨을 할 수도 있다. 차가워진 케틀벨 손잡이를 잡고 맨발을 하고서도 나의 스윙은 결코 멈추지 않았다.

"미친 거 아냐!" 라고 말하는 가족들을 피해 자기만의 공간에서 케틀벨을 휘두르는 이들을 많이 알고 있다. 케틀벨은 가로 1.2미터, 세로 2미터 정도의 공간만 있어도 할 수 있다. 멋지지 않은가? 물론 자신이 운동하는 공간에 음악과 히터 등 어떤 것을 가져다 놓아도 그게 동기부여를 할 수만 있다면 그렇게 하라.

케틀벨 워크아웃을 하는 공간에 아이들이나 애완동물이 드나들지 못하게 하라. 당연히 그 이유는 알 것이다. 물론 TV 앞에서도 금물이다. 스윙 동작을 하다 케틀벨을 놓쳐도 그 무게 때문에 멀리 날아가지는 않는다. 하지만 스윙 궤도의 어느 지점에서 놓치느냐에 따라 이동하는 거리가 달라진다. 나도 한손에서 다른 손으로 케틀벨을 전환할 때 몇 번 놓친 적이 있지만 양손 스윙을 할 때는 거의 놓치지 않았다. 가벼운 케틀벨을 사용해 스윙을 하며 엉덩이 근육을 강하게 수축시켰을 때 주로 놓쳤던 기억이 난다. 그러므로 당신도 현명하게 자신의 스윙 동작과 환경을 살피기 바란다.

스윙을 보조하는 도구

스윙을 할 때 옆에 두면 도움이 되는 도구로 추천하는 건 '시계' 다. 특히 자명종을 '또 다른 손' 처럼 활용하길 권한다. 내가 가지고 있는 자명종은 언제 샀는지도 모를 정도로 오래된 것이다. 물론 얼마나 오래 사용 했는지 그 크기는 어느 정도여야 하는지는 그다지 중요하지 않다. 예전엔 벽시계를 활용했었다. 나의 '차고 체육관' 에서는 이 두 종류의 시계가 모두 구비되어 있다.

스윙을 할 때 페이스를 일정하게 유지하기 위해 바로 이 '또 다른 손' 이 필요하다. 스윙 페이스를 일정하게 유지하는 게 첫 번째 배워야 할 레슨이며, 그 페이스가 몸에 배는 것이 제일 중요한 연습 중 하나이다. 스윙을 여러 차례 반복하고 쉬는 과정에서 전체적으로 몇 세트를 하고, 얼마나 쉴 것인지 스스로 판단해야 한다. 이렇게 세트를 설계하는 것에 대해서는 나중에 배우게 될 것이다.

스윙 기술이 진보하면서 '인터벌 타이머' 를 유용한 도구로 첨가할 수 있다. 나는 짐보스Gymboss라는 이름의 제품을 선호한다. 가격도 별로 비싸지 않고 대중적인 도구다. 요즘은 스마트폰 앱으로 나와 있으니 그걸 활용해도 된다. 나에겐 이 인터벌 타이머가 꽤 도움이 되었다. 세트 사이의 전체 간격을 추적하고 완성시키는 데 매우 유용한 도구이며, 동시에 전체 워크아웃 시간도 파악할 수 있고 훈련을 멈춰야 할 때도 알 수 있었다. 이 점에 있어서는 내가 가르친 학생들의 도움을 받았다. 그들에게 고마움을 전한다.

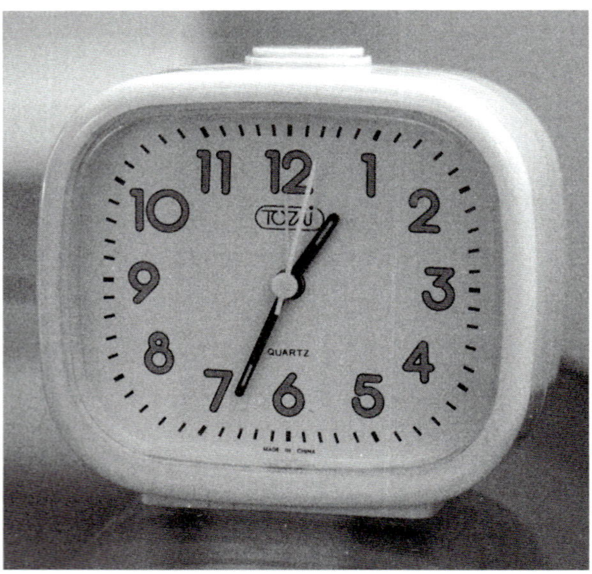

앞에서 이미 이야기 했지만 스스로를 단련하려고 케틀벨 훈련을 할 때면 나는 락음악을 틀어놓는다. 내가 진행하는 상급자 케틀벨 클래스에서도 같

은 종류의 음악을 활용한다. 개인적으로 조용한 환경에서도 훈련을 많이 했지만 리듬 있는 음악을 활용해 동기부여 하는 것을 더 선호한다. 초보자들을 위한 클래스에서는 댄스음악이나 비트가 높은 팝송을 튼다. 물론 워크아웃이 진행되는 중에 어떠한 음악을 들을 것인지는 전적으로 자신의 취향이다. 다만 템포가 약간 빠른 음악을 활용하면 동기부여가 된다는 점을 말해주고 싶다.

항상 근처에 물을 준비해 두어라. 물은 필수다. 물론 수건과 휴지도 함께 준비하는 것이 좋다. 바닥에 약간 두터운 매트를 깔겠다면 이케아 같은 곳에서 저렴하게 구할 수 있는 도어 매트를 추천한다. 바닥을 보호하기 좋은 제품이면 된다. 선풍기까지 있어야 할 필요는 없지만 땀이 많이 나는 여름철엔 있는 것이 좋다. 개인적으로 땀 흘리는 것 자체를 좋아한다. 내가 얼마나 열심히 운동했는지 보여주는 증거가 땀이기 때문에 정강이가 홍건해지기 시작하면 내 워크아웃이 잘 되고 있다는 징표로 여긴다.

꼭 필요한 것은 아니지만 자신의 손을 보호하고 싶은 사람이라면 역도선수들이 쓰는 것과 비슷한 장갑을 구해 써도 좋다. 이런 가죽 장갑은 케틀벨이 손바닥을 축으로 움직이는 것을 방해하기 때문에 나는 추천하지 않지만 스윙을 배우는 이들이 많이 활용하고 있는 것을 보았다. 손가락이 없는 면으로 된 장갑을 끼고 운동하는 이들도 있다. 내가 가장 좋아하는 것은 스스로 고안한 일명 '트레이시 리프킨트의 양말 장갑' 이다. 잘 미끄러지면서도 스윙을 하기에 적합한 부드러움을 지닌 직물이 필요해서 처음엔 손목밴드를 활용했었다. 하지만 너무 두꺼워서 버리고 양말 윗단을 잘라서 쓰기 시작했다. 양말을 신었을 때 보통 발목을 감싸는 부분을 잘라 손바닥에 둘렀더니 웬걸, 문제 해결! 이 싸고도 효과 만점인 도구는 RKC에서 채택해 케틀벨 매뉴얼에 기록도 되었다.

스포츠 센터에서 시간을 많이 보내는 사람이라면 곳곳에 비치된 거울을 보았을 것이다. 그곳에 거울이 있는 이유는 뚱뚱한 몸을 보면서 불편한 마음을 가지라는 것도 아니며 근육 가득한 몸을 확인하고 자만하라는 것도 아니다. 거울이야말로 자신의 변화를 확인할 수 있는 매우 유용한 도구이다. 케틀벨 트레이닝을 할 때 자신의 자세가 잘못된 느낌이 들면 거울을 보고 즉시 확인하라. 물론 비디오카메라를 활용해도 좋다. 케틀벨 동작 중 어느 순간에 어떤 지점에서 자세가 잘못되는지 거울을 통해 관찰할 수 있다. 스스로 자신의 자세문제를 알아채기란 쉬운 일이 아니다. 이때 거울이 큰 도움이 될 것이다.

하지만 케틀벨을 배우는 초기에는 거울에 의존하지 않기를 바란다. 거울을 보며 스윙 동작을 하면 케틀벨의 무게 때문에 몸이 앞으로 쏠리며 제대로 된 피드백이 잘 일어나지 않는다. 거울에 의존하며 동작을 하면 올바른 자기 이미지가 뇌에 각인되기까지 꽤 오랜 시간이 걸리게 된다. 거울에 비친 자신의 모습을 보며 오토바이를 탄다고 생각해보라. 이 경우 오토바이를 타는 데 필요한 몸의 움직임을 파악하기가 정말 어렵다. 공간 안에서 신체의 위치를 파악할 수 있게 하는 고유수용감각을 정교하게 다듬고 싶다면 스윙을 할 때 거울에 대한 의존도를 낮추는 게 좋다. 한번 올바른 스윙 동작이 몸에 배면 뭔가 잘못된 느낌이 났을 때 이를 수정하기 쉽다.

내게 케틀벨을 배우는 사람들에게는 거울 앞에서 스윙 동작을 하지 못하게 한다. 특히 양손 스윙을 하다 한손 스윙으로 바꾸거나, 반대로 한손 스윙에서 양손 스윙으로 전환할 때는 더욱 주의해야 한다. 거울을 보며 스윙을 하면 손에 들린 케틀벨이 아니라 거울 속에 비친 모습을 보느라 주의력이 분산된다. 당신도 양손 스윙에서 한손 스윙으로 넘어갈 때에 이 점을 특히 주의해야 한다. 거울을 이용하기 보다는 동작이 자연스럽게 몸에 익숙해지도록 하는 것이 좋다. 거울은 단지 자신의 자세를 개선하고 교정하는 용도로 활용하라.

어떤 옷을 입어야 할까?

케틀벨 워크아웃을 진행할 때 무슨 옷을 입어야 하는지 묻는 사람들이 있다. 나는 편안한 옷이라면 뭐든 괜찮다고 말한다. 괜히 밖에 나가 특별한 옷을 구입하려고 하지 말라. 왜냐면 얼마 안 가서 그 옷이 몸에 맞지 않게 될 게 확실하기 때문이다. 나도 몇 년간은 청바지를 입고 트레이닝을 했다. 새 옷을 입어서 마음에 동기부여가 되지 않는다면 그걸 구입해야 할 실용적인 이유는 어디에도 없다.

45kg을 감량했을 때 내 몸 사이즈는 24에서 8로 변했다. 마치 '옷이 내 몸에서 떨어져 나가는' 것처럼 살이 빠졌기 때문에 새 옷을 살 수가 없었다. 24사이즈에서 14사이즈로, 또 다시 10사이즈를 거쳐 6으로, 정말 너무도 살이 빨리 빠져서 내 몸에 맞는 옷을 살 수가 없었다. 살이 빠지는 동안 새 옷을 사는 것은 뭔가 돈을 낭비하는 것 같다는 느낌이 들 정도였다. 나는 자신이 어디를 향해 가고 있는지 정확히 알고 있었다. 그러니 목적지로 향하는 중간 지점에서 멈출 이유가 없었던 것이다.

케틀벨 워크아웃을 통해 체중 감량이 일어나는 3년 동안 나는 청바지를 주로 입었다. 당시 의상에 대한 내 태도는 매우 극단적이었다. 보통 주위 사람들이 운동할 때 적당하다고 권하는 옷들에는 반감이 일었다. 스포츠 센터나 테니스장에 몸에 짝 달라붙는 옷을 입고 나타나 허세를 떠는 인간들은 정말 꼴도 보기 싫었다. 어머니는 그들을 '섹시

걸' 라고 불렀지만 나는 결코 그들처럼 옷만 날씬하게 걸치는 사람이 되고 싶지는 않았다. 최근에야 나는 룰루레몬Lululemon이라는 스포츠 의류 브랜드 옷을 입고 운동을 하기 시작했다. 디자인과 질적인 면에서 맘에 들었기 때문이다. 어머니 표현처럼 현재 나는 매우 '섹시' 한 몸을 지녔다고 생각한다. 하지만 옷보다는 그 옷을 입었을 때 멋진 기분이 들 수 있는 몸을 만들기 위해 열심히 운동하는 것이 낫다는 생각에는 변함이 없다.

신발은 컨버스화와 같이 바닥이 평평한 것이 좋다. 이 책에는 비브람 파이브핑거스Vibram FiveFingers에서 나온 발가락 신발을 신고 찍은 사진이 실렸다. 푸마Puma나 머렐Merrell에서 나온 제품들 중에도 케틀벨 하기에 적합한 신발이 출시되고 있다. 발은 지면과 당신을 이어주는 접점이다. 스윙 동작을 할 때는 견고한 지지기반이 필요하다. 이것이 바로 신발을 고를 때 주의해야 하는 이유이다. 하이힐 높이가 2.5cm 올라갈 때마다 몸은 앞으로 15도 정도 기운다고 한다. 발이 불안하면 몸의 균형점에 변화가 생긴다. 따라서 기울기가 있는 신발은 케틀벨 하기에 적합하지 않다. 물론 달리기 할 때 신는 운동화도 케틀벨 할 때는 추천하지 않는다.

요즘 나는 맨발로 트레이닝을 한다. 하지만 늘 그러는 건 아니다. 뚱뚱했을 때는 한 번도 맨발로 연습해 본 적이 없다. 내 몸을 지탱하기에 발이 너무 부실했기 때문에 늘 신발을 신고 트레이닝을 했다. 심지어 집 안에서도 신발을 신고 다녔다. 당시엔 왜 그랬는지 잘 몰랐지만 지금 생각해보니 신발을 신어야 내 육중한 몸을 충분히 지탱할 수 있을 거라는 생각을 했었던 것 같다. 당시 나는 일상의 모든 일들을 신발 신고 했었다.

케틀벨 워크아웃을 처음 시작하는 사람들에게 난 평평한 신발을 신으라고 권한다. 하지만 케틀벨 실력이 높아질수록 맨발로 돌아다니는 것을 겁내지 말고 즐기라고 말한다. 맨발로 돌아다니며 실제 땅의 느낌을 만끽하라. 온몸에 자유로움이 가득할 것이다.

케틀벨 전후에 무엇을 먹어야 하는가?

아침형 인간인 나는 케틀벨 수련도 주로 아침에 한다. 보통 5시 30분부터 수련을 하는데 이 시간엔 케틀벨 운동을 방해하는 다른 스케줄로부터 자유롭다. 때로는 새벽 3시에 나만의 트레이닝을 할 때도 있지만 이건 그냥 나의 취향일 뿐이다.

아침에 일어나 맨 먼저 하는 일이 케틀벨 수련이기 때문에, 아침 식사는 나에겐 언제나 수련 다음이다. 일어나자마자 뭔가를 잔뜩 먹으면 혈당이 높아진다. 먹은 음식을 즉각적으로 소화시키는 과정에서 생기는 당연한 현상이다. 하지만 당신이 원하는 것은 몸

안에 축적된 불필요한 에너지, 즉 지방을 분해시키는 것 아닌가? 운동을 통해 체중감량을 목표로 하는 사람이 이에 역행하는 일을 한다면 어떻게 되겠는가? 공복에 케틀벨을 하면 살을 빼는 것에 가속도가 붙는다. 지방을 연소시키는데 필요한 호르몬 분비도 촉진되며 체내 인슐린 양이 낮게 유지된다. 몸 안의 인슐린 양이 낮으면 지방 연소 능력이 높아질 뿐만 아니라 염증을 감소시키고 허기진 느낌도 줄어든다. 이걸 달리 표현하면 '인슐린 감수성이 높다' 고 할 수 있다. 인슐린 감수성insulin sensitivity이 높아지면 대사증후군metabolic syndrome에 걸릴 확률도 줄어든다. 대사증후군은 당뇨병의 지표이다.

공복 상태에서 케틀벨 운동을 하면 혈액 속의 양분과 산소가 근육을 움직이는데 최대로 소비된다. 만약 먹은 음식을 소화시키는 중이라면 혈액은 위장으로 몰리며 근육으로는 덜 간다. 공복 상태로 운동을 하는 것에 익숙해지기까지는 시간이 걸릴 것이다. 하지만 그 상태에서 워크아웃을 진행하면 훨씬 느낌이 좋다는 사실을 오래지 않아 깨닫게 될 것이다.

케틀벨을 하기 전에 반드시 뭔가를 먹어야겠다면 아주 조금만, 그것도 쉽게 소화시킬 수 있는 음식을 먹는 게 좋다. 고단백질 음식이나 지방이 풍부한 음식, 또는 섬유질이 높게 함유된 제품은 소화시키는 데 오랜 시간이 걸린다. 과일이나 요구르트는 매우 좋은 식품이다.

에너지바 같은 것을 절반 정도만 먹는 것도 괜찮기는 한데 별로 추천하지는 않는다. 과일을 좋아하는 사람이라면 멜론이나 사과 몇 조각을 먹고 케틀벨 스윙을 해보라고 권하고 싶다.

지금 당장 힘든 워크아웃을 해야 하는 경우가 아니라면 아침 식사는 가볍게 하는 게 좋다. 당이 많이 포함된 음식은 피하라. 하지만 단백질 함량이 낮은 견과류는 괜찮다.

저녁식사 전에 트레이닝을 한다면, 적어도 두 시간 전에는 과식을 하지 않기를 바란다. 멋진 식사는 운동 후에 해도 된다.

몸에 불필요한 에너지가 쌓이는 음식물은 피해야 한다는 사실을 기억하라. 자신의 몸에 어느 정도의 과잉 에너지가 쌓였는지 알 수 있는 기준이 있다. 자신이 현재 표준 체중에서 23kg 정도 과체중이라면 175,000칼로리가, 14kg 정도 과체중이라면 105,000칼로리 정도가 과잉 에너지로 몸에 축적되어 있다고 보면 된다. 이 여분의 에너지를 연소시켜야 할 책임이 당신에게 있다고 보면 된다.

워크아웃을 끝내고 나면 상으로 맛있는 음식을 잔뜩 먹어야 한다고 착각하지 말라. 운동을 통한 체중감량 효과를 최대로 높이고 싶다면 워크아웃이 끝난 후에도 한 시간 정도 기다렸다가 먹어라. 그것도 온전하고 균형 잡힌 식사를 해야 한다. 운동이 끝난 후 조금만 기다리면 몸은 과잉 축적된 지방 에너지를 지속적으로 연소시키게 된다.

동적인 워밍업을 하라

나는 스트레칭과 같이 정적인 워밍업보다는 걷기와 같은 동적인 워밍업을 선호한다. 10분 정도 걷는 것만으로도 혈액을 펌핑 시켜 온몸의 정맥을 순환시키고 체온을 높여 케틀벨 운동을 위한 준비를 쉽게 할 수 있다. 또한 걷기는 명료한 정신 상태를 유지해주고, 운동과 삶을 분리시키는 데에도 도움을 준다.

걷기를 선호한다는 말이 스트레칭을 하지 말라는 뜻은 아니다. 적절한 스트레칭을 통해 몸의 유연성을 유지하는 것은 정말 중요하다. 특히 나이가 들어가는 사람이라면 더욱 더 유연성 운동이 필요하다. 스트레칭 하는 것이 나에게는 고역이었다. 아마도 장시간 앉아 있는 것을 좋아하지 않는 내 성향 때문이기도 할 것이다. 스트레칭도 올바른 방법이 있다. 다른 신체운동처럼 스트레칭도 배워서 익힐 수 있는 하나의 기술이다. 왕년의 엘리트 운동선수와 결혼한 덕분에 나는 적절한 스트레칭이 왜 중요한지 충분히 배울 수 있었다. 스트레칭을 통해 몸을 워밍업 하기를 좋아하는 사람이라면 정확한 스트레칭 방법을 알고 있는 사람을 통해서 직접 배우는 것이 좋다. 유연성을 확보하는 일이야 말로 운동을 하는데 있어 가장 중요한 일이다. 중요한 것을 먼저 해야 한다. 과도한 체중을 빼는 것은 그 다음이다. 자신의 신체 유연성을 높일 수 있도록 하라.

적당한 시간을 투자해 워크아웃을 하라

스윙 워크아웃을 할 때 처음엔 케틀벨 없이 하는 동작을 배우게 될 것이다. 하지만 케틀벨이 있든 없든 한 번 할 때 15분에서 20분 이상 스윙 동작을 연습하지 않는 것이 좋다. 스윙 동작을 무게가 나가는 케틀벨 없이 하더라도 오랫동안 쓰지 않았던 근육들에 부하가 가해지고 늘어나게 된다. 이 과정에서 약간의 통증이 느껴질 수 있고 또 걷고 앉을 때 불편함이 느껴질 수도 있다. 이러한 통증과 불편함을 두려워하지 말라. 단지 충분한 운동으로 인한 보상으로 생각하면 된다. 조만간 사라질 문제들이다. 가볍게 스트레칭을 하여 유연성을 높인다면 좀 더 빠르게 통증이 사라진다. 스윙을 배우는 초기엔 항상 충분한 시간을 들여 천천히 그리고 과도하지 않게 운동을 해야 한다. 내가 운영하는 스윙 클래스는 결코 30분 이상 진행되지 않는다. 이 30분 안에는 충분한 동작설명과 드릴에 대한 주의사항이 포함되어 있다. 따라서 실제 스윙 시간은 15분도 채 되지 않는다.

올바른 자세와 동작을 익히고 편안한 상태에서 스윙을 할 수 있게 되었다면, 일주일에 2~3일 정도, 한 번에 20~30분 정도 운동을 하면 좋다. 여기서 말하는 20~30분 정도의 운동 시간에도 쉬지 않고 계속 스윙을 하는 게 아니다. 워크아웃 전체 시간이 그 정도이며 이 안에는 휴식 시간도 포함되어 있다. 처음엔 일주일에 2일 정도 연습을 할 수 있도록 목표를 잡아라. 하지만 얼마 안 가 더 자주 하고 싶어 하는 자신을 발견하고는 놀라게 될 것이다. 하루 연습을 했다면 하루는 쉬면서 몸에 휴식의 시간을 주는 것이 좋다. 적절한 휴식을 취하는 것은 운동의 진보에 있어서 정말 중요하다. 쉬는 동안에 신체에 변화가 일어나며 원하는 결과가 누적되기 때문이다. 운동을 하고 있는 중에는 이러한 변화가 잘 일어나지 않는다. 그러므로 트레이닝 자체는 신체에 대한 '자극' 이며, 휴식은 '적응' 이라고 할 수 있다.

"매일 스윙을 할 수 있을까요?"

신기하게도, "매일 스윙을 할 수 있을까요?" 라는 질문이 내가 가장 자주 듣는 질문 중 하나이다. 내 대답은 늘, "그게 가능하다면, 지금 당장 해도 좋아요" 이다. 사실 내가 요가 수업을 들었던 이유도 매일 스윙을 할 수 없다는 것을 알았기 때문이다.

몸에 충분한 휴식을 주었을 때 케틀벨 스윙의 효과가 최적화 된다. 결과를 빨리 보려고 욕심을 내기 보다는, 남는 시간에 자신의 몸에 적합한 음식을 준비하거나 산책을 한다면 그것만으로도 적절한 건강 상태를 유지할 수 있다. 그러고도 시간이 남는다면 스윙을 하라. 일주일에 2회 정도, 한 번에 20~30분 스윙을 하는 것만으로도 충분한다. 남는 시간은 자신의 몸과 삶에 중요한 다른 일들을 즐기는데 투자하는 것이 낫다.

워크아웃 시간표를 짜는 데 가장 중요한 점은, 일주일을 놓고 볼 때 일정한 시간에 꾸준히 운동을 할 수 있도록 시간을 배정해야 한다는 것이다. 매일 일정한 시간에 아이를 학교에 보내거나 회사에서 매주 일정한 시간에 회의를 하는 것처럼, 규칙적인 시간표를 짜는 것이 좋다. "계획된 시간에 계획을 실행하지 않는 것은 계획이 없는 것과 같다" 는 말을 해주고 싶다. 계획을 지나치게 엄격하게 지킬 필요가 없다거나, 다른 문제들이 산적해 있어서 충분한 시간이 없다고 변명하면 결국 자신이 원하는 목표를 달성하는 데 걸리는 시간만 늘어날 뿐이다.

운동할 시간이 없다고 변명하고 싶은가? "시간이 없어요"라는 말보다는 차라리 "시간을 내지 않을래요"라고 하라. 자신의 몸에 대해 책임감을 가져라. 변명은 정말 아무런 도움이 되지 못한다. 당신이 질병에 걸려 여러 의사들에게 진단받을 시간을 정해야 한다면 어떻게 할 것인가? 신에게 용서를 빌어야 할 때, 또는 사고가 나서 병원에 입원해야 할 때에도 시간이 없다고 할 것인가? 아마도 이런 경우에는 충분한 시간을 확보할 수 있을 것이다. 가족이 아프다고 해도 그들을 문병할 시간이 없다고 변명할 것인가? 비극적인 일을 삶에서 겪게 되면 분명 시간이 생길 것이다. 조금 과한 표현일지 모르지만, 지금 당장 당신을 위해 운동할 시간을 확보하지 않는다면, 언젠가 사건이 발생해 강압적으로 시간을 확보할 수밖에 없는 상황이 생길 것이다. 모든 것은 당신에게 달렸다는 말이다.

나는 트레이닝 하는 시간을 일종의 '보상'으로 여긴다. 운동은 몸을 괴롭히는 것이 아니다. 안 하면 죽을 수도 있으니 운동을 해야만 한다는 생각을 품고 스윙을 하는 것도 아니다. 난 겨우 일주일에 2~3일, 한 번에 20~30분 정도의 시간을 케틀벨 스윙 하는 데 투자한다. 그 보상은 정말 값으로 매길 수 없이 귀한 것들이다. 날씬한 몸과 건강, 탄력 있는 근육과 가능성 가득한 신체가 바로 운동을 통한 보상이다. 이런 것들을 얻을 수 있는 시간을 내지 못하겠다면 케틀벨 스윙을 배우라고 강요하고 싶은 마음은 전혀 없다. 아무도 나에게 스윙을 강요하지 않는다. 또한 나만을 위해 투자하는 워크아웃 시간을 막을 수 있는 사람 또한 아무도 없다. 난 단지 이 책을 통해 당신에게 '황금단지'가 묻힌 곳을 보여줄 뿐이다. 그 황금단지를 원하지 않는다고 해도 상관없다. 다만 이 황금단지를 얻는다면 자신이 원하는 몸, 자신이 바라는 강하고 건강한 신체을 얻을 수 있다. 그리고 적극적인 삶을 살아갈 수 있을 것이다. 내가 겪었던 믿기 어려울 정도의 '변형'을 당신도 경험할 수 있다. 멈추지 말고 나아가라. 바랬던 '그 사람'이 되어라.

명확한 이유를 갖고 운동하라

케틀벨 스윙을 배울 때 당신이 마음속에 간직했으면 하는 것이 있다. 케틀벨을 단지 자신이 섭취한 과도한 에너지를 소모시키는 도구로 보지 말고, 기왕이면 하나의 '기술'을 연마한다고 여겨주길 바란다. 케틀벨 기술을 발전시키는 것을 목표로 하지 않고 단지 여분의 지방을 빼기 위해 이 운동을 하는 사람이라면, 아마도 운동에 대한 동기부여가 부족하다는 생각이 든다. 진보를 위해서 또는 더 나은 목표를 위해서 명확한 의도를 지니고 운동을 하지 않는다면, 워크아웃 하는 시간이 낭비되는 결과가 나올지도 모른다.

"운동을 많이 할수록 더 많은 칼로리를 소모할 수 있지 않을까요?" 물론, 그럴 수 있다. 과학적으로 그렇다는 말이다. 하지만 더 많은 칼로리를 소모하는 것이 더 나은 결과와 더 빠른 결과를 창출한다고 보기는 어렵다. 단지 여분의 칼로리를 연소시키려는 목적으로 운동을 한다면 투자 대비 수익률은 최소라고 볼 수 있다. 나는 스스로 이런 질문을 던지며 운동을 한다. "내가 점점 더 나아지고 있는가? 더 강해졌는가? 더 날씬해지고 더 빨라졌는가?" 당신도 이런 질문을 자신에게 던져보라. 명확한 이유 없이 운동을 하는 것보다는 훨씬 더 동기부여가 되고 진보의 초석을 세울 수 있다. 지금보다 더 나아지고 기술적으로 진보하려는 이유와 계획도 없이 자전거 바퀴를 굴린다면, 언젠간 어딘지도 모르는 곳에 서 있는 자신을 발견하게 될 것이다.

스윙을 통해 기회를 창출하라

"스윙을 통해 기회를 창출하라"는 말을 하고 싶다. 하지만 그 기회를 잡는 주체가 바로 당신이라는 점이 더 중요하다. 스윙은 이미 그 자체로 놀라운 운동이라는 사실이 증명되었다. 스윙을 통해 삶을 변화시켜야 할 주인공은 바로 당신이다. 그러니 당신이 직접 "스윙을 통해 기회를 창출하라."

모든 운동 또는 기술이 그렇듯, 스윙도 배우는 과정에서 상승과 하강 곡선이 존재한다는 사실을 염두에 두길 바란다. 그러니 기술이 늘지 않는 때에 실망하거나 좌절할 필요는 없다. 자신에게 재능이 없다고 자책할 필요도 없다. 그냥 꾸준히 계속 앞으로 나아가라. 당신이 예전에 운동을 많이 한 사람이든 그렇지 않은 사람이든 그건 중요치 않다. 3~4번만 스윙 워크아웃을 해보면 이 운동을 주도해 나가는 사람이 바로 자신이라는 사실을 깨닫게 될 것이다. 어느 순간 자신의 근력과 심혈관 기능, 그리고 전반적인 건강이 크게 진보했음을 느끼는 때가 찾아올 것이다. 상상했던 것 이상으로 빠른 변화가 당신의 몸에서 일어나는 것도 확인하게 된다. 스윙 동작을 분석하느라 많은 시간을 보내지 말라. 오히려 그 동작을 온몸으로 느껴라. 아이가 그네를 타며 그 리듬을 즐기는 것처럼, 당신도 단지 스윙을 즐겨라!

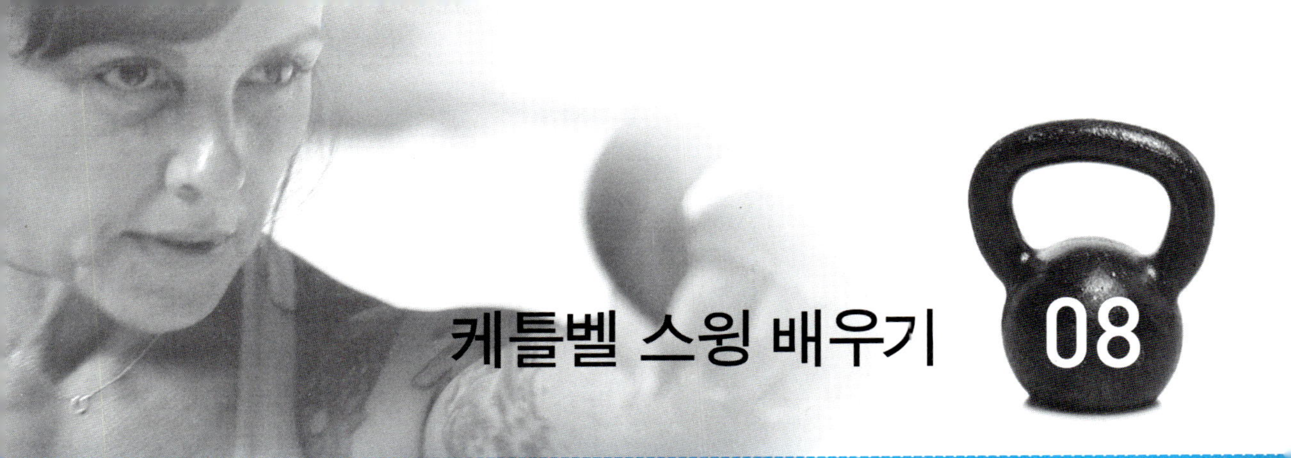

케틀벨 스윙 배우기 08

나는 많은 이들이 케틀벨 트레이닝의 세계에 쉽게 다가가게 해주는 시스템을 고안했다. 이 시스템을 적용한다면 빠르고도 안전하게 원하는 결과를 얻을 수 있으리라 확신한다. 케틀벨을 시작하면 배워야 할 동작들이 간단하지만은 않을 것이다. 하지만 많은 동작들 중에서도 스윙은 몸의 원초적인 움직임에 기반을 두고 있기 때문에 자연스럽고도 재미있다. 스윙을 할 때의 느낌은 정말 끝내준다.

LPT 베스트바디플랜으로 최상의 몸을 만들자

단순한 동작을 연습하더라도 그 동작을 할 때 필요한 자세, 호흡, 그리고 리듬을 정확히 이해하는 것이 중요하다. 내가 LPT 베스트바디플랜(이하 LPT플랜)을 만든 것도 바로 이 때문이다. L은 Learn, P는 Practice, T는 Train의 앞글자이다. 배우고, 연습하고, 훈련하는 LPT플랜의 각 과정은 명확하게 구분된다. 이를 통해 당신의 케틀벨 워크아웃 수준이 진보될 수 있도록 이끌어 나갈 생각이다. LPT플랜의 각 과정을 간략하게 설명하면 다음과 같다.

L 배우기

이 과정에서는 워크아웃을 수행하는 데 필요한 기초적인 지식을 배운다. 케틀벨을 시작하는 첫날부터 효과를 극대화시킬 수 있는 방법을 알려줄 것이다. 정확한 자세와 호흡으로 자식에게 가장 이상적인 워크아웃을 설계하는 방법도 L과정을 통해 배울 수 있다. 자신에게 가장 적합한 케틀벨 훈련 장소를 세팅하는 방법도 알려주겠다. 스윙 연습을 하는데 있어 스포츠 센터 같은 것은 전혀 필요치 않다는 사실을 기억하기 바란다.

P 연습하기

나는 '최소훈련전략'을 활용한다. 당신도 내가 고안한 이 전략을 통해 케틀벨을 시작하게 될 것이다. 이를 통해 운동 대 휴식 비율(work-to-rest ratio, 이하 운동/휴식)을 설계하는 기본적인 방법을 익힐 수 있다. '운동/휴식'이란 운동하는 데 걸리는 시간과 쉬는 시간 사이의 비율을 말한다.

T 훈련하기

일단 이 과정에 이르면 눈에 띄는 몸의 변화가 생긴다. 단순한 동작을 조금 더 다양한 루틴으로 변화시킬 준비가 되었다는 뜻이기도 하다. 따라서 자신의 신체를 더욱 진보시킬 수 있도록 앞으로 나아가야 한다. 여기서 몇 가지 동작들이 추가된다.

이제 케틀벨 스윙을 시작해보자!

L 배우기

양손스윙이야말로 케틀벨 동작의 핵심이다. 그러므로 이 동작 설명에 초점을 맞추도록 하겠다. 양손스윙에 대한 모든 것을 제대로 이해할 수 있기를 바란다. 이 동작은 복잡하지도 않고 그다지 고급 기술도 아니다. 하지만 이를 통해 몸의 각 부분이 연결되어 생명력을 얻게 될 것이다. 양손스윙 하는 방법을 제대로 이해해야 운동에 따른 효과를 최대로 얻을 수 있다. 내가 고안한 LPT플랜의 L과정에서 당신은 순수한 학생이 되어야 한다. L과정은 당신이 배우게 될 첫 번째 레슨이다. 여기서 몇 가지 기본적인 드릴(drill, 연결된 동작)을 배우게 되면 양손스윙을 할 때의 정확한 느낌을 찾을 수 있을 것이다.

스윙을 처음 배우는 사람이라면 자신의 척추와 그 형태를 이해한 후 운동에 들어가는 게 좋다. 척추에는 네 개의 자연스러운 만곡이 존재하며, 각각의 만곡이 제대로 기능하고 있을 때 바른 척추라고 한다. 당신도 예전에 '바른 척추'라는 말은 들어보았을 것이다. 하지만 바르다는 말의 진정한 의미, 그리고 바른 척추의 느낌이 어떤지에 대해서는 잘 모를 것이다. 또 바른 척추를 실제로 본 사람도 그다지 많지 않다. 머리에서 꼬리뼈까지 네 개의 만곡이 자연스럽게 이어진 척추가 바른 척추다. 케틀벨 스윙을 배울 때 바른 척추의 만곡을 기억하고 있으면 자신의 척추를 보호하는 데 도움이 될 것이다. 각각의 척추를 간략히 설명하면 다음과 같다.

- **경추**는 목을 지지해준다.
- **흉추**는 등 뒤쪽에 위치해 있으며 척추 전체에서 가장 길다.
- **요추**는 다른 어느 척추뼈보다 두꺼운 뼈들로 이루어져 있으며 허리 부위에 위치해 있다. 이 부분은 건물을 받쳐주는 초석에 해당된다.
- **천골**은 척추의 맨 아래에 위치해 있으며 골반과 연결되어 있다.

꼭 케틀벨 운동을 하지 않더라도 이렇게 중요한 신체 정보를 알고 있으면 자신의 자세를 교정하고 기도를 열어 호흡을 쉽게 하는 방법을 익히는 데 도움이 된다. 뿐만 아니라 살아가는데 자신감을 얻을 수도 있다. 그러니 지금 당장 이렇게 유용한 정보를 습득하도록 하라.

똑바로 서서 부드럽고 깊게 숨을 들이쉰 후 내쉬어보라. 깊은 호흡을 하면 어떤 느낌이 드는가? 흉곽이 확장되고 몸이 바로 서며 뭔가 강해진 느낌이 나지 않는가? 바른 자세를 하고 있으면 삶의 즐거움을 누릴 준비가 된 것처럼 느껴지는 게 당연하다.

똑바로 서 있어야만 척추가 바르게 되는 것은 아니다. 많은 이들이 이를 착각하고 있다. 사실 상체를 앞으로 굽힌 상태에서도 척추는 바르게 유지할 수 있다. 이게 바로 스윙 동작을 시작할 때 필요한 자세이다. 이제부터 이 자세를 조금 더 상세히 설명하도록 하겠다. 스윙 동작을 하며 몸을 움직일 때에도 바른 척추를 유지할 수 있는 방법을 배워보도록 하자.

스쾃과 힌지의 차이

케틀벨 스윙은 스쾃이나 프론트 레이즈(front raise, 웨이트트레이닝에서, 덤벨을 사용하는 운동의 하나. 허벅지 높이에서 대략 어깨 높이까지 들어 올리고 내리는 동작 - 옮긴이)가 아니다. 스윙은 스쾃squat이 아니라 힌지hinge 동작과 결합된 운동이다. 이 중요한 차이점을 기억하길 바란다. 케틀벨 스윙은 엉덩이의 힘을 활용한다. 팔로 케틀벨을 들어 올리는 게 아니다. 처음 스윙 동작을 본 사람들은 이를 스쾃과 착각한다. 그러다 보니 스쾃 동작을 하며 스윙을 하는 사람들이 많은데 이는 뇌가 착각을 일으킨 결과다.

스쾃 동작을 하며 스윙을 한다면 스윙이 주는 강력한 효과와 재미를 상실할 수 있다. 스쾃은 상하 움직임이지만, 힌지는 전후 움직임이다. 스윙은 힌지 동작과 케틀벨의 움직임이 결합된 운동이다.

스쾃과 힌지의 차이를 보여주는 사진이 여기에 있다. '잘못된 자세'가 바로 스쾃 자세이다. 이 자세를 취하고 스윙을 하면 무릎이 구부러지면서 앞으로 나오게 된다. 무릎이 발가락보다 앞쪽으로 이동하는 잘못된 자세에서 동작이 이루어지며, 몸은 전체적으로 상하 움직임이 발생한다. 힌지(경첩을 단 문을 생각하라) 동작은 정확히 몸통과 다리가 만나는 접점에서 동작이 발생한다. '바른 자세' 사진을 확인하라. 이 자세에서는 지면과 정강이가 수직을 이루며 엉덩이는 뒤로 빠지고 상체는 그대로 앞으로 굽혀진다. 이렇게 스윙을 하면 상하 움직임이 아닌, 전후-로킹모션(back-and-forth rocking motion, 여기서 '로킹'은 '반복적인 움직임'으로 정의할 수 있다 - 옮긴이)이 발생한다.

팔과 어깨의 움직임에도 주의를 기울여야 하지 않을까 고민하는 사람도 있을 것이다.

1

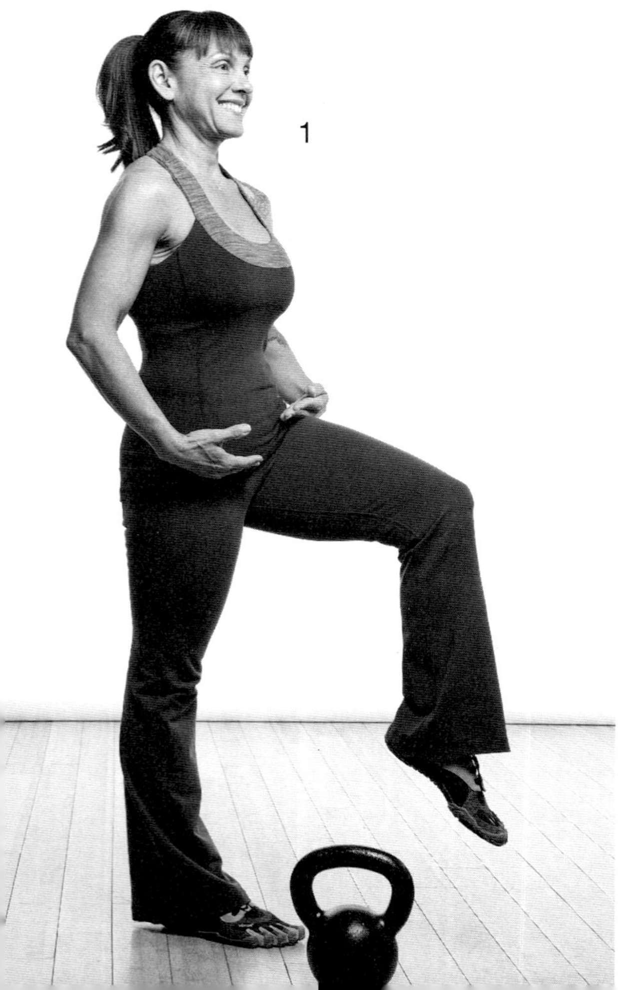

2

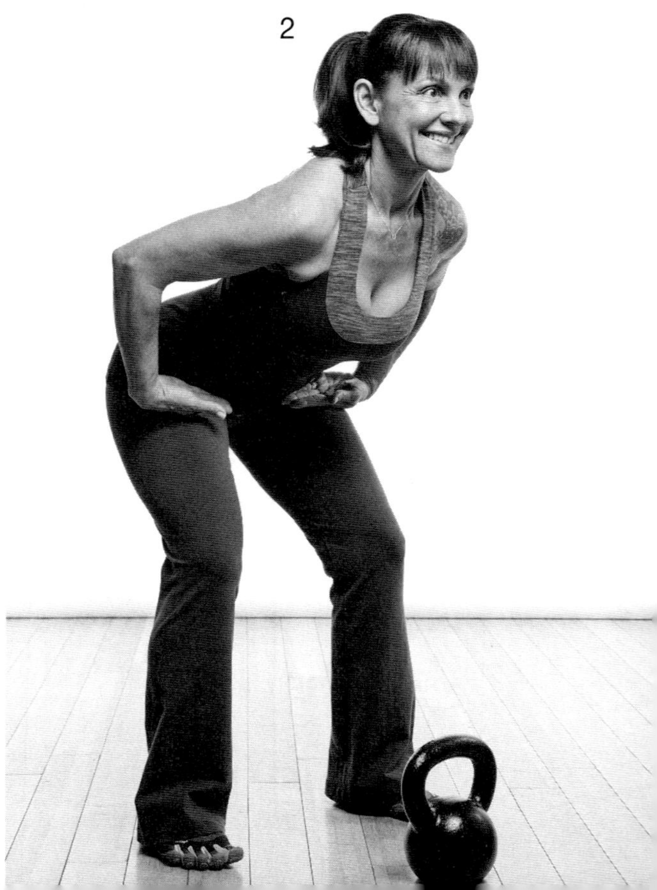

팔의 힘으로 앞에 놓인 케틀벨을 위로 들어 올리려고 하지 말라. 엉덩이 힘으로만 동작을 구동하고 모멘텀을 만들어라. 믿어도 좋다. 팔과 어깨의 힘을 쓰지 않아도 스윙 모멘텀을 통해 팔에 충분한 운동 효과가 일어난다. 엉덩이 근육 또한 더욱 강해질 것이다. 그러니 엉덩이 힘을 통해 팔의 움직임을 창출하라.

스윙을 시작하는 사람들이 자주 착각하는 게 또 있다. 바로 스윙 동작이 앞에서부터 일어난다고 생각하는 게 그것이다. 아이들이 바닥에서 일어날 때 엉덩이를 위로 들어 올리는 모습을 본 적이 있을 것이다. 스윙 동작도 이와 마찬가지로 케틀벨을 엉덩이 뒤쪽으로 들어 올리는 것부터 시작해야 한다. 이를 하이킹모션hiking motion이라고 부른다. 스윙을 할 때 케틀벨을 먼저 뒤쪽 위로 들어 올린 후 엉덩이의 힘으로 스윙 모멘텀을 만들어 내야 한다.

이러한 스윙 동작을 더 잘 느낄 수 있는 드릴을 몇 가지 소개하도록 하겠다.

잘못된 자세(스쿼트)

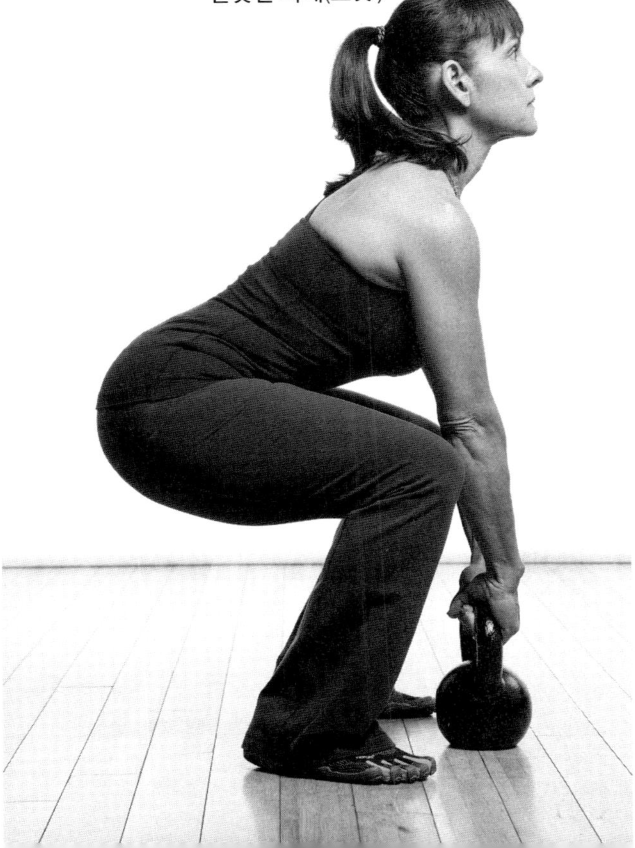

바른 자세(힌지)

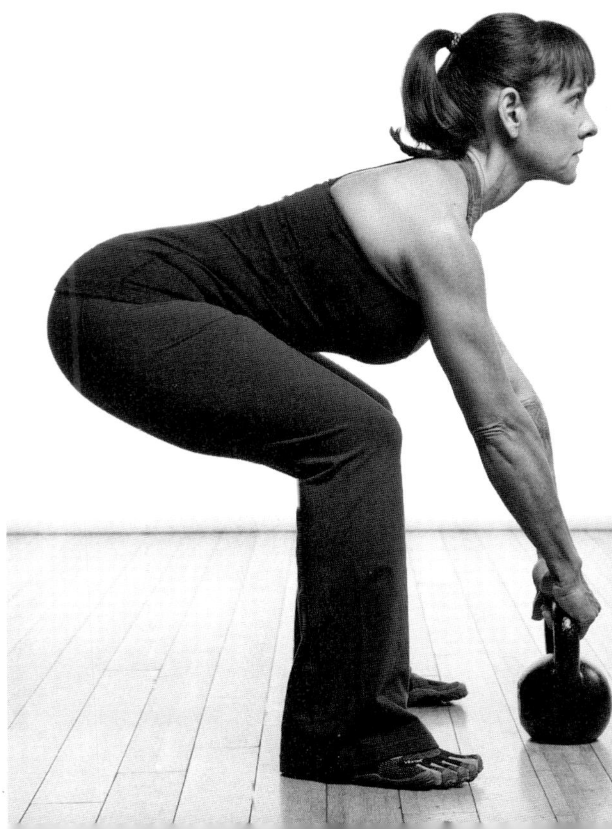

의자 앞에서 하는 힌지 드릴The Chair Hinge Drill

케틀벨과 의자를 준비하여, 이들 사이 간격이 60~90cm 정도 되도록 떨어트려 놓는다. 그런 다음 다리의 뒷면이 의자에 닿도록 똑바로 선 다음 15cm 정도 앞으로 나간다. 이때 양발 사이 간격은 엉덩이 폭보다는 약간 넓게 만든다. 그러면 케틀벨과 책상 사이에 몸이 위치하게 된다. 아직 케틀벨을 준비하지 못한 사람이라면 다른 생활 물품으로 대신할 수 있다. 예를 들어 비어있거나 반쯤 찬 우유팩이나 페인트통, 또는 작은 냄비를 케틀벨 대신 놓으면 된다. 지갑이나 가방도 괜찮다.

1

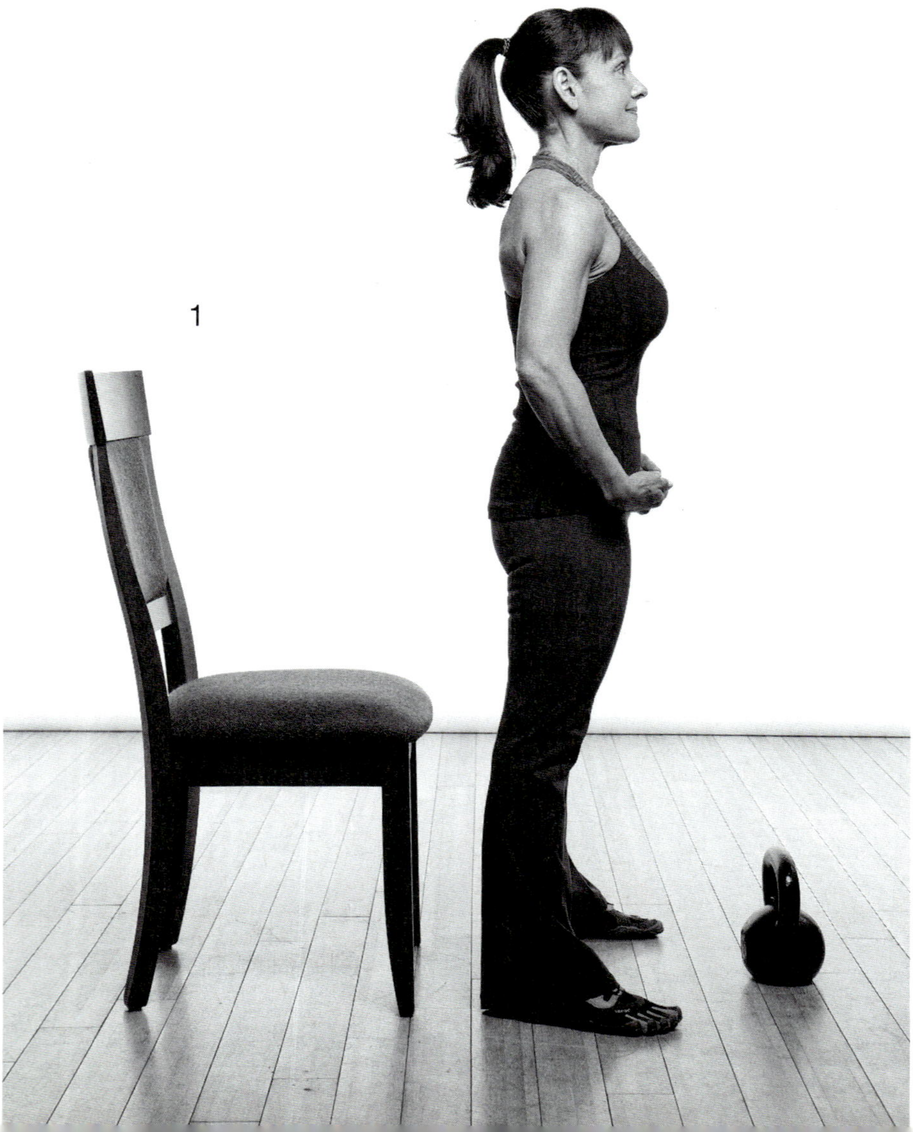

척추를 바르게 편 채로 양손을 서혜부 바지 주름에 댄다. 그러고 나서 경첩이 접히듯, 엉덩이를 의자 방향으로 부드럽게 밀며 몸을 앞으로 굽힌다. 마치 의자에 앉으려는 것처럼 시행한다. 하지만 실제로 앉는 것은 아니다. 햄스트링과 엉덩이 주변 근육이 스트레칭 되어 팽팽한 느낌이 들면 다시 몸을 세운다.

몸을 바로 세울 때는, 무릎뼈까지 이어져 있는 대퇴사두근을 수축하며 동시에 엉덩이 주변 근육을 바짝 쥐어짠다. 그러면 뒤쪽에 있던 엉덩이가 앞으로 나가며 다리는 곧게 펴진다. 이렇게 곧게 편 자세를 케틀벨 스윙의 탑포지션top position이라고 한다.

2

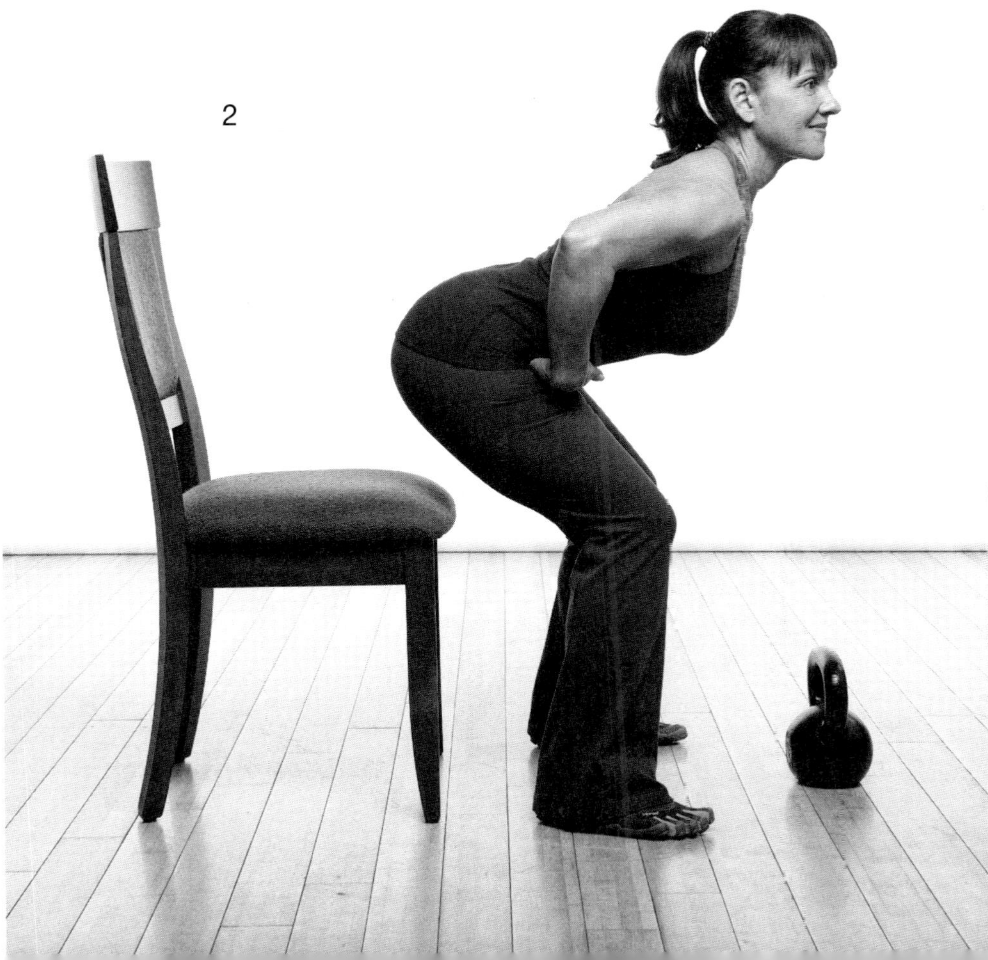

의자 앞에서 하는 하이크 드릴The Chair Hike Drill

의자 앞에서 하는 힌지 드릴과 비슷하지만, 여기서는 양팔을 앞으로 뻗은 상태에서 동작을 시작한다는 점이 다르다. 양손은 엉덩이 높이 정도에 위치한다. 이때 한손 위에 다른 손을 올려놓고 하면 양손스윙의 느낌을 잘 찾을 수 있다. 경첩이 접히듯 몸을 앞으로 굽히면서 양손은 가랑이 사이를 지나 뒤쪽의 의자로 향한다. 의자에 손이 닿을 필요는 없다. 마치 양손에 든 공을 다리 사이를 지나 엉덩이 뒤쪽으로 보내듯이 동작한다.

1

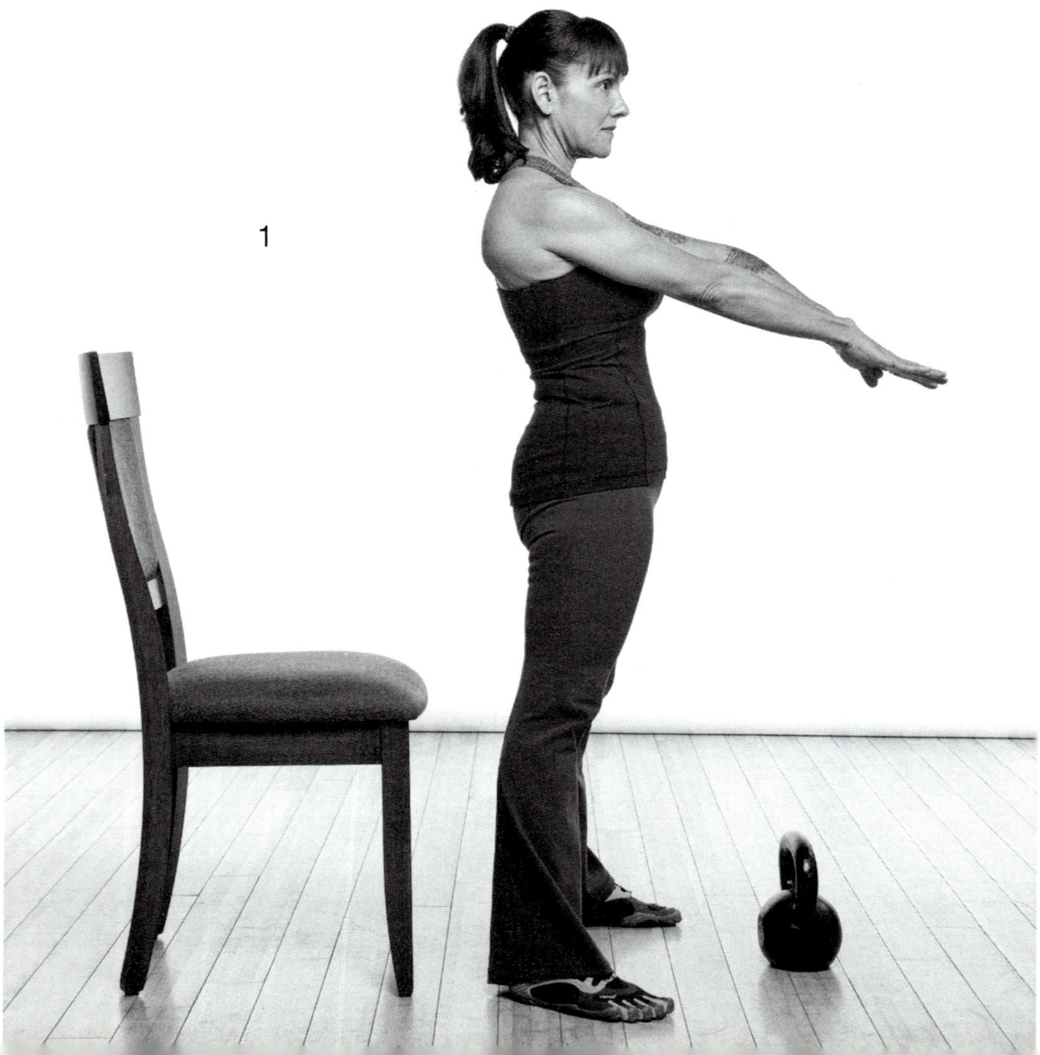

가랑이 사이를 지날 때 양손의 바깥쪽이 허벅지 안쪽의 가장 윗부분에 닿을 수 있게 한다. 이러한 연결 동작을 통해 엉덩이의 힘이 팔과 손을 통해 케틀벨로 전해지게 된다. 양손을 뒤쪽 위로 밀어 올리는 이 동작에서부터 케틀벨 스윙이 시작된다.

양손으로 의자의 좌석을 살짝 만지고 나서, 스윙 동작을 하며 엉덩이 높이까지 손을 올리는 동시에 빠른 속도로 몸을 바로 세운다. 이때 대퇴사두근을 수축하면서 엉덩이 주변 근육을 쥐어짜야 한다는 것을 명심하라. 바로 서는 동작에서 숨은 빠르게 내쉰다.

힌지 동작을 하며 팔을 뒤로 보내 의자의 좌석을 만지고 다시 되돌아오는 것을 5~10회 반복한다. 그런 다음 다시 똑바로 선다.

이 동작을 해보면 곧바로 스윙 동작의 힘을 느낄 수 있다. 여기에 케틀벨이 첨가되면 어떤 느낌이 들지 상상해보라.

2

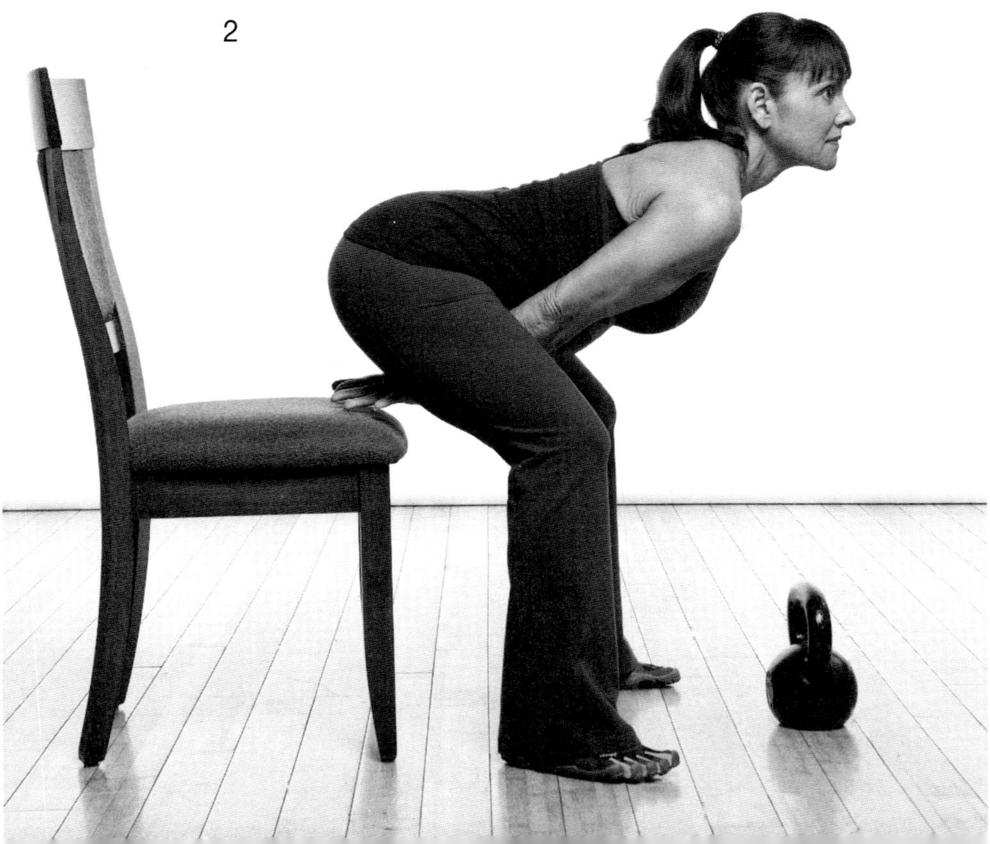

싱글 스윙 드릴The Single Swing Drill

의자와 케틀벨 사이에서 다시 자세를 잡는다. 힌지 동작을 하며 앞에 놓인 케틀벨의 손잡이를 터치한다. 이게 바로 여기서 배우는 드릴의 시작과 끝 자세이다. 아직은 케틀벨을 잡을 때가 아니다. 전체적인 순서는 다음과 같다.

1. 케틀벨 손잡이를 터치한다.

2. 손을 뒤로 뻗어 의자를 터치한다.

3. 대퇴사두근과 엉덩이, 복근을 수축하는 동시에 양팔을 앞쪽으로 스윙한다. 이때 팔의 높이는 엉덩이 높이 또는 그보다 조금 높게 올린다.

4. 다시 힌지 동작을 하며 양손으로 의자를 터치한다.

5. 케틀벨 손잡이를 터치한다.

1

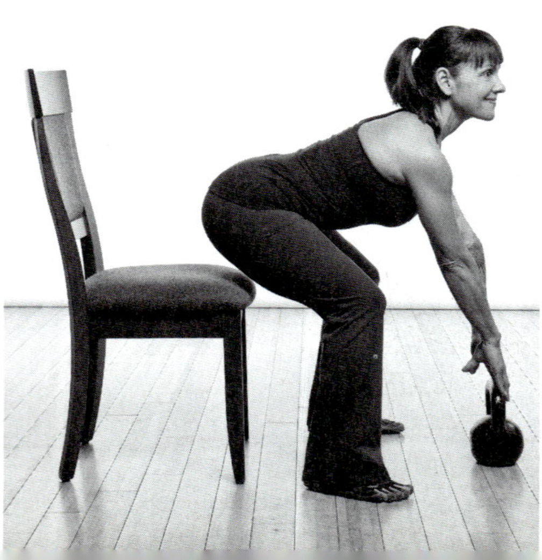

2

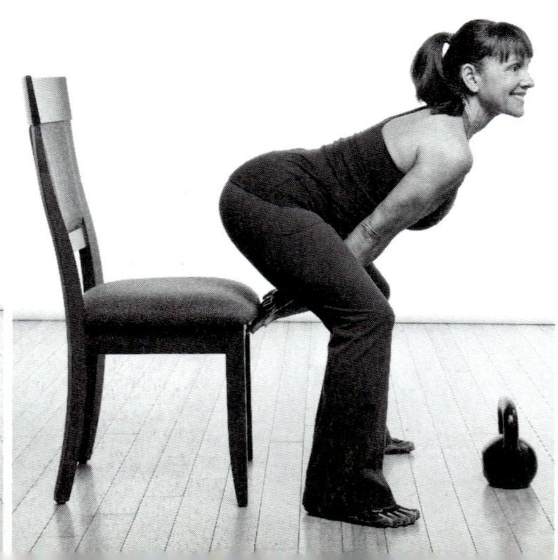

바로 선 다음 동작을 하며 긴장되었던 양팔과 손, 그리고 다리를 몸 바깥쪽을 '털어준다.' 케틀벨 스윙을 하고나서 이처럼 가볍게 털어주는 것은 좋은 습관이다.

내가 만일 누군가에게 지금 즉시 이 동작을 가르친다면, 이렇게 구령을 넣을 것이다. "자세를 잡으세요. 이제, 케틀벨 손잡이를 터치하세요. 의자를 터치하시고, 일어서면서 스윙하세요. 의자를 터치하세요. 케틀벨 손잡이를 터치하세요. 계속 반복합니다. 케틀벨 손잡이, 의자 터치, 일어서며 스윙, 의자 터치, 케틀벨 손잡이. 훌륭해요!"

이 순서를 기억하고 계속해서 반복 연습하라. 이를 통해 케틀벨을 잡고, 스윙 동작을 한 후, 다시 바닥에 내려놓는 전체적인 움직임에 익숙해지게 될 것이다. 다음 페이지에서 소개하는 동작을 배우면 케틀벨을 '바닥에 내려놓지 않고' 도 계속해서 스윙을 할 수 있을 것이다.

3

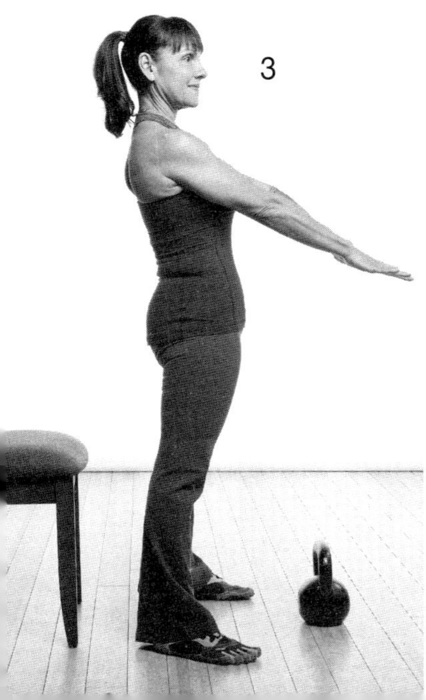

4

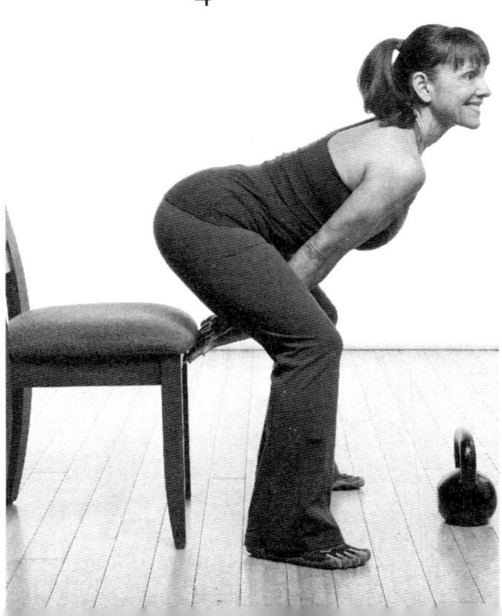

5

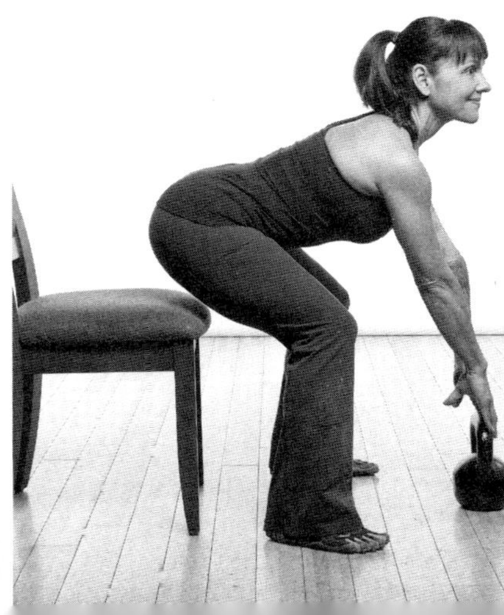

에어 스윙The Air Swing

스윙 동작은 생각보다 빠르게 일어나기 때문에 충분한 준비가 필요하다. 따라서 앞에서 배운 싱글 스윙 드릴을 충분히 연습해야 한다. 동작의 연결이 자연스러워질 수 있도록 연습해야 한다는 말이다. 이렇게 싱글 스윙을 연결시켜 연습하는 것을 나는 '에어 스윙'이라고 부른다. 이 에어 스윙은 단순히 연습용이 아니다. 그 자체로 하나의 워크아웃이라고 할 수 있는 완결성을 지녔다. 여기서는 이 에어 스윙 과정을 하나하나 자세히 단계별로 나누어 설명할 것이다.

1. 케틀벨 손잡이를 터치한다.

2. 손을 뒤로 뻗어 의자에 닿게 한다.

1

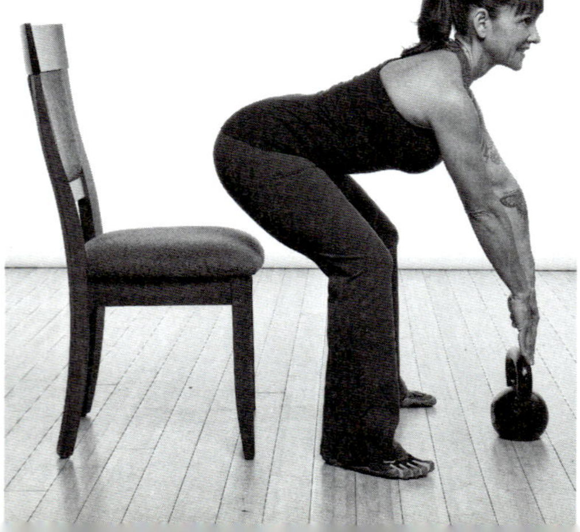

2

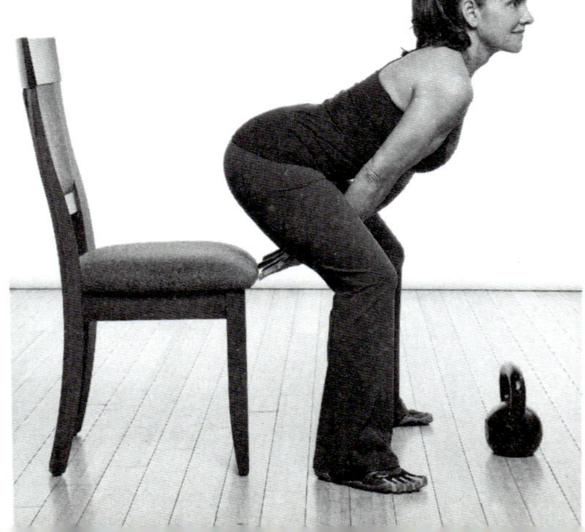

3. 바르게 서면서 스윙한다.

4. 힌지 동작을 하며 양손을 뒤로 뻗어 의자에 닿게 한다.

5. 바르게 서면서 스윙한다.

6. 힌지 동작을 하며 양손을 뒤로 뻗어 의자에 닿게 한다.

7. 바르게 서면서 스윙한다.

8. 이 동작을 일곱 번 더 반복해서 총 열 번을 채워라.

마지막 동작에서 의자에 손이 닿은 후, 가상의 케틀벨을 내려놓는 것처럼 바닥에 놓인 케틀벨 손잡이를 터치한다.

지금 하고 있는가?

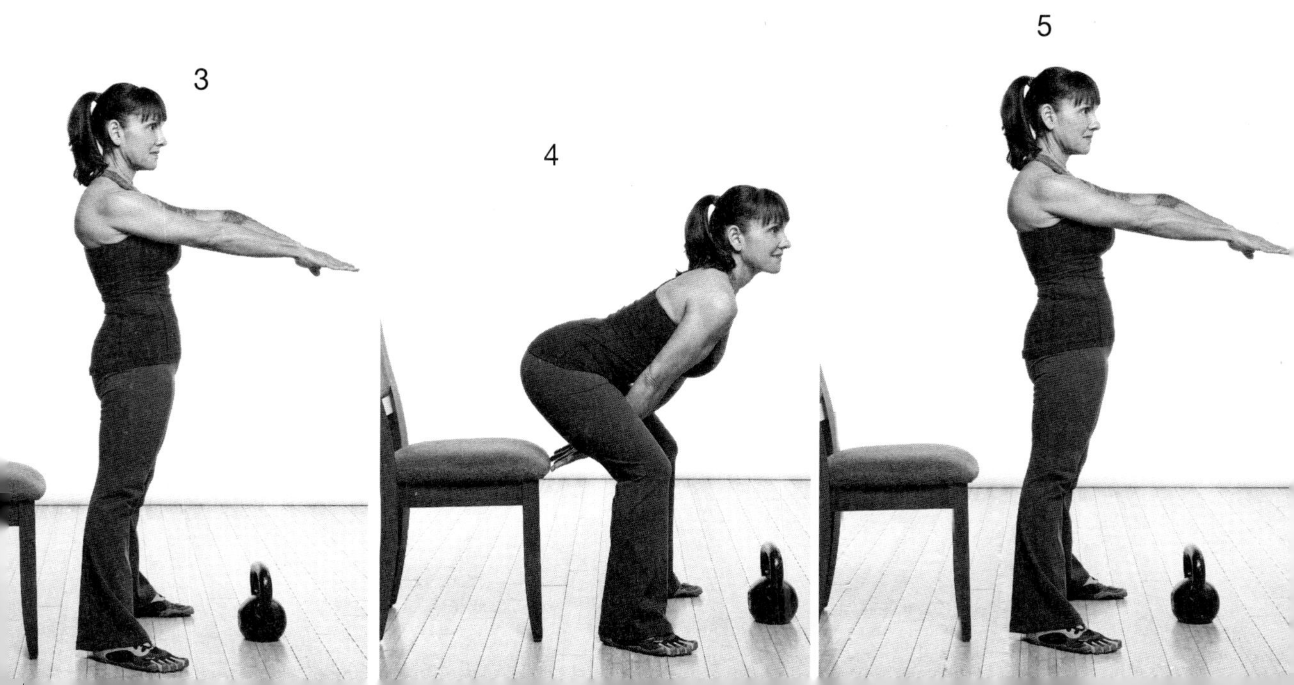

시간을 설정하고 하는 에어 스윙Timed Air Swings

앞에서 소개한 연습들을 통해 케틀벨 스윙에 본격적으로 입문한 당신. 이제 에어 스윙을 조금 더 체계적으로, 시간을 설정해놓고 연습하는 법을 알려주도록 하겠다. 시간을 쉽게 확인할 수 있는 시계를 눈에 잘 띄는 곳에 놓는다. 초침이 숫자 12를 지나는 순간 에어 스윙 10회를 한다. 그러고 나서 10회를 하는데 걸린 시간을 확인하라. 얼마나 걸렸는가? 내가 생각하기에 초보자라면 그다지 빠른 시간 안에 완료하지 못했을 것이다. 에어 스윙 10회를 하는데 15초 정도가 걸리도록 해야 한다. 너무 빠르다고 생각하는가? 초침이 숫자 3을 가리킬 때면 열 번째 에어 스윙이 끝나야 한다. 스윙을 할 때 일정한 속도를 유지하는 게 매우 중요하다. 따라서 케틀벨을 들고 스윙을 하기 전에 이 정도 속도에 익숙해져야 한다. 이 연습은 케틀벨을 들고 스윙을 할 때 조금 더 쉽게 적응할 수 있도록 고안되었다. 얼마 지나지 않아 일정한 속도를 유지하는 것이 왜 중요한지 당신도 깨달을 수 있을 것이다.

15초 안에 10회의 에어 스윙을 완료했는가? 그렇다면 케틀벨을 들고 스윙을 할 수 있는 기초가 갖추어졌다고 봐도 무방하다. 어떤 이에게는 에어 스윙만으로도 운동이 된다. 그러니 에어 스윙만 해도 땀이 나고 심박수가 올라간다면 축하할 일이다. 몸과의 연결성을 확보하는 첫 발을 떼기 시작했다는 증거이니 말이다. 아직 케틀벨을 구하지 못했고, 에어 스윙만으로도 충분히 신체단련이 되는 느낌이 난다면 일주일 정도 이것만 해도 괜찮다.

케틀벨 없이 하는 워크아웃The Bell-Free Workout

싱글 스윙 3회 후, 10~30초 휴식

싱글 스윙 5회 후, 15~45초 휴식

싱글 스윙 8회 후, 30~60초 휴식

싱글 스윙 10회 후, 30~90초 휴식

이제 에어 스윙으로 넘어간다.

에어 스윙 8~10회 후, 15~45초 휴식

싱글 스윙 3회 짜리를 2~3회 더 한 후, 전체 과정을 반복한다.

에어 스윙을 하는 단계에서 너무 오래 지체할 필요는 없다. 왜냐면 케틀벨이 첨가되었을 때의 효과가 너무 대단하기 때문이다. 스윙은 무게-저항운동이다. 따라서 무게가 있을 때 훨씬 더 효과가 크다. 그러니 더 이상 머뭇거리지 말고 케틀벨을 잡고 하는 스윙의 세계를 탐험해보자.

휴식 시간은 당신이 정하라

처음 케틀벨 워크아웃을 시작한 사람에게 중요한 요소 중 하나는 바로 휴식 시간을 설정하는 방법을 체득하는 것이다. '케틀벨 없이 하는 워크아웃' 을 내가 제시한 대로 했다면 이미 어느 정도 이해했을 거라고 생각한다. 운동을 하는 시간과 휴식 시간을 어느 정도 설정해야 하는지는 자신의 몸무게, 과거와 현재의 운동경력 등 고려해야 할 것들이 많다.

케틀벨 스윙을 하면 심박수가 빠르게 올라간다. 올라간 심장 박동을 원래대로 되돌릴 수 있어야 다음 세트를 진행할 수 있다. 하지만 쉬는 시간을 너무 길게 설정하지 않는 것도 운동을 하는 것만큼 중요하다. 그 시간을 측정할 수 있는 지표가 있다. 운동을 하고 나서 아직도 헉헉거리며 숨을 가쁘게 쉰다면 조금 더 쉬어야 한다. 하지만 다른 사람과 대화를 할 정도라면 충분한 휴식을 취했다고 볼 수 있다. 하지만 대화를 길게 끌어나간다면 또 너무 많이 쉰 것이다.

심박수를 모니터할 수 있는 기기가 있다면 110 정도를 확인하고 다음 세트로 넘어가라. 심박수를 모니터할 수 있는 기기가 없다면 6초 동안 몇 번 심장이 뛰는지 확인한다. 그런 다음 거기에 10을 곱한다. 예를 들어 6초에 11번이나 12번 정도 심장 박동이 뛴다면 다음 세트로 넘어갈 준비가 된 것이다.

에어 스윙을 8~10회 정도 했는데 심혈관 기능에 무리가 안 갈 정도가 되어야 한다. 하지만 무게저항을 가하는 케틀벨이 첨가된다면 심박수를 설정하기가 더 어렵다. 그렇기 때문에 휴식 시간도 조금 더 늘어날 수 있다는 점을 기억하기 바란다.

케틀벨 하이크Hike the Bell

의자를 치우고 뒤쪽에 공간이 확보되도록 하라. 이제 케틀벨과 당신만 남았다. 발에서 15cm 떨어진 앞쪽 바닥에 케틀벨이 놓여 있다. 케틀벨을 들고 본격적인 스윙을 하기 전에 하나 더 연습해야 할 것이 남았다. 앞에서 배웠던 드릴들에서는 케틀벨이 없었지만 이번엔 케틀벨을 직접 양손에 들고 연습한다는 점이 다르다.

케틀벨 앞에 서서 양손으로 손잡이를 견고하게 잡는다.

1

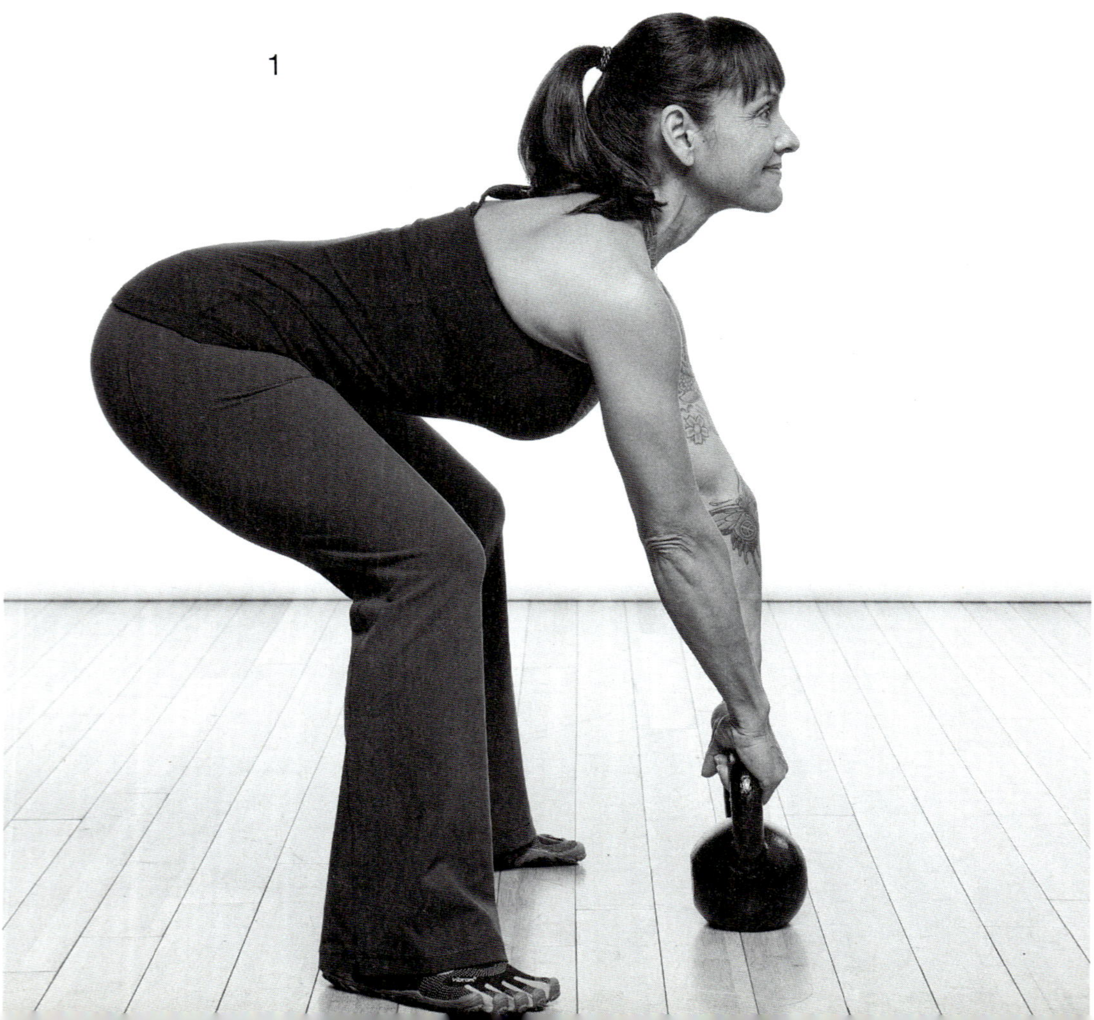

일어서지 않은 상태에서 케틀벨을 뒤쪽으로 하이크(Hike, 여기서는 가랑이 사이를 지나 엉덩이 뒤쪽/위쪽으로 공을 들어 올리는 동작) 한다. 이는 싱글 스윙에서 했던 손으로 의자 터치하기를 케틀벨을 들고 재현한 것이다. 하이크 동작을 한 다음 스윙을 해서 케틀벨을 다시 바닥에 내려놓는다.

4~5회 정도 반복한다.

이 드릴에서는 케틀벨 무게에 적응하고 또 스윙 동작을 할 때의 각도를 만드는데 주의를 집중하는 것이 중요하다. 하이크 동작을 통해 케틀벨을 뒤쪽 위로 들어 올리는 것은 아이들이 그네를 탈 때 살짝 뒤로 몸을 뺐다가 앞으로 나가는 것과 비슷하다. 공을 뒤로 하이크 하는 힘에 의해 앞쪽으로의 스윙 모멘텀이 발생하고, 이 모멘텀에 의해 케틀벨이 위로 떠오르게 된다. 하이크 동작을 할 때 케틀벨토 엉덩이를 칠 수도 있지만 두려워할 필요는 없다. 이 단계에서는 그것도 나쁘지 않다.

2

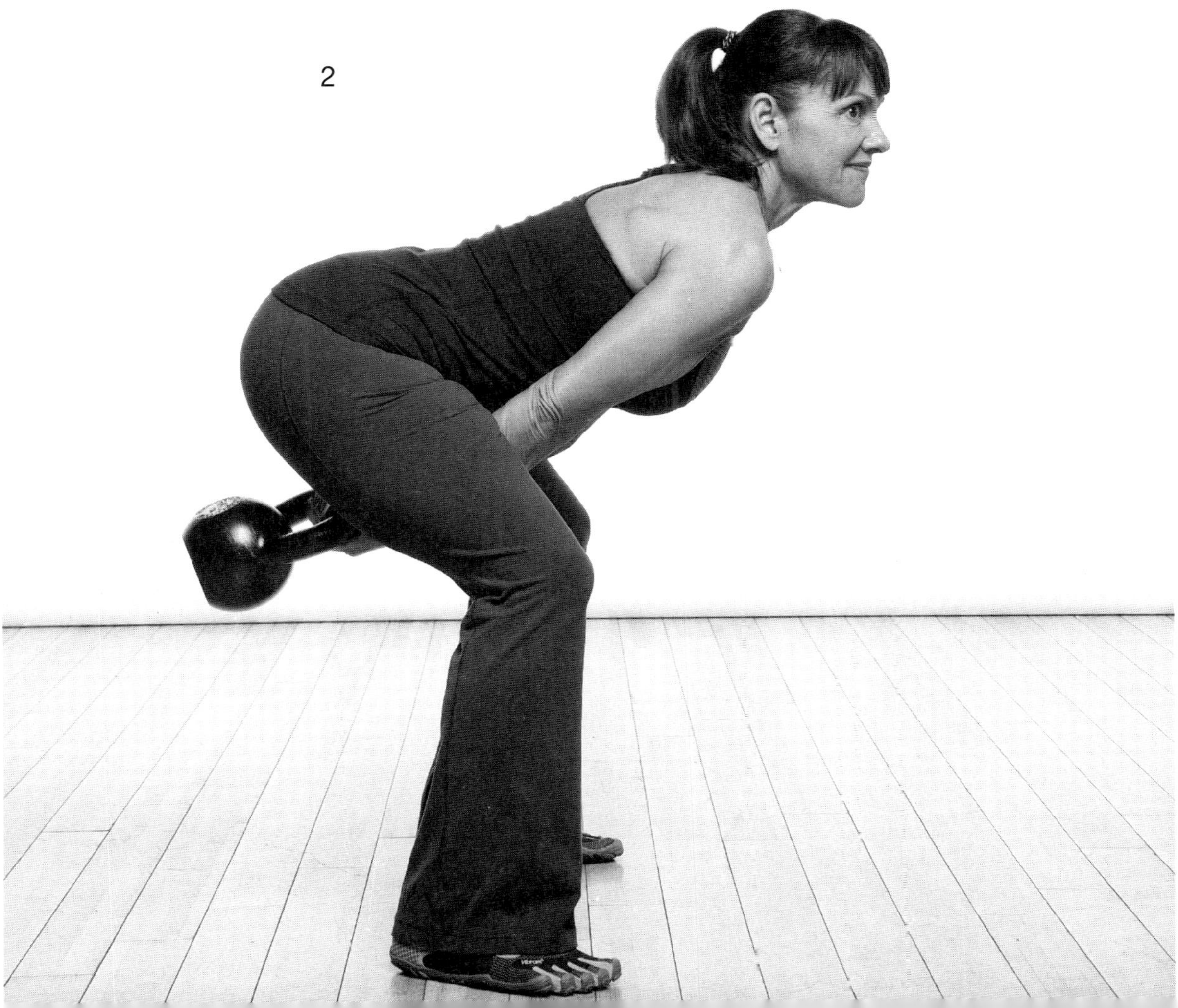

스윙The Swing

이제 케틀벨 스윙을 할 준비가 됐는가? 난 준비가 됐다. 에어 스윙을 통해 전체적인 움직임에 익숙해지고, 하이크 동작을 통해 무게를 지닌 케틀벨을 뒤쪽으로 보내는 것에 적응했을 것이다. 물론 양손으로 무게가 나가는 케틀벨을 움직이는 게 어떤 느낌인지도 감지했을 것으로 믿는다. 이제 이 모든 것들을 하나로 결합시킬 시간이다. 에어 스윙에 단지 케틀벨이 첨가된 것뿐이라는 사실을 기억하라. 어렵게 생각할 것은 하나도 없다. 스윙은 매우 자연스러운 움직임이다. 따라서 일단 올바른 동작의 느낌을 파악했다면 결코 잊지 않을 것이다. 이는 자전거 배우는 것과 유사하다.

앞에서 배웠던 동작과 마찬가지로 자신 앞쪽으로 15cm 떨어진 바닥에 케틀벨을 놓는다. 아래 사진을 통해 완전한 케틀벨 스윙 동작을 풀어서 설명해 놓았다.

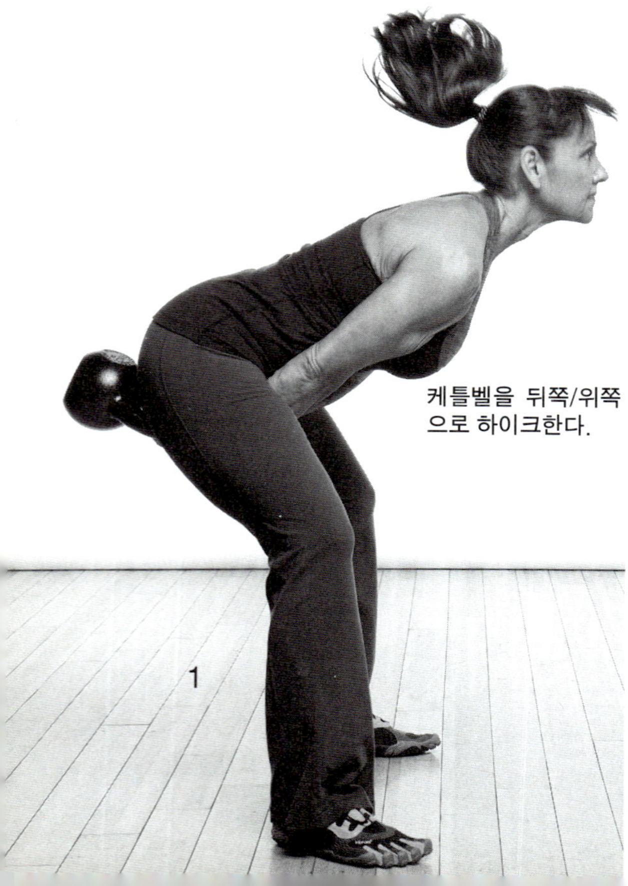

1

케틀벨을 뒤쪽/위쪽으로 하이크한다.

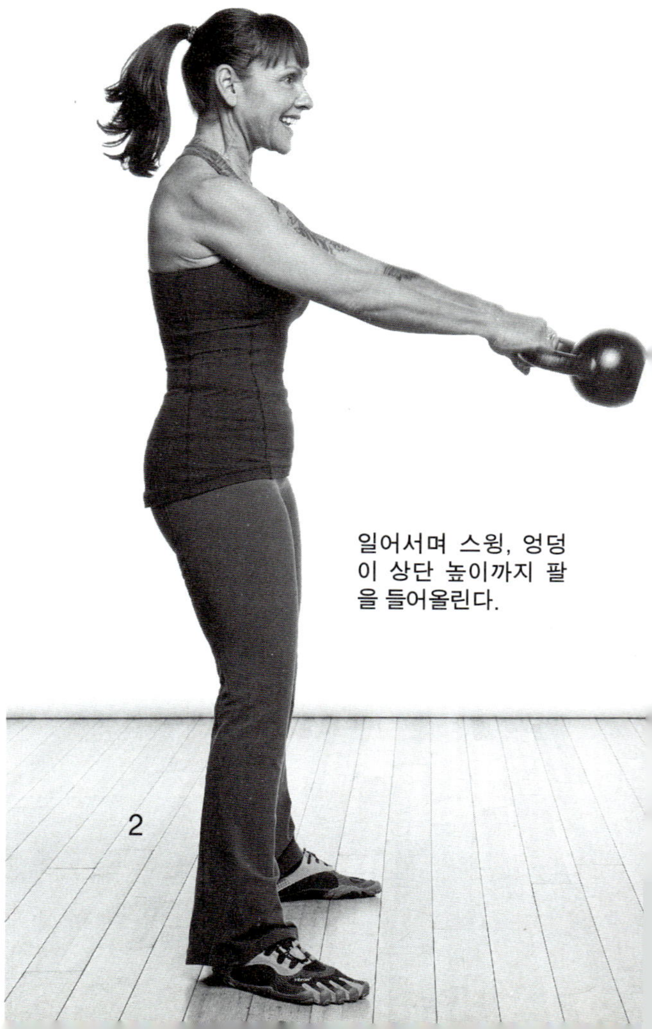

2

일어서며 스윙, 엉덩이 상단 높이까지 팔을 들어올린다.

이 글을 읽고 있는 당신. 분명히 아래 사진에 적힌 스윙의 각 단계를 아직 읽지 않았을 것이다. 그러니 지금 당장 읽어보기 바란다. 그리고 꼭 기억하라. 내가 스윙하는 모습이 뭔가 재밌어 보이지 않는가?

동작을 마치는 마지막 자세는 무릎을 굽힌 상태에서 뒤로 보냈던 케틀벨을 다시 앞으로 가져와 바닥에 부드럽게 내려놓는 것이다.

이게 스윙이다! 믿기 어렵겠지만, 이 단순한 동작으로 난 살을 무려 54kg이나 뺐으며 신체를 완전히 변형시켰다.

이제 이 스윙 동작을 꾸준히 연습하기만 하면 된다. 동작을 할 때의 느낌이 얼마나 좋은지 만끽하면서 말이다. 모든 준비가 되었다면 9장에서 소개하는 워크아웃들을 차근차근 시작해보길 권한다. 지금까지 케틀벨 스윙의 기본 사항을 알려주었다. 이 장의 나머지 페이지에서는 양손 스윙의 변형 동작, 동작을 조금 더 섬세하게 다듬는 법, 그리고 자세를 개선하는 법에 대해 알려주도록 하겠다.

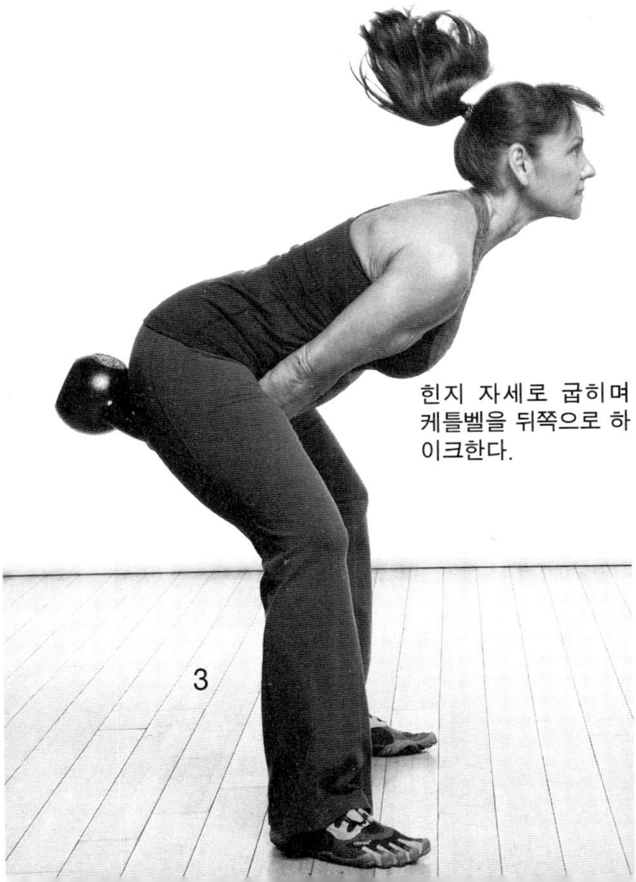

3

힌지 자세로 굽히며 케틀벨을 뒤쪽으로 하이크한다.

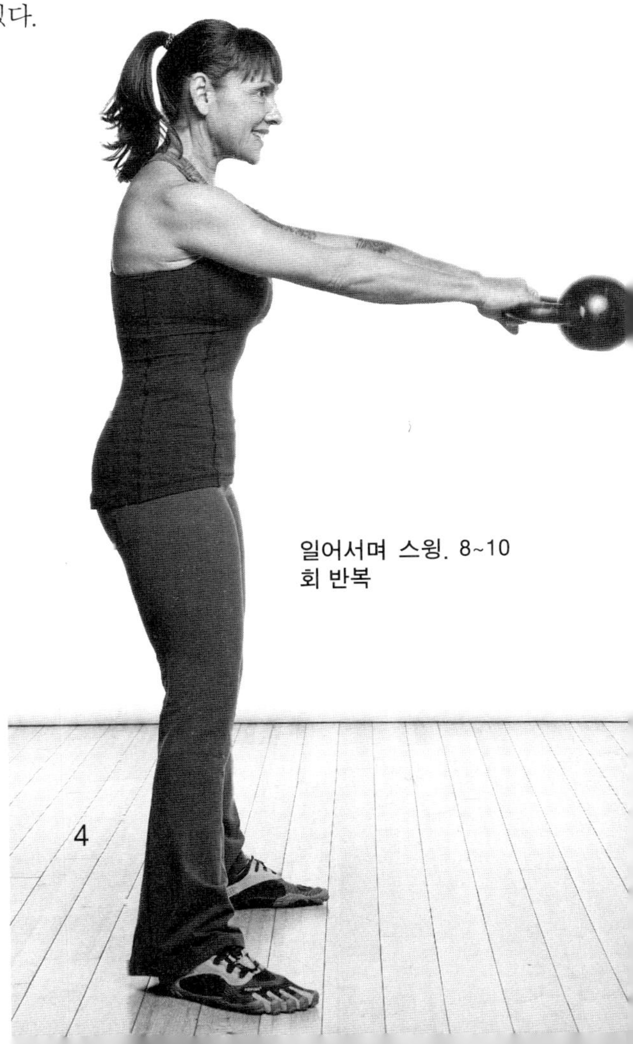

4

일어서며 스윙. 8~10회 반복

쉬운 변형 동작 : 타월 스윙Towel Swing

신체적인 문제로 케틀벨 손잡이를 잡고 스윙하는데 어려움이 있다면, 일명 '타월 스윙' 이라고 알려진 방법을 통해 극복할 수 있다. 케틀벨 없이 할 수 있는 기본적인 드릴은 모두 배웠을 것이다. 힌지 동작, 뒤쪽에 놓인 의자의 좌석 터치하기, 엉덩이 근육과 대퇴사두근, 그리고 복직근을 수축하며 일어서기 등등, 이런 기본 동작을 배운 후 에어 스윙과 시간을 정해놓고 하는 에어 스윙도 지금쯤이면 모두 익혔으리라 믿는다. 그런데 케틀벨을 실제로 양손으로 잡고 동작을 할 때 어려움을 겪는 사람이라면 타월 스윙이 충분한 대안이 될 거라 생각한다. 타월은 단지 손의 연장일 뿐이다. 타월을 케틀벨 손잡이에 걸고 스윙을 하면 엉덩이 근육을 활용하기도 쉽다. 타월에 의해 손과 케틀벨 사이의 길이가 늘어났기 때문에 힌지 동작의 각도가 조금 덜 나올 수 있다. 하지만 그래도 크게 문제는 없으며 그 자체로 좋은 워크아웃이다. 케틀벨과의 거리가 늘어난 만큼 엉덩이 근육이 더 강하게 활용될 것이기 때문이다.

타월을 케틀벨 손잡이에 건다. 이때 타월 양쪽을 최대한 손잡이에 가깝게 잡는다. 그런 다음 타월 스윙을 시작한다.

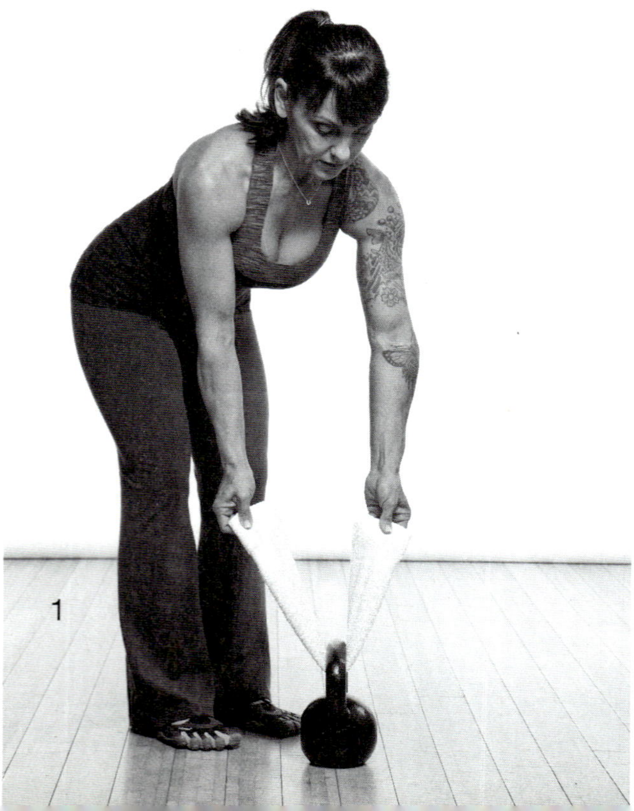

1

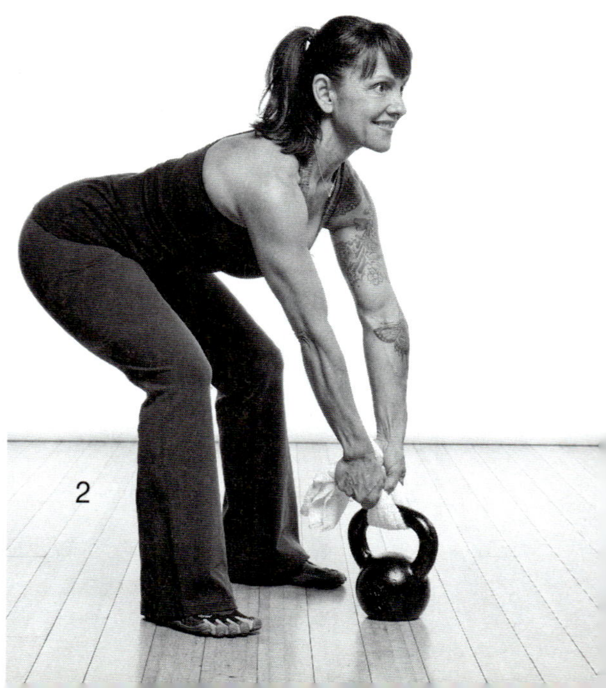

2

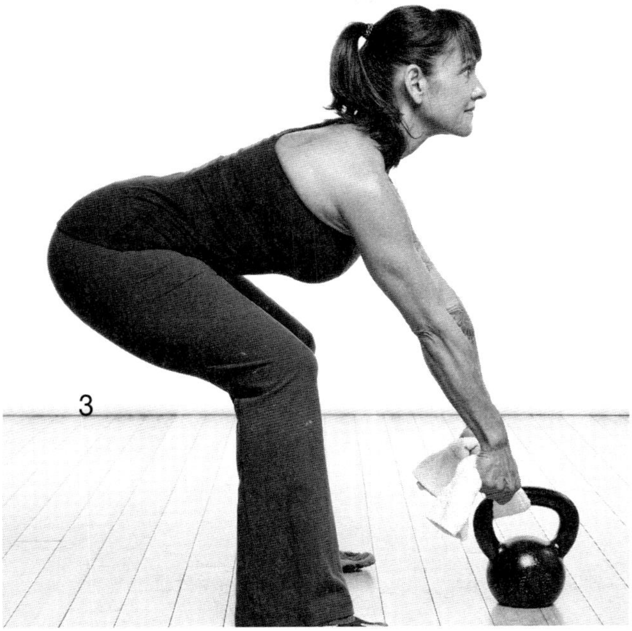

3

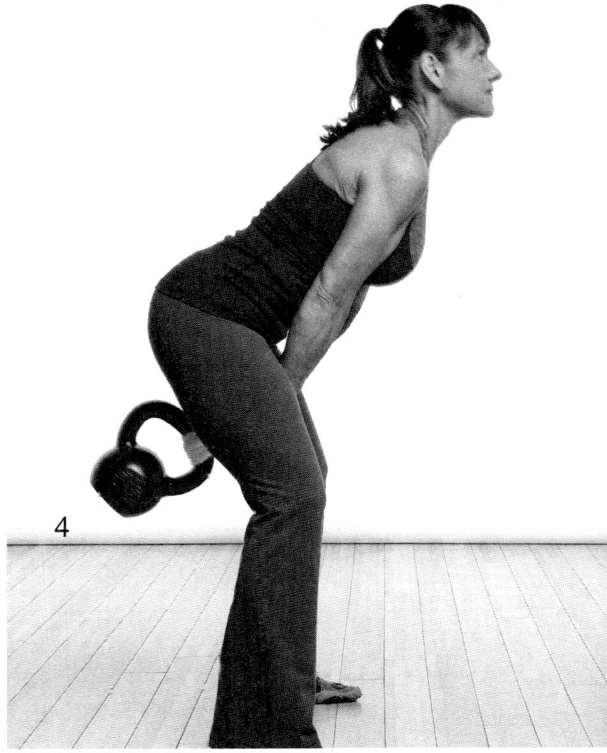

4

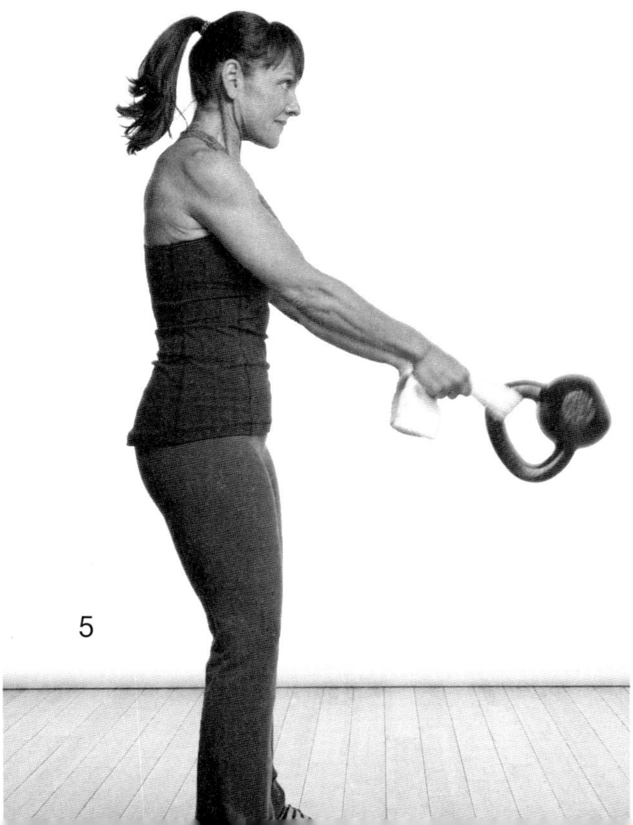

5

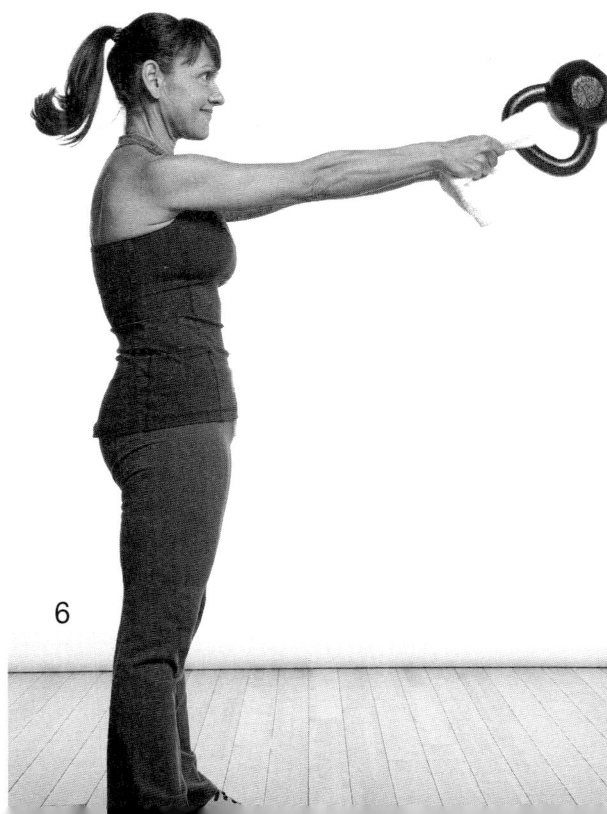

6

호흡Breathing

호흡하는 법을 제대로 배워야 케틀벨 스윙을 할 때 척추를 보호하면서 안전하게 동작을 할 수 있다. 또 적절한 호흡은 동작의 질을 향상시킨다. 보통 호흡을 전문적으로 말할 때는 '횡격막 호흡' 이라고 부른다. 하지만 나는 조금 더 쉽게 정보를 전달하기 위해 '복식호흡' 이라는 명칭을 사용하도록 하겠다. 복식호흡은 케틀벨 워크아웃을 진행할 때 올바른 운동 결과를 얻기 위해서도 중요하지만, 일상생활에서도 도움이 되는 최고의 호흡법이다.

횡격막은 상당히 큰 근육이며 갈비뼈 아래에서 우산 모양을 하고 있다. 대부분의 사람들은 흉식호흡을 한다. 흉식호흡을 하면 호흡이 상부 흉곽쪽에서 주로 일어나며 횡격막까지 깊게 내려오지 않는다. 이렇게 흉식호흡을 하게 되면 들어오는 산소량의 3분의 2 정도를 뺐긴다고 보면 된다. 산소는 인체의 세포와 조직을 활성화시키고, 근육에 에너지를 공급하는 등 생명력과 직결되어 있다. 그렇기 때문에 올바른 호흡을 해서 산소량을 충분히 확보하는 것은 케틀벨 워크아웃을 진행하는 데 중요한 요소라고 할 수 있다.

자신의 호흡을 한번 관찰해 보면 흉곽 상부쪽 어깨 부근에서 주로 호흡이 이루어진다는 것을 알 수 있을 것이다. 흉식호흡을 하면 승모근 상부 섬유가 주로 긴장하여 늑골을 흉곽에서 끌어올리며 산소를 빨아들이는 것을 감지할 수 있다. 이런 호흡은 효율이 매우 떨어진다. 결국 승모근과 목 주변의 근육들을 긴장시키며, 두통을 야기 시킬 뿐만 아니라 몸의 에너지도 저하시키게 된다.

정확한 복식호흡에서는 숨을 들이쉴 때 배가 앞으로 나오고 내쉴 때 안으로 들어간다. 배를 내밀면서 호흡을 하는 아이들의 모습을 떠올려보라. 어린 아이들은 모두 복식호흡을 한다는 사실을 알 수 있을 것이다. 그 작은 배가 풀무처럼 나왔다 들어갔다 하는데도 어깨에서는 별다른 움직임이 보이지 않는다.

복식호흡을 익히려면 먼저 손을 배 위에 올려놓고 숨을 들이쉬면서 배꼽이 앞쪽으로 나가게 한다. 내쉬면서는 배꼽이 척추를 향해 당겨지도록 한다. 이렇게 하면 복부의 움직임을 느낄 수 있을 것이다. 이게 잘 되지 않는다는 것은 흉식호흡을 하고 있다는 증거이다.

대부분의 사람들이 복식호흡을 어려워한다. 특히 어려서부터 배를 내밀지 말라고 교육받아 온 여자들이 이 호흡을 익히는데 더 큰 어려움을 느낀다. 복부를 긴장시켜 꽉 조이며 호흡을 하면 요통이 발생할 수도 있다. 또한 승모근 긴장, 두통, 경추통 등 다양한 문제가 생길 수 있다. 뿐만 아니라 코어의 안정성이 떨어지며 신체의 불균형이 생긴다.

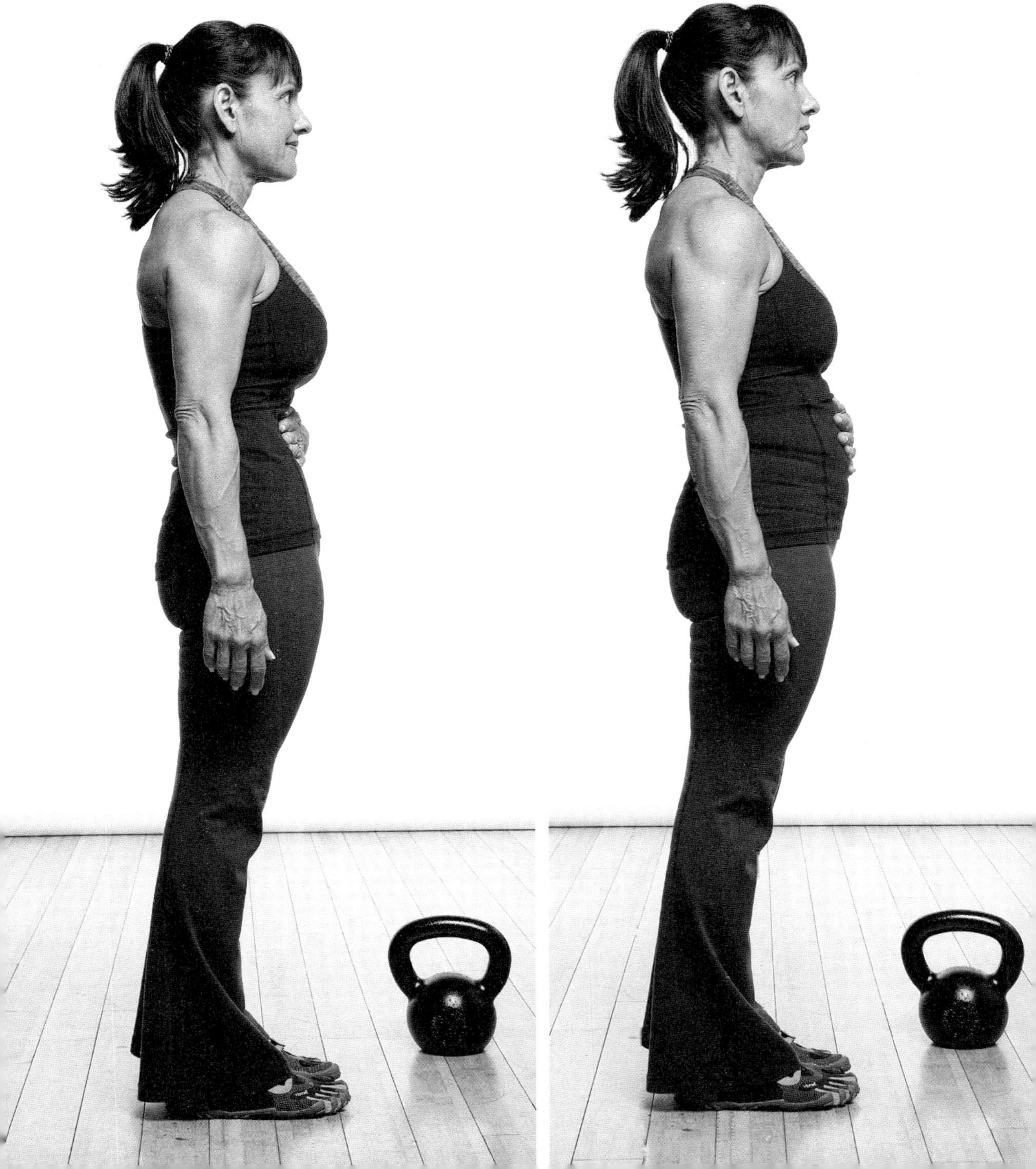

그러므로 이런 문제들을 해결하기 위해서도 배를 내밀면서 복식호흡을 하기 바란다. 좋은 소식이 있다. 배를 내밀며 호흡을 하면 허리 라인이 살아난다고 한다. 복식호흡을 할 때마다 복횡근이 마치 코르셋처럼 작용해 허리에 탄력을 준다고 하니 더 열심히 하기 바란다.

복식호흡을 좀 더 쉽게 할 수 있는 힌트가 있다. 바로 코로 숨을 들이쉬라는 것. 코로 숨을 들이쉬면 입으로 쉴 때보다 더 쉽게 복식호흡을 할 수 있다. 한손을 복부 위에 올려놓고 이렇게 숨을 쉬어보라. 들이쉴 때는 코로, 그리고 배꼽은 앞으로. 그런 다음 내쉴 때는 배꼽을 당기며 입으로 공기를 내보낸다.

스윙을 할 때는 케틀벨을 뒤쪽으로 보내는 동작에서 숨을 코로 들이쉬고, 입으로 내쉬면서 스윙을 하며 일어난다. 스윙의 최정점에서 복부가 당겨지며 날숨이 끝나면 가장 좋다. 이때 복부 근육을 마치 보조기를 찬 것처럼 조이면 금상첨화다. 누군가 주먹으로 복부를 쳤을 때 몸이 어떻게 반응하는지 생각해보라. 주먹의 충격을 이기기 위해 복부는 바짝 '조여진다.' 스윙의 최정점에서 이렇게 복부 근육을 '조이며' 숨을 날카롭게 내쉰다. 정점에서 숨을 짧고 강하게 내쉬어도 되고 또 그 순간에 자신의 스윙 반복 횟수를 입으로 세는 것도 괜찮다. 그러고 나서 숨을 들이쉬며 다음 동작으로 넘어간다. 이렇게 동작과 호흡을 일치시키는 게 어렵게 느껴지는가? 걱정할 필요는 없다. 얼마 지나지 않아 자연스럽고 또 완벽하게 호흡과 동작이 몸에 익숙해질 것이다.

복부에 보조기를 찬 것처럼 느끼며 수련을 한다니 뭔가 바보 같다는 생각이 들 수도 있다. 하지만 스윙의 느낌을 이해하기에 이게 가장 쉬운 비유처럼 보인다. 주먹으로 자신의 복부를 한번 가볍게 쳐 보라. 처음엔 가볍게 쳤다가 점점 강도를 높여본다. 그렇게 하면 주먹이 복부에 닿기 전에 코어부위 전체를 수축시키는 방법을 익힐 수 있을 것이다. 나를 믿어라. 이게 바로 복부 근육의 수축 느낌을 파악할 수 있는 가장 빠른 방법이다. 다른 사람이 배를 치는 것보다는 스스로 치면서 깨우치는 게 확실히 더 현명한 방법인 것 같다.

케틀벨 스윙의 가장 멋진 점 중의 하나가 바로 이렇게 평소 생각지도 못했던 신체 부위까지 단련시킬 수 있다는 점이다. 복식호흡이 첨가된 스윙을 하게 되면 동작을 좀 더 효율적으로 할 수 있을 뿐만 아니라 동작을 할 때마다 복부 단련이 일어난다. 윗몸 일으키기 같은 것을 한 번도 하지 않아도 탄력 있는 복근을 만들 수 있다는 말이다.

운전을 할 때, TV를 볼 때, 그리고 사무실에 있을 때, 언제 어디서든 여기서 배운 복식호흡을 연습할 수 있다. 그러니 복식호흡을 일상적인 삶의 일부가 되게 하면 케틀벨 워크아웃을 할 때도 어렵지 않게 동작과 호흡을 일치시킬 수 있을 것이다. 호흡 테크닉은 단지 스윙을 보조하는 기법만은 아니다. 이 훈련을 제대로 해놓으면 허리를 보호하는 데도 큰 도움이 된다. 또한 케틀벨이 최하점에 도달하고 들숨에 의해 횡격막이 움직일 때, 자동적으로 복부 근육이 활성화되어 몸을 보호할 수 있는 것도 호흡 훈련의 효과라고 할 수 있다.

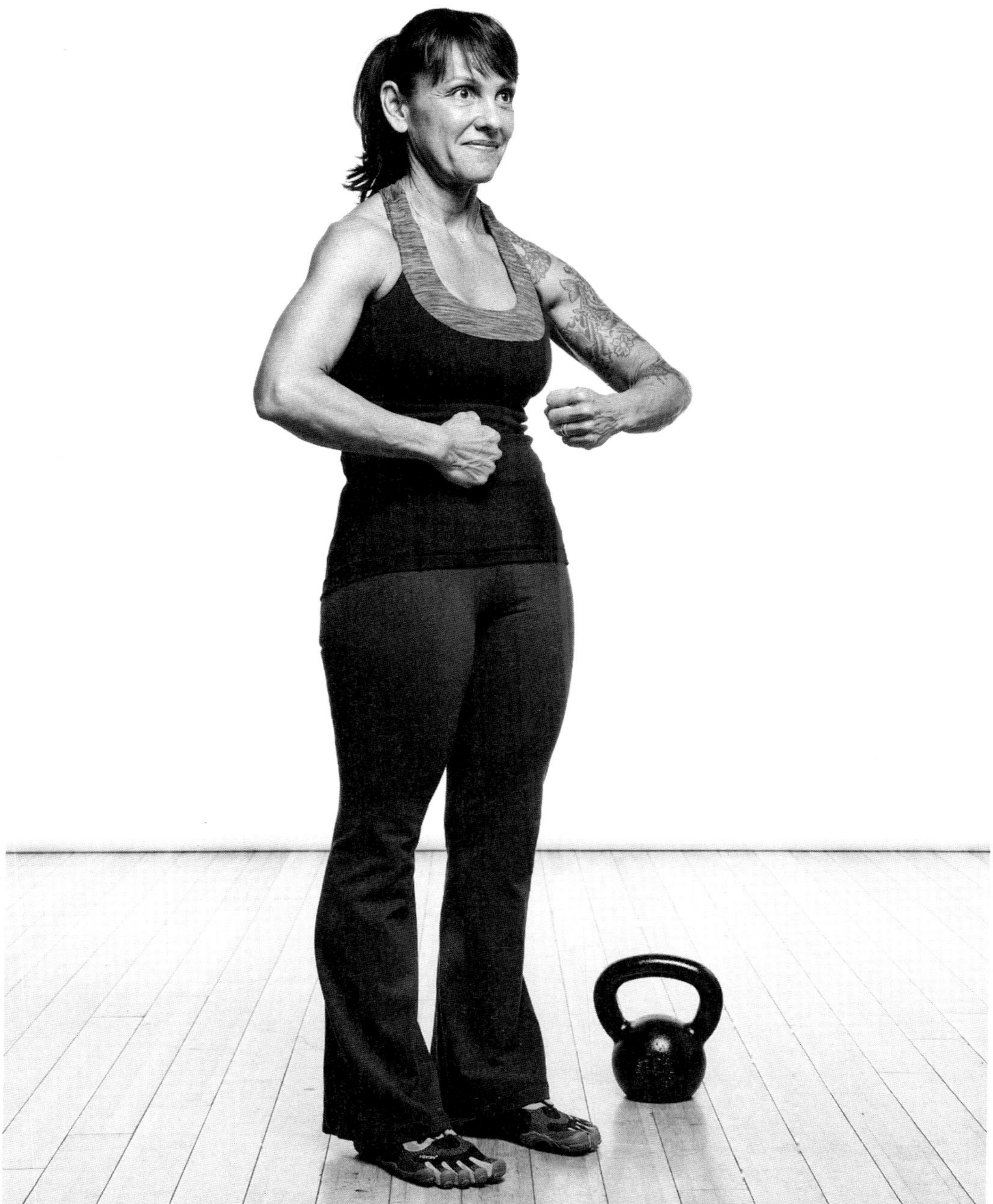

수축Contraction

스윙 동작을 할 때 케틀벨이 최정점에 올라가 있을 때는 허벅지, 엉덩이, 그리고 복부 근육이 수축되어 있어야 한다. 양발은 지면을 견고하게 딛고, 양쪽 어깨는 어깨 관절 안에 안착되어 있어야 한다. 이 모든 기본 요소들이 하나로 융합되어 있어야 원하는 결과를 얻고 또 안전하게 워크아웃을 수행할 수 있다. 몇 가지 주의사항을 적어보면 다음과 같다.

- 하체 안정성을 확보해 케틀벨에 휘둘리지 않게 한다. 그렇지 않으면 자세가 쉽게 망가진다.
- 관절을 안정화시키는 근육들을 단련시켜 무릎과 허리, 그리고 어깨 관절을 보호해야 한다.
- 케틀벨 스윙 시 활용되는 신체 모든 부위 근육의 힘과 톤이 확보되어야 한다.

여기서 언급한 신체부위가 느슨해지면 '힘의 누출power leakage' 이 발생한다. '힘의 누출' 이라는 표현은 RKC에서 자주 사용하는 용어이다. 몸의 각 부위는 서로 연결되어 있다. 따라서 한 부위에서 힘의 누출이 일어나면 몸 전체의 힘이 감소하여 스윙 모멘텀을 통한 온전한 이득을 얻기 힘들게 된다. 힘의 누출 때문에 생기는 가장 큰 문제가 바로 부상이다. 스윙을 할 때 동원되는 신체 각 부위 근육들이 적절한 탄력을 유지하지 못하면 연결성이 쉽게 깨진다.

스윙을 할 때 엉덩이와 고관절 주변 근육들은 움직임을 구동시키는 엔진이다. 반면 팔과 어깨는 단지 케틀벨에 연결되어 있다고 생각하라. 팔과 어깨로 케틀벨을 들어 올리는 것이 아니다. 하지만 무게저항을 주는 케틀벨 때문에 수축 상태는 계속 유지된다.

초보자들이 하는 가장 기본적인 실수가 엉덩이 근육 수축을 잊어버린다는 것이다. 스윙 시 가능한 오랫동안 둔근 수축을 유지하라. 다리 사이에서 케틀벨이 막 스윙을 하기 전, 바로 그 순간만 이완이 일어난다. 엉덩이 수축이 제대로 유지되지 않으면 몸이 케틀벨에 끌려가게 될 수도 있다. 스윙의 최정점에서 엉덩이 수축을 강하게 하고 그 상태를 가능한 오랫동안 유지할 수 있도록 하라.

요가의 브리지bridge 자세와 유사한 동작을 통해 엉덩이 근육 수축 훈련을 할 수 있다. 먼저 등을 바닥에 대고 누운 자세에서 무릎을 굽힌다. 그러고 나서 엉덩이 근육을 수축하며 허리를 들어 천정 방향으로 밀어 올린다. 밀어올린 자세를 그대로 유지하며 계속 엉덩이를 수축해보라. 이제 자리에서 일어나 스윙 10회를 한다. 이렇게 하면 케틀벨 스윙이 정점에 도달했을 때 엉덩이 근육 수축을 통해 몸이 신전되는 느낌이 달라져 있을 것이다.

1

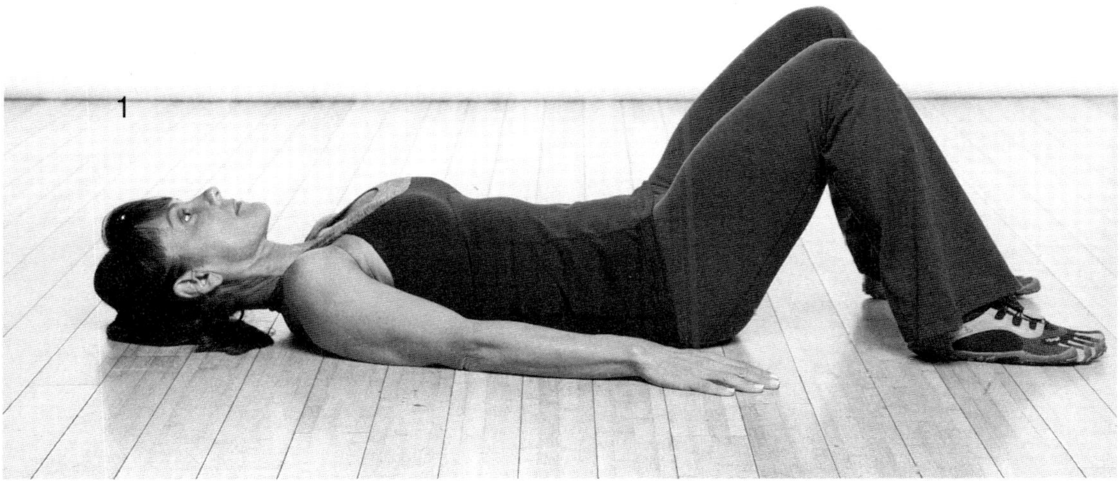

2

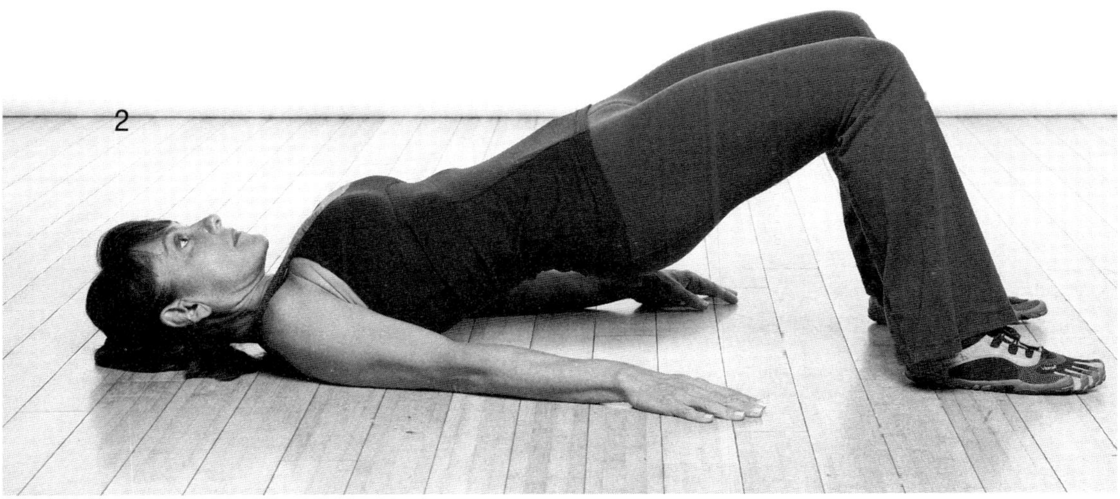

스윙을 할 때 케틀벨이 최정점에 이르는 순간 허벅지 앞쪽이 수축해야 다리가 완전히 펴진다. 허벅지 근육이 강하게 수축하지 않아도 다리는 펴진다. 하지만 근육이 몸을 보호하는 효과를 기대하긴 어렵다. 다리를 곧게 편다는 것이 과신전hyperextension 시킨다는 말은 아니다. 무릎이 지나치게 과신전 되지 않은 상태에서 허벅지 근육의 수축이 일어나야 한다. 이런 식으로 스윙을 하면 스쾃 운동을 전혀 하지 않아도 멋진 허벅지 근육의 힘과 톤을 갖출 수 있다.

무릎에 문제가 있어 스쾃 운동을 할 수 없는 사람이라도 케틀벨 스윙을 하면 안전하고 쉽게 무릎과 다리를 강화시킬 수 있다. 스윙은 아마도 다른 어떤 운동들보다 더 무릎 친화적이며, 나이와 상관없이 누구나 할 수 있는 전신운동일 것이다.

스윙 시 어깨관절의 상태도 매주 중요한 요소이다. 어깨가 어깨관절 안에 제대로 안착되어 있어야 건강에도 좋고 스윙도 힘 있게 할 수 있기 때문이다. 스윙을 제대로 하고 있다면, 케틀벨이 최하점에 위치해 있다가 위로 올라가려는 순간 팔은 완벽하게 안정된 자세를 취한다. 하지만 엉덩이 힘을 활용하지 않고 팔을 긴장시켜 케틀벨을 들어 올리려고 하면 몸은 앞쪽으로 쏠리게 된다. 어깨가 관절 안에 견고하게 안착되어 있고, 오직 엉덩이와 허벅지 힘만으로 케틀벨을 위로 추동시킬 수 있어야 한다. 케틀벨을 스윙하라. 단지 들어 올리는 것이 아님을 명심하기 바란다.

어깨 자세가 바른지 알려면 바르지 않은 게 어떤 느낌인지 확인해보면 된다. 우선 팔을 어깨 높이에서 앞으로 뻗은 다음 어깨만 위로 끌어올려 귀로 가져가본다. 이 상태가 바로 어깨가 관절에 제대로 안착되지 않아 불안한 자세이다. 다시 귀 쪽에 있던 어깨를 아래로 내리면 관절에 안착되어 편안한 느낌이 들 것이다. 따라서 스윙을 할 때도 어깨를 귀에서 떨어진 상태, 즉 어깨를 아래쪽으로 끌어내린 자세에서 동작을 한다면 안정된 어깨 관절을 유지할 수 있다.

이 모든 원칙들을 기억하되 스윙을 할 때는 지나치게 의식하지 않는 것이 좋다. 수축 원칙에서도 중요한 점은 스윙을 할 때 몸과 근육이 케틀벨과의 연결성을 유지해야 한다는 것이다. 조금만 의식을 집중하면 어렵지 않게 할 수 있다. 이를 통해 몸이 변형될 것이다. 모든 것은 연결성이 무너지지 않는 데에서부터 시작된다. 스윙을 하며 근육을 수축하는 행동이 몸에서 살을 벗겨내는 행위라고 생각해도 좋다. 이런 상상이 스윙 동작과 몸의 연결성을 느끼게 하는데 도움이 될 거라 확신한다. 케틀벨을 통제하는 것은 당신이다. 케틀벨에 통제당하지 않아야 한다는 사실을 명심하라.

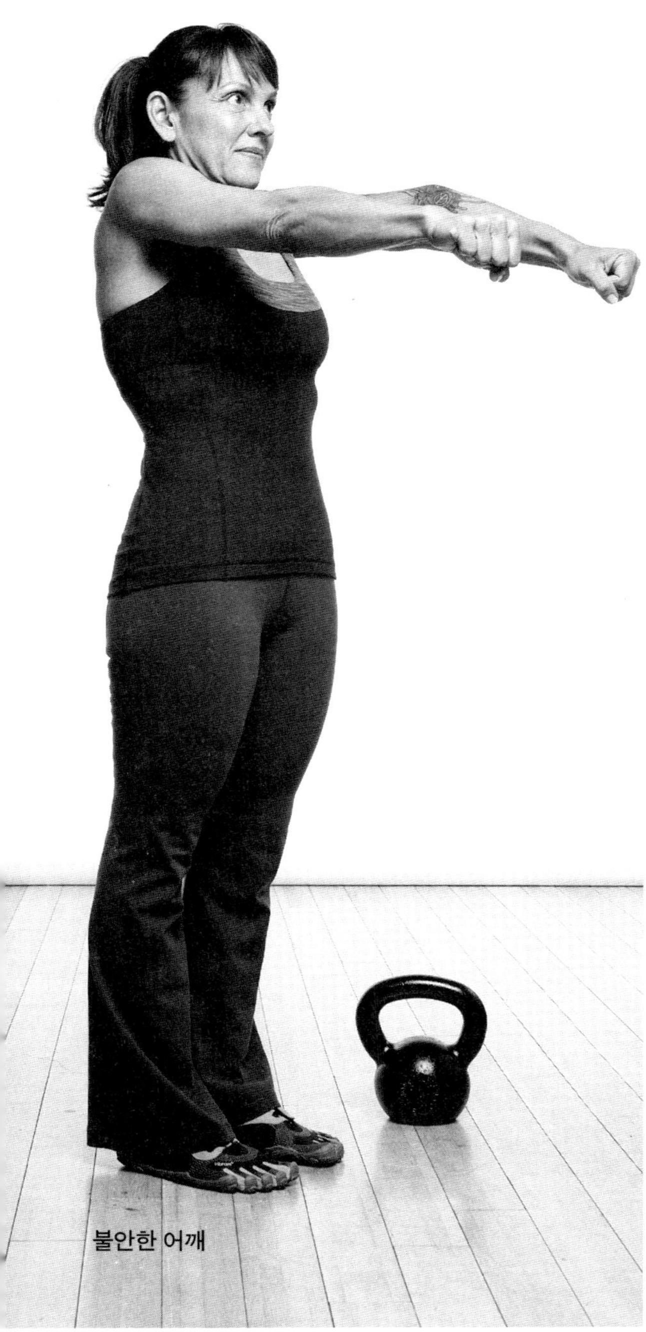

불안한 어깨

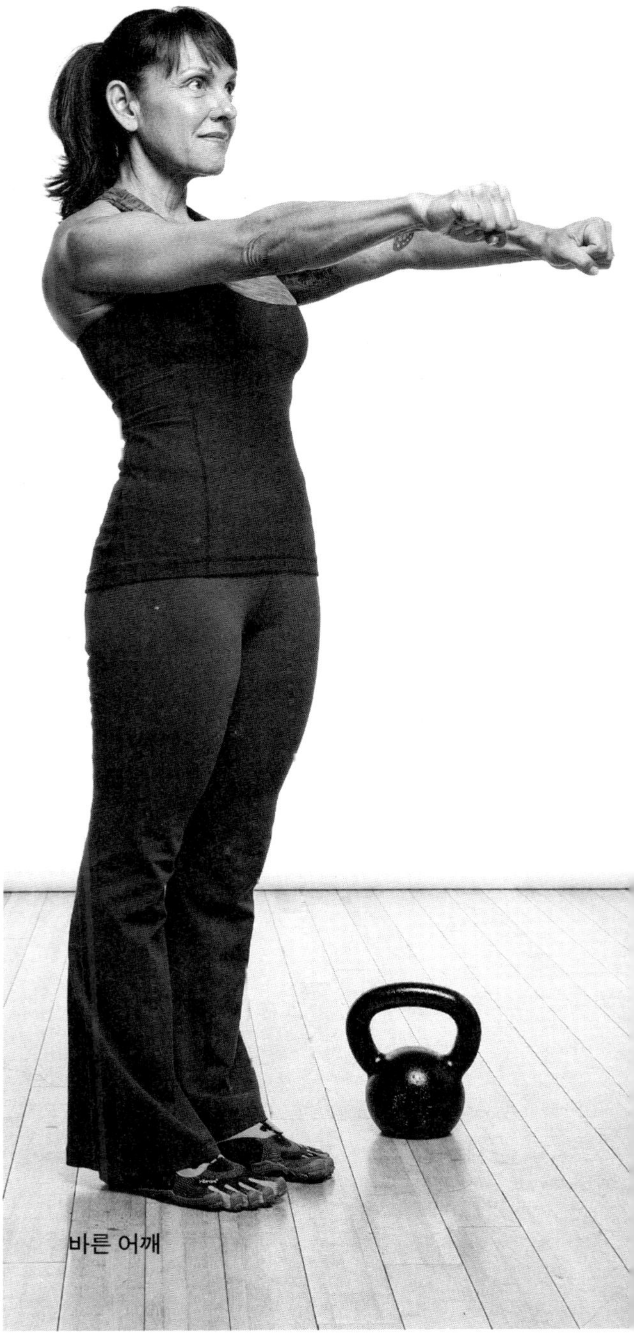

바른 어깨

쓰린 것과 아픈 것의 차이

케틀벨 워크아웃을 하고 난 다음 날, 어쩌면 허벅지 안쪽에서 이전엔 경험해보지 못했던 쓰라린 느낌을 받게 될지도 모른다. 걱정하지 않아도 된다. 매우 자연스런 현상이다. 스윙을 시작했다면 대부분 피해가기 힘든 과정이기도 하다. 다리 사이를 지나가는 케틀벨 때문에 평소에 잘 쓰지 않았던 허벅지 안쪽 근육이 스트레칭 되면서 그런 것이다. 다른 종류의 운동에서는 쉽게 얻을 수 없는 경험이기도 하다. 하지만 한번 한계점을 넘어가 적응하게 되면 몸의 어느 부위에서도 그 이상의 쓰린 느낌은 받지 않는다는 점이 희소식이라고 할 수 있다. 그러니 초기에 허벅지 안쪽에서 쓰린 느낌이 나면 '케틀벨 스윙 클럽' 에 가입하는 통과의례쯤으로 여기면 될 것이다.

케틀벨 스윙으로 생기는 부하는 몸 전체에 고르게 분산되며 어느 한 부위에 과도하게 집중되지는 않는다. 따라서 초기에 허벅지 안쪽이 쓰린 것을 제외하면 특별히 강한 근육통을 겪지는 않을 것이다. 다른 운동들은 보통 특정한 신체 부위가 과도하게 단련되지만, 케틀벨은 부하가 몸 전체에 고르게 분산된다는 점에서 차별화 된다. 워크아웃을 진행하는 동안 강하게 운동하지 않았는데도 변화가 일어난 느낌을 받게 되는데, 이는 스윙을 하는 동안 몸 전체가 하나로 통합되어 움직였기 때문이다. 이 과정에서 엄청난 칼로리를 태울 수 있을 뿐만 아니라 빠른 시간 안에 신체를 변화시킬 수 있다.

강도를 높여 워크아웃을 진행하게 되면 변화에 적응하는 과정에서 얼마간 쓰린 느낌을 받는 것은 일반적인 현상이다. 그렇다고 과도하게 근육, 심장, 그리고 폐를 자극해 근육통과 관절통을 유발시키는 위험을 자초하라는 말은 아니다. 이 차이를 구별하는 것이 매우 중요하다. 쓰린 것과 아픈 것은 완전히 다른 문제다. 새로운 수준으로 자신의 몸을 진보시켜 이전과 다른 존재로 변화하는 것은, 오래전에 설정된 자신의 한계를 뛰어넘어 앞으로 나아가는 것과 같다. 그러니 그런 변화가 결코 쉽게 얻어지지 않을 것이란 건 당연한 이치다. 운동 후 하루나 이틀 정도 피곤하거나 또는 약간의 저린 느낌이 드는 것과 부상을 야기할 수 있는 통증이 생기는 것은 전혀 다르다. 날카롭게 찌르는 것 같고 오래 지속되는 통증은 주의해서 다뤄야 한다. 케틀벨 스윙을 통해 몸과의 연결성을 되찾아가는 과정에서 쓰린 것과 아픈 것의 차이를 잘 구분해야만 부상의 위험에서 벗어날 수 있다. 통증이 나와서는 안 되는 부위에서 통증이 감지된다면 주의해서 살펴보라. 이는 부상이 발생할 수 있다는 적신호에 해당된다.

통증이 발생했을 때 대처하는 법

스윙을 하는 과정에서 뭔가 잘못되었다는 느낌을 받았을 때 스스로 문제를 교정할 수 있는 방법을 익히길 원한다. 여기서는 스윙 자세가 잘못되었을 때 마주할 수 있는 문제들과 이를 교정할 수 있는 간단한 방법을 소개한다.

1) 어깨 통증

여기서 내가 말하는 어깨 통증이란 일반적인 어깨의 통증뿐만 아니라 승모근 통증까지 포함한다. 많은 이들이 어깨와 승모근을 잘 구별하지 못한다. 승모근은 목 바로 옆에 위치한 근육이다. 하지만 어깨는 쇄골까지 부착된 어깨 주변의 근육 전체를 아우른다. 어쨌든 이들 중 어느 부위도 케틀벨 스윙을 하면서 손상되어서는 안 된다. 만일 통증이 어깨나 승모근 주변에서 발생한다면, 이는 엉덩이의 힘을 활용하지 않고 어깨와 팔을 써서 케틀벨을 아래에서 위로 들어 올렸다는 이야기다.

빠른 교정법

허리 아래쪽에서만 스윙을 얕게 해보자. 이때 팔꿈치는 곧게 펴고, 팔 힘이 아닌 엉덩이 힘으로만 스윙 모멘텀을 만든다. 케틀벨이 위로 올라갈 때 어깨는 긴장하지 않고 어깨 관절에 안착되어 있어야 한다.

2) 허리 통증

케틀벨 스윙을 할 때 아파서는 안 되는 부위가 허리다. 허리에 통증이 발생한다면 앞에서 소개한 '바른 척추' 를 유지하며 스윙을 하는지 반드시 확인해 봐야 한다. 척추에 있는 네 개의 만곡이 자연스럽게 이루어져 있는지, 특히 허리의 척추 마디마디가 바르게 배열되어 있는지 검사해보라. 요추의 문제는 요통의 직접적인 원인이다.

빠른 교정법

스윙 동작을 하는 동안 허리에 지나친 아치가 생기지 않도록 주의한다. 그리고 엉덩이 힘으로 스윙을 할 수 있도록 한다. 허벅지 뒤쪽에 위치한 햄스트링 근육이 유연하고 탄력이 있어야 한다. 햄스트링이 긴장해서 짧아지면 골반을 잡아당겨 허리 문제를 야기할 수 있다. 벨트나 끈을 활용해 사진과 같이 햄스트링 스트레칭을 하면 도움이 된다.

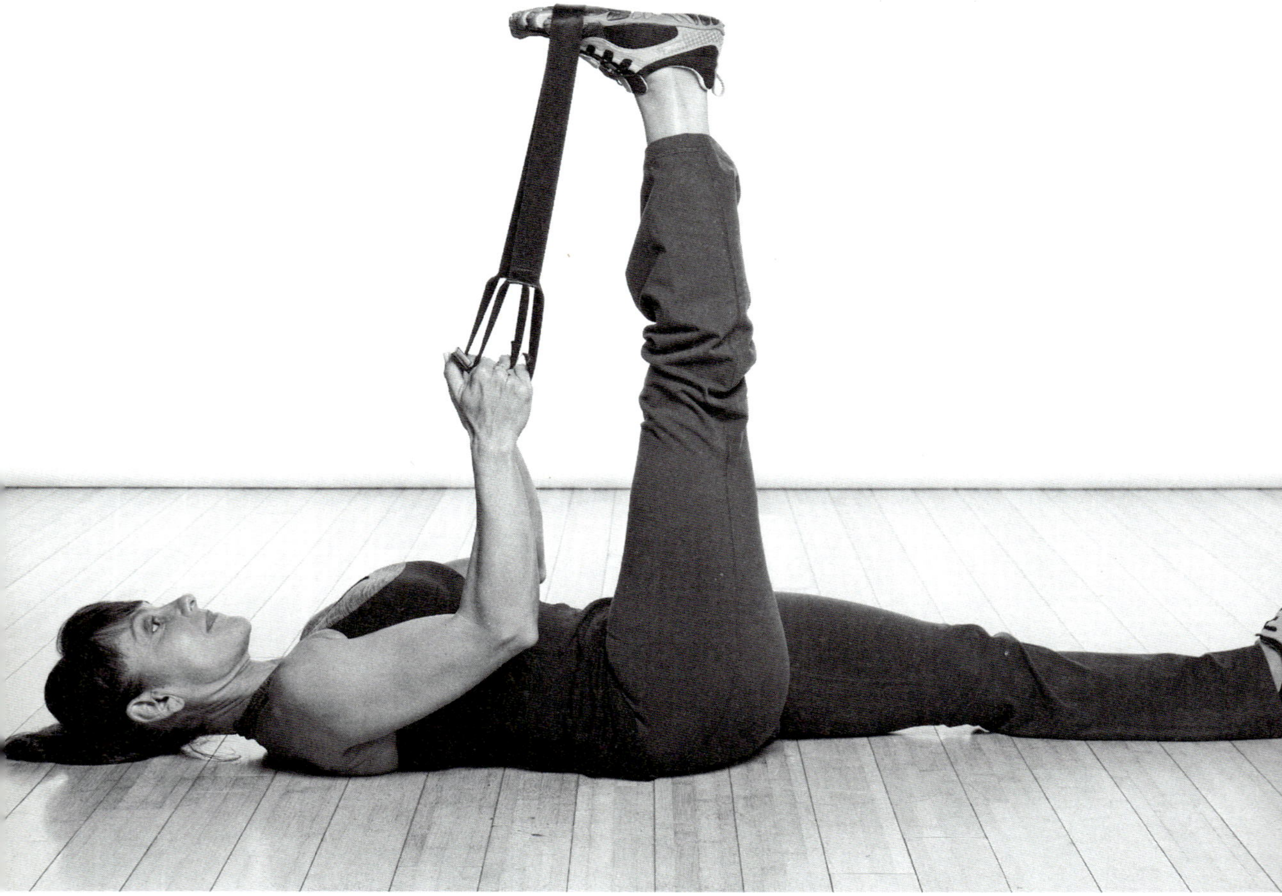

3) 무릎 통증

무릎은 발가락을 따라가야 한다. 이 말은 스윙을 할 때 발가락이 어느 방향을 향해 있든지 무릎은 이 발가락의 방향을 향해 있어야 한다는 뜻이다. 무릎과 발은 앞쪽을 가리키며 곧게 뻗어있어야 하며, 그 각도는 20도를 넘어서지 않도록 한다.

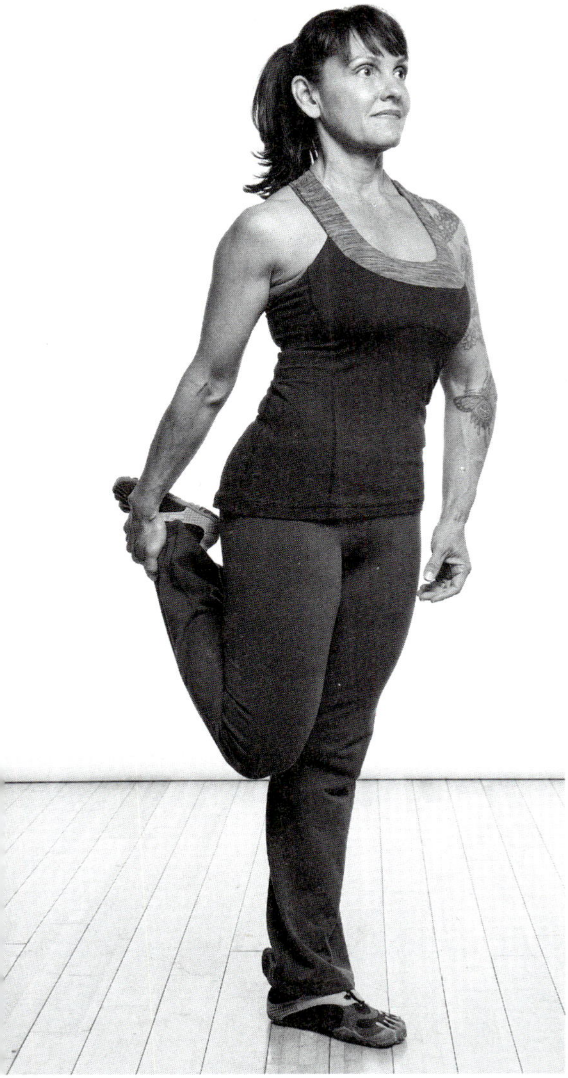

빠른 교정법

무릎이 너무 많이 굽혀지지 않도록 하며 발바닥은 스윙을 하는 내내 바닥에 붙어있어야 한다. 또 스윙 동작이 진행될 때 발뒤꿈치나 엄지발가락이 바닥에서 들리지 않도록 주의한다. 스윙은 스쾃 동작이 아닌 힌지 동작을 통해 이루어진다는 점을 명심하라. 그리고 무릎이 아닌 엉덩이에서부터 그 움직임이 구동되어야 한다. 대퇴사두근을 스트레칭 해주면 스윙을 하기에 적합한 다리 유연성을 지닐 수 있다. 아래 사진과 같이 대퇴사두근 스트레칭을 해보자.

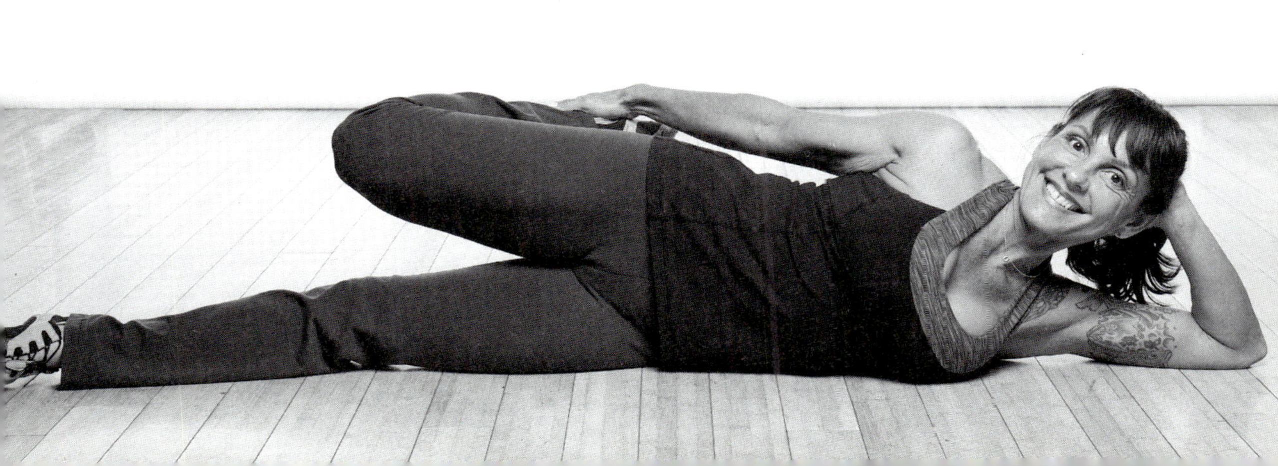

케틀벨 삼각형The kettlebell Triangle

'의자 앞에서 하는 힌지 드릴과 하이크 드릴' 을 통해 스윙을 하는 동안 손의 움직임을 명확히 배웠을 것이다. 제대로 동작을 배웠다면 스윙을 할 때 양손이 서혜부 '바로 아래' 를 지나가야 한다는 사실을 체득했을 것이다. 양손에 무거운 케틀벨을 들고 움직인다는 것은 무게중심이 몸과 케틀벨 사이에 있다는 의미이다. 몸의 무게중심은 배꼽이다. 그리고 손잡이가 달린 케틀벨을 양손으로 잡고 스윙을 하기 때문에 케틀벨의 무게중심은 손잡이 끝에 위치한다. 따라서 이 두 지점을 연결한 어딘가에 전체적인 '중력중심' 이 위치한다. 양쪽 서혜부와 치골을 연결한 삼각형 부위를 나는 '케틀벨 삼각형' 이라고 부른다. 케틀벨 무게에 의해 몸이 앞쪽이나 아래로 끌려가게 되면 이 '케틀벨 삼각형' 과 '중력중심' 의 관계가 흐트러지고 있다고 보면 된다.

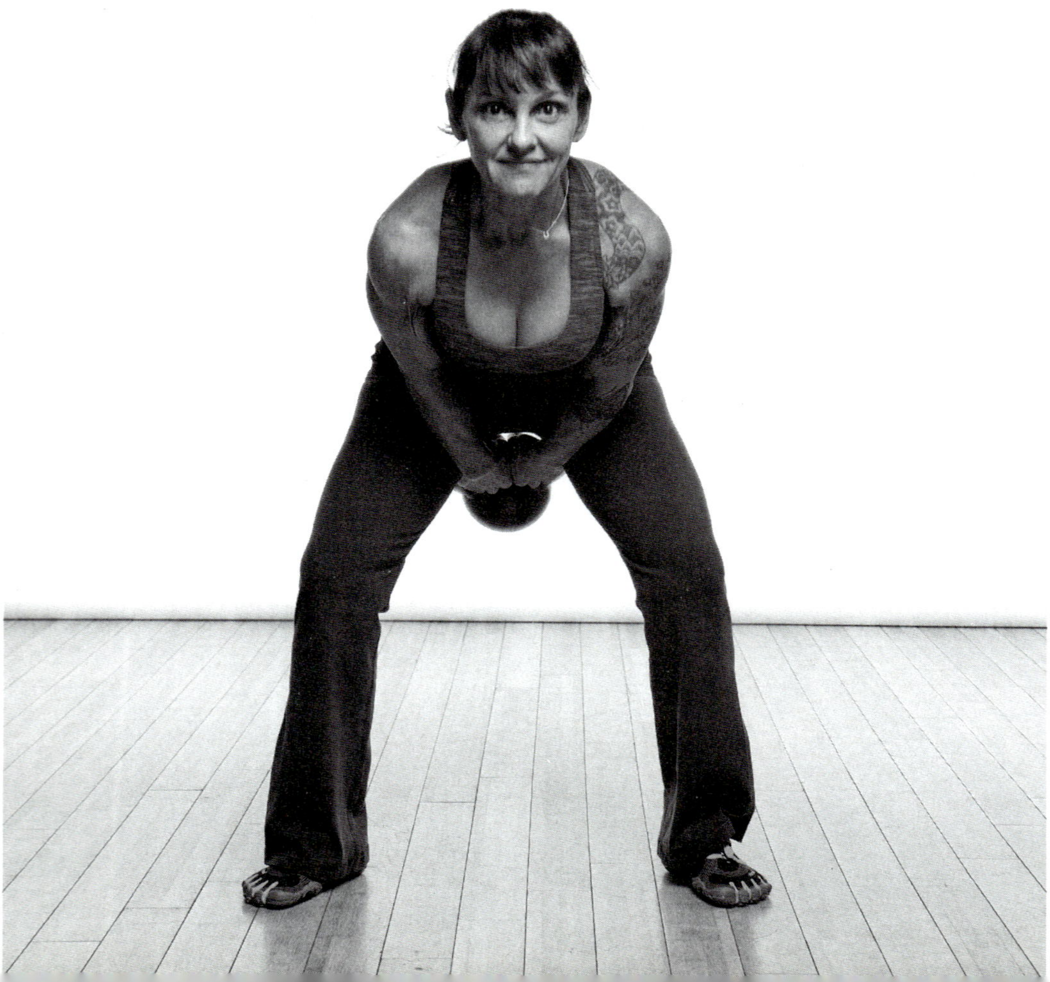

케틀벨을 직접 들고 뒤쪽에 있는 가상의 의자를 터치하는 자세를 취해보라. 그렇게 하면 케틀벨은 '케틀벨 삼각형' 범위 내에 머무른 후, 아래쪽으로 호선을 그리며 내려온다. 한손으로 스윙을 할 때면 케틀벨 삼각형과 중력중심의 관계가 자주 흐트러지는 현상이 발생하는데 이는 양손으로 스윙을 할 때에도 마찬가지다. 이럴 때 거울을 이용해 잘못된 자세를 교정하면 좋다. 우선 거울 앞에 서서 케틀벨 삼각형 최상부로 케틀벨을 가져간다. 그런 다음 거울에 비친 모습을 보며 정확한 자세를 잡는다. 사타구니 근처에 있던 케틀벨을 최하점으로 가져와서 다시 거울을 보고 바른 자세를 찾는다. 거울은 단지 자세를 바르게 교정하는 용도로 활용하고, 교정이 됐으면 거울에 의존하지 말고 온전히 자신의 몸에만 의식을 집중한다. 거울에 비친 모습은 잊어라.

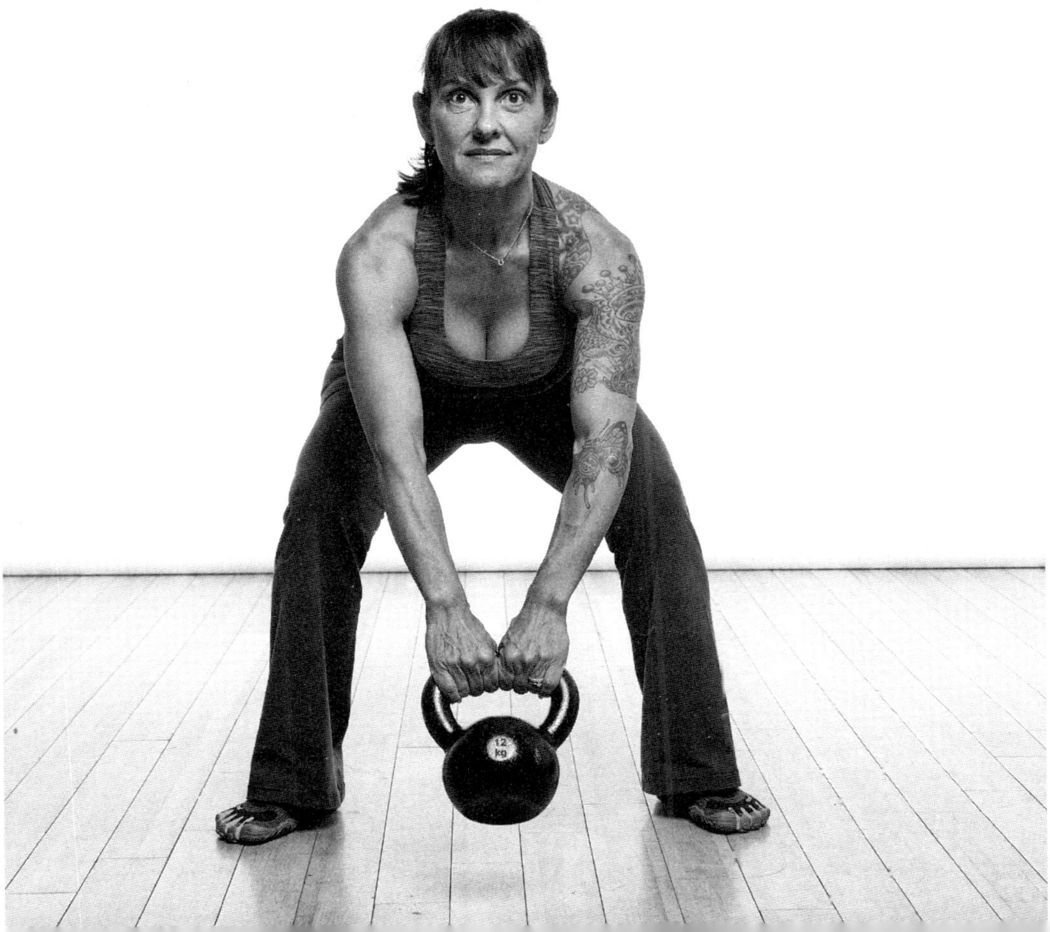

마지막 조언

케틀벨 워크아웃을 시작하기에 앞서 다시 한 번 강조하고 싶은 것이 있다. 바로 스윙을 할 때 자신의 몸과 그 느낌에 진심을 다해 집중하라는 것. 다른 이에게 스윙을 가르치기 시작한 그 시점부터 나는 많은 이들이 진실로 자신의 몸과 스윙의 느낌에 집중하지 못하고 있다는 사실을 깨닫게 되었다. 그들은 지나치게 생각이 많았다. 사실 나도 이 장에서 스윙에 대해 굉장히 많은 정보를 제공했지만, 여러분이 지나치게 생각에 빠지거나 디테일한 요소에 사로잡히지 않았으면 하는 바람이다. 직접 스윙을 체득하면 그게 얼마나 쉬운지 깨닫고는 깜짝 놀랄지도 모른다. 자세한 정보가 기술을 다듬고 진보시키는데 도움을 주기는 하지만 책의 정보에서 눈을 돌려 직접 스윙을 하는 것만은 못하다. 반복적인 연습을 하다보면 스윙의 움직임이 어느새 자신에게 편안하게 다가와 있을 것이다.

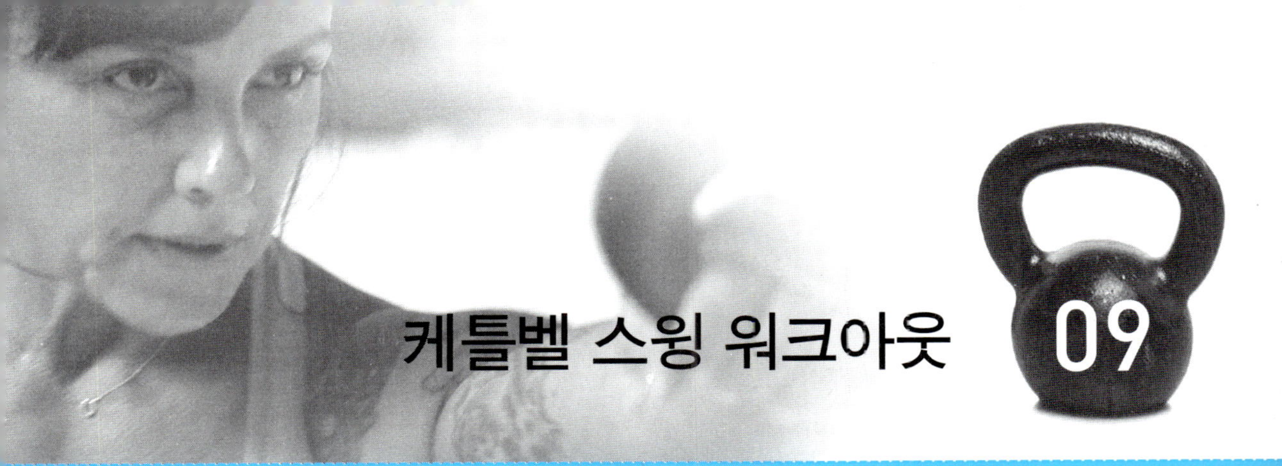

케틀벨 스윙 워크아웃 09

여러분은 지금까지 케틀벨 스윙을 어떻게 하는지 배웠으며 충분한 리허설을 했다고 본다. 이제 워크아웃이라는 큰 무대에 올라갈 차례다. 이 무대에 올라가야 진정으로 칼로리를 활활 태우고 몸을 변형시키는 단계로 나아갈 수 있다. 이 장에서 소개하는 워크아웃을 익히고 나면 주저 없이 연습하라. 배운 것들을 성공을 위한 레시피로 여겨라.

이 장에서 나는 다양한 형태의 워크아웃을 소개할 예정이다. 각각의 워크아웃에 대한 간략한 소개와 함께 반복 횟수, 세트, 그리고 휴식시간에 대한 것들을 수치로 상술하겠다. 이들 수치는 내가 지난 몇 년간 직접 몸으로 실험해 본 것들이며 완벽에 가까운 형태로 다듬어서 뽑아낸 결과물이다. 처음에 나는 워크아웃을 단지 내 몸을 차근차근 변화시키는 용도로 발전시켰다. 하지만 기술적인 수준이 높아지고 다른 이들을 가르치면서부터 거기에 재미라는 요소를 첨가하게 되었다. 매우 짧은 시간 안에 강한 운동량을 달성할 수 있게 워크아웃 구조를 만들었으며, 약간의 트릭을 써서 재미있게 스윙을 할 수 있도록 설계했다. 물론 당신이 30분, 또는 그 이하의 시간 동안 워크아웃을 하면서 내가 설정한 재미 요소를 파악하지 못해도 상관없다. 거울 앞에서 변화된 자신의 모습을 볼 수 있다면 그걸로 성공이다. 여기서 소개하는 워크아웃에 익숙해지게 되면 선호하는 레시피를 스스로 만들 수도 있다. 수치를 변화시켜 입맛에 맞게, 다시 말해 자신의 건강 수준에 최적화된 형태로 변형시켜 활용해도 된다.

이 책에서 제시하는 케틀벨 워크아웃의 효과를 최대화하기 위해 나는 인터벌 트레이닝interval training이라는 방법을 활용하도록 하겠다. 인터벌 트레이닝은 폭발적으로 힘을 썼다가 휴식을 취하거나 또는 저강도로 변화시키는 것처럼 운동의 수준을 교대로 바꾸는 트레이닝법이다. 이 트레이닝을 통해 믿기 어려울 정도로 효과적인 체력증진, 그리고 심혈관 지구력이 개선될 것이다.

인터벌 트레이닝 원리를 적용해 스윙을 할 때 첫째로 익혀야 하는 게 바로 운동한 시간만큼 휴식을 취하는 방법이다. 30초 동안 스윙을 했다면 30초만큼 휴식을 취해야 한다는 뜻이다. 여기서 스윙 반복 횟수는 중요치 않다. 정말 중요한 점은 충분한 휴식 시간을 가지면서 몸을 회복해 더 여러 번 스윙을 할 수 있도록 하는 것이다. 체력이 좋아지고 심혈관 지구력이 증가할수록 쉬는 시간은 더 짧아질 수 있다. 운동한 시간만큼 휴식을 취하는 방법에 익숙해지면 '연습 단계' 에서 '훈련 단계' 로 넘어가기 위한 심혈관 지구력을 확보할 수 있다. 어떤 이에게는 이러한 단계 전환이 몇 주나 걸리기도 한다. 하지만 몇 달씩 걸리는 것은 아니다. 케틀벨 수준을 올리는 데에는 어느 정도 개인차가 있다는 점이 어떤 면에서는 희소식이다. 남과 자신을 비교하지 않아도 될 테니 말이다. 언제나 기준은 자신이 했던 가장 최근의 워크아웃이다. 이제 운동한 만큼 쉬는 기본적인 형태의 인터벌 트레이닝 방법을 소개하도록 하겠다. 나는 내가 고안한 스윙 워크아웃을 OTM(On The Minute, 일정한 시간(분 단위) 동안 스윙을 하고 쉬는 프로그램) 워크아웃이라고 부른다. OTM은 정해진 시간 안에 케틀벨을 스윙하고 쉬는 매우 단순한 형태의 워크아웃이다.

연습 단계: 워크아웃 #1~5

정해진 시간 안에 워크아웃을 할 수 있는 방법을 소개한다. 우선 준비한 시계의 초침이 12를 가리켰을 때 매 세트를 시작한다. 한 세트의 스윙은 이전에 몇 번 스윙했고 또 얼마나 쉬었는지 상관없이 언제나 초침이 12를 가리킬 때 시작한다는 말이다. OTM 트레이닝은 전혀 복잡하지 않다. 반복 횟수와 쉬는 시간을 일일이 잴 필요가 없기 때문이다. 오직 세트와 세트 사이의 간격이 어느 정도나 되는지 확인하면 된다.

여기서는 1분 간격으로 세트를 진행할 것이다. 각 1분마다 운동 대 휴식 비율을 조합한다는 사실을 기억하기 바란다. 처음 배우게 될 5개의 워크아웃은 양손 스윙으로 진행된다. 케틀벨을 직접 들고 워크아웃을 진행할 수 없을 것 같다면 언제라도 에어 스윙으로 전환하라. 스윙을 계속 해나가려면 이 점을 명심해야 한다.

OTM 워크아웃 #1

10회 스윙을 5세트로 하는 OTM이다. 준비한 시계의 초침이 12를 가리킬 때마다 세트가 시작되며, 매 세트마다 10회의 양손 스윙을 하고 그 다음 1분이 시작될 때까지 휴식을 취한다. 10회 스윙 후 해당 '1분이 끝나는 순간' 까지 얼마나 시간이 남았는지 시계를 보며 확인하라는 말이다. 그러므로 10회 스윙을 하는데 걸리는 시간이 약 15초 전후라면 남은 시간은 40초에서 50초 사이, 평균 45초 정도가 되어야 한다.

5세트를 모두 시행한 후 이제 평가해 보아야 한다. 쉬는 시간이 너무 많지 않았는지, 아니면 부족했는지 확인한다. 쉬는 시간이 충분했다고 느껴지면 OTM 워크아웃 #2로 넘어가도 좋다. 반대로 쉬는 시간이 부족하다는 느낌이 들면 스윙 반복 횟수를 8회나 5회 정도로 낮추어 시행한다. 그렇게 스윙 횟수를 낮추어 다시 해 본 다음에 재평가한다. 재평가했는데 휴식 시간이 길었다면 횟수를 10으로 올린다. 하지만 다시 10회로 올려서 스윙을 했을 때 여전히 충분한 휴식을 취할 수 없다면 이번엔 1분을 더 쉰다. 다시 말해 1분 45초 정도를 쉬라는 말이다. 그런 다음 횟수를 5~6회로 감소시켜서 해보라. 운동을 하고 쉬는 시간이 적절했다면 8~10회 스윙을 하고 해당 1분이 끝나는 시간까지 쉬는 패턴을 5세트 반복한다. 1번과 2번 OTM 워크아웃을 할 때는 스윙 반복 횟수를 줄이지 않는 것이 좋다. 소개한 워크아웃을 꾸준히 하게 되면 심폐 기능이 빠르게 좋아질 것이다.

OTM 워크아웃 1번에서 5번까지 진행하는 동안 몇 회의 세트를 했는지, 그리고 자신의 운동 대 휴식 비율이 어떠한지 인지할 수 있다면 케틀벨을 계속 해나가는데 도움이 될 것이다. 운동 대 휴식 비율은 말 그대로 스윙을 한 시간과 쉰 시간의 비율을 나타낸 지표다. 매 세트마다 10회의 스윙 횟수와 이를 5세트 했을 때의 평균치를 확인하면 된다. 하지만 정확한 시간을 지킬 필요는 없다. 에어 스윙 연습을 통해 일정한 속도로 스윙을 할 수 있었다면, 실제 케틀벨을 들고 10회 스윙을 하는데 걸리는 시간은 평균 15초 정도가 되며, 쉬는 시간은 45초 정도가 된다. 따라서 운동 대 휴식 비율은 1:3 정도이다.

나는 약어를 활용해 워크아웃 지도를 할 것이다. 약어에 익숙해지면 훨씬 쉽게 자신의 워크아웃을 설계하고 진보시켜 나갈 수 있을 것이다. 워크아웃 #6를 소개하는 페이지에 보면 이 책에서 소개하는 약어에 대해 조금 더 자세히 설명해 놓았다. 우선 몇 가지 약어와 용어를 소개하면 다음과 같다.

OTM = 1분을 단위로 세트를 설정하는 트레이닝(On The Minute)

2-hd sw = 양손 스윙(two-hand swings)

10 2-hd sw = 양손 스윙 10회

Sets = 세트

Set Completed = 세트 달성 여부를 체크

Work/Rest = 운동 대 휴식 비율(work-to-rest ratio)

Total Workout Time = 워크아웃을 완료하는데 걸린 시간

Notes = 워크아웃에 대한 자기 평가

The Swing! **OTM WORKOUT #1**

Swings	Sets	Sets Completed	Work/Rest
10 2-hd sw	5		
8-10 2-hd sw	5		
5-10 2-hd sw	5		
Total Workout Time: 15 minutes			

Notes:

OTM 워크아웃 #2

이 워크아웃은 15세트로 이루어져 있다. 처음 5세트는 각 세트 당 양손 스윙 횟수가 10회이다. 하지만 그 다음부터는 각 세트 당 1회의 스윙 횟수가 첨가된다. 물론 15세트를 이런 식으로 1회씩 스윙 수를 늘려가는 게 목표이지만 자신의 느낌과 능력치를 정확히 아는 것이 더 중요하다. 스윙을 시작하고 12회 이상을 진행하기 어렵다면, 또는 14회 이상은 도저히 하기 어렵다면, 그 수치가 자신의 한계점이다. 15회 세트의 나머지는 자신의 한계점을 계속 진행하는 형태로 운동 대 휴식을 반복하면 된다.

The Swing! **OTM WORKOUT #2**

Swings	Sets	Sets Completed	Work/Rest
10 2-hd sw	5		
___2-hd sw	1		
___2-hd sw	1		
___2-hd sw	1		
___2-hd sw	1		
___2-hd sw	1		
___2-hd sw	5		
Total Workout Time: 15 minutes			

Notes:

OTM 워크아웃 #3

이 워크아웃은 총 20세트로 이루어져 있다. 10회 양손 스윙을 시작으로 20회가 가능할 때까지 세트 당 한 개씩 스윙 횟수를 늘려간다. 앞에서 그랬던 것처럼 자신의 한계점에 도달하면 그 수치를 20세트가 끝날 때까지 반복한다.

The Swing!

OTM WORKOUT #3

Swings	Sets	Sets Completed	Work/Rest
10 2-hd sw	5		
___2-hd sw	1		
___2-hd sw	1		
___2-hd sw	1		
___2-hd sw	1		
___2-hd sw	1		
___2-hd sw	1		
___2-hd sw	1		
___2-hd sw	1		
___2-hd sw	1		
___2-hd sw	1		
___2-hd sw	5		
Total Workout Time: 20 minutes			

Notes:

OTM 워크아웃 #3를 통해 30초 안에 20회 스윙을 할 수 있을 때까지 계속한다. 요령은 동일하다. 10회 스윙으로 시작해 1회씩 스윙을 늘려 가면 된다. 20회 스윙을 30초에 했다는 것은, 30초 운동에 30초 휴식이 가능한 몸이 되었다는 뜻이다. 당신이 이 지점에 도달했다면 충분히 축하받을 만하다. 운동하는 시간과 쉬는 시간이 동일한 수준에 도달했기 때문이다. 이 정도 스윙을 할 수 있다는 것만으로도 심폐 지구력이 엄청나게 진보했다고 볼 수 있으며 매우 큰 성취이다. 하지만 너무 오래 자축하진 말라. 최상의 몸으로 변화시키고 싶다면 계속 앞으로 나아가며 도전해야 한다. 이제 OTM 워크아웃 #4로 넘어가보자.

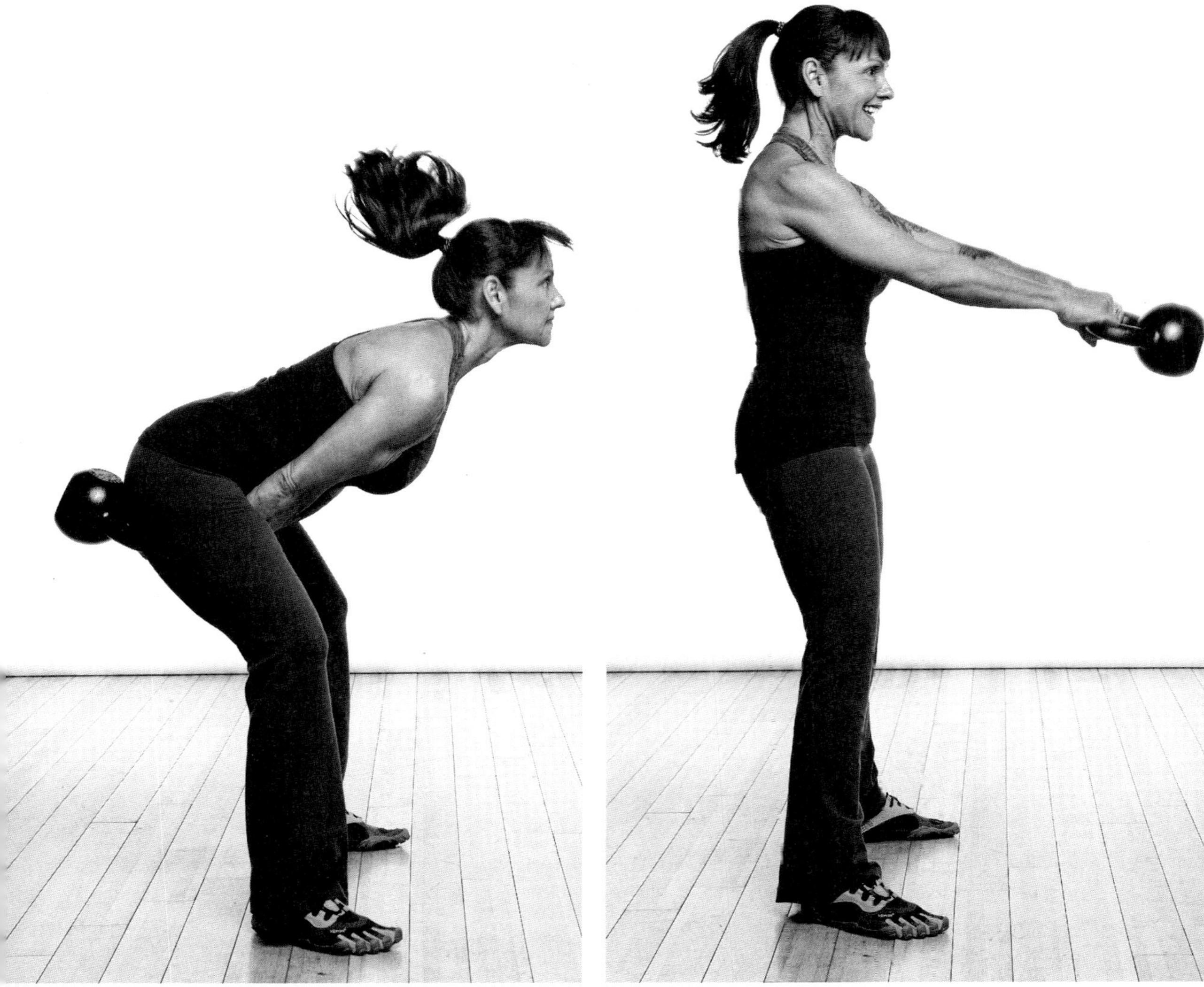

OTM 워크아웃 #4

여기서는 이전보다 조금 더 수준 높은 워크아웃이 진행된다. 우선 양손 스윙 12회 세트부터 시작하여 처음엔 1회씩 스윙을 늘려나간다. 익숙해지면 2회씩 늘려나간다. 이렇게 1회 또는 2회씩 늘려나가다 20회에 이르면 거기서 10~15세트를 진행한다.

The Swing!	OTM WORKOUT #4		
Swings	Sets	Sets Completed	Work/Rest
12 2-hd sw	1		
___2-hd sw	1		
___2-hd sw	1		
___2-hd sw	1		
___2-hd sw	1		
___2-hd sw	1		
___2-hd sw	1		
___2-hd sw	1		
___2-hd sw	1		
___2-hd sw	1		
20 2-hd sw	10-15		
Total Workout Time: 20 - 25 minutes			
Notes:			

OTM 워크아웃 #5

마지막 OTM 워크아웃이다. 여기까지 제대로 해왔다면 아마도 엄청난 신체 변화가 일어났을 것이다. 심폐 지구력은 증가하고, 살도 상당히 빠졌을 것이며, 근육의 톤과 형태도 눈에 띄게 변했을 것이다. 근육의 톤이 얼마나 빠르게 좋아지느냐는 살이 얼마나 빠졌느냐에 따라 다르다. 여기서 '살이 빠졌다'는 표현은 '지방이 빠지고 근육에 탄력이 생겼다'는 말과 동일하다. 이 과정에서 진정한 근육 톤이 드러난다.

OTM 워크아웃 #5은 양손 스윙 12회에서부터 시작하고 20회에 도달할 때까지 매 세트마다 2회씩 증가시킨다. 그런 다음 20회 스윙으로 10~20세트를 하고, 20회 스윙 또는 자신이 선호하는 횟수로 10세트를 더 한 다음 끝낸다. 마지막에 하는 10개의 세트는 자신의 최선을 다 할 수 있도록 한다. 하지만 이 마지막 10세트를 진행하는 중에 휴식이 충분하지 못하다고 느껴지면 12회 스윙 세트로 되돌아가서 점차로 늘려가며 10개의 세트를 채워나간다. 이때 중요한 점은 반복 횟수에 상관없이 10세트를 모두 마무리해야 한다는 것이다.

The Swing! **OTM WORKOUT #5**

Swings	Sets	Sets Completed	Work/Rest
12 2-hd sw	5		
___2-hd sw	1		
___2-hd sw	1		
___2-hd sw	1		
___2-hd sw	1		
20 2-hd sw	10-20		
___2-hd sw	10		

Total Workout Time: 25 - 30 minutes

Notes:

꾸준히 앞으로 나아가라

이 책에서 제시하는 워크아웃을 시행할 때 정말 중요한 부분은 바로 자신의 페이스를 유지하는 것이다. 조금 더 휴식이 필요하다 싶으면 쉬라는 뜻이다. 모든 스윙 워크아웃은 자신의 신체 상태에 최적화되어야 한다. 충분히 스윙을 하지 못했다고 걱정할 필요는 없다. 꾸준히 계속 해나가는 게 제일 중요하다. 그러다 보면 빠르게 수준이 높아질 것이다. 하나의 워크아웃에서 그 다음 워크아웃으로 넘어갈 때쯤엔 심폐 지구력이 어쩌면 두 배 이상 증가한 느낌이 들지도 모른다. 처음 생각했던 것보다 신체 변화가 훨씬 빠르게 일어날 수 있다.

케틀벨 스윙 트레이닝의 또 다른 장점은 남과 자신을 비교하는 나쁜 습관을 갖지 않아도 된다는 점이다. 누구나 자신만의 신체 기준점이 있다. 심지어 빼야 할 살이 비슷한 사람일지라도 심혈관 기능은 서로 다를 수 있다. 난 이를 술 마시기에 비유한다. 평소에 술을 전혀 하지 않는 사람이라면 한 잔만 마셔도 취한 느낌을 받는다. 반면 평소 규칙적으로 술을 마셔온 사람은 서너 잔을 먹고 나서야 취한 느낌이 들 것이다. 어쨌든 결국엔 술 취한 느낌을 받는다는 점에서는 같다. 난 한번 스윙을 하면 몇 분간 계속 할 수 있지만, 초보자인 당신은 10회 스윙 몇 세트만 해도 최선을 다 한 느낌이 들 수 있으니 모든 건 상대적이다.

앞에서 소개한 워크아웃을 잘 따라왔다면, 지금쯤 20회 스윙 몇 세트 하는 게 그다지 어렵지 않게 느껴질 것이다. 지쳐서 나가떨어지기 전에 20회 스윙 세트를 당신은 얼마나 많이 할 수 있는가? 그것도 운동 대 휴식 비율을 일정하게 유지하면서 가능한가? 스윙 횟수가 중요한 게 아니다. 운동 대 휴식 비율을 일정하게 하면서 얼마나 많은 세트를 지속해 나갈 수 있는지가 중요하다. 이제 목표는 세트 사이의 간격을 유지하며 세트 횟수를 꾸준히 늘려나가는 것이다.

잠깐! 멈춰서 이 글을 읽어라

지금까지 당신은 중요한 두 가지 스킬을 습득했다. 첫째, 15초 안에 10회의 양손 스윙, 또는 30초 안에 20회의 양손 스윙을 할 수 있게 되었다. 둘째, 운동 대 휴식 비율을 일정하게 유지할 수 있게 되었다. 달리 말하면, 10회 스윙을 하면서 15초가 걸리고 또 15초 정도 쉬면 총 30초 간격의 세트를 진행할 수 있고, 20회 스윙을 하면서 30초가 걸리고 또

30초를 쉬면 총 1분 간격의 세트를 진행할 수 있게 되었다는 뜻이다. 이를 조금 더 확장시켜 생각해보자. 만일 운동 대 휴식 비율을 일정하게 하면서 양손 스윙 10회를 5세트 했다는 것은 총 2분 30초 동안 워크아웃을 진행한 셈이다(5세트*30초 = 2분 30초). 또 양손 스윙 20회를 5세트를 하면 총 5분 동안 워크아웃을 하게 된다(5세트*1분 = 5분).

앞으로 소개할 모든 워크아웃은 당신이 이 정도 수준으로 케틀벨 스윙을 할 수 있다는 사실을 전제로 하고 진행된다. 아직 이만큼의 스킬을 계발하지 못했다면 OTM 워크아웃 1번부터 5번까지를 꾸준히 반복하라. 그러면 언젠가 목표를 달성할 수 있을 것이다. 약속한다!

훈련 단계 : 워크아웃 #6 – 13

내 생각에 양손으로 스윙을 하는 것은 성배를 찾는 행위와 비슷한 것 같다. 성배에 대해 이야기하기는 쉽지만 찾기 어렵다. 마찬가지로 양손으로 스윙하는 법을 배우기는 쉽지만 그 정수를 체득할 수 있을 정도로 깊게 훈련하는 건 매우 어렵다. 양손 스윙을 할 때면 양손이 케틀벨과 이어져 끊임없이 움직인다. 그러다 보니 쉴 틈이 없다. 물론 이렇게 끊임없이 양손 스윙을 익혀나가며 힘과 균형감각을 발전시키면 점점 더 무거운 케틀벨로도 안전하게 스윙을 하게 된다. 지금까지 소개한 워크아웃을 잘 수행했다면 양손 스윙의 횟수를 1~2회씩 늘려나가며 40회 스윙을 할 수 있을 정도까지 수준이 높아졌을 것이다. 그렇다면 진행하는 세트 중 몇 개, 또는 전체 세트를 이전보다 더 무거운 케틀벨로 진행해도 괜찮다. 하지만 이쯤에서 한손 스윙을 첨가했을 때의 긍정적인 효과를 소개하고자 한다.

한손 스윙을 하게 되면 몸의 한쪽 부위가 주로 자극을 받지만 반대편도 함께 운동이 된다. 양손 스윙을 할 때는 케틀벨과 양손과의 연결성이 분리되지 않지만 그렇기 때문에 오히려 스윙을 20~40회 이상 반복하기가 어렵다. 양손 스윙에 한손 스윙을 첨가하면 다양한 변화를 주어 워크아웃에 대한 흥미를 높일 수 있을 뿐만 아니라 전체적인 스윙 기술도 진보하게 된다.

워크아웃 6번에서 13번까지 진행되는 '훈련 단계' 에서는 한손 스윙을 첨가해 다양한 변화를 줄 것이다. 중요한 것부터 먼저 해야 한다. 그러니 우선 한손으로 편안하게 스윙할 수 있는 법을 배워보자. 준비 됐는가? 그럼 시작하라.

한손 스윙One-Hand Swing

한손 스윙은 신체의 근육 50퍼센트 이상이 동원되는 비대칭적인 운동이다. 따라서 케틀벨을 들고 움직이는 쪽에서는 무게 균형이 깨지기 때문에 훨씬 더 무거운 느낌을 받게 된다. 그러므로 본격적으로 케틀벨을 들고 한손 스윙을 하기 전에 동작에 먼저 익숙해지는 것이 중요하다.

정확한 자세를 만들고 한손 스윙 동작에 익숙해지기 위해 앞에서 배웠던 '싱글 스윙 드릴'을 복습하라. 하지만 이번엔 양손이 아닌 한 손으로 연습해본다. 스윙에 참여하지 않는 쪽 팔에 대해서는 신경 쓰지 말라. 한손 스윙에 대해 설명하자면 다음과 같다.

우선 케틀벨을 앞쪽 바닥에 놓는다. 그런 다음 힌지 자세로 허리를 숙이며 엉덩이를 뒤로 보내고 오른손으로 케틀벨 손잡이를 가볍게 터치한다. 아직은 케틀벨을 들지 않는다. 이제 오른손을 뒤로 보내 가상의 의자 좌석을 터치하는 동작을 취하고 나서 스윙하면서 일어난다. 다시 힌지 자세, 손 뒤로, 의자 좌석을 터치하는 동작을 하고 일어나면서 스윙. 다 했으면 왼손으로 바꿔서 같은 요령으로 시행한다. 모두 마쳤으면 케틀벨을 들고 스윙을 할 준비가 되었다.

케틀벨을 15cm 앞에 놓고 발은 엉덩이 넓이만큼 벌린다. 힌지 자세로 허리를 숙이며 엉덩이를 뒤로 보낸 다음 한손으로 케틀벨 손잡이를 견고하게 잡는다. 케틀벨을 잡고 있는 쪽으로 자연스럽게 몸이 이동하지만 크게 신경쓸 일은 아니

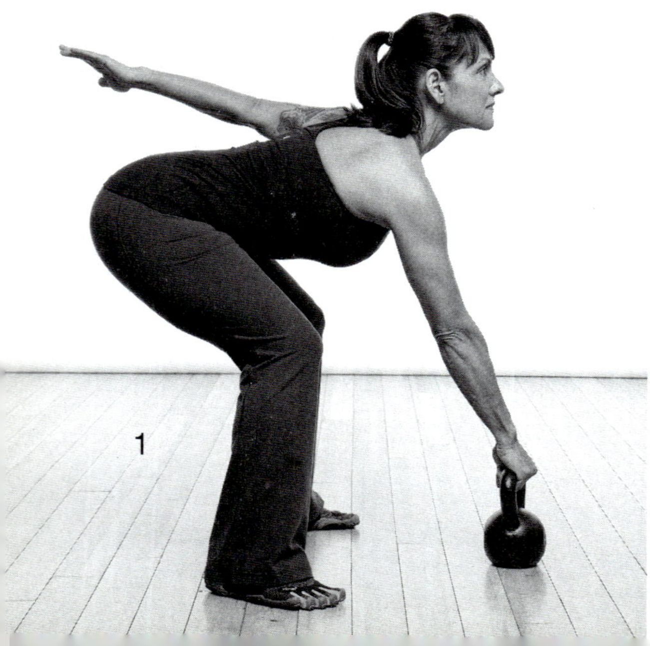
1

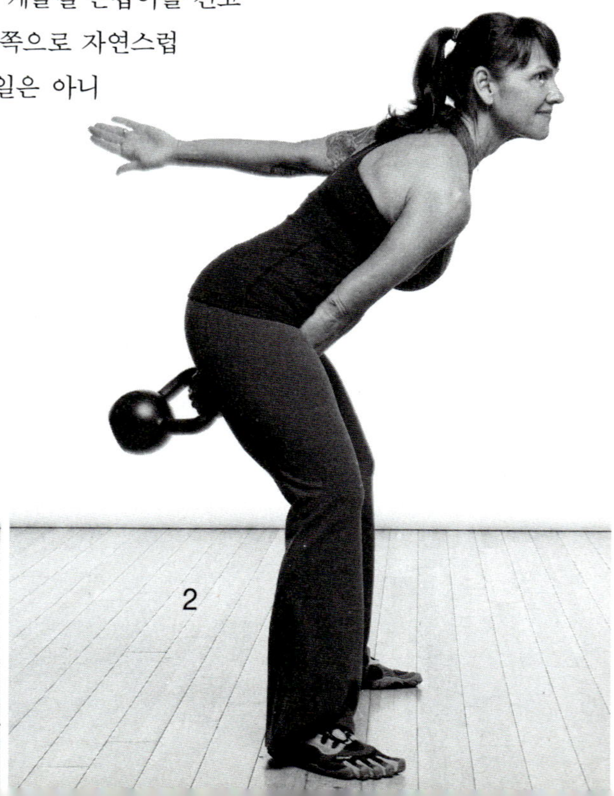
2

다. 오른쪽과 왼쪽 모두 고르게 연습하면 된다.

- 스윙 싱글 드릴에서 연습했던 것처럼 동작한다. 뒤쪽에 있는 의자 좌석에 손을 터치하듯 잡고 있던 케틀벨을 뒤로 패스하며 보낸다.
- 일어나며 스윙을 한다. 이때 대퇴사두근과 둔근을 수축하며, 케틀벨이 최정점에 이르면 호흡을 짧게 내쉰다.
- 힌지 동작을 하며 케틀벨을 뒤로 보낸다.
- 다시 스윙을 하며 일어난다.
- 스윙 5회를 하고나서 케틀벨을 잘 통제한 후 원래 자리에 내려놓는다.
- 케틀벨을 바닥에 둔 상태에서 손을 바꿔서 5회 스윙을 한다.
- 한손 스윙을 좌우로 번갈아가며 다시 5회씩 반복한다. 한손에서 다른 손으로 바꾸는 전환기에는 케틀벨을 바닥에 잠시 내려놓은 다음 손을 바꾸어 안전하게 스윙을 해야 한다. 다 했으면 다음 드릴로 넘어가라.

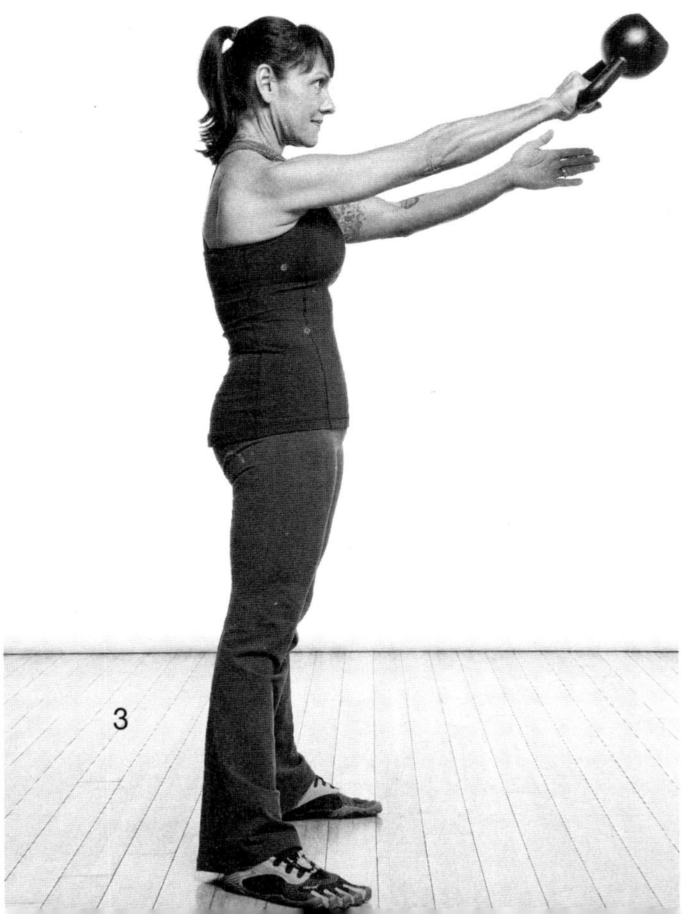

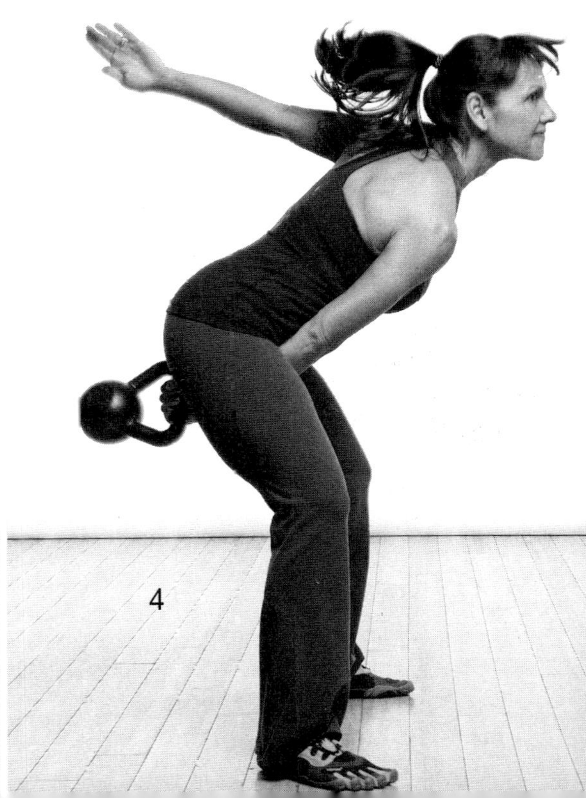

터치 더 핸들 드릴Touch the Handle Drill

이제 스윙에 직접적으로 참여하지 않았던 손을 참여시킬 차례다. 자유로운 손을 활용하는 법을 배우는 게 이 드릴의 목적이다. 하지만 아직은 손에서 손으로 케틀벨을 전환시키지 않는다. '터치 더 핸들 드릴' 을 통해 공간에 떠 있는 케틀벨을 반대 손으로 바꾸기 위한 준비를 할 수 있다. 재미있을 것 같지 않은가? 충분히 재미를 느낄 수 있는 훈련이다. 앞에서 배웠던 '시간을 정해놓고 하는 에어 스윙' 연습을 통해 스윙 속도를 높이는 연습을 했다면, '터치 더 핸들 드릴' 을 통해서는 한손에서 반대 손으로 케틀벨을 전환하는 연습을 한다. 스윙 동작을 할 때 실제로 케틀벨은 아주 짧은 시간 공간에 떠있게 된다. 보통 케틀벨이 최정점에 위치해 있을 때 그렇다. 이때 자유로운 손으로 케틀벨을 터치할 수 있다면 반대 손으로 전환할 준비를 갖추었다고 볼 수 있다. 그다지 어렵지 않지만 훈련과 요령이 필요하다.

• 먼저 발끝에서 15cm 정도 떨어진 바닥에 케틀벨을 놓는다. 엉덩이 넓이 정도로 다리를 벌리고 서서 힌지 자세를 취하며 허리를 숙인다. 그리고 한손으로 케틀벨 손잡

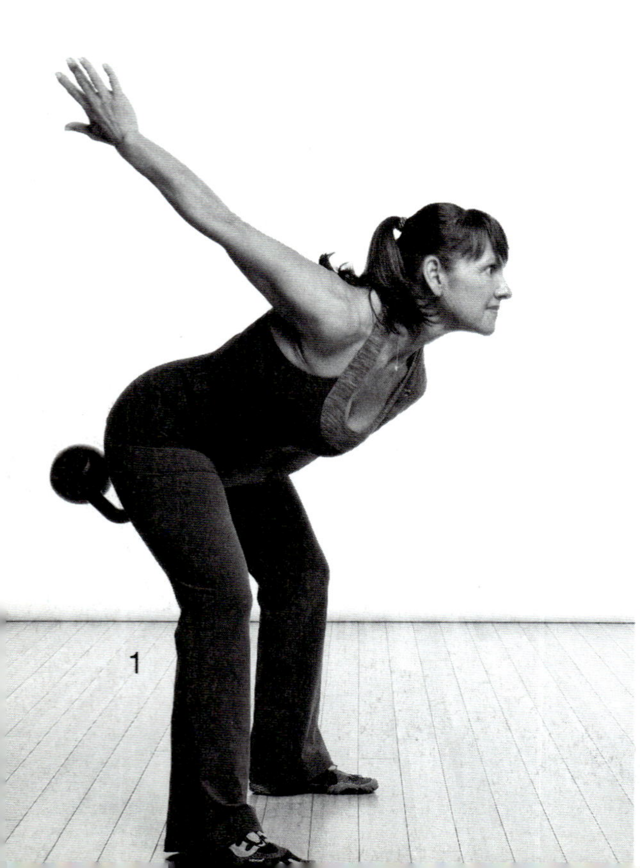

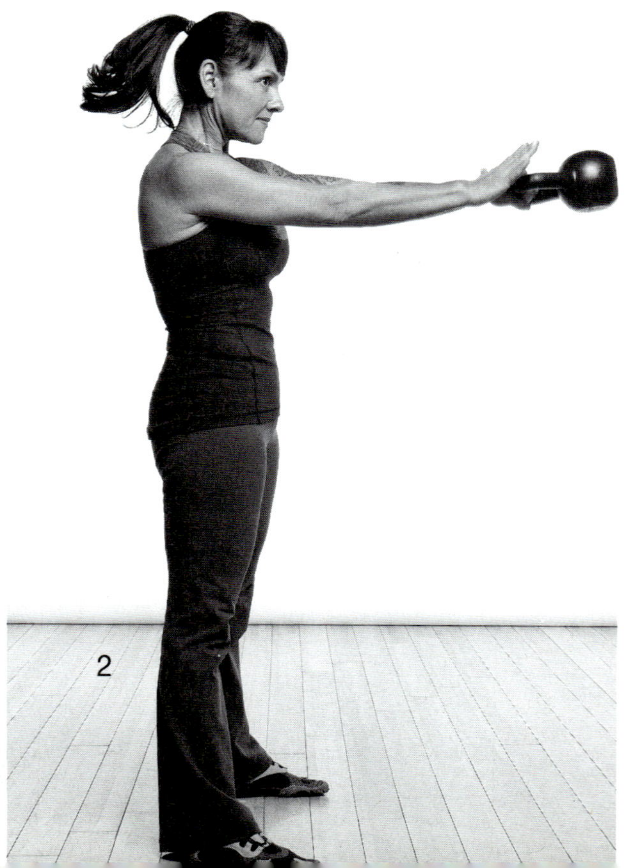

이를 견고하게 잡는다. 마치 몸 뒤에 있는 의자 좌석에 손을 대듯 케틀벨을 뒤로 보낸다.

- 그런 다음 몸을 세우며 스윙을 한다. 스윙이 최정점에 올랐을 때 자유로운 손으로 케틀벨 손잡이를 터치한다.
- 다시 케틀벨을 뒤로 보낸다. 이때 자유로운 손은 스피드 스케이터 선수처럼 뒤로 스윙된다.
- 일어나면서 스윙한다. 다시 자유로운 손으로 케틀벨을 터치한다.
- 자유로운 손으로 케틀벨을 터치하는 동작이 첨가된 스윙을 5회 반복한다. 그런 다음 조심스럽게 케틀벨을 바닥에 내려놓는다.
- 반대쪽도 같은 요령으로 시행한다.

스스로 코치가 되자

큰 소리로 구령을 넣으면서 자기 스스로를 코치할 수 있다. "스윙 터치 하나, 스윙 터치 둘, 스윙 터치 셋, 스윙 터치 넷, 스윙 터치 다섯, 내려놓기." 이렇게 구령을 넣어서 시행해 보라. 다른 손으로 케틀벨을 바꾼 다음 같은 요령으로 훈련한다.

공중에서 케틀벨을 반대 손으로 바꾸기 전에 이 방법을 몇 번 더 연습해 본다. 지금쯤이면 한손 스윙의 감을 잡았을 것이다. 그리고 케틀벨을 들고 움직이는 손과 자유로운 손을 연계시키는 게 왜 중요한지도 느꼈을 것이다. 이 연습도 일종의 워크아웃으로 간주할 수 있다. 앞에서 배웠던 운동 대 휴식 비율을 동일하게 유지하며 10~20회 스윙을 10~15세트 했던 양손 스윙 워크아웃에 이 드릴을 첨가해서 해도 좋다.

'터치 더 핸들 드릴'은 케틀벨을 반대 손으로 전환할 타이밍을 파악하기에 가장 완벽한 연습법이다. 이 연습에는 또 다른 이점이 있다. 스윙을 할 때 자유로운 손을 앞뒤로 움직이는 습관을 들임으로써 약 35퍼센트 이상의 힘을 더 활용할 수 있다. 결국 더 많은 칼로리를 태우고 근력을 더 키울 수 있다. 손을 앞뒤로 움직이는 동작은 달리거나 걸을 때 흉추에서 일어나는 정상적인 회전 운동을 그대로 적용한 것이다. 따라서 그 느낌이 매우 신선하고 건강에도 도움이 될 뿐만 아니라 동작이 아름답게 보이는 효과도 있다. 나도 항상 자유로운 손을 앞뒤로 스윙하는 동작을 첨가한다. 놀라울 정도로 자연스럽고 강력한 느낌을 받을 수 있기 때문이다.

핸드투핸드 스위치Hand-to-Hand Switch

이제 공중에서 케틀벨을 잡고 있는 손을 바꾸는 연습을 해보자. 거울 앞에서 손을 바꾸는 연습을 하면 안 되는 이유는 앞에서 이미 명확히 설명했다. 케틀벨이 위쪽에 위치해 있을 때 손을 바꾸어야 한다. 아래로 내려갈 때 바꾸지 않는다는 점을 명심하라.

한손 스윙을 위한 자세를 잡는다. 그리고 한 팔로 스윙을 4회 한다. 이때 자유로운 팔은 매회 마다 케틀벨 손잡이를 터치해야 한다.

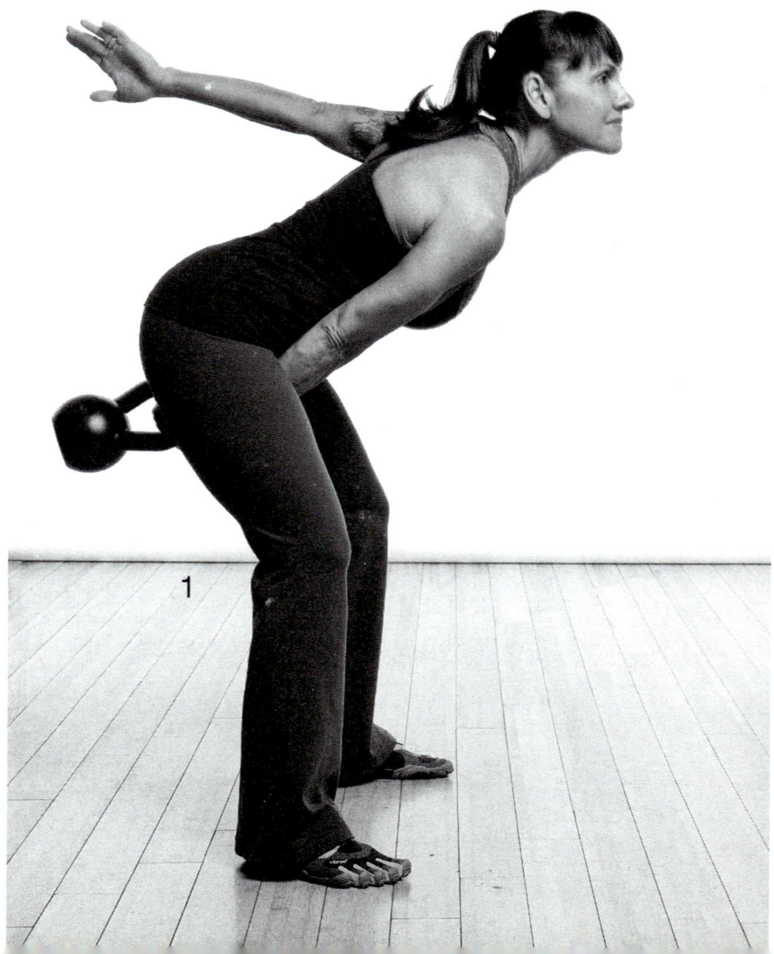

1

다섯 번째 스윙의 최정점에서 자유로운 손을 케틀벨을 든 손 위로 가져가 벨을 넘겨받는다. 처음 케틀벨을 들었던 손의 힘은 풀면서 넘겨받은 손으로는 위쪽으로 올라가려는 궤적을 그대로 따라간다. 내려가려고 할 때는 케틀벨이 이미 다른 손으로 넘어가 있어야 한다.

반대쪽으로도 4회를 반복한다. 5회 째에서 손을 바꾼다. 그런 다음 조심스럽게 케틀벨을 앞쪽 바닥에 내려놓는다.?

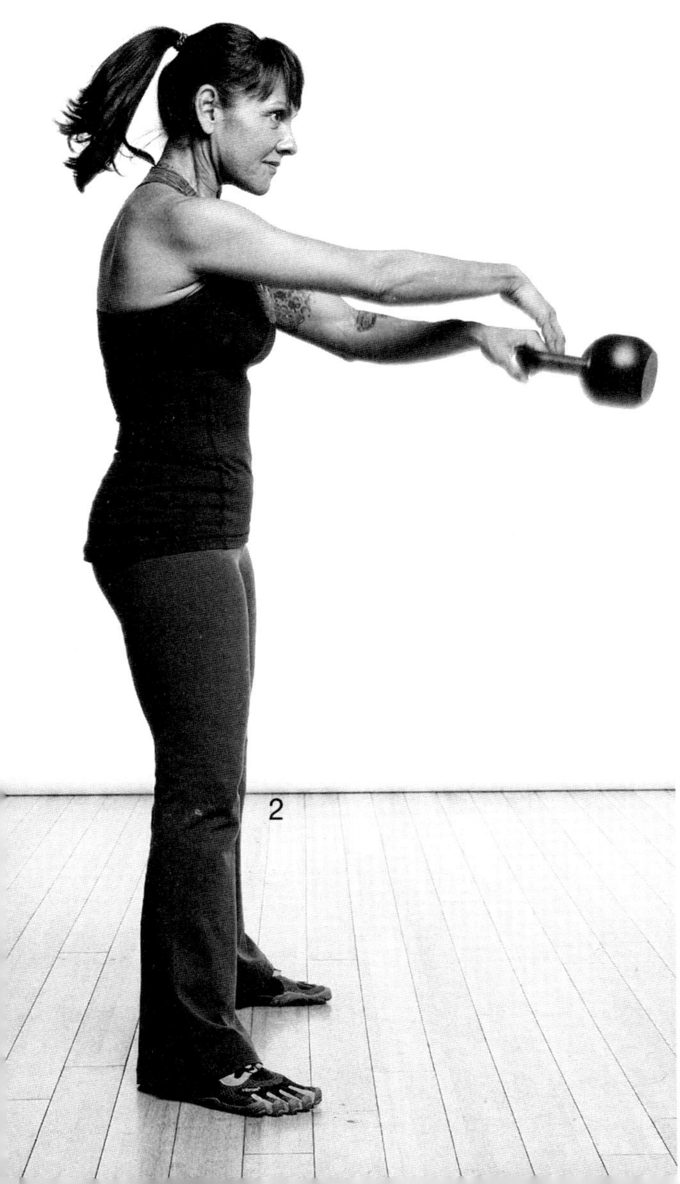
2

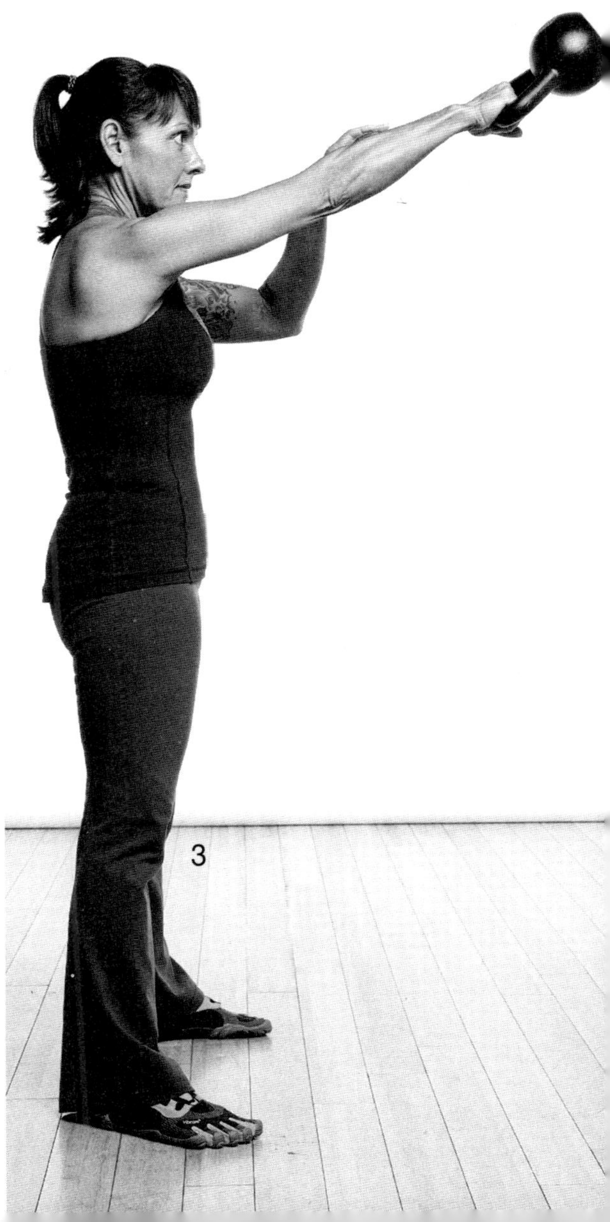
3

스스로 코치가 되자

큰 소리로 구령을 넣어가며 트레이닝을 해보자. "스윙 터치 하나, 스윙 터치 둘, 스윙 터치 셋, 스윙 터치 넷, 다섯 손 바꾸기, 스윙 터치 하나, 스윙 터치 둘, 스윙 터치 셋, 스윙 터치 넷, 다섯 손 바꾸기."

한손 당 5회씩 번갈아 가며 한손 스윙을 할 수 있게 되면, 다음과 같은 요령으로 워크아웃에 첨가시킬 수 있다.

5R/5L = 오른손 스윙 5회를 하며 왼손으로 손잡이를 터치한다. 다섯 번째 스윙에서 손을 바꾼다. 그런 다음 왼손 스윙 5회를 터치와 함께 한다. 총 10회 스윙.

5R/5LX2 = 오른손 스윙 5회를 터치와 함께 한다. 다섯 번째 스윙에서 손을 바꾼 다음 왼손 스윙 5회를 터치와 함께 한다. 다시 손을 바꾸고 휴식 없이 한 번 더 반복한다. 총 20회 스윙.

워크아웃 6번에서 13번까지는 이전 워크아웃과는 달리 약어를 이용해 프로그램을 구성했다. 여기서부터는 케틀벨 스윙 '훈련 단계' 이다. 따라서 지금까지 배웠던 모든 기술들을 조합해서 워크아웃을 하게 될 것이다. 나도 처음에 나만의 워크아웃을 구성할 때 이런 방식으로 했었다. 한번 쓱 살펴보기만 해도 다음에 무엇을 해야 할 지 쉽게 파악할 수 있을 뿐만 아니라 더 나은 조합을 만들 수 있기 때문이다.

괄호 안에 보이는 숫자는 세트 전체에 걸리는 시간이다. 이 시간은 운동과 휴식 시간 모두를 포함하고 있다. 시간 계산하는 방법은 이미 앞에서 설명했다. 여기서는 몇 가지 약어를 더 추가하였다. 플러스 기호는 두 가지 움직임을 결합시킨다는 뜻이다.

+ = 플러스 기호는 동작과 동작의 연결을 의미한다. 그러므로 약어로 표시된 운동을 바로 이어서 휴식 없이 계속해야 한다.

예를 들어, **10 2-hd sw + 5R/5L**는 우선 양손 스윙을 10회 하고, 이어서 오른손으로 스윙 5회를 하며 왼손으로 케틀벨 손잡이를 터치, 다섯 번째 스윙에서 손을 바꾸어 왼손으로 스윙 5회를 하며 오른손으로 케틀벨 손잡이를 터치한다는 뜻이다.

케틀벨 스윙 워크아웃 1~15번 약어 설명

앞에서 소개했던 워크아웃뿐만 아니라 모든 케틀벨 스윙 워크아웃에 이 약어를 활용할 수 있다.

2-hd sw = 양손 스윙

5R/5L = 오른손 스윙 5회, 왼손으로 케틀벨 터치. 다섯 번째 스윙에서 손을 바꾸어 왼손 스윙 5회, 오른손으로 케틀벨 터치. 총 10회 스윙.

5R/5L X 2 = 오른손 스윙 5회, 왼손으로 케틀벨 터치. 다섯 번째 스윙에서 손을 바꾸어 왼손 스윙 5회, 오른손을 케틀벨 터치. 다시 손을 바꾸고 휴식 없이 한 번 더 반복. 총 20회 스윙.

\+ = 플러스 기호는 동작과 동작의 연결을 의미한다. 그러므로 약어로 표시된 운동을 바로 이어서 휴식 없이 계속해야 한다.

SW/TR = 1 swing/1 transfer, 한손 스윙 1회를 하고 손을 바꾸어 반대 손으로 스윙 1회. 총 2회 스윙. 그러므로 10 SW/TR은 손을 바꿔가며 총 20회 스윙을 하라는 뜻이다.

TR = 손 바꾸기

워크아웃 #6

10 2-hd sw X 5 sets (2분 30초)

20 2-hd sw X 5 sets (5분)

5R/5L X 5 sets (2분 30초)

10 2-hd sw X 5 sets(2분 30초)

20 2-hd sw X 5 sets(5분)

5R/5L X 2 X 5 sets(5분)

10 2-hd sw X 5 sets(2분 30초)

총 워크아웃 시간 = 25분

워크아웃 #7

10 2-hd sw X 5 sets(2분 30초)

5R/5L X 5 sets(2분 30초)

20 2-hd sw X 5 sets(5분)

5R/5L X 2 X 5 sets(5분)

10 2-hd se + 5R/5L X 5 sets(5분)

5R/5L + 10 2-hd sw X 5 sets(5분)

총 워크아웃 시간 = 25분

손 바꾸며 스윙하기Swing Transfer, SW/TR

지금쯤이면 5회 스윙마다 손을 바꾸는 게 편안하게 느껴질 것이다. 그렇다면 조금 더 자주 손을 바꿀 준비가 되었다고 볼 수 있다. 이제 한손으로 스윙을 하고 나서 손을 바꾸어 반대쪽에서 스윙을 하는 연습을 하라. 이렇게 오른쪽, 왼쪽을 번갈아가며 스윙하는 형태를 몇 번 반복한다. 정리하자면, 오른손 스윙/왼손으로 케틀벨 터치, 왼손으로 케틀벨 바꾸기, 왼손 스윙/오른손으로 케틀벨 터치, 오른손으로 케틀벨 바꾸기……. 이렇게 계속 진행한다. 감을 잡은 후 휴식을 취한다. 여기서 스윙 반복 횟수는 중요치 않다. 정말 중요한 것은 손 바꾸며 스윙하는 패턴을 몸에 익히는 것이다.

스스로 코치가 되자

큰 소리로 구령을 넣어서 훈련해 보자. "스윙 터치 하나, 손 바꾸기, 스윙 터치 둘, 바꾸기."

손 바꾸며 스윙하기는 좌우 1회씩 스윙을 하기 때문에 총 2회 스윙이 된다. 오른손과 왼손을 고르게 바꿔가며 스윙을 하기 때문에 10 SW/TR 세트는 총 20회 스윙에 해당된다. 다음 워크아웃부터는 이 손 바꾸며 스윙하기가 첨가된다.

SW/TR = 한쪽 손으로 스윙 1회를 하고 손을 바꾼 후 반대 손으로 스윙 1회를 한다.
총 2회 스윙에 해당된다. 즉 10 SW/TR은 20회 스윙과 같다.

워크아웃 #8

10 2-hd sw X 5 sets(2분 30초)
5R/5L X 5 sets(2분 30초)
10 SW/TR X 5 sets(5분)
20 2-hd sw X 5 sets(5분)
5R/5L X 2 X 5 sets(5분)
10 SW/TR X 5 sets(5분)
총 워크아웃 시간 = 25분

워크아웃 #9

10 2-hd sw X 5 sets(2분 30초)
5R/5L X 5 sets(2분 30초)
10 SW/TR X 5 sets(5분)
10 2-hd sw + 5R/5L X 5 sets(5분)
10 2-hd sw + 5R/5L + 10 SW/TR X 5 sets(10분)
총 워크아웃 시간 = 25분

손 바꾸기Transfers, TR

이제 여러분은 프로나 다름없다! 이번에는 스윙을 할 때마다 손을 바꿔보는 연습을 해보자. 하지만 처음 몇 세트는 한손으로 케틀벨을 터치하는 연습을 해보기를 바란다.

스스로 코치가 되자

큰 소리로 구령을 넣어서 훈련해 보자. "오른손 스윙/터치, 스윙, 손 바꾸기, 스윙, 손 바꾸기…." 이런 식으로 계속 진행한다.

손 바꾸기 약자는 다음과 같다. 워크아웃 10번부터는 이 약자가 첨가된다.

TR = transfer

워크아웃 #10

10 2-hd sw X 5 sets(2분 30초)
5R/5L X 5 sets(2분 30초)
10 2-hd sw + 5R/5L X 5 sets(5분)
10 SW/TR X 5 sets(5분)
10 TR X 5 sets(2분 30초)
10 2-hd sw + 10 SW/TR + 10 TR X 5 sets(10분)
5R/5L X 5 sets(2분 30초)
총 워크아웃 시간 = 30분

워크아웃 #11

10 2-hd sw X 2 sets(1분)

5R/5L X 4 sets(2분)

10 TR X 6 sets(3분)

20 2-hd sw X 2 sets(2분)

5R/5L X 2 X 4 sets(8분)

40 TR X 6 sets(12분)

10 2-hd sw X 2 sets(2분)

총 워크아웃 시간 = 30분

워크아웃 #12

10 2-hd sw X 2 sets(1분)

5R/5L X 2 sets(1분)

10 2-hd sw + 5R/5L X 2 sets(2분)

10 2-hd sw + 5R/5L + 10 2-hd sw + 5R/5L X 2 sets(4분)

20 2-hd sw X 2 sets(2분)

5R/5L X 2 X 2 sets(2분)

20 TR X 2 sets(2분)

20 2-hd sw + 5R/5L X 2 X 2 sets(4분)

20 2-hd sw + 5R/5L X 2 + 20 TR X 2 sets(6분)

10 2-hd sw + 5R/5L + 10 TR X 2 sets(3분)

10 2-hd sw + 5R/5L X 2 sets(2분)

10 2-hd sw X 2 sets(1분)

총 워크아웃 시간 = 30분

워크아웃 #13

10 2-hd sw X 2 sets(1분)

5R/5L X 2 X 2 sets(2분)

10 2-hd sw X 2 sets(1분)

20 TR X 2 sets(2분)

10 2-hd sw + 5R/5L X 2 sets(2분)

10 2-hd sw + 10 TR X 2 sets(2분)
10 2-hd sw + 5R/5L + 10 2-hd sw + 5R/5L X 2 sets(4분)
10 2-hd sw + 10 TR + 10 2-hd sw + 10 TR X 2 sets(4분)
10 2-hd sw + 5R/5L X 3 sets(1분 30초)
10 2-hd sw + 10 TR X 3 sets(1분 30초)
10 2-hd sw + 5R/5L + 10 TR X 2 sets(3분)
10 2-hd sw + 5R/5L + 10 2-hd sw + 10 TR X 2 sets(4분)
10 2-hd sw + 5R/5L + 10 2-hd sw + 10 TR X 2 sets(2분)
총 워크아웃 시간 = 30분

축하한다!
드디어 마법의 2분 세트에 도달했다.

마법의 2분 세트The Magical Two-Minute Set

여기까지 왔다면, 당신은 이미 눈부신 성취를 이루었을 것이다. 케틀벨을 통한 놀라운 변화는 충분히 겪었을 테니 최고 수준을 향해 앞으로 나아가는 일만 남았다. 몸이 믿기 어려울 정도로 변했으리라 확신하지만 마지막 워크아웃은 앞의 모든 과정을 밟아온 당신에게도 결코 쉽지만은 않을 것이다.

워크아웃 14번과 15번을 시작했을 때 남편 마크는 '한계지점 유산소 운동 세트' 라고 이름까지 지어주며 놀라워했다. 마법의 2분 세트는 겨우 2분이라는 시간 안에 마라톤을 할 때 생기는 유산소 운동 효과와 단거리를 빠르게 달리기 할 때 생기는 무산소 운동의 장점을 모두 경험할 수 있게 해준다.

마지막 두 개의 워크아웃을 통해 당신은 점진적으로 '마법의 2분 세트' 에 다가가게 될 것이다. 이 지점에 이르면 운동한 만큼 휴식을 취하는 것은 별로 중요치 않다. 왜냐면 이미 심폐 지구력이 증가해서 조금만 쉬어도 충분하기 때문이다. 40회 스윙을 하고 1분 쉬는 세트에서도, 1분 전체를 쉬지 않아도 몸이 빠르게 회복될 테니 다음 세트로 빠르게 넘어갈 수 있다. 물론 휴식 시간은 신체 상태에 따라 달라질 수 있다. 워크아웃 13번과 14번은 표를 활용해 제시했다. 운동 후 휴식 시간이 어떻게 변하는지 확인할 수 있을 것이다. 어떤 이는 이 표에서 제시한 휴식 시간보다 더 짧게 쉴 수도 있다. 마법의 2분 세트까지 이르게 되면 운동 대 휴식 비율은 약 2대 1 정도가 될 것이다.

유산소 운동과 무산소 운동의 장점이 결합된 마법의 2분 세트

by 마크 리프킨트

마법의 2분 세트를 다양하게 훈련하면 몸에서 정확히 어떤 현상이 벌어질까? 이 훈련은 유산소aerobic 운동과 무산소anaerobic 운동의 교차점에서 이루어진다. 따라서 두 가지 에너지 시스템의 장점 모두를 얻을 수 있으며, 무려 1200칼로리를 한 시간 안에 태울 수 있는 케틀벨 스윙의 강력함을 확인할 수 있다.

15초에서 2분 사이에서 이루어지는 스윙 세트를 할 때는 무산소 운동 효과가 일어난다. 무산소 운동에서는 혈액과 근육에 저장된 당이 끌려나와 주된 에너지원으로 활용된다. 2분에서 최대 20분까지 구성된 강도 높은 스윙 세트를 진행하거나 끝마치게 되면 더욱 더 많은 에너지가 축적된 지방에서부터 끌려오게 된다. 이렇게 지방에서 에너지를 끌어와 쓰는 것이 전체적으로 살이 빠지는 것 같아 더 긍정적으로 보일 수 있다. 하지만 근육에 저장된 당 또는 글리코겐을 에너지원으로 활용하는 트레이닝을 하면 지방보다는 탄수화물을 연소시켜 신체 효율이 높아진다는 이점이 있다.

강도가 높아서 실제 해보면 전혀 짧게 느껴지지 않는, 하지만 상대적으로 시간이 짧은 스윙 세트를 완수하게 되면 더 큰 부하를 견딜 수 있는 트레이닝으로 나아갈 수 있다. 이런 무산소 운동을 통해 속근섬유(速筋纖維, fast-twitch fiber)가 강하게 자극받는다. 이 섬유는 빠른 속도를 내는데 관여하며, 강한 운동에 자극을 받는다. 그렇기 때문에 근육의 톤이 증가하는 것과 밀접한 관련이 있다. 무산소 운동을 하게 되면 속근섬유가 계발되는 이유이다.

유산소 운동은 장거리 달리기처럼 느린 운동을 말하며, 이때는 지근섬유(遲筋纖維, slow-twitch fiber)가 자극을 받는다. 따라서 지근섬유를 지구력섬유(持久力纖維, endurance fiber)라고도 부른다. 이 지근섬유가 많이 포함된 근육은 매우 둔해서 톤이나 사이즈를 증가시키려면 꽤 오랜 시간이 걸린다.

케틀벨 트레이닝 수준이 마법의 2분 세트를 할 수 있을 정도가 되면 매우 짧은 시간에 속근섬유를 강하게 자극할 수 있다. 뿐만 아니라 강한 운동 후 이어지는 유산소 운동 시스템의 자극으로 지근섬유까지 단련할 수 있다. 이는 두 종류의 근섬유 모두를 단련시킬 수 있다는 뜻이다. 근육을 실제로 강하게 단련시킬 수 있을 뿐만 아니라 축적된 지방을 연소시킬 수 있는 충분한 시간도 확보 가능한 운동이 케틀벨이다. 당신은 다른 어떤 단일한 운동도 이보다 더 강력한 조합을 이끌어낼 수 없다는 사실을 알게 될 것이다.

The Swing!

OTM WORKOUT #14

Swings	Sets	Rest	Actual Rest
12 2-hd sw	1	15 seconds	
10R/10L	1	30 seconds	
5R/5L	3	45 seconds	
40 2-hd sw	1	1 minute	
50 TR	1	1.25 minutes	
60 SW/TR	1	1.5 minutes	
5R/5L	7	1.75 minutes	
10R/10L	4	2 minutes	
5R/5L	6	1.5 minutes	
40 SW/TR	1	1 minutes	
20 TR	1	30 seconds	
10 2-hd sw	1	DONE!	

Total Workout Time: 18-24 minutes

Notes:

The Swing!	OTM WORKOUT #14		
Swings	Sets	Rest	Actual Rest
10 2-hd sw	1	15 seconds	
20 2-hd sw	1	30 seconds	
30 2-hd sw	3	45 seconds	
40 2-hd sw	1	1 minute	
50 TR	1	1.25 minutes	
60 SW/TR	1	1.5 minutes	
5R/5L*2	7	1.75 minutes	
10R/10L	8	2 minutes	
5R/5L	8	2 minutes	
80 SW/TR	1	2 minutes	
80 TR	1	2 minutes	
40 2-hd sw	1	DONE!	
Total Workout Time: 21-28 minutes			
Notes:			

계속 앞으로 나아가라

여기까지 모두 마스터했다면, 축하한다. 더 강해지기를 원하고, 더 높은 수준으로 발전하고 싶은 사람은 내가 운영하는 웹사이트 giryastrength.com에 방문해보기를 바란다. 케틀벨 스윙 워크아웃에 대해 이 책에서 소개하지 못한 자료들을 올려놓았다. 따라서 이 책에서 제시한 것 이상으로 놀라운 결과를 바란다면 모든 건 당신 하기 나름이다. 매일 꾸준히 스윙을 해나가는 가운데 원하는 결과를 얻을 수 있을 것이다. 내가 언제나 당신과 함께 할 것이다.

PART 3

케틀벨 다이어트

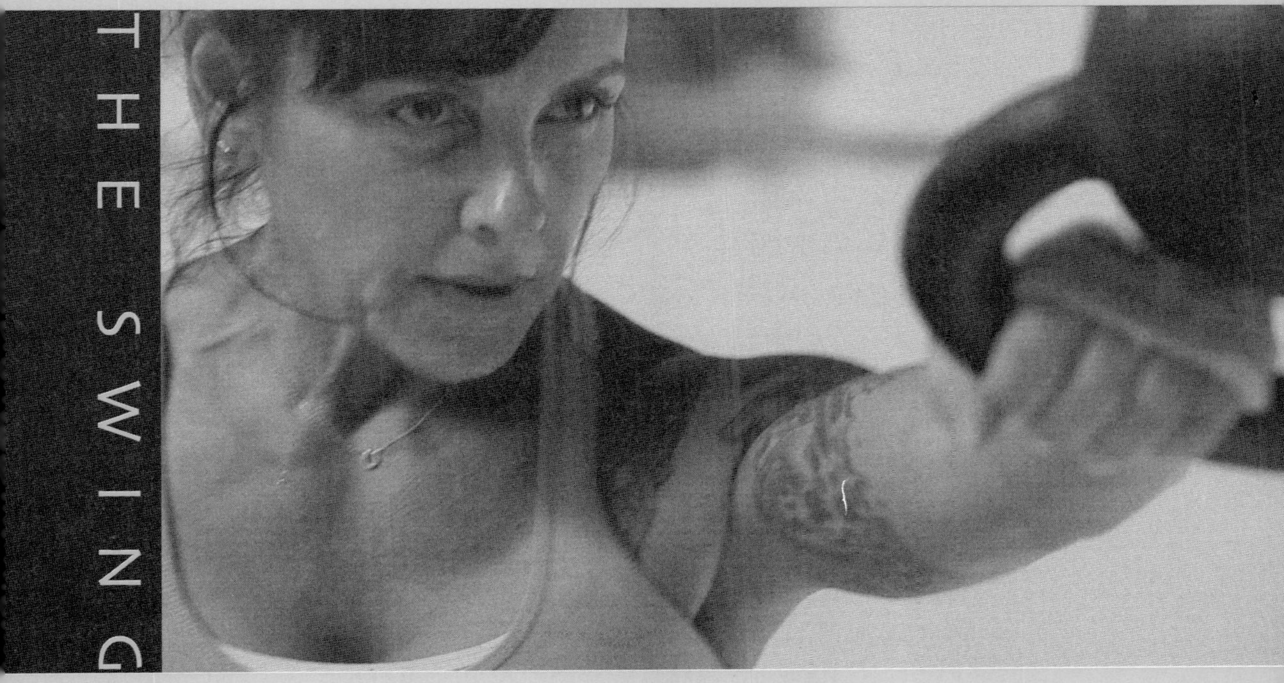

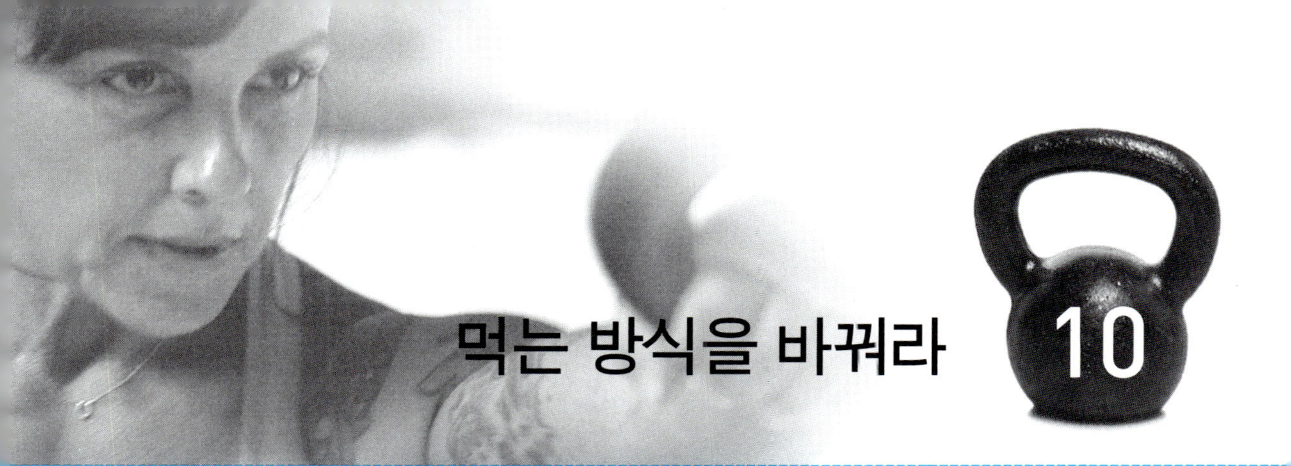

먹는 방식을 바꿔라 10

몸을 바꾸려면 식습관을 바꿔야 한다. 당연한 말이지만, 자신의 변화에 스스로 책임을 지지 않는다면, 진정한 신체 균형은 지속되지 않을 것이다. 최선의 방법은 스스로 자신이 먹는 음식을 고를 수 있는 능력을 키우는 것이다.

내가 말하는 '먹는 법' 이란 단지 입 속에 음식물을 집어넣는 행위가 아니다. 자신의 몸에 영양을 풍부하게 하고, 신체가 최상의 기능을 할 수 있는 먹거리를 선별하여 먹는 게 무엇보다도 중요하다. 누군가가 당신을 위해 음식을 준비해서 만들어주는 것만으로는 부족하다. 맹목적으로 타인에게 의존하는 것보다, 무엇보다 귀중한 자산인 '몸' 에 대해 스스로 책임을 질 줄 알아야 하다.

나를 위한 다이어트 지침을 만들기 시작할 때부터 목표는 바로 '모멘텀' 을 만드는 것이었다. 당시 다이어트 경쟁 프로그램에 참가했던 나는 어떻게든 짧은 시간 안에 살을 뺄 수 있는 해결책을 찾아야만 했다. 결과를 기다리며 낭비할 시간이 없었다. 하지만 과식을 하는 사람의 마인드를 쉽게 버릴 수 없었기 때문에 굶어가며 살을 빼고 싶은 생각은 없었다. 그래서 새로운 나만의 식습관을 형성하는 두 가지 핵심 원칙을 세우게 됐다. 첫째, 나는 '리얼푸드' 에 익숙해져야 했다. 이는 스스로 음식을 조리하는 법을 배워야 한다는 것을 의미한다. '리얼푸드' 를 먹는 습관을 들이게 되면 음식에 든 성분이나 칼로리 따위는 신경 쓰지 않아도 된다. 둘째, 다른 어떤 음식보다도 채소를 많이 먹어야 했다. 그로 인해 과도한 칼로리를 섭취하지 않고도 많은 음식을 먹을 수 있게 되었다.

이 두 원칙을 당신과 함께 나누어 체중 감량에 도움을 주고 싶다. 스윙 워크아웃과 마찬가지로, 다이어트에 관해서 내가 바라는 목표는, 당신 스스로 자신의 '기술' 을 창조하는데 영감을 제공하는 것이다. 아름답고, 강하며, 또 날씬한 몸매를 '안에서 밖으로' 창조해 나가는 주체는 바로 당신이다.

헬로우, 내 이름은 '리얼푸드'

야채, 과일, 고기, 콩, 그리고 곡물, 이러한 자연식 재료들을 모아 직접 조리한 후 식사를 하는 것. 나는 '리얼푸드' 를 새롭게 바라보고 또 알맞게 섭취하면서 몸을 변화시킬 수 있었다. 포장된 음식이나 패스트푸드에 둘러싸인 삶은 진정으로 생명력 가득한 음식이 제공하는 활력 넘치는 삶과 동떨어져 있다. 장기간 보존하려는 목적으로 만들어진 음식을 섭취하면 거기에 담긴 화학 성분에 의해 몸이 치명적인 영향을 받게 된다. 다시 말해 미세한 화학 물질들이 담겨 있는 가공식품을 섭취하는 것은 몸 안에 쓰레기 덩어리를 쏟아 붓는 것과 비슷하다. 그러면서도 그 쓰레기 안에서 뭔가 신선한 상추 이파리를 발견할 수 있을 거라는 헛된 기대를 하는 사람들이 많다. '리얼 푸드' 인 척 하는 음식을 섭취해서는 결코 건강한 삶을 영위할 수 없다.

칼로리 집적도가 낮다는 점에서 리얼푸드는 환상의 음식이다. 맛 또한 훌륭하고, 자연적이다. 리얼푸드를 먹는 방법 또한 수없이 많다. 예전에 나는 이러한 사실을 잘 몰랐다. 하지만 당시 요리하는 법을 전혀 몰랐음에도 불구하고 리얼푸드를 직접 요리해 먹으면 내 몸뿐만 아니라 가족들에게도 좋을 것 같다는 깊은 믿음이 있었다. 먹는 것을 워낙 좋아했던 사람이라 요리법에 익숙해지는 것은 그다지 어렵지 않았다. 결국 나만의 다이어트 방법을 찾았으며, 이는 내 삶에서 가장 중요하고 이득이 되는 발견 중 하나였음이 오래 안 가 증명되었다.

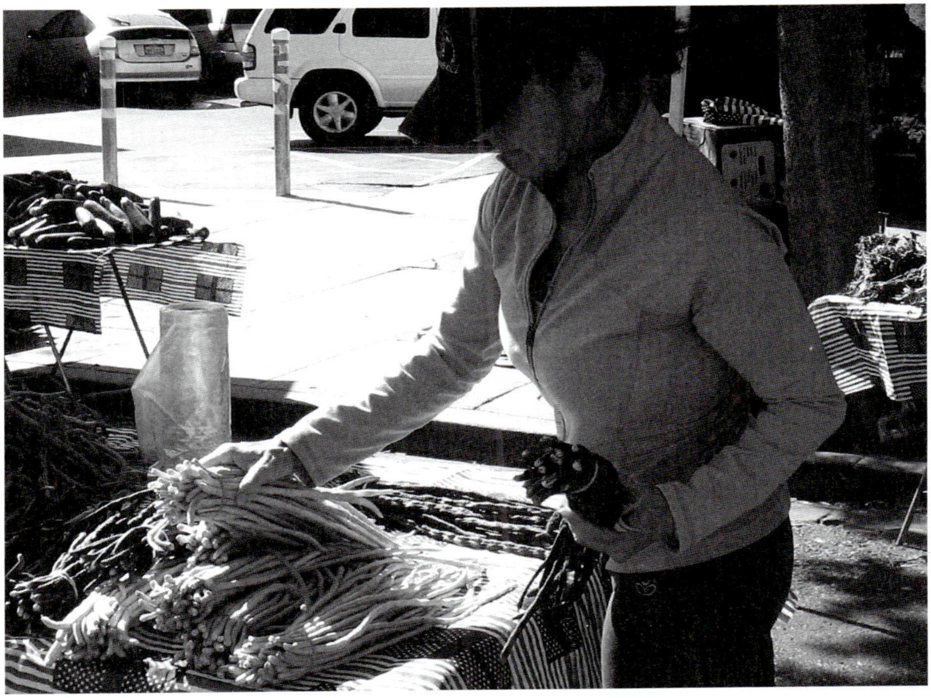

트레이시의 리얼푸드 원칙 #1 : 채소가 최고다

왜 어떤 이들은 하는 다이어트마다 효과가 없다고 말할까? 미국 성인 여성의 70퍼센트와 30퍼센트의 성인 남성들은 하나 이상의 다이어트를 하고 있다고 한다. 황제 다이어트, 저지방 다이어트 또는 레몬, 물, 칠리 후추, 그리고 메이플 시럽 등을 섞어 먹는 마스터 클린즈 Master Cleanse 요법 등, 온갖 다이어트 방법들이 난무하고 있다. 많은 이들이 살을 조금이라도 빼내려고 갖은 노력을 다 기울이고 있다는 방증이다. 그런데 이상한 건 대부분 올바른 음식을 먹는 것에는 관심이 없는 것 같다.

하고 있던 다이어트를 그만두면 그 효과도 멈춘다. 다이어트 하는 사람들 대부분이 잘못된 다이어트를 하고 있기 때문에 얼마 안 가 그만둘 수밖에 없는 것이다. 물론 소수의 사람들은 살을 빼는데 성공한다. 하지만 초기에 살을 잘 뺀 사람들도 때로는 살을 빼기 전보다 더 살찐 상태로 변하는 이들도 있다. 이렇게 불행한 사태를 피하는 방법은 무얼까? 다이어트를 과식을 하다 잠깐 쉬는 휴가로 생각하지 말라. 오히려 과식을 다이어트 하다가 잠깐 쉬는 휴가로 여기는 편이 낫다. 자신의 몸에 맞는 음식을 찾아 조리하는 법을 배워라. 그리고 '채소가 최고다' 라는 단순한 원칙을 따르며 생활하라.

칼로리에 대한 이해

칼로리는 에너지 단위, 즉 신체 기능을 유지하기 위한 연료이다. 소파에 앉거나 이를 닦는 일상적인 행동 속에서도 칼로리가 소모된다. 다시 말해 인체는 끊임없이 칼로리를 태우고 있다고 볼 수 있다. 그런데 인체가 기본적인 신진대사를 하는 데 필요한 정상적인 양 이상의 칼로리를 축적하게 되면 살이 찐다. 쉽게 말해 적게 먹으면 살이 빠지는 거다. 여기에 운동이 첨가되면 소모되는 칼로리 양은 더욱 많아진다. 이게 바로 실제로 신체 변화를 만드는 기본 원리다. 즉, 적게 먹고 칼로리를 많이 태우는 것. 이 원칙이 제대로 지켜진다면 체중 감량 속도는 증가할 것이다. 너무도 단순하다. 하지만 과학적인 원리에 기반을 두고 있는 원칙이다. 좋은 소식이 있다면, 과학 또한 당신 편이라는 거다. 이 원칙이 주는 효과를 얻고 싶다면 이를 제대로 활용하면 된다.

체중 감량을 할 준비가 된 사람이라면 우선 자신이 먹는 양이 너무도 많다는 사실을 인정해야 한다. 다시 말해 지나치게 많은 칼로리를 섭취하고 있다는 사실을 받아들여

트레이시의 리얼푸드 원칙 #2 : 먹은 만큼 운동을 해야 한다

다이어트와 운동의 관계를 등가교환의 원칙으로 대하는 사람들이 그다지 많지 않다. 예를 들어 도너츠 한 개를 먹고 한 시간 후에 운동을 했다면, 도너츠가 지닌 칼로리는 몸에 쌓이지 않고 모두 '연소' 된다. 먹은 만큼 운동을 했으니 훌륭한 다이어트라고 볼 수 있다. 하지만 많은 이들이 뭔가 잘 먹기 위해 운동을 결심한다. 또는 뭔가를 먹으면서, "운동으로 이 음식의 칼로리를 모두 태울 수 있을 거야!" 라고 말한다. 이런 식으로 운동을 한다면, 눈으로 덮인 미끄러운 언덕길을 내려오듯 다이어트의 가속도를 높이는 것이 아닌, 산사태처럼 몸의 붕괴를 조장하게 된다. 체중 감량을 성공적으로 달성한 이들에게 칼로리를 태우려는 목적으로 운동을 하냐고 묻는다면 대부분 그렇지 않다고 대답할 것이다. 케틀벨 스윙을 시작했다면 오직 자신만의 기술을 갈고 닦는 데 집중하는 게 좋다. 다이어트도 마찬가지다. 자신만의 음식을 조리해 먹는 것은 그냥 먹는 행위가 아니라, 의식적으로 리얼푸드를 선택해 자신의 몸을 건강하게 하는 기술을 창조하고 또 재창조하는 고상한 행동이다. 몸에 생명력을 불어넣는 음식을 조리해 먹는 것을 즐겨라. 단지 목구멍에 음식을 집어넣는 일이 되지 않게 하라. 그렇다고 맛있는 음식 먹는 것을 피하라는 말이 아니다. 단지 사고의 전환이 필요하다는 말이다. 이렇게 음식에 대한 생각을 조금 더 긍정적이고 생산적으로 바꾸는 '사고 교정' 은 정말 큰 도움이 된다.

라. 이 시점에서 당신이 선호하는 음식이 리얼푸드인지 인스턴트 음식인지는 그다지 중요하지 않다. 자신이 얼마나 많은 칼로리를 섭취해 살로 만드는지 확인해 보자. 얼마나 빠르게 자신이 원하는 몸무게를 만들 수 있느냐는 모두 당신에게 달려있다.

자신이 매일 섭취하는 칼로리의 대략적인 수치를 파악할 수 있는 수식을 알려주겠다. 체중 감량을 목표로 하는 사람이라면 이 수치를 알고 있으면 좋다. 우선 자신이 원하는 이상적인 몸무게를 설정하고 거기에 26을 곱하라. 그러면 매일 먹어야만 하는 대략적인 칼로리가 나온다.

예를 들어 60kg 정도의 몸무게를 원하는 여성이라면 하루에 약 1600 칼로리를 섭취하면 된다. 또 77kg 정도의 체중을 원하는 남성이라면 약 2000 칼로리 이하를 섭취해야 살이 빠질 수 있다. 이는 대략적인 수치라는 것을 감안해주길 바란다. 나는 이를 '최소

체중 감량과 지방 감소의 차이

체중 감량을 목적으로 하는 다이어트를 한다면, 현재 몸을 유지하는 데 필요한 것보다 적은 양의 칼로리를 섭취할 수 있도록 '음식 선별과 섭생 계획' 을 세우는 것이 중요하다. 현재 몸에서 살을 더 빼고 싶다면 당연히 이전보다 더 적은 칼로리를 섭취해야 하며, 그래야 원하는 결과를 얻을 수 있고 변화의 흐름을 탈 수 있다.

보통 체중 감량 다이어트를 하게 되면 물, 지방, 그리고 근육에서 '감량' 이 일어난다. 그런데 많은 이들이 지방만 빼고 근육은 남기고 싶어 한다. 체형의 균형을 해치는 다이어트를 한다면 전체적으로 빠지는 살도 그리 많지 않다. 사실 체중을 이루는 요소들 중 특정 부분만을 빼고 싶다는 건 뭔가 상식에 어긋난 발상이다. 당신이 근육은 남기고 지방만 빼야 한다는 생각을 지닌 매우 까다로운 사람이라 할지라도 중요한 것, 즉 '살을 빼는 것' 을 우선순위로 생각하라. 지방만을 빼겠다는 생각은 우선 접어두어라. 건강한 몸을 유지하며 살을 빼려고 노력하다 보면 대부분 지방이 빠져나간다.

반면 지방 감소를 목적으로 하는 다이어트는 말 그대로 '지방' 을 빼는 데에만 초점이 맞추어져 있다. 뭔가 과학적으로 들리는 논리 같지만 그렇지 않다. 근육의 양은 그대로 유지하며 지방을 빼려고 고단백질 식품을 섭취하는 다이어트가 이에 해당된다. 지방만 빼고 근육은 남기겠다는 게 그 목적이다. 10kg 전후의 체중 감소를 목적으로 하는 사람들, 또 근육량을 늘려서 유지하고 싶은 사람이 아니라면 상식에 어긋난 다이어트 전략이다. 당신의 목적이 '체중 감량' 이라면 내가 소개하는 '체중 감량 원칙' 을 따르도록 하라. 중간에 포기하지만 않는다면 결코 실패하지 않는 전략이다.

한의 정신적 보험' 이라고 부른다.

이쯤에서 의문이 들 수 있다. 그렇다면 이 수치에 기반을 둔 칼로리만큼만 섭취하면 정말 살이 빠질까? 물론이다. 빠르게 살을 빼고 싶은가? 그런 사람이라면 꼭 이 공식을 활용하지 않아도 된다. 계산을 통해 나온 칼로리 수치는 평균값이다. 평균 이상으로 '놀랄 만큼' 체중 감량을 이루고 싶다면 조금 다른 수치가 필요하다.

체중 감량 다이어트를 하려는 사람에게 있어서 하루 1600에서 2000 칼로리 정도만 섭취해야 한다는 것도 사실 생각보다 높은 수치일 수 있다. 내가 원하는 것은 '모멘텀' 이다. 뭔가 더 극적인 체중 감량을 원하는 여성이라면 1200칼로리를, 남성이라면 1600 칼로리를 목표로 해야 한다. 이 정도 수치를 목표로 해서 다이어트를 한다면 사실 200~400 칼로리 정도 더 높은 수치를 섭취하는 선에서 끝날 것이다. 내가 54kg을 뺐을 때 원래는 하루 1200 칼로리 이하를 섭취하는 계획을 세웠었다. 하지만 실제로는 1600 칼로리 정도를 섭취하는 수준이었다. 당시 누구도 나에게 1200 칼로리를 목표로 하면 더 빨리 원하는 결과를 얻을 수 있다고 조언해 주지 않았다. 하지만 당신은 나에게서 조언을 받을 수 있으니 행운아다. 여자라면 1200, 남자는 1600 정도를 하루에 섭취하는 칼로리로 정하고 다이어트를 한다면 놀라울 정도로 빠르게 체중 감량을 달성할 수 있을 것이다. 목표 수치를 파악하고 있다고 별다를 게 있느냐고 의문을 던지는 이들도 있을 것이다. 하지만 이런 기준점을 잡게 되면 원하는 결과가 나오지 않았을 때 변명 따위는 할 수가 없다. 결과에 대한 책임이 전적으로 자신에게 있기 때문이다. 난 내가 가진 모든 다이어트 비결을 당신에게 확실히 전해줄 생각이다. 이를 도구 삼아 스스로 앞으로 나아갈 수 있게 말이다.

이렇게 하루에 섭취하는 칼로리가 중요함에도 불구하고, 내가 처음에 세웠던 계획은 칼로리를 고려한 식단이 아니라 영양소에 초점을 맞춘 다이어트였다. 그러다 점차 칼로리의 중요성에 눈을 떴다. 이어지는 페이지를 통해 훨씬 더 상세히 설명하도록 하겠다. 하지만 일반적으로 매일 섭취해야 할 칼로리 기준을 알고 있으면 도움이 될 것이다. 다음 표를 살펴보도록 하자.

	1,200 칼로리/하루(여자)	1,600 칼로리/하루(남자)
Meal 1	350	450
Meal 2	350	450
Meal 3	350	450
Snack	150	250
Total	1,200	1600

이 표에 제시된 수치는 매우 일반적인 가이드라인이다. 그러므로 자신의 상황에 맞게 조율이 가능하다. 간식을 없애서 전체 칼로리를 줄이거나, 특별식으로 좀 더 많은 칼로리를 섭취할 수도 있다. 하지만 가능한 전체 칼로리 총합은 목표 수치에 가깝게 설정하길 바란다. 군것질이나 몰래 집어먹은 음식으로 쉽게 200~400 칼로리 정도가 더해질 수 있다는 점을 명심하기 바란다. 이렇게 정해진 식단 외에 몰래 섭취하는 음식으로 인해 원하는 체중을 감량하고자 하는 동기가 떨어질 수도 있다.

트레이시의 리얼푸드 원칙 #3 : 섭취한 칼로리를 수치화 하라

사람들은 자신이 먹고 있는 것이 무엇이든, 그 음식을 통해 현재의 몸을 유지하고 발전시킬 수 있는 충분한 양의 칼로리를 섭취하고 있다. 하지만 몸이 필요로 하는 것보다 적은 양의 칼로리를 섭취할 때부터 체중이 줄어든다. 이는 매우 과학적이다. 하지만 과학에는 또 다른 면이 있다. 감정이 관여하면 과학적인 결과에서 멀어진다는 점이 바로 그것이다. 감정은 '공정함' 에 대해 이해하지 못한다. 감정보다는 과학적인 태도로 다이어트에 임하라.

과학은 오직 숫자만 이해한다. 그래서 칼로리 섭취량을 조금만 줄이면, 신체 변화 또한 조금밖에 일어나지 않는다. 거꾸로 생각해 칼로리 섭취량을 많이 줄이면, 신체 변화 또한 크게 일어날 것이다. 더욱이 변화가 빠르면 빠를수록 더 빠른 변화가 생긴다는 사실. 이런 원리를 이해했다면 무엇을 더 기다릴 것인가?

먹는 순서를 재배치하라

맛있는 음식은 대부분 성분들 간의 균형과 조화가 잘 이루어져 있다. 어떤 성분을 어떤 방법으로 조합해 균형 있게 만드느냐가 좋은 음식, 더 나아가 최고의 요리를 만드는 관건이다. 이런 이유로 대부분의 전문 요리사들은 최적의 조합 비율을 잘 알고 있다. 하지만 자신에게 맞는 요리법을 찾기 위해 굳이 전문 요리사가 될 필요는 없다.

체중 감량을 이루고 이를 유지하기 위한 핵심은 자신의 신체에 맞는 요리 재료를 적절히 조합하는 법을 배우는 것이다. 적절한 재료 조합법을 익히게 되면 자연스럽게 예전보다 영양가 높은 음식을 선별하는 습관을 들일 수 있다.

일반인들은 단백질을 요리의 중요한 요소로 간주하며 다른 요소들은 이 단백질의 풍미를 보완하는 요소로 생각한다. 그 다음이 탄수화물이다. 우리가 먹는 요리의 구성은 대부분 여기서 멈추는데 잘 알려진 요리들은 다음과 같은 순서를 따른다. 스테이크와 감자, 스파게티와 미트볼, 소고기 스프와 쌀밥, 프라이드 치킨과 비스켓, 핫도그에 빵. 이 조합을 보면 뭔가 그림 그려지지 않는가? 바로 고기가 중심이 되고 거기에 탄수화물이 보조를 맞추고 있다. 여기에 녹색 샐러드, 찐 브로콜리와 양배추, 또는 전자레인지에 구운 콩과 당근 같은 채소류가 아주 조금 첨가된다. 채소를 섭취하려고 밖에 나가 샌드위치를 시키고, 중국 음식을 찾는 것도 이해가 간다. 아침, 점심, 저녁 대부분의 식사가 이렇게 단백질 중심 식단에 채소와 치즈가 아주 조금 들어갈 뿐이다. 강하고 탄력 있는 몸을 만들어 건강한 삶을 유지하고 싶은 사람이 이런 식단을 먹는 것은 다시 생각해 볼 문제다.

많은 이들이 잘못 이해하고 있는 것이 있다. 탄수화물, 지방, 단백질은 칼로리 집적도가 높은 식품이지만, 채소는 영양 집적도가 높다는 사실. 따라서 칼로리 섭취율을 낮추면서도 많은 음식을 먹고 싶은 사람들을 위해 완전히 다른 식품 섭취 전략을 알려주도록 하겠다. 이 전략은 식단 구성에서 채소를 우선순위에 놓는다. 다음과 같은 순서에 따라 당신의 식단을 구성하도록 하라.

- 채소(전분이 없는 채소)
- 단백질
- 지방
- 약간의 탄수화물(전분이 함유된 채소 포함)

이 순서에 따라 식단을 구성하고 하루 섭취 칼로리를 설정하라. 그렇게 하면 먹는 양을 크게 신경 쓰지 않아도 된다.

채소를 우선적으로 섭취하라.

내가 기존의 다이어트 방법을 바꾸면서 우선순위로 삼은 것이 바로 몸집 줄이기였다. 이를 위해 평소에 먹는 음식의 순서를 바꾸었다. 다이어트를 하면서도 음식의 양을 줄이고 싶지 않았던 나는 칼로리 양이 가장 적은 채소 섭취량을 늘릴 수밖에 없었다. 당시엔 이런 단순한 변화가 놀랄 만큼 신체를 재구성하고 체중을 감량하는 데 큰 역할을 하게 될 지 전혀 알지 못했다. 결국엔 채소야말로 영양소도 높으면서 맛까지 좋은 놀라운 식품이라는 사실을 알게 되었다.

다이어트 실패를 예방하기 위해, 난 제한 없이 채소를 섭취하는 방법에 대해서도 일정한 법칙을 만들었다. 첫째 법칙은 하루를 마감할 때 총 섭취량을 기록하라는 것이고, 이때 전분이 들어있지 않은 채소의 칼로리 총합이 100을 넘지 않아야 한다. 둘째 법칙은 전분이 들어간 채소는 칼로리 수치가 높기 때문에 섭취량을 확인하라는 것. 다음에 제시하는 채소가 나의 추천 목록이다. 이들의 하루 섭취량이 100 칼로리를 넘지 않도록 주의한다면 얼마든지 먹어도 좋다.

- 아스파라거스
- 피망(붉은색, 노란색, 녹색)
- 브로콜리
- 방울다다기 양배추
- 모든 종류의 양배추
- 꽃양배추
- 당근
- 근대
- 셀러리
- 고추
- 오이
- 가지
- 펜넬
- 껍질 콩
- 케일, 콜라드, 겨자, 순무, 비트 등 모든 종류의 녹색잎 채소
- 치커리와 같은 모든 종류의 상추
- 모든 종류의 버섯
- 모든 종류의 양파(대파, 봄양파, 샬롯)
- 모든 종류의 호박
- 토마토

스스로 먹을 수 있는 샐러드를 만들어라

단지 상추에, 천연 토마토, 그리고 치즈 덩어리를 버무린 샐러드 먹는 법을 전해주겠다는 게 아니다. 질적인 측면뿐만 아니라 맛까지 더해진 완전히 새로운 형태의 만족스러운 드레싱 만드는 법을 알려주겠다. 후추에 감미료, 신선하고도 풍미 넘치는 채소로 자신의 식단을 꾸릴 수 있는 방법을 이 책을 통해 발견할 수 있다. 당연히 적절한 원칙에 따라 선별한 재료로 구성한 샐러드는 입맛까지 충족시켜준다. 그러니 열린 마음으로 내가 제시하는 리얼푸드 원칙을 실천해보기 바란다.

여기서 제시한 채소들을 제철에 맞게 준비해 요리해보면 맛도 좋을 뿐만 아니라 먹고 나서의 만족감도 높다는 사실을 깨닫게 될 것이다. 그러니 탐구심을 가지고 요리를 시작해보라. 새로운 요리, 새로운 조합의 식단을 직접 만드는 일을 두려워 할 필요는 없다.

다음은 내가 매일 먹는 채소 식단의 예이다.

- 스무디 형태로 만든 신선한 시금치 주스 2컵
- 잘게 자른 양배추, 당근, 양파에 멕시코산 할라피뇨 고추와 실란트로(고수풀)를 넣고 갈은 주스 4컵
- 스프를 만드는 데 사용하는(감자는 제외) 채소 주스 2컵, 모든 종류의 가정식 요리에 쓸 수 있는 채소를 활용
- 셀러리, 당근, 브로콜리 등의 줄기 채소 한 줌

이런 식으로 식단을 짜면 단지 영양가 높은 채소를 많이 섭취할 수 있을 뿐만 아니라, 다이어트에 도움이 될 수 있도록 공복감도 줄일 수 있다.

트레이시의 리얼푸드 원칙 #4 : 맛이 좋아야 한다

꽃양배추와 같이 약간 쓴 맛을 내는 채소를 데쳐서 먹는 것을 그다지 좋아하지 않는 사람이라면 구워서 먹어보길 권한다. 채소를 구운 다음 샐러드를 해서 먹는 것은 그 자체로 맛이 괜찮다. 먼저 200도 이상의 온도로 오븐에 쓴 맛이 나지만 먹고 싶은 채소를 살짝 굽는다. 그런 다음 1~3컵 정도의 신선한 다른 채소를 첨가한다. 이때 애호박처럼 전분이 많이 함유

된 재료를 사용할 때는 칼로리 계산을 잘 해야 한다. 여기에 1스푼의 올리브 오일을 첨가하여 버무린 후 풍미 넘치는 샐러드로 만든다. 후추와 소금으로 적당히 간을 하고 오븐에서 30~40분 정도 또는 먹기 좋은 느낌이 나는 시간을 설정하여 가볍게 다시 한 번 굽는다. 꺼낸 다음엔 레몬을 짜서 넣어 향취를 높인다. 올리브 오일, 레몬, 소금, 그리고 후추를 친구처럼 옆에 끼고 살길 바란다. 올리브 오일은 맛에 깊이를, 레몬은 밝은 느낌을, 적당량의 소금은 음식의 풍미를 높인다. 그리고 후추는 매콤한 맛을 더해준다.

요리할 때는 코셔 소금kosher salt처럼 천연의 소금을 활용하길 권한다. 요오드 첨가 소금과 천연 소금의 차이에 대해서 깊게 공부할 필요가 있다. 이 두 종류의 소금으로 요리한 음식을 직접 비교해서 먹어보면 내 말을 이해할 수 있을 것이다. 대부분의 요리사들은 코셔 소금을 애용한다. 이유는 맛도 좋지만 소금이 재료에 덕지덕지 달라붙지 않고 향취도 뛰어나기 때문이다. 대부분의 훌륭한 요리사들은 소금이야말로 요리의 맛을 좌우하는 조미료임을 잘 알고 있다. 하지만 지나친 소금 섭취는 체중 감량에 도움이 되지 않는다. 섭취된 소금이 물을 끌어당기는 역할을 하기 때문이다.

단백질을 섭취하는 방법

많은 이들이 자신은 일상생활에서 충분한 단백질을 섭취하는 데 어려움을 겪고 있다고 착각한다. 그러면서도 왜 단백질을 섭취해야 하는지에 대해서는 잘 알지 못한다. 사실 요즘은 단백질 함량이 높은 음식을 구해서 먹는 게 어려운 일도 아니다. 문제는 탄수화물을 식단의 우선순위에 놓고 단백질과 함께 먹어야 한다는 고정관념에 있다. 미국인들은 보통 아침 식사로 시리얼, 베이글, 스콘 등의 탄수화물을 섭취하며, 점심으로는 치즈버거와 감자튀김을 먹는다. 또는 옥수수 가루로 만든 토르티야에 콩, 쌀, 그리고 약간의 고기와 치즈, 발효 크림을 넣어 만든 버리토, 빵에 치즈와 짭짜름한 고기가 첨가된 피자를 먹기도 한다. 때론 주로 빵으로만 만들어진 크고 지방 성분 가득한 샌드위치도 점심 메뉴에 포함된다. 저녁에는 점심과 비슷한 식단이 차려지는데, 보통은 스테이크에 으깬 감자를 첨가한다. 간혹 파스타를 커다란 접시에 담아 먹거나 여기에 닭고기나 소고기 한 조각을 곁들인다.

물론 외식을 하는 경우엔 감자칩과 빵을 전채로 테이블 식사를 시작한 후 메인 요리로 나오는 고기를 먹게 된다. 그런데 이렇게 영양적인 가치가 거의 없는 탄수화물에 엄청난 양의 고기를 섭취하면서도 단백질에 대한 갈구를 하는 사람들이 있다는 것은 참으로 놀라운 일이다. 이 점이 바로 인스턴트 음식이나 레스토랑에서 하는 외식 대신 스스로 자신만의 요리를 만들 때 당신이 참조해야 할 중요한 포인트다. 외식을 할 때 당신을 위해 요리한다는 이들에 대한 믿음을 버려야 할 때이다. 당신은 그들보다 훨씬 더 자신에게 맞는 요리를 만들 수 있다.

자신을 위한 요리를 준비하다보면 그 과정에서 단백질 성분을 어렵지 않게 섭취할 수 있다는 사실을 알게 될 것이다. 다음은 쉽게 구할 수 있는 단백질 재료 리스트다.

- 소고기
- 치킨과 타조
- 코티지 치즈
- 달걀
- 양고기
- 돼지고기
- 해산물

커티지 치즈cottage cheese는 내가 추천하는 단백질 식품 중에서 유일하게 유제품이다. 이 제품을 첨가시킨 이유는 유제품들 중에서 가장 단백질이 풍부하기 때문이다. 대부분의 유제품은 단백질, 지방, 탄수화물 성분을 일정 비율 포함하고 있다. 하지만 성분비는 각기 다르다. 따라서 유제품마다 다른 범주로 분류해야 한다. 예를 들어 보통 크림과 우유는 지방 식품으로 분류한다. 하지만 저지방 우유 또는 탈지유는 젖당 또는 유당을 주로 함유하고 있어 단백질 식품군으로 분류하는 게 낫다. 개인적으로 온전한 식품을 선호하기 때문에 저지방 우유나 탈지유가 들어간 제품이나 탄수화물 보다는 단백질 또는 커티지 치즈, 크림 또는 가공하지 않은 우유를 일상적으로 섭취하는 편이다.

해산물을 단백질 품목에 포함시켰지만 개인적으로 그다지 많이 먹지는 않는다. 첫 번째 이유는 내가 해산물로는 포만감이 잘 느껴지지 않기 때문이다. 두 번째 이유는 단순히 편리성 때문이다. 나는 보통 해산물은 구입한 날 바로 요리해서 신선한 상태에서 먹는다. 그런데 해산물 요리를 하려면 아침 일찍 일어나 준비해야 하고 먹어야 할 다른 음식들도 많아서 내 성격에는 맞지 않는 식품인 것 같다. 하나 더 이야기 하자면 해산물을 구입한 후 냉장고에 약 이틀정도 보관한다. 이때 좀 길게 냉동보관 해도 좋은 음식과 함께 넣는다. 냉동 새우와 연어는 예외다. 이러한 해산물들은 손쉽게 구할 수 있다. 하지만 이 역시 일상적인 생활 패턴에서 볼 때 노력을 많이 요하는 음식이다. 하지만 내 생각에 해산물은 다른 어떤 음식보다, 빨리 요리해 먹는 수고를 아끼지 않는다면 별다른 양념을 치지 않고도 좋은 맛을 낼 수 있는 음식이다. 그래서 해산물을 집에서 직접 해먹을 수 있는 사람이라면 최고의 단백질 공급원이라고 할 만 하다.

요즘 세상에서 단백질 식품을 구하기는 별로 어렵지 않다. 그래서 쉽게 손이 가는 인스턴트 음식을 찾게 된다. 사서 먹든 요리해서 먹든 구운 닭고기, 돼지고기나 소고기, 또는 계란을 통해 단백질을 섭취할 수 있지만 내가 추천하는 것은 지방이 제거되지 않은 고기를 사라는 거다. 지방이 부착된 고기 맛이 훨씬 더 좋다. 하지만 자신이 먹는 음식의 칼로리는 확인해야 한다.

다음은 일상적으로 쉽게 접하는 단백질 식품의 대략적인 칼로리 리스트이다.

- $^1/_2$ 또는 1컵의 코티지 치즈 : 100~200 칼로리
- 약 100그램 정도의 닭고기나 돼지고기에 샐러드가 첨가된 요리 : 171~185 칼로리
- 약 100그램 정도의 소고기, 양고기 또는 돼지고기(여기에 스프나 스튜를 곁들여 먹는다) : 185~300 칼로리

당신이 채식주의자이거나 또는 과체중을 지닌 사람이라면 앞에서 이야기 했던 '채소 우선' 원칙을 여기에도 적용해보기 바란다. 그렇게 하면 실제 섭취 칼로리는 대폭 감소하게 될 것이다. 고기를 섭취하면서도 나는 다른 어떤 채식주의자들보다 더 많은 채소를 섭취한다고 자신한다. 많은 채식주의자들이 자신은 탄수화물과 치즈 같은 음식을 기반으로 식사를 하며 고기는 전혀 먹지 않는다고 한다. 하지만 치즈가 들어간 베이글, 구운 치즈 샌드위치, 나초에 곁들인 치즈류의 식단은 확실히 고기는 안 들었지만 건강에 좋은 음식은 아니다. 진정한 채식주의자들은 다른 어떤 음식보다 채소를 많이 섭취한다. 그래서 과체중이 되지 않는 거다. 당신이 이미 채식주의자이고 살을 뺄 필요는 없지만 몸을 바꾸고 싶은 사람이라면 내가 제시하는 원칙은 여전히 유효하다. 바로 '채소 우선' 식사를 하라는 것. 물론 케틀벨 워크아웃은 기본이다.

지방이 함유된 음식을 대하는 자세

몸을 변화시키기로 결심하고 나서 난 몇 년간 거의 치즈를 먹지 않았다. 그러면서도 뭔가 놓치고 있다는 사실을 감지하지 못했었다. 어쨌든 요즘도 내가 짠 식단에 치즈는 결코 우선순위에 놓이지 않는다. 물론 내가 치즈를 먹지 않는다고 당신도 먹지 말라는 주장은 아니다. 치즈를 폭식함으로써 1200 칼로리를 한꺼번에 섭취하고 싶다면 원하는 대로 해라. 물론 이런 극단적인 탐닉을 한번 시도한 이후에 오는 역효과에 대해서는 충분히 고려해 보고 그렇게 하라.

치즈를 많이 먹지 않은 사람이라도 치즈엔 다른 영양소보다 지방 함량이 높다는 사실은 알고 있어야 한다. 물론 염분이 많이 포함된 음식이 치즈라는 사실도 기억하고 있길 바란다. 이 말은 같은 부피의 다른 식품보다 고열량 식품이 치즈라는 뜻이다. 지방은 탄수화물이나 단백질보다 고열량을 지니고 있다. 하지만 나는 몸에 좋은 지방 음식을 활용해 채소 식단을 풍부하게 한다. 바로 올리브 오일을 활용해 채소를 빠르게 튀기거나 굽는다. 또는 샐러드에 식용 올리브로 드레싱을 하면 과한 지방을 섭취하지 않고도 맛좋은 채소 요리를 즐길 수 있다.

지방은 적이 아니다. 사실 다이어트를 하더라도 적당한 지방-칼로리 섭취를 해야만 하는 이유가 있다. 첫째, 지방은 중요한 에너지 공급원이다. 둘째, 좋은 지방은 음식이 건조해지지 않게 해주고 맛에 질감을 더해준다. 셋째, 지방은 지용성비타민 D, E, A를 흡수하는 데 도움을 준다. 넷째, 지방 섭취를 통해 식후 만족감이 높아진다. 또한 공복감을 예방해준다. 지방 섭취가 줄어들면 식탐으로 인한 폭식이 생길 수도 있다.

하루에 섭취하도록 정한 일정한 칼로리를 넘지 않은 선에서 어떤 방식으로 지방을 섭취할 지가 당신이 해야만 하는 다이어트의 관건이다. 좋은 소식은 건강한 지방을 섭취했을 때 이러한 문제가 어렵지 않게 해결될 거라는 점이다. 나는 요리를 할 때마다 올리브 오일 한 스푼을 사용한다. 샐러드 드레싱에도 오일과 식초를 첨가한다. 좋은 올리브 오일로 지방 성분을 보충하고 식초나 레몬주스로 시큼한 맛을 더한다.

이제 다른 형태의 지방 제품을 살펴보도록 하자. 치즈 외에도 버터, 크림, 우유(저지방, 비지방 우유가 아닌 자연 그대로의 우유) 등이 일상적으로 쉽게 구할 수 있는 지방 함량 식품들이다. 땅콩 버터나 아몬드 버터처럼 견과류로 만든 버터 제품도 있다. 견과류와 아보카도는 많은 이들이 건강한 지방 식품으로 손꼽는다. 건강한 지방을 무작정 섭취하라고 종용하는 것은 아니다. 체중을 빼기 위해서는 하루에 섭취해야 할 칼로리를 제한해야 한다.

지방은 한 테이블스푼에 약 100~200 칼로리 정도 된다. 하루 제한 칼로리를 1200~1600으로 잡는다면 하루 지방 섭취량은 150~300 칼로리가 적당하다. 이정도의 열량이 많다고 여기는 사람이라면 자신이 어느 정도의 지방을 섭취해야 하는지 잘 모른다고 보면 된다. 내가 체중 감량이라는 주제에 대해 이야기 할 때마다 강조하는 사항이다. 자신의 다이어트 습관을 바꾸기 위해서는 '인지' 가 중요하다. 이는 매우 단순하지만 중요한 태도이다. 자신의 식단을 타인에게 맡기지 않는다면 당신도 조만간 알게 될 것이다. 스스로의 식사 습관을 인지하지 않고 누군가의 손에 식단을 맡긴다면 어느 정도의 지방 섭취가 올바른지 알기 어렵다. 다음은 내가 평소 섭취하는 지방 제품과 해당 칼로리다.

- 크림 한 스푼(52 칼로리)
- 드레싱에 첨가한 한 스푼의 마요네즈 또는 올리브 오일(57~120 칼로리)
- 견과류 1온스와 땅콩버터 두 스푼(약 185 칼로리)

오일 두 스푼을 스프나 스튜에 넣어 먹을 때는 따로 칼로리를 계산하지 않는다. 왜냐면 대부분의 오일이 음식에 확산되어 섭취하기 적당한 형태로 변하기 때문이다.

탄수화물을 대하는 원칙

서양인들 대부분은 탄수화물 하면 감자, 빵 또는 칩을 떠올리지간 탄수화물은 대부분의 음식에 다양한 형태로 함유되어 있다. 탄수화물을 단순한 형태와 복잡한 형태 두 가지 범주로 나누어 생각하면 이해하기 쉽다. 설탕, 벌꿀, 신선한 과일, 달린 과일, 신선한 주스, 저지방 우유 제품(주로 유당을 함유한 제품), 알코올은 단순한 그룹에 속한다. 쌀, 콩, 파스타, 귀리, 보리, 밀가루 그리고 완두콩, 감자, 호박, 옥수수 같은 녹말이 함유된 식물은 복잡한 그룹에 속한다. 여기서는 다양한 형태의 탄수화물 식품에 대해 살펴보고 그러한 식품을 현명하게 선별할 수 있는 전략을 소개하도록 하겠다.

1) 단순한 형태의 탄수화물 식품

모든 종류의 설탕, 신선한 과일, 말린 과일, 신선한 주스, 저지방 유제품, 그리고 알코올 등은 단순한 형태의 탄수화물 식품에 속한다. 이들을 '단순한' 탄수화물이라고 부르는 이유는 분자 구조가 말 그대로 '단순' 하기 때문이다. 분자 구조가 단순하면 빠르게 당으로 분해될 수 있다. 따라서 쉽게 에너지로 전환될 수 있으며 몸이 에너지를 필요로 할 때 유용하게 활용된다. 만약 에너지로 활용되지 않는다면 지방 형태로 변환되어 저장된 후 나중에 활용된다.

늘 단것에 대한 집착이 있었기 때문에 나는 다이어트 원칙을 세울 때부터 이런 입맛을 달랠 수 있는 방법을 찾아야 했다. 샐러드 드레싱이나 양념장에 꿀 또는 갈색설탕을 첨가해 식단에 단맛을 더하는 잔꾀를 부려봤는데 상당히 좋았다. 칼로리를 크게 높이지 않고도 음식의 풍미를 높일 수 있게 된 것이다. 이는 예전에 맥도날드에서 식후에 즐겨 먹었던 초코칩 하나보다 훨씬 적은 칼로리에 해당된다. 내가 만든 샐러드 드레싱이나 양념장에는 지방(올리브 오일), 소금(간장), 설탕(꿀과 갈색설탕), 식초와 레몬 또는 라임 주스가 주로 첨가되며 여기에 제철 향신료와 허브가 더해진다. 육고기나 물고기를 석쇠에 구워 먹을 때 약간의 달콤한 향신료를 첨가한다거나, 디저트로 단맛이 첨가된 샐러드를 먹으면 나중에 단것에 대한 집착이 줄어든다.

어떤 종류의 설탕을 선호하느냐고 묻는다면 인공적인 것보다는 자연적인 것을 추천한다. 갈색설탕, 천연 백설탕, 꿀, 그리고 당밀이 이에 해당된다. 아스파탐, 수크랄로스 등과 같은 인공 감미료는 자연적인 감미료보다 수백 배 더 달콤하지만 그렇기 때문에 미각을 지나치게 자극하며 체중감량을 지연시킨다. 자극적인 맛에 길들여지면 신선하고, 건강에 도움이 되는 음식에 대한 미각을 개발시키기 어렵다.

달콤한 것에 대한 집착이 있었던 나는 과일이나 캔디를 달고 살았었다. 과일도 지나치게 당이 높을 수 있으니 잘 선택해야 한다. 칼로리가 높은 과일을 고를 때는 크기와 양을 현명하게 살펴야 한다. 예를 들어 나는 포도를 앉은 자리에서 500그램 정도를 먹어치우는데 이는 약 300 칼로리에 해당된다. 따라서 포도를 살 때 그날 섭취해야만 하는 칼로리를 넘지 않을 정도로만 구입하는 게 나의 과일 선택 기준이 되었다. 보통 100 칼로리 정도에 해당되는 150~200그램의 포도만을 구입해 집으로 가져온다. 또 다른 팁은 섬유질이 많이 함유된 과일을 고르라는 것이다. 섬유질 많은 과일은 공복감을 없애준다. 예를 들어 보통 껍질째 먹는 사과 하나는 보통 95 칼로리 정도에 해당된다. 이는 내가 예전에 좋아했었던 스낵 한 개 분량이다. 물론 스낵보다는 과일이 낫다. 하지만 포도와 사과를 좋아한다고 해서 이 둘을 한꺼번에 먹지는 않는다.

상식적으로 생각해도 큰 과일은 작은 과일보다 보통 두 배 이상의 칼로리를 함유하고 있다. 물론 과일을 섭취하면 건강해진다고 해도 거기에 함유된 칼로리를 늘 확인하는 습관을 기르는 게 좋다. 과일 주스보다는 신선한 과일 먹기를 권한다. 하지만 주스를 먹

트레이시의 리얼푸드 원칙 #5 : 과일도 현명하게 선택하라

전분이 들어간 과일엔 칼로리 집적도가 높다. 따라서 아무 생각 없이 이런 과일을 먹게 되면 생각보다 높은 칼로리에 노출되게 된다. "어떻게 과일을 나쁘다고 말할 수 있나요?" 라는 질문을 할 수도 있다. 내 답은 "좋은 것도 지나치면 나쁠 수 있다" 는 것이다. 영양가가 높은지 낮은지는 이 지점에서 그다지 중요하지 않다. 정말 중요한 것은 섭취하는 칼로리가 많다면 살이 찔 거라는 사실이다. 바나나, 망고, 포도, 그리고 체리와 같은 과일들은 맛이 있다 보니 손이 많이 가고, 결과적으로 생각보다 많은 칼로리를 섭취하게 된다. 과일을 먹을 때 특히 자신이 섭취하는 칼로리가 얼마나 되는 지 눈을 크게 뜨고 살펴보아야 한다.

는다면 물을 반반씩 첨가해 희석시켜 먹으면 좋다. 맛은 즐기되 과도한 열량 섭취는 줄일 수 있다. 마찬가지로 탄산음료도 마시지 않으면 좋지만, 꼭 그 맛을 즐기고 싶다면 물을 첨가해 먹으면 도움이 된다.

말린 과일엔 당이 집적되어 있어 칼로리가 많을 수 있다. 따라서 말린 과일 섭취엔 특히 더 많은 주의가 필요하다. 크랜베리, 파인애플, 망고 등을 말린 과일은 당분 덩어리일 수 있다. 이들을 구입할 때는 라벨을 좀 더 세밀하게 살펴야 한다. 샐러드나 스프에 건포도나 말린 과일을 첨가해 먹는 것을 좋아하는 사람들이 있다. 나도 렌즈콩을 넣은 양배추 스프에 달콤한 맛을 내는 말린 과일과 풍미가 나는 향신료를 첨가해 먹는 걸 좋아한다. 말린 과일을 주의해서 먹지 않으면 칼로리가 순식간에 불어난다. 보통 테이블스푼 하나 분량의 건포도는 약 33 칼로리에 해당된다.

지방이 없거나 또는 저지방 우유에는 젖당이나 유당이 포함되어 있기 때문에 '단순한' 탄수화물 항목에 포함된다. 내 생각에 이런 음식들보다 오히려 단백질이나 지방이 함유된 유제품을 먹는 게 오히려 나은 것 같다. 휘핑크림이 적당히 첨가되면 맛이 풍부해지므로 내가 선호하는 식단이다.

와인이나 다른 형태의 알코올 함유 제품도 탄수화물 항목에 포함된다. 따라서 이들을 마실 때에도 다른 것들과 마찬가지로 칼로리 계산을 해야 한다. 내가 몸을 바꾸기 위한 다이어트를 결심하고 거의 3년 동안은 알코올을 전혀 입에 대지 않았다. 보통 와인 한 잔은 150~200 칼로리 정도에 해당된다. 그러다가 최근엔 매일 저녁에 한두 잔의 와인을 마시기 시작했다. 하지만 매일 섭취 칼로리를 체크하는 걸 잊지 않는다. 당신도 알코올을 마셔야 한다면 반드시 칼로리를 확인하기 바란다.

트레이시의 리얼푸드 원칙 #6 : 자연스럽게 달콤한 것을 먹을 수 있는 방법을 고안하라

나는 다이어트 식단에서 단맛을 빼 본 적이 없다. 왜냐면 단맛을 뺀다고 해서 정말 원하는 결과가 오지는 않는다고 생각하기 때문이다. 단맛은 적군이 아니다. 달콤한 음식을 적으로 대하지 않고도 자신의 단맛 취향을 창조적이고도 현명하게 충족시킬 수 있는 방법이 있다. 예를 들어, 샐러드 드레싱에 천연 감미료를 적당히 첨가함으로써 채소도 섭취하고 단맛에 대한 집착도 해결할 수 있다. 하지만 이 과정에서 자신의 혀를 제대로 훈련시킬 필요가 있다. 일단 단맛에 중독되지 않도록 하는 게 중요하다. 단 것을 좋아하는 나는 스무디를 만들어 먹을 때 거기에 꿀이나 메이플시럽 같은 천연 감미료를 집어넣는다. 단 것을 좋아하는 내 취향에 대해 변명하고 싶은 마음은 없다. 달콤한 맛을 원하면 즐겨라. 다만 하루 섭취해야만 하는 칼로리 양을 현명하게 계산하라는 원칙을 지키면서 말이다.

평소에 섭취할만한 탄수화물의 평균 칼로리를 간략하게 제시하도록 하겠다. 너무 이러한 수치에 집착할 필요는 없지만 앞에서 이야기 했듯이 주의할 필요는 있다. 신선한 진짜 음식, 그리고 적당한 당분 섭취를 습관화 시킨다면 맛을 즐기면서도 원하는 다이어트를 지속해 나갈 수 있다.

- 건포도 테이블스푼으로 한 스푼 또는 말린 자두 테이블스푼으로 두 스푼(33~40 칼로리)
- 보통 크기의 사과 한 개 또는 포도 한 컵 정도(95~104 칼로리)
- 귀리가루가 첨가된 샐러드 드레싱에 설탕 한 스푼을 넣고 만든 스무디(46 칼로리)

2) 복잡한 형태의 탄수화물 식품

전분이 많이 들어간 채소, 쌀, 콩, 파스타, 귀리, 밀가루 등은 복잡한 형태의 탄수화물 범주에 포함된다. 이러한 재료로 만든 음식물은 칼로리 함량이 높다. 따라서 칼로리 계산을 할 때 주의를 요한다. 복잡한 탄수화물 식품은 칼로리 밀도가 높기 때문에 먹고 나면 배가 가득한 느낌이 든다. 이게 바로 탄수화물 식품을 내 식단 구성의 마지막 범주에 넣는 이유이다. 이러한 종류의 탄수화물 식품은 대부분 먹은 양의 네 배 만큼의 수분을 잡아당긴다. 따라서 먹고 나면 다른 음식들에 비해 배부른 느낌이 더 나는 것이다. 복잡한 탄수화물 식품을 먹고 난 다음날 어떤 느낌이 드는지 한번 확인해보라. 자신의 목표가 체중 감량이라면 배가 가득한 느낌이 들 때까지 음식을 배에 집어넣는 것은 바람직한 습관이 아니다.

비트, 완두콩, 겨울호박, 호두, 도토리, 국수호박, 파스닙 그리고 모든 종류의 감자, 옥수수, 그리고 열대 바나나는 전분이 많이 든 채소에 속한다.

다음 목록을 통해 자신이 일상적으로 섭취하는 탄수화물에 대한 대략적인 칼로리 함량을 확인해보라.

- 말린 귀리밀 반 컵(150 칼로리), 또는 스파게티 면 3/4컵(132 칼로리)
- 땅콩호박 1컵(82 칼로리)
- 두 조각으로 쪼갠 완두콩, 보리, 쌀 3/4컵(145~175 칼로리)

이제 모든 준비가 끝났다. 무엇보다도 채소를 우선순위에 두어라. 그런 다음 단백질, 지방, 탄수화물 순서로 식단을 구성한다면 몸에 에너지를 불어 넣으면서도 맛까지 챙기는 스마트한 식습관이 형성될 것이다. 앞에서 제시한 음식별 평균 칼로리는 일반적인 가이드라인이다. 자신이 하루에 어느 정도의 칼로리를 섭취하는지 늘 확인하고 먹는 양을 모두 합쳐 여자라면 1200 칼로리, 남자라면 1600 칼로리 정도를 넘지 않도록 조절해

오트밀을 먹는 사람은 당신이지 내가 아니다

난 오트밀을 좋아한다. 오트밀은 내가 지속적으로 섭취하는 유일한 탄수화물 식품이기도 하다. 오트밀의 좋은 점은 다음과 같다. 1) 말린 오트밀 반 컵만으로도 몸을 유지하는 데 필요한 에너지를 충분히 얻을 수 있다. 2) 오트밀에는 달콤한 식품을 쉽게 첨가해 먹을 수 있다. 3) 질리지 않고 계속해서 먹을 수 있는 식품이다. 난 보통 저녁에 오트밀을 먹는데 먹고 나서 느낌도 좋고 잠도 잘 오는 것 같다. 많은 이들이 가공하지 않은 귀리가 좋다고 추천하지만, 내가 보기에 통귀리, 시리얼 휘트크림, 잡곡 시리얼 또는 일반적인 오트밀 사이의 차이를 잘 모르겠다. 종류에 따라 영양가 차이가 있겠지만 정말 중요한 것은 그걸 먹었을 때 자신이 행복감을 느끼는지 또는 뭔가 기대할 만한 체중 감량을 할 수 있는 음식인지가 중요하다. 어떤 종류의 오트밀을 선택하느냐는 부차적인 문제다. 살을 뺄 수 있고, 다이어트에 정말 도움을 주는 음식이 아니라면 아무 소용이 없다. 내 말을 믿어라. 다이어트를 하는 주체는 당신이다. 당신이 좋아하는 음식을 선별하는 데 타인의 의견에 너무 좌우되는 것은 좋지 않다. 현명하게 다이어트 하라.

야 한다. 이렇게 합리적인 수치에 맞추어 다이어트를 한다면 살이 빠르게 빠져나가게 될 것이다.

고칼로리를 섭취해도 좋은 날

활동량을 낮추며 음식을 적게 먹는 데 익숙해지면 섭취하는 칼로리를 줄일 수 있다는 말을 들은 적이 있을 것이다. 논리적으로 틀린 말은 아니다. 하지만 이렇게 소극적인 접근을 하면 힘이 빠지며 바닥을 치게 된다. 칼로리를 줄이는 것만을 목표로 한 다이어트는 체중 감량에 큰 도움이 되지 않는다. 이런 종류의 다이어트는 악몽으로 끝날 확률이 높다. 그렇다면 어떻게 해야 할까? 일주일에 한 번 정도 '하이-칼로리 데이' 를 설정하라. '자신을 속이는 날' 보다는 이렇게 우아한 표현이 더 낫다. 물론 여기엔 제한 조건이 있다. 자신이 목표로 했던 체중 감량을 달성한 주에만 딱 하루 '하이-칼로리 데이' 를 실행하라는 것. 매주 자신이 목표로 했던 체중 감량을 달성했다는 사실을 어떻게 확인할 수 있을까? 이미 이야기 했듯 여자는 하루 평균 1200 칼로리, 남자는 1600 칼로리를 넘지 않도록 다이어트를 하면서 일주일을 보내면 된다.

'하이-칼로리 데이' 를 설정하는 것은 생각보다 중요한 장치이다. 나는 살이 잘 찌는 사람들이 하루에 얼마나 많은 음식을 뱃속에 집어넣는지 잘 알고 있다. 그들은 아침부터 저녁까지 온갖 것들을 끊이지 않고 먹어댄다. '하이-칼로리 데이' 는 이러한 음식에 대한 욕구를 풀어놓는 날이다. 그렇다고 24시간 내내 왕창 먹을 필요는 없다. 두 시간 정도면 자신의 욕구를 만족시키는 데 충분한다.

'하이-칼로리 데이' 를 설정하는 것을 쇼핑에 비유해보면 도움이 된다. 쇼핑을 케틀벨만큼이나 좋아하는 나는 마트에서 반짝 세일을 할 때의 주부의 마음을 잘 안다. 당신도 그 성취의 기쁨에 공감하는가? 커다란 쇼핑 바구니를 들고 2분이라는 한정된 시간 안에 폭도들이 달려가는 것처럼 질주하는 광란의 시간을 보낸 적이 있는가? 마트에서 설정한 시간은 아주 잠깐이다. 하루 종일 그런 세일을 하지는 않는다. 마트에서 제공하는 것이 뭐든 상관없이 우선 그걸 구입하고 보는 사람들도 많다. 마찬가지로 하루 종일 원하는 것을 먹을 수 있는 날을 설정한다고 해서 정말 그렇게 할 수 있는 것은 아니다. '하이-칼로리 데이' 를 설정하면 약간의 트릭을 쓰면서도 다이어트를 계속 해나갈 수 있는 즐거움이 뒤따른다.

내가 처음 이 원칙을 설정하고 일주일 후 원하는 체중 감량 목표를 달성하고 나서 실행해 보았다. 체중 감량을 위한 다이어트를 해오면서도 앞에서 소개했던 다이어트 원칙에 따라 좋아하는 음식을 어느 정도 먹어왔던 나는 별다른 장애를 받지 않고도 '하이-칼로리 데이'에도 적응했다. 원래 남편과 일주일에 한 번은 야간 데이트를 했던 터라 그날에 맞춰 '하이-칼로리 데이'라는 상을 나에게 수여하기로 했다. 음식에 대한 아무런 제한도 두지 않고 손이 가는 대로 먹었다. 쇼핑가서 반짝 세일을 만난 주부처럼 말이다.

그날 밤 원하는 것을 맘대로 먹고 나서 다음날은 조금 더 엄격하게 1200칼로리 원칙을 적용했다. 결과적으로 계속해서 체중 감량 목표를 달성할 수 있었고 '하이-칼로리 데이' 원칙도 만족스러웠다. 잘 먹은 다음 한 주는 에너지 가득하고 운동에 대한 동기부여가 된 상태에서 또 한 주를 이겨나갔던 것이다. 다시 말하지만 이 방법은 꽤 효과가 있다. 다이어트 속도를 줄이지 않고도 계속 앞으로 나아갈 수 있는 모멘텀을 얻을 수 있는 좋은 방법이다.

이렇게 섭취 칼로리에 일정한 규칙을 두고 일정하게 유지하는 시간과 가끔씩 원하는 대로 먹는 자유 시간을 두는 것은 보디빌더나 운동선수들에게는 상식적인 일이다. 보디빌더는 체중을 감량하기 위해 칼로리 섭취를 낮추다가 어느 정도 적응이 되면 적절히 자유 시간을 설정한다. 이런 방법은 두 가지 장점이 있다. 첫째는 신체가 지나치게 바닥상태에 빠지지 않도록 해주어 신진대사를 높게 유지할 수 있게 만든다. 둘째는 정신적인 이유에서다. 하루 정도 이렇게 다이어트에 대한 제한을 풀어놓으면 나머지 날들을 조금 더 쉽게 버텨나갈 수 있다. '하이-칼로리 데이'를 실천해보라. 이 작은 변화를 통해서 큰 결과를 얻을 수 있음을 믿어라.

'하이-칼로리 데이' 원칙을 정리해보자.

체중 감량이 핵심이다.

일주일 동안 케틀벨과 다이어트를 했는데도 체중 감량을 하지 못했다면 '하이-칼로리 데이'를 가져서는 안 된다. 왜냐면 한 주간 분명히 뭔가 많이 먹었음이 확실하기 때문이다. '하이-칼로리 데이'를 갖는 이유는 칼로리 제한으로 오는 정신적 스트레스를 줄이기 위함이다. 그러니 체중 감량 목표를 달성하지 못했다면 스트레스를 줄여야 할 이유도 없는 것이다. 원하는 결과를 성취하고 싶다면 행동이 기대를 창출할 수 있도록 해야 한다.

한 끼, 두 시간 정도를 마음껏 먹는다.

'하이-칼로리 데이'는 일주일 중 매번 같은 요일에 시행하는 것이 좋다. 일정한 시간에 시행하면 몸이 쉽게 적응한다. '하이-칼로리 데이' 라고해서 하루 종일 음식을 먹으라는 말은 아니다. 음식에 대한 욕구를 충족시키는 데 정해진 날 중 한 끼, 그리고 약 두 시간 정도만 마음껏 먹도록 자신을 풀어놓아도 충분하다. 아침이든 저녁이든 원하는 시간을 설정해서 식욕을 충족시키고 나머지 시간엔 정상적인 식단으로 식사한다.

'하이-칼로리 데이' 다음 날엔 평소보다 칼로리를 낮게 설정하라.

마음껏 음식을 먹도록 허용한 다음 날엔 조금 더 엄격하게 저칼로리 원칙을 지킨다. 이게 나에겐 다이어트에 대한 동기부여를 해주었다. 하지만 지나치게 수치에 집착할 필요는 없다. 자신이 할 수 있는 최선의 노력으로 다이어트를 하면 된다. 그러고 나서 일주일의 남은 날들엔 과학적인 원칙에 맞춰 운동과 다이어트를 병행하라. '하이-칼로리 데이' 이후에 살이 찐 것 같으면 아마도 복잡한 형태의 탄수화물 식품을 많이 먹었을 수도 있다. 복잡한 탄수화물은 수분을 많이 끌어당기기 때문에 살을 쉽게 찌운다. 조금이라도 살찌는 것을 예방하고 싶다면 '하이-칼로리 데이' 다음날 1000 칼로리(남자는 1250~1300 칼로리) 정도로 섭취량을 줄이도록 하라.

자신만의 푸드저널 만들기

식습관을 바꿀 준비가 된 사람에게 해주고 싶은 말이 있다. 바로 자신이 매일 먹는 음식에 대한 푸드저널food journal을 만들라는 것. 섭취하는 칼로리가 어느 정도인지 확인하는 가장 좋은 방법은 데이터를 가시화 하는 것이다. 자신이 매일 먹는 칼로리 양이 어느 정도인지 확인하고 싶지 않은 사람은 아마도 자신의 문제를 직시하길 꺼려하는 경향이 있을 것이다. 그런 사람들은 진정으로 변화될 준비가 덜 되었다고 봐도 무방하다. 단지 저울 위에 올라가서 눈금을 확인하는 것만으로 자신에 대한 의무를 다했다고 생각지는 말라. 자신이 먹는 모든 음식의 라벨과 영양 정보를 꼼꼼히 확인하라. 그런 태도가 습관이 되도록 하라. 얼마나 좋은가. 음식 전문가가 되는 것도 하나의 즐거움이다. 게임하듯이 다이어트를 하라.

부록에 보면 빈칸이 쳐진 푸드저널 표가 보일 것이다. 그걸 복사해서 매일 들고 다녀라. 자신의 푸드저널을 기록하는 태도를 하루 종일 견지하라. 작은 노트북을 들고 다니는 것도 좋다. 스마트폰이 있다면 음식 칼로리를 산출할 수 있는 앱을 다운로드 받아서 활용해도 좋다. 다음 페이지에 나만의 푸드저널에 대한 예를 보여줄 수 있는 표를 소개해 놓았다. 확인하고 자신만의 푸드저널을 만드는 데 참조하기 바란다.

예전엔 보통 자기 전 기억에 의존해 먹은 음식 데이터를 기록했었다. 하지만 얼마 안 가 하루에 여러 번 기록하는 게 더 쉽다는 사실을 깨달았다. 물론 음식을 먹자마자 바로 푸드저널에 기록할 필요까지는 없다. 중요한 건 잊기 전에 재빨리 기록으로 남기는 거다.

자신이 먹는 모든 음식에 대한 칼로리 데이터를 기록하라고 했지만 이를 너무 부담스럽게 여길 필요는 없다. 푸드저널을 세금 계산서처럼 본다거나 기록된 데이터를 보고 자신을 책망하는 용도로 활용하지는 말라. 단지 자신의 신체에 대한 과학적 기록이라고 생각하라. 익숙해지면 어떤 음식이 몸을 굼뜨게 하고, 무겁고 부풀어 오른 느낌이 나게 하는지 명료하게 이해하게 될 것이다. 또 어떤 음식을 먹어야 가볍고 힘이 차오르는 느낌이 나는지, 또 어떤 성분이 입을 즐겁게 해주는지도 알게 될 것이다.

전투적인 태도로 푸드저널을 작성해야 하냐고 묻는다면 아니라고 대답하겠다. 중요한 건 지속적으로 자신의 데이터를 수집하는 것이다. 숙제하듯 의무감에서 할 필요는

The Swing!	DAILY EATING JOURNAL	
Date: 3/16		
Meal 1:	Veggies(채소): n/a	Time: 11:30 a.m.
	Protein(단백질): 1/2컵, 우유(73 칼로리)	
	Fat(지방): n/a	
	Carbs(탄수화물): 1/2컵 오트밀(150 칼로리) 1 테이블스푼, 설탕(45 칼로리)	
Meal 2:	Veggies: 4컵, 양배추 샐러드 믹스	Time: 3:30 p.m.
	Protein: 100그램, 닭다리(200 칼로리)	
	Fat: 드레싱(150 칼로리)	
	Carbs: 1컵, 포도(62 칼로리)	
Meal 3:	Veggies: 양파, 당근, 셀러리, 토마토, 근대	Time: 5:30 p.m.
	Protein: 70그램, 양고기(150 칼로리)	
	Fat: n/a	
	Carbs: 1컵, 검은콩(225 칼로리)	
Snacks:	초콜릿(80 칼로리)	
	채소 합계(100 칼로리)	
WORKOUT: Activity: 6:00 a.m.: 걷기 20km ; 7:15 a.m.: 비크람 요가		
NOTES: Total calories: 1,235		

없다. 나 또한 내가 먹는 모든 음식에 대해 정확한 칼로리 데이터를 기록하는 건 아니다. 아몬드 한 조각을 먹었다고(물론 계속 먹는다면 기록해야 한다) 거기에 함유된 칼로리까지 섬세하게 강박적으로 기록하지 않는다. 나는 50~100칼로리 정도 나가는 음식에 대해서는 다양한 방식으로 기록을 남긴다. 예를 들어, '당근스틱 10개 = 8 칼로리' 하는 식으로 모아서 기록하지, 각각의 당근스틱에 담긴 칼로리를 꼼꼼하게 기록하진 않는다. 그날 먹은 모든 채소에 대해서는 한꺼번에 모아서 기록지 끝에 '채소 합계 = 100 칼로리' 식으로 덩어리로 환산해 기록한다. 푸드저널을 작성할 때는 최대한 솔직해야 한다. 가능한 자신이 섭취한 음식 칼로리를 정확하게 기록하는 게 좋지만 게임을 하는듯한 태도를 버리지는 말라.

The Swing!	**DAILY EATING JOURNAL**	
Date: 3/27		
Meal 1:	Veggies: 4컵, 양배추 샐러드 믹스	Time:
	Protein: 100그램, 닭다리(200 칼로리)	11:30 a.m.
	Fat: 드레싱(150 칼로리)	
	Carbs: 30그램, 건포도(90 칼로리)	
Meal 2:	Veggies: 시금치, 토마토, 오이 스무디	Time:
	Protein: 1컵, 코티지 치즈(200 칼로리)	3:30 p.m.
	Fat: 아보카도 1/2(135 칼로리)	
	Carbs: n/a	
Meal 3:	Veggies: 양파, 당근, 셀러리, 근대	Time:
	Protein: 85그램, 양고기(150 칼로리)	6:30 p.m.
	Fat: n/a	
	Carbs: 1컵, 검은콩(225 칼로리)	
Snacks:	당근, 셀러리, 브로콜리	Time:
	2 테이블스푼, 땅콩버터(200 칼로리)	1:00 p.m.
	채소 합계(100 칼로리)	
WORKOUT: 활동: 6:00-6:45 a.m.: 케틀벨 트레이닝; 7:00 a.m.: 걷기 20km		
NOTES: Total calories: 1,450		

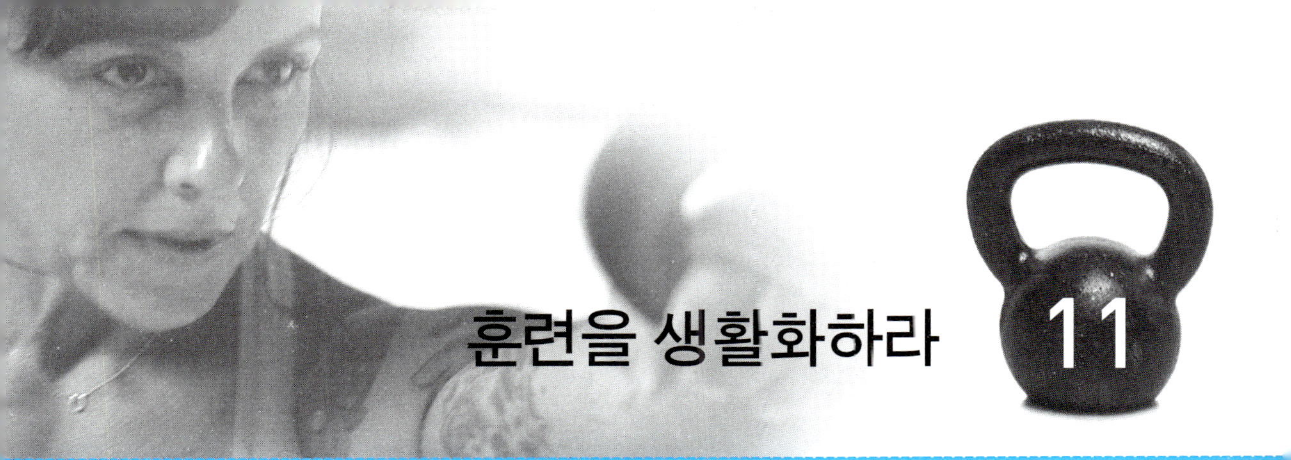

훈련을 생활화하라 11

그동안 해오던 다이어트 방법을 바꾸고 나만을 위한 요리를 시작하기로 결심한 후, 가까운 곳에 사는 요리에 조예가 깊은 사람이 운영하는 가게에서 직접 요리 수업을 들었다. 그때까지 나는 닭고기나 소고기를 직접 구워본 적도 없었고 스프조차 스스로 끓여본 적이 없었다. 사실 살아오면서 계속 요리법을 습득하고 싶었지만 우리 집안 사람들은 요리에 별로 관심이 없었다. 그러니 나도 그 중요성을 간과해왔다. 지난날을 되돌아볼 때 가장 당혹스럽게 느껴지는 일은, 이렇게 가족들에게 요리해주는 방법도 모르고 경험도 없으면서 그들을 부양하려고 애썼다는 점이다. 하지만 지금 나는 나뿐만 아니라 가족들에게 멋진 요리를 해줄 수 있는 능력을 갖추고 있다.

요리할 시간을 빼기엔 너무 바쁘다고 하는 사람들도 있다. 하지만 정말 시간이 없는 걸까? 이 장에서는 음식을 빠르게 조리하고 쉽게 준비하는 몇 가지 유용한 정보를 알려주도록 하겠다. 여기서 제시하는 단순한 요리 전략을 실제로 적용해본다면 생각보다 빠르게 음식을 만들 수 있음을 알게 될 것이다. 채소를 자르는 데에도 방법이 있으며, 요리하는 일이 참으로 고요하면서, 마치 명상처럼 느껴질 때도 있을 것이다. 그러니 그 모든 과정을 즐기라고 말해주고 싶다.

요리의 리듬 속으로 들어가라

요리를 배우는 것보다 더 나은 투자는 없다. 그렇다고 복잡한 레시피나 테크닉을 익히라는 말은 아니다. 누구나 자신의 주방에서 매일 행하는 일상적인 요리 기술들을 조금 더 쉽고 재미있으면서도 빠르게 할 수 있는 방법을 익히라는 말이다. 약간의 방법만 익히면 이 모든 일들이 조금도 복잡하게 느껴지지 않을 것이다. 그리고 요리를 많이 하면 할수록 즐거움은 커질 것이고 기술은 늘어난다. 하지만 그런 기술을 체득하기 위해서는 연습이 필요하다.

처음 요리법을 배울 때 칼을 들고 재료를 준비하면서, 가장 중요한 일이 바로 요리 하기 전 주방을 세팅하는 것이라는 사실을 깨달았다. 주방을 세팅하는 이 단순한 접근법이야말로 요리의 전 과정을 자연스럽게 만들어주는 요소이다. 칼을 다루는 기술과 주방을 세팅하는 두 가지 기술을 제대로 익혀라. 이 기술이 요리하는 과정에서 통합되도록 하라.

칼 다루기

훌륭한 요리를 만들기 위한 가장 중요한 기술이 바로 칼을 다루는 것이다. 이미 재료를 칼로 손질하는 법을 잘 아는 분도 있겠지만 꾸준히 그리고 직접 요리를 해온 사람이 아니라면 빠른 속도로 칼을 다루지는 못할 것이다. 그러니 연습하라. 칼을 능숙하게 다루게 될 때까지 계속 연습하게 되면 좀 더 빠르고 쉽게 자신만의 요리를 할 수 있게 될 것이다. 요리연구가로 유명한 레이첼 레이Rachael Ray는 '30분 요리' 라는 표현을 한다. 그녀가 자신의 요리를 할 때 얼마나 칼을 능숙하게 다루는지 본 적이 있는가? 칼을 잘 다룰 수 있어야 요리를 빨리 할 수 있다는 건 상식이다. 칼 다루는 기술을 제대로 익혀서 양질의 재료를 준비하라.

요리에 쓰이는 재료의 크기를 일정하게 자르는 게 칼 다루기의 핵심이다. 물론 완벽하게 똑같은 크기로 자르라는 말은 아니다. 연습을 통해 좀 더 능숙하게 칼을 다루게 되면 요리가 훨씬 편안하게 느껴질 것이다. 요리 과정을 조금 더 단순하고 쉽게 만들려면 올바른 칼을 선택해야 한다. 나는 셰프들이 사용하는 20~25cm 정도의 칼을 추천한다.

칼을 사용하는 데 자신감을 얻으려면 연습이 필요하다. 그리고 요리를 자주 할수록 기술은 는다. 칼 다루는 기술을 높일 수 있는 방법을 하나 알려주겠다. 프랑스어로 미르포아mirepoix라는 말을 아는가? 미르포아는 당근, 양파, 셀러리를 주사위 모양으로 썰어

여기에 월계수잎이나 백리향 같은 허브를 기름과 버터에 빠르게 볶아 만든 기본양념을 말한다. 대부분의 스프나 스튜 요리에는 이 미르포아가 들어간다. 칼 기술을 익히는데 이 미르포아를 준비하는 것보다 나은 방법은 없는 것 같다. 작은 양파 하나, 당근 두 개, 여기에 세 개의 셀러리 줄기를 준비한 후 크기와 도양이 비슷해질 수 있도록 다양하게 자르는 연습을 하라. 한 주 동안 소비되는 요리의 재료를 이 미르포아 방식으로 만들어 기밀용기에 담은 후 냉장고에 넣고 필요할 때마다 꺼내 써라. 칼 다루는 기술이 능숙해지면 요리 시간이 단축될 수밖에 없다. 시간을 정해놓고 연습하면 그 시간은 훨씬 빨라지고 요리는 더욱 쉬워질 것이다.

트레이시의 리얼푸드 원칙 #7 : 하루에 양파 한 개를 썰어라

누군가 내게 양파를 좋아하지 않는다고 하면 나는 의문이 든다. 대부분의 풍미가 좋은 음식엔 양파가 들어가는데 단지 생으로 된 양파를 다루는 법이 까다롭다고 포기한다는 점이 이해가 가지 않는 것이다. 하지만 양파 썰기에 대한 기술을 제대로 배우면 이 문제를 해결할 수 있다. 먼저 양파 뿌리 부위를 자른다. 그런 다음 자른 면을 도마에 놓고 옆에서부터 썰어나간다. 칼로 양파를 잘게 썰 때 거꾸로 뿌리 쪽에서부터 써는 사람들이 있는데 이는 눈을 맵게 하는 방법이다. 또 칼로 양파를 썰 때 내 몸 쪽으로 당기지 말고 바깥쪽을 칼을 밀 듯이 썰어야 한다. 이러면 훨씬 더 잘 썰어질 뿐만 아니라 눈도 덜 맵다. 하루에 양파 하나를 썰어 스프나 샐러드, 파스타 등 원하는 어떤 음식에든 넣어 먹어라. 스스로 자기만의 음식을 만들어 먹는 습관이 들면 섭취 칼로리를 대폭적으로 줄일 수 있다. 양파를 써는 것은 그 첫걸음이다. 걷기가 운동의 첫걸음인 것처럼 건강한 리얼푸드를 만드는 첫걸음을 양파 썰기로부터 시작하라. 리얼푸드와 자신의 몸을 연결시켜라. 양파는 영양가도 좋을뿐더러 스태미너 식품이기도 하다. 양파 썰기에 익숙해지면 다른 음식들도 스스로 준비하기가 훨씬 더 쉬워진다.

모든 것을 제자리에 놓아라.

프랑스어로 미즈 앙 플라스mise en place라는 말이 있다. '모든 것을 제자리에' 라는 의미를 지닌 말이며, 요리를 하는 사람에게는 상식이다. 필요한 모든 도구와 재료를 '준비 상태' 에 놓고 시작하면 요리가 훨씬 더 쉬워진다. 특히 처음으로 자신만의 레시피로 요리를 하려는 사람에게는 이 미즈 앙 플라스를 갖추는 게 필수다. 모든 도구와 재료를 한 장소, 특히 요리를 하는 자신의 부엌에 명확한 위치를 선정하여 진열하라. 진열할만한 공간이 부족하면 선반이나 테이블도 괜찮다. 요리를 시작하게 되면 필요한 모든 것들이 눈앞에 놓여있어야 한다. 필요한 도구들이 한두 가지 부족하다고 해서 걱정할 필요는 없다. 요리에 익숙해지면 점차 다른 도구나 재료를 활용해 대체하는 방법을 습득할 수 있게 된다. 그러니 꾸준히 연습하라. 재료를 색다르게 배합했는데도 맛이 좋았던 경험이 있다. 신선한 재료를 사용해 요리를 한다면 조금 다르게 조리한다고 해서 결과가 나쁘게 나올 수 있겠는가?

모든 것들이 갖추어졌으면 이제 재료를 썰고, 자르고, 다듬을 차례다. 전자레인지에 불을 켜기 전에 재료를 손질하도록 하라. 굳이 오븐 같은 데에 재료를 넣고 굽지 않아도 되는 요리법을 익히면 좋다. 맛 좋고 기분까지 좋아지는 샐러드를 만들 수 있도록 하라. 일주일 동안 먹을 음식을 준비하며 기쁜 마음으로 생활하는 것도 즐거움이다.

조리된 음식을 대하는 태도

자신이 먹을 음식 재료를 스스로 준비하고 또 요리하는 법을 배우는 것은 다이어트를 하는데 있어 정말 중요한 일이다. 다이어트가 '라이프스타일' 이 되는데 있어 이 과정의 중요성은 아무리 강조해도 지나치지 않다. 하지만 어쩔 수 없이 '조리된 음식' 을 구입해서 먹어야만 한다면 '조리된 재료' 를 구하도록 하라. 완전히 조리되어 더 이상 손을 댈 수 없는 완성식품을 구입하지는 말아라. '조리된 재료' 를 구입한 후엔 자신이 직접 다른 재료들과 섞어서 요리하라. 하루 세 끼 중 한 끼는 이렇게 미리 '조리된 재료' 를 활용해 요리를 해 먹어도 괜찮다.

'조리된 재료' 를 구입해서 요리하는 것과 '조리된 음식' 을 사 먹는 것은 큰 차이가 있다. 자신이 먹는 음식에 자신의 손이 많이 가면 갈수록 좋다. 만일 식료품 가게에서 구운 닭을 사왔다면 여기에 자신이 직접 집에서 만든 샐러드를 첨가해 먹어라. 이렇게 하면 완전 조리된 중국식 닭고기 샐러드를 사먹는 것에서 한 단계 진화된 라이프스타일이라고 볼 수 있다. 샐러드 또한 이미 다 만들어져 나온 것을 사먹는 것은 자신의 요리 실력 증진에 아무런 도움이 되지 않는다. 채 썬 양배추를 사와서 제철 채소와 섞어 먹는 것은 요리 세계로의 입문에 불과하다. 자신이 먹을 음식에 자신의 손이 많이 가면 갈수록 만족감과 자신감은 높아질 것이다. 자기 주도적으로 요리를 하는 시간이 늘어날수록 요리 실력은 일취월장하게 된다.

식단 계획하기

오늘 자신이 어떤 음식을 먹을지 미리 아는가? 이 질문에 'NO' 라고 대답한다면 시간을 두고 자신의 식단을 준비하는 사람이 아니라는 뜻이다. 이는 앞으로의 건강과 체중 변화에 그다지 관심이 없다는 의미이기도 하다. 준비하는 자만이 결과를 얻을 수 있다. 그러니 신체 변화를 원한다면 자신이 그날 먹을 음식을 시간을 두고 미리 계획하는 습관을 들이도록 하라. 나는 내가 오늘 어떤 음식을 먹을 것인지 당신에게 말해줄 수 있다. 그렇다고 일주일 후의 식단이 어떠할지 미리 말할 수 있는 건 아니다. 단지 오늘 어떤 음식을 먹을 건지 계획하는 것만으로도 충분하다. 하지만 일주일 동안 대략적으로 어떤 것을 먹을지 예상해보는 것은 좋은 습관이다.

매주 자신이 먹는 식단을 조금 더 쉽고 효율적으로 꾸리는 방법이 있다. 바로 일주일에 적어도 4일은 같은 식단으로 식사를 하라는 것. 현재 자신이 먹고 있는 식단을 살펴보라. 아마도 10번 중에 절반 이상은 비슷한 식단일 것이다. 하지만 그런 식으로 아무 생각 없이 같은 음식을 먹는 것도 건강한 식단은 아니다. 리얼푸드 식단을 꾸려서 그걸 비슷한 형태로 4일 정도를 반복해 먹어보라. 그러면 음식을 선택하느라 드는 수고를 덜 수 있을 뿐만 아니라 '자신만을 위한 나머지 3일' 에 초점을 맞출 수 있다. 이런 습관은 장기적으로 체중 감량을 목표로 다이어트 하는 사람에게 매우 유용하다. 체중이 잘 불지 않는 사람들에게 평소 어떤 식사를 하느냐고 물어보라. 아마도 매일 비슷한 종류의 음식을 꾸준히 먹는다고 할 것이다. 그들은 폭식으로 과도한 열량을 섭취하지도 않는다. 내가 지난 6년간 꾸준히 다이어트에 성공한 것도 이 때문이다. 중간에 약 9kg 정도 살이 더 쪘던 적이 있었는데 그때는 이런 습관을 어겼던 것이 이유였다. 하지만 내가 작성한 '푸드저널' 을 살펴보고 무엇이 문제였는지 확인한 다음 원래의 리얼푸드 식단으로 되돌아가니 바로 원래의 건강한 체중을 되찾게 되었다. 몸은 '꾸준함' 을 좋아한다. 지속적으로 좋은 식습관을 반복하는 패턴을 버리지 않도록 하라.

우리는 '선택의 세상' 에서 산다. 마음만 먹으면 무엇이든 선택해 먹을 수 있다는 말이다. 물론 원하는 모든 것을 다 먹을 수는 없지만 사람들은 시간을 들여 엄청난 양의 식품들을 선택하느라 많은 시간을 보낸다. 먹을 수 있는 음식의 가짓수가 아무리 많다고 해도 그 모든 걸 다 먹어볼 필요는 없다. 영양가를 우선순위에 놓고 자신의 식단을 구성하는 법을 배우게 되면 만족도는 더할 나위 없이 높아질 것이다. 한주 동안 엄청난 양의 음식을 먹어치우고 또 '하이-칼로리 데이' 를 설정해 자유롭게 먹을 수 있는 시간을 갖는다 해도 지나치게 정도에서 벗어나지 않도록 주의하라. 하지만 작은 실수에 대해 지나친 걱정을 할 필요는 없다. 살찐 상태를 그대로 유지하는 것 자체가 진짜 큰 실수다.

일요일이야말로 한주 동안 먹을 음식에 대해 준비하기에 적기이다. 농장에 찾아가거나 식료품점에 방문하며 자신만의 웰빙 요리를 해 먹을 수 있는 최적의 날도 일요일이다. "배고플 때 음식 준비를 하지 말라"는 말을 기억해두기 바란다. 음식에 대한 유혹이 가장 적은 시간 또는 밥 먹고 나서 20분이 지난 다음에 식단을 짜면 좋다. 나는 아침 7시 전 또는 4시에 일어나자마자 나만의 하루 식단을 짠다. 이렇게 이른 시간에 뭔가 먹고 싶은 마음이 일어나지는 않기 때문이다. 적어도 이런 전략이 나에게는 매우 잘 맞아 떨어졌다. 아침 일찍 일어나 케틀벨 스윙을 하며 칼로리를 날려버리고 하루 식단을 계획하는 습관은 나의 다이어트에 큰 도움이 되었다. 저녁에 요리를 하고 식단을 짜는 사람들에게는 특별히 해줄 말이 없다. 그 나름대로의 장점을 살려서 준비해나가면 된다.

트레이시의 리얼푸드 원칙 #8 : 유기농 제품을 고르느라 과도한 스트레스를 받지는 말라

비싼 유기농 과일이나 채소를 사서 먹어야만 체중감량과 건강을 챙길 수 있는 것은 아니다. 예전에 난 유기농이라고 불리는 것은 뭐든 구입하고 봤다. 하지만 어느 순간 그 일이 정말 스트레스 받는 일이 되었다. 재료 목록을 작성하고 해당 칼로리를 기록하는 데 과도하게 시간을 뺏겼다. 어느 농부가 더 괜찮은 유기농 제품을 생산하는지, 어떤 채소가게에서 더 질 좋은 제품을 내놓는지에 신경 쓰는 일은 고역일 때가 많다. 그러다가 의문이 들었다. 이게 정말 신토불이 제품이 맞는 걸까? 이 제품은 저 제품보다 화학 성분이 덜 첨가된 게 확실한 걸까? 결국 내가 좋아하는 채소를 먹는 데 지나치게 걱정만 쌓아가고 있는 태도를 이완하기로 마음먹었다. 시간과 돈이 충분한 사람이라면 유기농 제품을 생산하는 산지와 농부를 꼼꼼히 따져가며 먹어도 상관없다. 또 가능하면 좋은 정보를 많이 알고 있는 게 낫다고 생각한다. 하지만 스트레스를 받아가며 새로운 '리얼푸드 원칙'을 덕지덕지 첨가해 나갈 필요는 없다고 본다. 다이어트에 성공하는 게 진짜 목적 아닌가?

일상적인 쇼핑 리스트

냉장고나 식료품 저장소에 담아둬야 할 필수 아이템들이 있다. 식료품 가게에 가기 전에 다음 품목들을 고려하기 바란다.

- 샐러드용 채소: 양배추, 상추, 시금치, 자신이 선호하는 네 종류의 녹색 채소
- 지방 식품: 올리브 오일, 마요네즈
- 단백질 식품: 닭고기, 소고기, 돼지고기, 양고기, 달걀
- 기초 채소: 미르포아를 위한 양파, 셀러리, 당근
- 신맛을 내는 식품: 레몬, 라임
- 유기농 제품: 요구르트, 코티지 치즈
- 과일: 사과나 말린 과일
- 단맛을 내는 식품: 설탕 또는 꿀
- 곡물/콩류: 완두콩, 쌀, 오트밀
- 향신료: 소금과 후추

한주 동안의 요리를 위한 샐러드 채소를 준비한 후 가늘게 썰고, 토막 내고, 깍둑썰기를 해서 보관하라. 스프나 스튜에 들어가는 단백질 식품들도 다로 분리해 보관해야 한다. 요리 재료를 미리 준비하는 것은 요리하기 전 기구를 세팅하는 것만큼 중요하다. 기밀용기에 적절히 분리해 보관하는 것은 나중에 요리 시간을 절약할 수 있는 좋은 습관이다. 적당량을 분배해 저장하면 간식을 준비할 때 특히 유용하다. 대충 아무렇지도 않게 분배하면 결국 아무렇지도 않은 결과로 이어지고, 살을 찌우는 요소로 작용하게 된다. 알맞은 양을 필요한 만큼만 분배해 잘 보관하면 그 이후의 일들이 간편해진다.

어떤 재료들은 쉽게 질척해져서 나중에 요리에 쓰려고 하면 원래의 부피와 모양이 변한다는 것을 알게 될 것이다. 녹색 샐러드용 채소나 빵, 곡물, 특히 말린 과일 등은 부피가 불어나기도 한다. 자신만의 요리법을 습득해가며 생기는 일들은 모두 과정상의 시행착오로 여기는 게 좋다. 어떤 재료들을 어떻게 분리해서 보관해야 할지를 잘 체크해놓기 바란다.

레스토랑, 특히 패스트푸드를 제공하는 곳에서 식사를 할 때를 떠올려보라. 정말 빠른 속도로 음식이 나오지 않던가? 주문을 하자마자 재료를 손질할 시간도 없을 것 같은데 바로 나오는 음식들을 보고 무슨 생각이 드는가? 주방 스텝들은 몇 시간 전에 도착해 이미 설거지, 재료 자르고 다듬기, 양을 측정하고 미리 데우기 등과 같이 요리에 필요한 준비를 한다. 그러다가 주문이 들어오면 최대한 신속하고 능숙하게 요리를 내놓는다. 물론 여러분의 주방보다 레스토랑 주방에서 일하는 사람들이 더 많은 건 사실이다. 하지만 그렇다고 본질적인 사실이 변한 것은 아니다. 레스토랑처럼 준비를 미리 해두면 짧은 시간에 멋진 음식을 만들 수 있다. 그러니 미리 준비한 재료를 활용해 자신만의 샐러

드와 스프를 효율적으로 만들어보라. 레스토랑이나 식료품 가게에서와 마찬가지로 여러분의 주방도 매우 원활하게 돌아갈 수 있다. 이런 일들은 즐거울 뿐만 아니라 만든 음식의 맛까지도 좋아지니 일석이조다.

아직 냉장고와 친해지지 못한 사람이라면 지금부터 그렇게 되도록 노력하라. 많은 음식들이 냉동 기능을 통해 멋지게 활용될 수 있다. 특히 스프와 스튜처럼 액상으로 된 음식은 얼린 다음 해동해서 먹어도 완벽한 요리들이다. 닭가슴살 같은 단백질 식품들 또는 곡물, 콩, 쌀과 같은 재료들도 조리한 다음 냉장고에 얼려놨다가 나중에 해동해 샐러드나 스프에 넣어먹을 수 있다.

대부분의 음식물들이 냉동 후 다시 열을 가해서 먹을 수 있다. 당신이 남긴 음식을 좋아하지 않는 사람이라면 이참에 그런 생각을 바꿔라. 그렇지 않으면 주방에서 더 많은 시간을 낭비하게 될 것이다. 은행에 예치해놓은 돈을 인출하듯 매일 '신선한' 음식을 '해동해서' 먹을 수 있다. 그러니 냉장고와 친해져라.

자신이 좋아하는 음식을 만드는데 이미 속도와 효율 모든 면에서 준비가 된 사람이라면 그 습관이 지속적으로 유지될 수 있도록 노력하라. www.calorieking.com에 가면 자신이 먹은 음식에 대한 칼로리를 확인할 수 있다. 자신이 섭취해야 하는 칼로리의 총량을 엄격하게 지키고 싶다면 매일의 영양 섭취에 대해 조금 더 신경을 많이 써야 한다. 한 접시에 담긴 칼로리가 350~400 칼로리를 넘어선다면 앞에서 배웠던 샐러드와 스프를 첨가해 양을 늘리는 방법을 활용할 수 있다. 그 방법을 잘 활용하면 먹는 양을 전체적으로 줄이지 않으면서도 섭취해야 하는 칼로리 목표치를 쉽게 달성할 수 있다.

언제 먹어야 할까?

내 다이어트 방법은 적어도 나에겐 매우 성공적이었다. 적어도 이 방법은 오랜 시간 증명된 원리에 기반을 두고 있다. 처음엔 이 방법이 뭔가 이상하게 느껴질 수도 있다. 하지만 자신이 그동안 해온 다이어트가 모두 실패로 돌아갔던 사람이라면, 해 봐서 손해날 건 뭔가?

나는 '아침식사'를 그날의 첫 번째 식사로 정의한다. 나는 아침식사를 아침 11시에 한다. 왜 그렇게 늦은 시간에 첫 번째 식사를 하느냐고 묻는 이들도 있을 것이다. 내가 기상하는 시간이 새벽 4시니까 11시에 아침식사를 하기까지 무려 7시간이나 떨어진 셈이다. 전문가에서 일반인들까지 언제 아침을 먹어야 하는지, 또 굳이 아침을 먹어야 할 필요가 있는지에 대해 다양한 의견을 말하고 또 듣고 산다. 내가 여기서 제시하는 것은 내가 54kg의 체중을 감량할 때까지 효과를 봐왔던, 그리고 또 현재도 효과를 내고 있는 방법이라는 사실을 알려주고 싶다.

아침에 일어나 내가 맨 처음 하는 일은 커피 마시기이다. 지방을 빼지 않은 크림을 커피에 넣고 마신다. 지방은 혈당을 일정하게 유지하는 데 도움을 주는데, 크림 속에 든 지방이 인슐린을 최소로 자극하여 배고픔을 잘 느낄 수 없는 상태로 만들어준다. 인슐린은 음식을 섭취해 에너지를 세포로 보낼 때 나타나는 전달 호르몬이다. 그렇기 때문에 무언가를 먹을 때마다 인슐린이 생기며, 특히 탄수화물을 섭취할 때 미친 듯이 분비되는 호르몬이기도 하다. 탄수화물은 혈당치를 높이는 식품이며 배고픔을 쉽게 느끼게 해주는 식품이다. 시나리오를 그려보면 다음과 같다. 단순한 분자구조를 지닌 탄수화물이나 설탕을 잔뜩 섭취하면 혈당량이 급격히 상승한다. 이때 몸은 인슐린을 분비하여 당분을 근육 세포나 지방 세포로 이동시킨다. 결과적으로 혈당 수치는 낮은 상태를 유지하게 되며, 떨어진 혈당으로 인해 배고픔을 느끼게 된다. 이게 바로 아침에 인슐린을 낮게 유지해야 하는 이유이다. 인슐린 분비가 억제되면 혈당을 일정하게 유지할 수 있으며 배고픔도 줄어든다.

"먹을수록 배고픔은 커진다"는 말이 있다. 음식을 섭취하는 것 자체가 인슐린 레벨과 직접적인 관련이 있음을 나타내는 표현이라고 생각한다. 음식을 먹기 시작하면 호르몬 분비 사이클이 자극받아 배고픔으로 이어진다. 저녁 늦게 뭔가를 먹고 일어나자마자 배가 고픈 느낌이 드는 것을 궁금해 한 적이 있는가? 자고 있는 동안 인슐린 호르몬의 작용에 의해 혈관에서 당이 세포로 운반되어서 그런 현상이 일어난다. 실제로는 에너지가 충분히 저장되어 있는데도 잠에서 깨어나자마자 몸이 '연료'를 갈구하며 배고픔을 느끼게 하는 것이다. 아침에 뭔가를 먹을 때도 같은 현상이 일어난다. 결국 아침을 일찍 먹을수록 하루 동안 더 많은 음식을 섭취하게 될 확률이 높아진다.

일찍 일어난 후 어지럽거나 멍한 느낌을 받지 않느냐고 묻는 이들도 있다. 내게는 전혀 해당되지 않는 일이다. 사실 나의 아침은 에너지로 충만해 있다. 그래서 바로 케틀벨 워크아웃을 하러 가는 것이다. 전날 리얼푸드를 충분히 잘 먹으면 몸이 마치 신선한 에너지로 가득한 느낌이 들 수밖에 없다. 그러니 아침 일찍 일어나 몸에 저장된 에너지를 소모시키는 것이 우선이다.

나의 이런 식습관을 달리 말하면 '간헐적 단식'이라고도 할 수 있다. 이 방법은 이미 신체 건강에 유용하다는 사실이 입증되었다. 간헐적 단식을 통해 인슐린 레벨을 낮추고 지방을 연소시키는데 관여하는 호르몬 분비를 촉진시킬 수 있으며 또 몸에 저장된 에너지를 효율적으로 태울 수 있다. 결과적으로 내가 행하는 식습관은 삶의 폭을 확장시켜 주는 역할도 한다.

아침식사Breakfast를 단어 그대로 '빠름fast'을 '깨트린다break'는 의미로 이해하라. 조금 천천히 그날의 첫 식사를 해도 괜찮다. 굳이 빨리 음식을 뱃속에 집어넣어야 할 필요는 없다. 내가 7시간 잠을 자고 깨어난 후 7시간 운동을 할 수 있었던 것은 모두 전날 충분히 잘 먹고 몸을 준비시켰기 때문이다. 잠자는 시간을 합쳐 총 15시간 이상 아무 것도 먹지 않고 보내지는 말라. 먹지 않고 얼마나 오래 참느냐가 중요한 게 아니다. 불필요한 살들을 태우고 최상의 기능을 할 수 있는 몸을 만드는 게 핵심이다. 여전히 내가 제시하는 방법에 의구심이 든다면 단순히 아침식사를 늦게 함으로써 얻어지는 지방연소 효과를 실험해본다고 여겨도 좋다. 이 과정에서 원하지 않았던 살들이 떨어져 나가는 상상을 실제로 구현시킬 수 있다.

하루의 첫 식사를 단백질이나 지방 식품으로 시작하면 배고픔이 일어나는 메커니즘을 억제할 수 있다. 나처럼 지방질 크림이 든 커피를 마시는 것도 실험해보라. 무지방 또는 저지방 크림보다는 지방이 충분히 든 크림이 더 효과적이다. 모든 사람들이 나처럼 커피 애호가는 아닐 것이다. 따라서 자신의 기호에 맞게 계란, 치즈, 땅콩버터, 견과류, 아보카도 등으로 대체해도 된다. 이런 식품을 일어난 직후에 먹는 이유는 인슐린 호르몬을 자극하지 않기 위해서다. 물론 자신이 먹는 모든 식품에 대한 칼로리 체크는 항상 해야 한다. 어쨌든 아침에 일어나 탄수화물이 많이 들어간 음식 먹는 것을 지양하라는 말이다. 베이글, 시리얼, 설탕, 머핀 등이 주의해야 할 탄수화물 식품이다.

나는 저녁식사를 항상 오후 6시쯤에 한다. 조금 이른 시간인 것 같지만 나에게는 이 시간이 가장 적합한 시간이다. 보통 8시간씩 자기 때문에 오후 8시에는 자야 아침 4시에 일어날 수 있다. 그러니 저녁 6시에 식사를 해야 잠자는 시간을 제대로 지킬 수 있다.

아침을 가벼운 몸으로 맞이하고 싶다면 잠들기 2시간 전에는 웬만하면 음식을 먹지 않는 게 좋다. 내가 오후 6시에 저녁식사를 하고 나서 잠자리에 드는 8시 이전에 뭔가를 먹는 날은 배가 고파서라기보다는 그 시간이 지루하게 느껴졌을 때이다. 그렇다고 내가 이런 규칙을 100퍼센트 완벽하게 지키는 것은 아니다. 가끔씩 지키지 못할 때도 있으니 너무 완벽주의를 지향할 필요는 없다. 잠자는 시간이 늦는 사람은 자신의 상황에 맞게 저녁식사 시간을 조절하면 된다. 핵심은 잠들기 2시간 전에 되도록 음식 섭취를 삼가라는 것이다. 이런 규칙을 잘 지킨 다음 날엔 정말 가벼운 마음으로 자리에서 일어나게 되고 그때의 기분 좋은 느낌이 계속 규칙을 지킬 수 있도록 동기부여를 해준다. 배가 가득 찬 느낌 또는 피곤한 느낌으로 아침을 맞이하는 대신, 새로워진 기분으로 하루를 시작하고 싶다면 내가 제시한 규칙들을 실천해 보기 바란다. 언젠간 내게 고마워하게 될 것이다.

인간관계를 재설정하라

내가 던진 커브볼 중 어떤 것이 당신의 식습관을 변화시키는데 기여할지는 알 수 없다. 하지만 이 책에서 제시한 다양한 내용들로 인해 가족의 건강이 변하고, 친구관계가 변하고, 또 점심이나 저녁 그리고 파티에 초대하는 동료들과의 친밀감이 변하게 될 것이다. 뷔페처럼 음식이 차려진 파티에서 얼마나 많은 이들이 맛없는 싸구려 쿠키, 이리저리 놓여있는 음식 더미, 그리고 건강에 도움이 별로 안 되는 스프를 전전하는지 본 적이 있는가? 처음 내가 체중감량을 하기로 마음먹고 운동과 다이어트를 해나갈 때 주변에서 추천하는 안 좋은 음식들의 압박을 피해가기 위해 얼마나 많은 고생을 했는지 모른다.

그렇다고 파티 왕따가 되라는 말은 아니다. 파티의 주인공은 '사람'이다. 그런데 어느 순간 몸에 좋지도 않은 음식들이 그 자리를 차지하고 있다. 파티에 가면 먹어치우는 것 외에 진정으로 깊은 인간관계가 이루어지던가? 나는 파티를 찾아다니는 것보다 커피와 티, 또는 관계를 증진시킬만한 문화적인 요소로 친구들을 만난다. 내가 직접 요리한 음식을 맛보여 주려고 그들을 집으로 초대하기도 하고, 오면 같이 공원을 산책하기도 한다. 불필요한 파티 보다는 이런 것들이 이웃과 더 깊게 친해지는 방법인 것 같다.

우리는 진정으로 관계를 맺는 문화에서 너무도 소외되어 있다. 몸과의 연결성을 새롭게 설정했다면 친구, 이웃, 가족과의 관계도 새롭게 설정해야 한다. 그들과 대화 나누고 함께 웃는 삶의 아름다움을 재발견하라. 피자나 아이스크림을 사먹으러 밖에 나가지 않아도, 단지 냉장고에 보관해놓은 요거트만으로도 관계의 즐거움은 만끽할 수 있다.

사람들을 집으로 초대해 요리를 대접할 때 냉장고에 미리 재료들이 준비되어 있다면 아주 빠른 시간 안에 멋진 음식을 내올 수 있다. 내 경험에 의하면 딱 한 번을 제외하고는 대부분 내가 직접 만든 음식을 동료들에게 대접했을 때 더 큰 반응을 얻었다. 심지어 내가 내놓는 요리의 레시피를 한두 개쯤 물어보는 손님들도 꼭 있었다.

집에 신선하고 건강에도 좋은 식재료들이 저장되어 있고 맛있는 간식을 내놓을 수 있는 요리 실력을 갖추고 있다면 손님들에게 즐거움을 줄 수 있는 선택의 폭은 더욱 커진다. 좋은 치즈 한 접시, 사과 몇 조각, 신선한 채소에 올리브유와 견과류를 넣은 샐러드, 이 모든 것들은 손님들에게 언제나 최고의 찬사를 받는 음식들이다. 리얼푸드란 생명력이 넘치는 재료로 만들어진 음식이다. 따라서 이런 것들을 다루는 능력을 갖추면 삶이 풍부해진다. 그러니 그런 기술은 연습을 통해 우선적으로 체득해야 한다.

외식할 때 주의할 점

원하는 재료를 골라 자신만의 요리를 하는데 익숙해지면 집에서 먹는 즐거움을 이해하게 될 것이다. 무슨 재료가 들어갔는지 또는 칼로리가 얼마인지 전혀 파악할 수 없는 게 시중의 음식이다. 예전에 나는 밖에서 먹는 것에 실망했었다. 하지만 신선한 재료로 원하는 음식을 만들 수 있게 되니 모든 게 편안해졌다. 질 좋은 샐러드를 원하는 대로 직접 만들어 먹을 수 있다는 건 정말 멋진 삶이다.

다음에 제시하는 규칙들을 염두에 두고 바깥의 식당에 가보라. '하이-칼로리 데이' 에도 이 규칙을 지키며 현명하게 먹을 것을 관찰해보라.

- 자신이 아는 최고의 맛집을 탐방해보라. 그리고 먹을 수 있는 모든 음식들을 유심히 관찰하라.
- 식후 나오는 음식이 칼로리 때문에 먹기 힘들다면, 디저트로 나오는 케이크 등을 다른 테이블 사람들과 나눠 먹어라.
- 식당에서 나오는 음식은 당신을 위해 준비된다는 사실을 기억하라. 식당 요리사들의 기호가 중요한 게 아니다. 자신이 선택한 메뉴는 자신이 결정할 수 있다. 예를 들어 햄버거를 시킬 때 샐러드와 짭짜름한 닭고기 대신 양배추와 녹색채소를 곁들인 햄버거를 주문할 수도 있다.
- 식사를 하기 전에 나오는 치즈, 크림소스는 피하고 빵과 포테이토칩도 무시하라.
- 모든 음식에 샐러드가 첨가되도록 주문하라. 튀긴 견과류나 치즈, 그리고 칠면조나 햄 같이 소금기 많은 고기는 칼로리를 가중시킬 수 있다. 대부분의 만찬 파티엔 이렇게 칼로리 가득한 음식들이 등장한다. 따라서 어떤 음식을 버릴지 자신이 결정해야 한다. 나는 보통 견과류와 치즈 먹는 것을 피하는 편이다.
- 식당에서 나오는 샐러드가 전혀 맘에 안 든다면 집에서는 전혀 맛볼 수 없는 메뉴를 시켜보라. 그렇게 하면 다양한 맛을 즐길 수 있다. 또 매시드 포테이토나 감자튀김 등이 나오면 채소로 대치하라. 과식을 하지 않는 사람 옆에서 식사를 하면 자신의 식습관을 돌아볼 수 있다. 연인이나 친구와도 함께 식사를 해보라.

균형지대에 머물기

'균형지대' 에 머물고 있다면 올바른 식단과 적절한 운동이 삶의 일부분이 되었다는 증거다. 균형지대에 머무는 게 삶의 일부분이 되었다는 말과 '부분적인 삶' 을 산다는 말은 다르다. 오히려 당신이 하는 행동과 존재하는 방식 모든 게 '라이프스타일' 이 되었다는 뜻이다. 당신의 행동이 당신의 현재를 만들게 하려면 균형지대에 머물도록 하라.

이 '균형지대' 에 머무는 것을 나는 빚을 갚는 것에 비유하곤 한다. 빌린 돈을 늦게 갚아본 적이 있는가? 그 느낌이 정말 별로이지 않던가? 나는 등에 원숭이 한 마리가 들러붙어 괴롭힌 느낌이 들었다. 빚에서 자유로운 것보다 기분 좋은 느낌은 지방이 몸에서 빠져나갔을 때뿐이었다. 살을 마치 갚지 못한 빚처럼 생각해보라. 그 빚을 갚는 유일한 방법은 살을 빼는 것뿐이다. 그동안 은행에서 돈을 너무 많이 빌렸다. 이제 갚아야 할 때가 되었다. 한주 동안 먹은 음식으로 쌓인 칼로리를 빚으로 생각해보라. 그 주가 마무리될 때까지 빚을 갚아야 한다. 빚을 갚는 마음으로 살을 뺀다면 다이어트에 동기부여가 될 것이다.

이동하면서 먹기

그날 어떤 음식을 먹을지 계획을 세우지 못하면 결코 밖에 나가지 말라. 적어도 다음 먹을 식사가 무엇인지 그리고 어디에서 먹을 건지 정도는 파악하고 있어라. 어떤 예외 상황도 허락하지 않겠다는 태도로 다이어트에 임하라. 성공의 계획을 세우지 않으면 자동적으로 실패의 계획이 구동된다.

몇 년간 나는 집을 나서기 전 항상 사과 하나를 가방에 넣고 다녔다. 사과 한 봉지가 아니라 오직 하나. 언제 먹을지 계획하진 않았지만 식사 대신 또는 지루할 때, 그리고 뭔가 먹고 싶은 마음이 들 때 먹으려고 늘 넣고 다녔었다. 이렇게 집을 떠나 있을 때 가방에 넣고 다녔던 한 개의 사과 때문에 굶거나 과식의 욕구에 시달리지 않을 수 있었다.

오랜 시간이 걸리는 여행을 한다면 자신이 먹을 음식은 직접 준비해 최대한 많이 가지고 다니길 권한다. 물론 나는 집을 장시간 떠나는 것을 별로 좋아하지는 않지만 여행 또한 다이어트 훈련의 일환이라고 여긴다. 운 좋게도 케틀벨 강사 자격을 지니고 있었던 나는 가는 곳마다 케틀벨을 들고 단련을 할 수 있었다. 어쨌든 여행을 갈 때면 점심 정도는 항상 챙겨가며 이틀이나 사흘 먹을 것 정도는 가방에 넣고 다녀라. 비행기를 타고 가

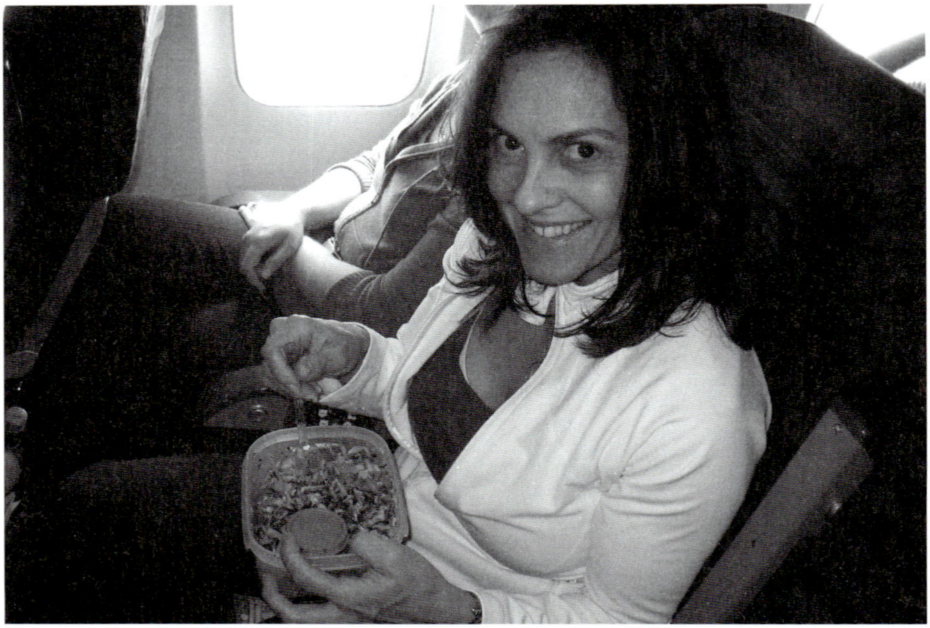

는 여행에도 얼린 스프를 챙겨가 숙박하는 호텔 냉장고에 보관해 놓고 먹을 정도다. 조금 지나친 게 아니냐고 할지도 모르지만 내 경험에 따르면 기내식이나 공항의 음식 또는 도로변에서 사먹는 음식은 정말 끔찍할 때가 많다. 어떨 때는 쓰레기 같은 패스트푸드 음식밖에 구할 수 없는 경우도 비일비재 하다. 한창 다이어트를 하는 중에 그런 음식들에 노출되면 의욕이 팍팍 떨어지게 된다.

언젠가 이렇게 내 음식을 직접 챙겨서 다니는 태도를 조금 느슨하게 했던 적이 있다. 그때 먹었던 화학조미료 가득한 음식 때문에 여행 내내 탈수증에 시달렸던 경험을 하고 다시는 음식 챙겨가는 습관을 버리지 않았다. 당신 또한 최대한 자신이 준비할 수 있는 자기만의 음식은 꼭 챙겨 다니라고 조언해주고 싶다. '균형지대' 에서 벗어나지 않도록 노력해야 최상의 신체를 유지할 수 있기 때문이다.

다음은 여행할 때 챙겨갈 만한 음식들이다.

양배추 샐러드

여행의 기간이 어떠냐에 따라 이 양배추 샐러드 한두 팩 정도는 꼭 챙겨간다. 뒤에서 소개할 '아시안 드레싱 레시피' 에 따라 잘게 썬 양배추를 용기에 넣고 흔들어 먹으면 된다. 이렇게 만든 양배추 샐러드는 냉장 보관하지 않아도 꽤 오랜 시간을 들고 다닐 수 있다. 닭고기나 참치 통조림 같은 것을 여기에 첨가해 비행기를 갈아타기 위해 기다리는 시간에 먹으면 좋다. 통조림은 쉽게 구할 수 있기 때문에 가지고 다니며 양배추 샐러드를 먹기 전에 따서 섞어 먹어보라.

살아있는 트레일믹스

시중에서 구입할 수 있는 트레일믹스(trail mix, 견과류나 말린 과일 등을 섞은 것)는 지나치게 칼로리 집적도가 높다. 그래서 나는 직접 만든 트레일믹스를 가지고 다닌다. 말린 과일과 견과류는 겉보기와 달리 적은 양으로도 많은 칼로리를 지니고 있다. 나는 항상 음식에 신선한 채소를 첨가해 먹는 걸 좋아한다. 이렇게 신선한 채소가 첨가된 트레일믹스는 '살아있는' 느낌을 준다. 땅콩버터, 건포도, 베기스틱veggie sticks은 내가 정말 좋아하는 식품이다. 여기에 신선한 셀러리, 당근, 브로콜리 등을 잘게 잘라서 넣은 후 나만의 '살아있는 트레일믹스'를 만들어 먹는다. 이 간식은 정말 맛있는 여행 식품으로 장시간 날아가는 비행기 안에서 먹기에 안성맞춤이다. 비행기에서 기내식으로 나오는 땅콩도 활용 가능하다.

신선한 과일

사과와 포도는 가지고 다니기 쉬운 과일에 속한다. 포도는 150g 정도에 약 100칼로리 정도 되는데 팩에 넣어 다닐 수 있다. 앞에서 소개한 양배추 샐러드에 포도를 넣어 먹으면 샐러드 토핑 재료로도 그만이고 간식거리로도 최고다.

치즈

공장에서 가공된 것이 아니라 만체고Manchego 치즈, 훈제 고다Gauda 치즈, 그리고 더블린Dubliner 치즈와 같은 양질의 치즈 제품을 여행 갈 때 가지고 다녀라. 좋은 치즈는 실내 온도에 따라 맛도 달라지는데 포도나 사과에 곁들여 먹으면 최고의 간식거리가 된다. 미니 베이비벨Mini Babybels 치즈는 개당 70칼로리 정도로 가방에 넣고 다니며 하나씩 꺼내 먹기에 좋다.

견과류와 말린자두

이런 종류의 식품은 새롭게 밀봉한 비닐봉지에 넣고 다니면 여행 내내 즐거움을 준다. 하지만 간식으로 먹을 때 주의해야 할 식품이기도 하다. 왜냐면 5개의 말린자두 또는 겨우 15개의 아몬드만으로도 100칼로리를 훌쩍 넘기 때문이다.

크래커(cracker, 밀가루를 주재료로 만든 비스킷같이 얇고 딱딱하게 구운 과자)나 땅콩버터 샌드위치도 여행할 때 간식거리로 좋다. 하지만 칼로리 집적도가 높은 식품들은 늘 주의가 필요하다. 여행의 지루함 때문에 배가 고프지 않은데도 과식할 수 있는 것들이기 때문이다.

내가 소개한 식품들은 여행하는 도중 길거리 또는 편의점에서도 쉽게 구할 수 있다. 하지만 자신만의 조합으로 미리 집에서 만들어 챙겨간 음식이 더 낫다고 생각한다. 준비하는데 시간은 걸리지만 나는 내가 먹을 음식들은 항상 직접 챙겨서 집을 나선다.

리얼푸드와 사랑에 빠져라

리얼푸드를 만드는 기술을 습득하고 이를 습관화시켜라. 자연식 음식을 준비하는 태도가 삶의 일부가 되도록 하라. 리얼푸드에 입맛이 길들여지면 삶의 질이 높아진다. 잃었던 미각을 되찾게 되면 몸이 깨어난다. 몸이란 나라는 존재를 표현하는 수단이다. 이 몸이 건강해야 삶의 모든 경험들이 생동감 있게 느껴진다. 몸이 좋지 않으면 생생한 삶에서 유리된 채로 살아가게 되지만, 건강한 몸을 지니면 활력 넘치고 진취적으로 살아갈 수 있다. 자신의 몸을 어떻게 만들고 관리하느냐, 또 어떤 음식으로 그 몸에 에너지를 공급하느냐가 매 순간순간의 당신 삶의 질을 결정한다. 세포에서부터 피부, 심장, 그리고 뇌를 지나 모든 신체기관에 이르기까지 꿈꿔왔던 몸을 스스로 만들어나가야 할 책임이 당신에게 달려있다.

트레이시의 리얼푸드 원칙 #9 : 맛을 희석시켜 칼로리를 낮춰라

리얼푸드 원칙을 시작할 때 대부분의 사람들이 하는 불만 중 하나가 바로 어떤 브랜드 제품의 맛이 더 좋을까 잘 모르겠다는 것이다. 이런 말을 하는 사람들은 다이어트도 대부분 가공식품 또는 패스트푸드 속에서 해 왔을 것이다. 현대인들의 입맛은 아주 오랫동안 가공식품에 길들여져 왔다. 식품 회사들이 소금, 설탕, 그리고 지방 성분을 음식에 쏟아 부어서 만든 제품을 먹어온 사람들은 그 유혹을 쉽게 벗어나기 어렵다. 나 또한 오랜 시간 그런 강력한 맛의 중독 속에서 살아왔기 때문에 잘 안다. 가공식품 속에서 계속 살아간다면 입은 만족할 것이다. 하지만 몸은 늘 쓰레기로 채워져 가고 있다는 점을 기억하면 된다.

몸을 건강하게 하는 음식은 입맛이 없다는 편견을 갖고 있는 사람에게 추천할 만한 방법이 있다. 바로 평소에 좋아하는, 하지만 지나치게 맛이 강한 음식을 신선한 채소 등으로 희석시키는 전략이 그것이다. 영양가는 있지만 맛이 지나치게 강해서 과식하게 되는 음식은 칼로리 집적도가 높다. 이런 음식을 먹는 요령을 알려주겠다. 예를 들어, 맥도날드 치즈버거를 세 개씩(내가 예전에 그랬다) 시키지 말고 우선 한 개(치즈가 들어가면 330 칼로리, 안 들어가면 250 칼로리)를 주문한다. 그런 다음 빵과 내용물을 반으로 자른다. 여기에 영양가 높은 녹색 채소와 1스푼의 마요네즈와 케첩, 2스푼의 플레인 요거트를 첨가해 전체적으로 부피를 늘린다. 이렇게 하면 어떤 패스트푸드라도 거기에 함유된 칼로리 양을 3분의 2정도 감소시킬 수 있다. 맛을 희석시키는 전략이다.

스시에도 같은 원칙을 적용할 수 있다. 스시를 우선 네 조각으로 자른 다음 여기에 양배추와 같은 채소를 첨가한다. 그리고 약간의 쌀 식초, 간장 소스, 참기름 1~2스푼을 넣어 맛을 보충하면 전체 부피가 늘어나고 칼로리는 줄어든다.

내 가족들 건강을 위해서도 이렇게 칼로리를 낮출 수 있는 전략을 구사한다. 직접 만든 채소 스프 2컵을 먼저 준비한다. 그런 다음 이 채소 스프를 라쟈나, 스파게티, 리소토, 타소 등과 같은 요리를 할 때 첨가한다. 그러면 맛도 좋고 채소 스프도 첨가된 멋진 요리가 탄생한다. 재밌는 점은 내가 이렇게 건강한 리얼푸드 습관을 들이니 가족들 또한 자연스럽게 내 입맛에 따라오게 되었다는 사실이다.

〈트레이시의 리얼푸드 9 원칙 요약〉

1. 채소가 최고다.
2. 먹은 만큼 운동을 해야 한다.
3. 섭취한 칼로리를 수치화 하라.
4. 맛이 좋아야 한다.
5. 과일도 현명하게 선택하라.
6. 자연스럽게 달콤한 것을 먹을 수 있는 방법을 고안하라.
7. 하루에 양파 한 개를 썰어라.
8. 유기농 제품을 고르느라 과도한 스트레스를 받지는 말라.
9. 맛을 희석시켜 칼로리를 낮춰라.

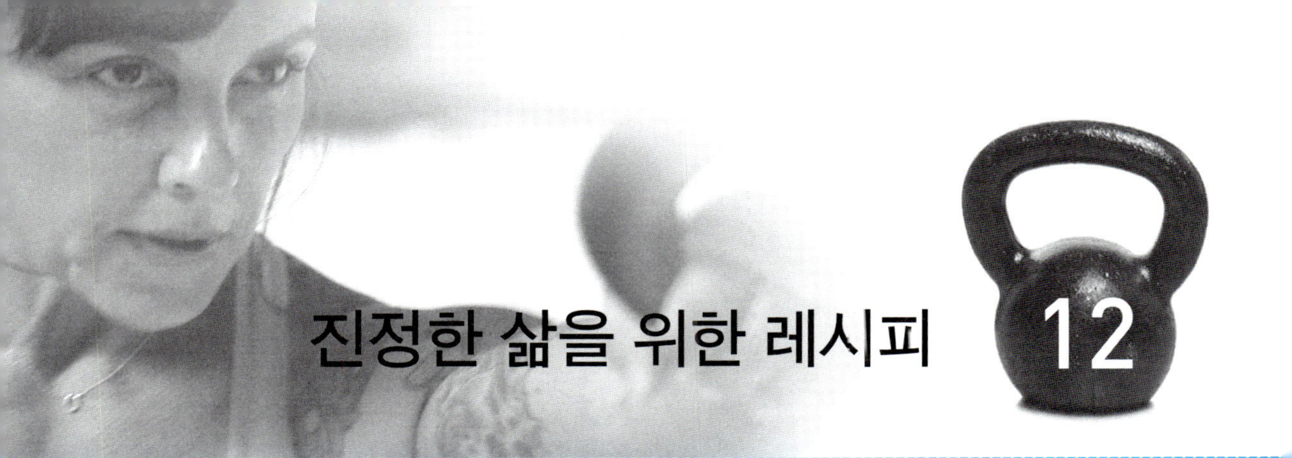

12 진정한 삶을 위한 레시피

여기서 제시하는 수많은 레시피들을 읽어가다 보면 이들이 정말 일상적인 요리에 필수불가결하다는 점을 확인할 수 있을 것이다. 나는 당신 스스로 요리를 하라고 했지 셰프가 되라고는 안 했다. 내가 여러분에게 제시할 수 있는 레시피는 정말 많다. 그 많은 레시피를 모두 이 책에 담고 싶은 유혹을 견디며 적당한 분량만 적었다. 처음 시작할 때는 이 장에 나온 레시피 중 한두 개간을 선택해서 적용해보라. 처음부터 많은 레시피에 관심을 가질 필요는 없다.

한두 가지 레시피를 선택했다면 계속해서 익숙해질 때까지 연습해보라. 그렇게 하다 보면 요리에 자신감이 생기고 자신에게 맞는 더 나은 레시피를 개발하게 될 것이다. 하나의 레시피를 자주 반복해서 연습할수록 필요한 요리 재료를 선택하는 능력도 높아지며 매주 하는 쇼핑 또한 쉽고 즐거워질 것이다.

양파를 활용한 레시피

양파를 싫어한다고 이 단락을 건너뛰려는 당신에게 한 마디 하고 싶다. "양파에게도 기회를 달라." 양파는 음식에 멋진 풍미를 줄 뿐만 아니라 놀라운 건강식품이기도 하다. 양파는 마늘처럼 염증반응을 억제하는 기능도 있으며 특정한 암세포의 발생도 차단한다는 연구결과가 있다. 뿐만 아니라 혈전 형성을 예방해주고 골밀도까지 높여주는 멋진 식품이 양파다. 나는 주문처럼, "하루에 양파 하나를 썰어라" 라는 말을 하고 다닌다. 자신만의 신선하고 풍취 넘치는 음식을 만들고자 한다면 이 단순한 원칙을 늘 머릿속에 새기고 있길 바란다.

▶ 후레쉬 살사

분량: 2인분

후레쉬 살사('살사' 는 멕시코어로 '소스' 라는 뜻이다)는 칼로리 계산에서 '0' 으로 친다. 일단 여기서 만든 살사 맛을 본다면 모든 음식에 넣고 싶은 기분이 들 것이다. 후레쉬 살사를 만드는 습관이 든다면 왜 그동안 이런 양념을 활용하지 않았나 하는 생각을 하게 될지도 모른다. 이 살사가 들어간 음식을 맛보면 친구들은 파티에 가지고 오라고 요청할 것이다. 칼로리가 높은 시중의 양념보다는 직접 만든 살사를 활용하라. 과카몰리 스무디에 후레쉬 살사를 넣어 먹으면 풍미가 그만이다. 물론 샐러드 양념으로도 좋다.

재료

- 잘게 썬 하얀 양파 반 개
- 깍둑썰기 한 큰 토마토 2개
- 잘게 썬 할라페뇨 고추 1개
- 잘게 썬 실란트로(고수 잎) 반 다발
- 신선한 라임 주스 1~2테이블스푼
- 으깬 마늘 한 쪽
- 소금

요리법

이 모든 재료를 우묵한 그릇에 넣고 섞는다. 약간의 소금을 넣고 섞기 시작해 독특한 향취가 날 때까지 조금씩 소금을 첨가해가며 만든다.

▶ 졸인 양파 스프

분량: 4인분

이 레시피에서는 양파를 깍둑썰기가 아닌 얇게 슬라이스로 썬다. 먼저 양파의 뿌리 부위를 몸통에서 잘라낸다. 그런 다음 자른 면을 바닥으로 해서 옆면에서 얇게 썰어

간다. 얇게 썬 양파와 해당 재료를 넣고 졸이는 스프이다.

재료

-얇게 썬 중간 크기 노란 양파 6~8개

-올리브오일 2테이블스푼(또는 버터 1테이블스푼 + 올리브오일 1테이블스푼)

-붉은 고춧가루(선택)

-소금

-닭고기 육수 4~6컵

양파 졸이기

스튜용 큰 냄비를 서서히 예열시킨다. 여기에 올리브오일을 넣어 냄비 바닥에 두른 후 얇게 썬 양파를 넣는다. 그런 다음 소금과 고춧가루를 적당히 첨가한 후 젓기 시작한다. 양파가 부드러워지면 불을 중간으로 낮춘다. 여기서 25~30분 정도 더 졸이며 5~8분마다 전체를 뒤집는다. 냄비 바닥이 검어지면 물을 약간(1/4 컵) 부어 바닥의 갈색 기운을 닦아낸다. 이 기법을 디글레이즈deglaze라고 한다.

스프 만들기

육수 냄비에 졸인 양파를 넣는다. 여기에 닭고기 육수를 넣그 끓이면 된다. 좀 더 맛을 내기 위해 여기에 이탈리아 소세지나 구운 닭을 넣을 수 있다. 타삭하게 튀긴 빵조각, 스위스 치즈 또는 파르메산 치즈를 넣어 맛을 더해도 좋다.

▶ 양파 피망 소스 파스타

분량: 4인분

재료

- 올리브오일 4테이블스푼(또는 버터 2테이블스푼 + 올리브오일 2테이블스푼)
- 얇게 썬 중간 크기 노란 양파 6~8개
- 아주 얇게 썬 붉은 피망 2~4개
- 발사믹 식초 2테이블스푼
- 삶은 스파게티 면 약 220그램
- 가루형태로 갈은 파르메산 치즈 57그램

요리법

스튜용 큰 냄비를 서서히 예열시킨다. 그런 다음 올리브오일을 넣어 냄비 바닥에 두른 후 얇게 썬 양파와 피망을 넣고 젓는다. 양파와 피망이 부드러워질 때까지 젓다가 불을 중간 정도로 낮춘다. 여기서 25~30분 정도 더 졸이며 5~8분마다 전체를 뒤집는다. 양파와 피망이 완전히 졸면 발사믹 식초로 디글레이즈 한다. 소스가 다 되었으면 익힌 스파게티 면을 넣고 치즈를 얹는다. 필요하다면 스파게티 삶은 물을 활용해 소스의 농도를 조절할 수 있다.

- 닭고기 육수 1~2컵, 시금치 등을 넣어 조금 더 풍취를 높일 수도 있다.

완벽한 파스타면

건조 파스타면을 삶는 방법을 알려주도록 하겠다. 나는 보통 건조한 파스타면 한 박스(1파운드, 약 0.454kg) 전체를 그대로 쓰지는 않는다. 그러면 지나치게 칼로리 섭취가 많아지기 때문이다. 하지만 파스타 소스를 만들 때 야채를 두 배로 한다면 파스타면을 많이 넣지 않아도 된다. 우선 파스타면 포장지에 적힌 대로 면을 삶아라. 이때 얼마나 많은 소금을 첨가해야 하는지는 포장지에 잘 안 적혀있다. 난 이탈리아 투스카니에서 전통적으로 파스타면을 삶을 때 소금 2테이블스푼을 넣는다는 사실을 알았다. 하지만 현재는 6~8리터 정도의 물에 2테이블스푼 정도의 소금을 넣고 파스타면을 삶는다. 이런 비법으로 가족에게 파스타를 해줬더니 좋은 평을 들었다. 파스타를 삶고 남은 물은 모두 버리지 말고 약 반 컵 정도 남겨 놓아라. 그러면 식사 때 소스를 묽게 조절하는 용도로 활용할 수 있다.

스무디 레시피

살을 빼기로 결심하기 전 난 잠바주스Jamba Juice를 자주 먹었다. 당시엔 칼로리 제한을 별로 두지 않았던 때라, 얼린 요거트 대신 신선한 요거트와 함께 나오는 주스 한두 잔은 앉은 자리에서 먹어댔었다. 그러다가 나만의 섭생 규칙을 설정한 후에는 영양가도 높고 질적으로도 좋은 스무디를 직접 블랜딩 해서 신선한 재료와 함께 먹을 수 있었다. 한 잔에 5달러 하는 시중의 스무디 보다 내가 만든 것이 훨씬 비용도 적게 들었다.

나는 사람들에게 지방을 제거한 유제품을 권하지 않는다. 저지방 또는 전혀 지방을 제거하지 않은 유제품이 칼로리가 그리 높지도 않으면서 먹고 나서 만족감도 좋기 때문이다. 가능하면 제철 과일을 섭취하라. 익은 과일을 먹고 남으면 얼려서 보관했다 먹어도 좋다. 과일을 얼릴 때는 먼저 차가운 물에 씻고 나서 파라핀지에 싸서 냉동실에 넣는다. 블루베리보다 큰 과일은 깍둑썰기를 해서 보관하면 된다. 일단 얼어서 딱딱해진 과일은 서로 엉켜 붙지 않는다. 이를 밀폐 용기에 넣어 냉동실에 보관하면 오래 두고 먹을 수 있다.

▶ 플레인 요거트 스무디

분량: 1인분

재료

- 플레인 요거트 230그램(8온스)
- 꿀 2테이블스푼(또는 설탕, 메이플시럽)
- 딸기 1컵(또는 100칼로리 정도에 해당하는 선호 과일)
- 얼음 반 컵
- 물 반 컵
- 차전자피 2테이블스푼

요리법

이 재료들을 전체적으로 일정한 맛이 날 때까지 섞는다.

▶ 바닐라 요거트 스무디

분량: 1인분

재료

- 바닐라 요거트 230그램(8온스)
- 신선한 과일 또는 얼린 과일 3/4~1컵
- 얼음 반 컵
- 물 반 컵
- 차전자피 2테이블스푼(선택)

요리법

이 재료들을 전체적으로 일정한 맛이 날 때까지 섞는다. 자신이 원하는 어떤 요거트라도 사용 가능하다. 하지만 전체 칼로리가 어느 정도 나가는지 늘 확인해야 한다.

코티지 치즈 스무디

최근 나는 요거트 대신 코티지 치즈로 스무디를 만들어 먹기 시작했다. 코티지 치즈가 단백질 함량도 높으면서 좀 더 향취가 높아 내 입맛에 맞기 때문이다. 코티지 치즈나 리코타 치즈로 만든 치즈케익이 얼마나 맛있는지 상상해보라. 이렇게 말하는 내가 이상한가? 코티지 치즈 스무디는 과카몰리 스무디만큼이나 달콤하고 맛있다. 하지만 현재 자신이 먹는 다이어트 식품에 소금이 많이 함유되어 있다면 코티지 치즈 스무디를 먹을 때 주의해야 한다. 왜냐면 요거트에 든 염분보다 코티지 치즈 염분 함량이 더 높기 때문이다.

▶ 구운 땅콩호박 스무디

분량: 1인분

겨울호박을 구운 후 작게 잘라서 남은 것은 냉동 보관한 다음 나중에 스프나 스무디에 넣어 먹을 수 있다. 겨울호박은 감자와 마찬가지로 전분이 가득한 식품이다. 이런 식품은 하루 한 개 이상 먹지 않도록 하라.

재료

- 코티지 치즈 3/4컵
- 설탕 1~2테이블스푼(또한 갈색설탕, 꿀, 메이플시럽)
- 구운 땅콩호박 1/2~1컵
- 얼음 반 컵
- 물 반 컵
- 시금치 약간(선택)

요리법

땅콩호박을 반으로 자른 후 208° C 이상 올라가는 오븐에 넣는다. 포크로 찔러보아 쑥 들어갈 정도로 부드러워지면 빼낸다. 재료의 크기에 따라 30~45분 정도 걸릴 수 있다. 온도가 내려가면 적당히 잘라 스무디에 넣고 먹고 남은 것은 보관한다.

스무디로 만들기

익은 땅콩호박의 껍질은 벗겨낸다. 그런 다음 한 컵 분량의 땅콩호박에 스무디 기본 재료를 넣고 일정한 맛이 날 때까지 섞는다.

▶ 과카몰리 스무디

분량: 1인분

아보카도는 지방 성분이 많다. 그래서 중간 크기 아보카도 1/3 이상을 이 스무디에 넣지 않는다. 아보카도가 충분한 지방을 채워주기 때문에 저지방 코티지 치즈를 활용한다.

재료

- 코티지 치즈 3/4컵
- 중간 크기 아보카도 1/3
- 후레쉬 살사 1/2~3/4컵
- 라임 주스 1컵
- 설탕 2테이블스푼(단맛을 더 내려면 조금 더 첨가 가능)
- 소금
- 얼음 1/2컵
- 물 1/2컵
- 시금치나 고수잎 약간

요리법

이 재료들을 전체적으로 일정한 맛이 날 때까지 섞는다. 매콤한 맛을 즐긴다면 검은 후추나 카엔 후추를 약간 넣어 먹어도 좋다.

오트밀과 핫 시리얼

내가 오트밀을 좋아하는 이유는 어린 시절을 떠올려주기 때문이다. 스쿨버스를 기다리며 매일 아침 오트밀을 먹었던 기억이 난다. 그래서인지 일반적인 백색설탕에 우유를 오트밀에 섞어 먹는 습관을 아직도 간직하고 있다.

난 낟알이 두껍고 옛날 방식을 고수하는 오트밀을 선호한다. 이런 식품은 5분이면 먹을 준비를 할 수 있으니 더욱 좋다. 크림 오브 위트Cream of Wheat나 잡곡 등 자신이 원하는 것이 있으면 그걸 먹어도 된다. 칼로리를 적정선 유지할 수 있다면 영양가 차이는 대부분 큰 차이가 나지 않는다. 나는 칼로리 조절을 위해 두 컵의 물을 먹는데 건강함을 유지하는데 도움이 된다.

오트밀이나 핫 시리얼 같은 식품은 시간이 별로 없을 때, 또는 가열하거나 전자레인지에 굳이 돌리지 않아도 될 때 먹기 좋다. 양이 부풀어 오를 수 있는 단점이 있으나 그보다 더 많은 장점을 지닌 식품임이 분명하다.

두려워하지 말고 오트밀을 자신만의 창조적인 방식으로 먹어보라. 나는 약간 달콤하게 만들어 저녁식사의 후식으로 먹기를 좋아하는데 하루를 마감하는 기분이 들어서 느낌이 좋다. 오트밀은 탄수화물 식품이며 숙면을 취하는데 도움을 준다.

▶ 오트밀

분량: 1인분

재료

- 물 2컵
- 전통방식 오트밀 1/2컵
- 소금

오트밀 포장지에 적힌 대로 요리하라. 풍취를 더하는 식품은 정말 많은데 분류하면 다음과 같다.

- 단맛을 더할 때 : 칼로리 계산에 충분히 신경을 쓴다면 약 90칼로리 정도의 당 또는 2테이블스푼 정도를 첨가하면 좋다.
- 말린 과일 : 건포도, 블루베리, 크랜베리 등을 당 대신 첨가할 수 있으며 신선한 과일도 괜찮다.
- 우유, 요거트, 또는 코티지 치즈 : 이들을 1/4~1/2컵 정도 넣어라. 각각의 재료를 실험해보고 자신에게 맞는 풍취를 찾아보라.
- 칼로리가 거의 없는 식품 : 계피, 펌프킨 파이 스파이스, 바닐라 등을 첨가해본다.
- 견과류 : 아몬드, 호두, 피칸 등도 오트밀과 잘 어울리지만 칼로리에 주의하라.
- 풍취 식품 : 페타 치즈와 딱딱한 치즈 가루를 적당히 넣는다. 기호에 따라 후추도 넣어먹을 수 있다.

육류 단백질

나는 한주 동안 먹을 고기를 미리 준비한다. 준비한 고기에 직접 만든 스프나 샐러드를 첨가해 먹으면 맛이 더욱 좋다. 물론 이런 준비 없이도 따로 고기만 먹는 사람들이 있겠지만 자신이 어떤 부위를 먹는지 또 얼마큼의 칼로리를 섭취하는지 확인하는 게 좋다. 고기 요리를 할 때는 냉장고에서 꺼낸 후 30분이 지난 후 조리하면 맛이 제일 좋다. 방안 온도도 고기 식사에 영향을 미친다.

▶ 데친 닭가슴살

분량: 2인분

완전히 구운 닭고기가 이상적이다. 하지만 단순히 데친 닭가슴살도 들인 시간과 수고 면에서 보면 구운 닭고기를 대체하기에 좋은 단백질 식품이다. 닭가슴살은 반 마리 단위로도 시중에서 쉽게 구할 수 있다. 온전한 닭의 흉골 부위를 자르면 정확히 반 조각이 된다.

재료

- 닭고기 육수 4컵
- 반으로 가른 뼈 없는 닭가슴살 2조각

요리법

닭고기 육수를 팔팔 끓인 후 거기에 닭가슴살을 넣는다. 그런 다음 불을 끄고 약 20분간 뚜껑을 덮어놓는다. 20분이 지나기 전까지는 뚜껑을 열지 않는다. 열기가 식으면 체크한 다음 미트 서모미터(고기 온도를 재는 조리 기구)로 닭고기의 온도를 확인한다. 완전히 익은 닭가슴살의 내부 온도는 74° 정도이다.

▶ 팬에 구운 돼지고기 안심에 중국식 양념장 첨가

분량: 8인분

나는 늘 안심 두 개를 동시에 요리한다. 한꺼번에 요리한다고 힘이 더 드는 것은 아니기 때문이다. 또 가족들이 한 개를 모두 먹으면 바로 다음 것을 내올 수 있다는 이점도 있다. 남은 고기는 냉장고에 4일 정도 보관 가능하다.

재료

- 간장 1/3컵
- 식초 1/4컵
- 오향가루 2테이블스푼
- 올리브오일 3테이블스푼
- 중국식 매운 겨자 2티스푼, 또는 매운 소스와 황겨자
- 으깬 마늘 1~2쪽
- 껍질을 벗긴 돼지고기 안심(정육점 주인에게 돼지 껍질은 벗겨달라고 하라)
- 6가지 양념 재료를 잘 섞어 밀봉 용기에 넣고 거기에 돼지고기 안심을 더한다. 그런 다음 냉장실에 2~6시간 정도 숙성시킨다.

요리법

오븐을 204° 정도로 예열시킨다. 양념에 재워진 고기를 꺼내 후라이팬에 놓은 다음 오일을 첨가해 굽는다. 안심 표면이 갈색으로 변할 때까지 구운 후 오븐에 넣어 익힌다. 15분이 지난 후부터 식품온도계를 활용해 고기 내부 온도가 68~71° 정도가 될 때까지 5~10분 간격으로 확인한다. 전체 조리 시간은 약 20분 정도 되지만 오븐 상태에 따라 달라질 수 있다. 오븐에서 꺼낸 고기는 호일에 싸서 보관한다. 이때 호일을 텐트 모양으로 만들고 15분 정도를 기다린다.

호일을 텐트 모양으로 만들어 고기 온도 유지하기

오븐이나 그릴에서 구운 고기를 꺼낸 다음엔 온도를 유지하기 위해 호일로 텐트를 치면 좋다. 고기를 지나치게 많이 굽지 않도록 주의한다. 따뜻한 소스에서 꺼낸 고기를 도마 위에 놓는다. 그 다음에 알루미늄 호일을 고기 위에 느슨한 텐트처럼 친다. 이때 고기와 호일 간격은 5cm 정도를 유지한다. 호일 끝단은 도마를 감싸서 열기가 빠져나가지 않도록 한다. 고기 종류에 따라 시간은 달라질 수 있지만 보통 10~15분 정도 그 상태를 유지하면 좋다.

▶ 양념에 비빈 양다리 요리

분량: 8~10인분

재료

- 잘게 썬 로즈마리 2테이블스푼

- 검은 후추 2테이블스푼
- 저민 마늘 2~4쪽
- 설탕 2테이블스푼
- 소금 1/4컵
- 뼈 없는 양다리 1개(약 2kg)
- 다섯 가지 양념 재료를 잘 섞는다. 그런 다음 양다리 전체를 만든 양념으로 비빈 다음 냉장고에 4~6시간 보관한다.

요리법

요리 하기 30분 전에 냉장고에 보관해놓은 양다리를 꺼낸다. 양다리에 묻은 양념을 닦아낸다. 야외용 그릴이나 브로일러를 준비한 후 예열시키고 거기에 양다리를 25~30분 정도 굽는다. 약 6~8분 간격으로 뒤집어주며 골고루 익힌다. 고기가 두툼한 부위의 온도를 54° 정도, 미디움 레어 정도로 익으면 꺼낸다. 호일로 텐트를 쳐서 15분 정도 지난 후 잘라 먹는다.

▶ 치마살 스테이크에 버번 양념장

분량: 6인분

재료

- 올리브오일 2테이블스푼
- 겨자 2테이블스푼
- 버번 위스키 1/4컵
- 간장 1/4컵
- 레드와인이나 사과식초 2테이블스푼
- 갈색 설탕 2테이블스푼
- 일반 소금이나 마늘가루가 들어간 소금(갈릭솔트) 1테이블스푼
- 잘게 갈은 검은 후추 2티스푼
- 치마살 스테이크 2개(한 개당 약 1kg정도)
- 스테이크를 제외한 재료를 모두 섞은 다음 밀봉 가능한 팩이나 그릇에 붓는다. 여기에 치마살 스테이크 넣은 후 잘 밀봉해 냉장고에 2~4시간 정도 숙성시킨다.

요리법

요리 전 30분 전에 냉장고에서 스테이크를 꺼낸다. 양념에 담긴 고기를 꺼내 묻은 양

넘을 페이퍼타올로 닦은 다음 날카로운 칼로 교차해서 칼집을 낸다. 스테이크의 양면을 그릴에 굽는다.

샐러드

내가 요리를 배우기 시작한 건 34세 때부터였다. 그 전에 난 양배추 꼭지를 산다거나 그게 어떻게 생겼는지 구별하지도 못했었다. 사실 요리법을 배우기 전엔 채소류나 요리에 들어가는 재료들을 많이 사본 적도 별로 없다. 당시 나는 겉으로만 봐서는 신선한 채소가 어떤 건지도 잘 몰랐으니 하물며 허브는 어떻겠는가? 세상엔 정말 놀랄만한 향취와 식감을 지닌 채소들이 가득하다. 그런 식재료들을 맛본다면 '샐러드'에 대한 정의를 완전히 새롭게 내릴 수 있을 것이다. 그러니 열린 마음으로 되도록 많은 채소들을 용기내어 시식해보기 바란다.

많은 이들이 전통적으로 요리해 활용하는 채소류들 중에서 샐러드로 먹으면 좋은 것들이 많다. 예를 들어 꽃양배추, 아스파라거스, 비트 등은 샐러드로 먹어도 맛있는 채소들이다. 이렇게 날로 먹을 수 있는 채소류는 여행 식품으로도 최고다. 왜냐면 냉장고에 넣지 않아도 아삭한 식감이 있으며 실온에서 더 맛이 좋기 때문이다.

샐러드를 위한 도구

샐러드용 재료를 준비하는 데 있어(다른 레시피도 마찬가지다) 도구에 대한 조언을 주려고 한다. 우선 슬라이싱 블레이드가 장착된 만능 조리 기구 같은 게 없다면 만돌린(mandoline, 다용도 채칼)이나 V-슬라이서(V-Slicer, 채칼의 일종)처럼 단순한 조리 도구를 탐구해보길 바란다. 나는 옥소OXO에서 만든 것들을 좋아하는데 채소를 다듬는 데 필수품이다.

어떤 채소는 껍질을 벗길 수 있는 기본적인 칼이 필요하다. 나도 샐러드에 당근 리본을 만들 때 그런 도구를 활용한다. 빠르게 껍질을 벗기거나, 가늘고 길게 다듬은 채소를 샐러드 믹스에 넣을 때도 적절한 도구가 필요하다. 일인분 샐러드에 넣을 양파를 다듬을 때도 기본 도구가 있으면 편리하다.

요즘 식품 가게엔 미리 껍질을 벗긴 양배추나 브로콜리뿐만 아니라 온갖 종류의 샐러드용 녹색 채소들이 즐비하다. 그러니 원한다면 언제 어디서든 채소를 확보할 수 있다. 변명할 여지가 없다.

▶ 기본 양배추 샐러드 믹스

분량: 3~4인분

이 레시피는 매일 먹을 수 있는 완벽한 샐러드 믹스다. 뿐만 아니라 다른 종류의 레시피에도 기본이 된다. 여기서 양배추를 기본 재료로 쓴 이유는 맛뿐만 아니라 아삭거리는 식감도 일품이기 때문이다. 나는 이 레시피로 만든 샐러드를 밀폐 용기에 담아 항상 냉장고에 보관한다. 그러면 한주 동안 할 수 있는 모든 종류의 샐러드 요리에 활용할 수 있다. 소스를 치기 전 양배추는 늘 신선하고 아삭한 느낌을 잃지 않아야 한다. 맛도 좋고, 만들기도 쉬우며, 신속하게 만들 수 있는 레시피다.

재료

- 녹색 양배추 1개
- 붉은 양배추 1/2개
- 당근 2개
- 얇게 썬 골파 1다발
- 잘게 썬 신선한 할라페뇨 1~2개
- 고수나 신선한 허브(선택)

요리법

모든 재료를 큰 그릇에 넣고 섞는다.

매혹적인 샐러드 레시피

다음 레시피는 많은 이들로부터 극찬을 받은 것이다. 내가 가장 자신 있는 레시피이기도 하고 당신 또한 좋아하리라 자신한다. 여러분의 동료들이 지나가다 이 샐러드에서 풍기는 냄새를 맡고, "이거 당신이 만든 건가요? 냄새 죽이네요"라는 말을 할 수도 있다.

▶ 치킨 카레 콜슬로와 카레 드레싱

분량: 대 1인분(샐러드), 6인분(드레싱)

재료

- 기본 양배추 샐러드 믹스 3~4컵

- 깍둑썰기 한 닭가슴살 60~110g
- 옅은 갈색의 작고 신 건포도 1/4컵, 또는 포도 90~110g(선택)

드레싱

- 플레인 저지방 요거트 230g
- 마요네즈 110g
- 레몬주스 2테이블스푼
- 사과식초 2테이블스푼
- 설탕이나 꿀 2테이블스푼
- 카레 분말 1~2테이블스푼
- 다진 마늘 2~4쪽
- 소금 1티스푼

요리법

모든 드레싱 재료를 적당한 그릇에 넣고 휘젓는다. 그런 다음 기본 양배추 믹스에 1/4~1/3컵 정도를 부어 채소와 닭가슴살에 양념 코팅이 되게 한다. 사용하고 남은 드레싱인 냉장고에 보관한다. 적어도 일주일은 먹을 수 있다.

▶ 타조 월도프 콜슬로와 블루치즈 드레싱

분량: 대 1인분(샐러드), 6인분(드레싱)

재료

- 기본 양배추 샐러드 믹스 3~4컵
- 잘게 썬 셀러리 줄기 1개
- 깍둑썰기 한 사과 1/2~1개(포도나 말린 크랜베리도 괜찮다)
- 깍둑썰기 한 타조가슴살 60~110g

드레싱

- 저지방 요거트나 버터밀크 230g
- 마요네즈 60g
- 블루치즈 90g
- 다진 마늘 1개
- 우스터소스(기호에 맞게 첨가)

요리법

모든 드레싱 재료를 적당한 그릇에 넣고 휘젓는다. 그런 다음 양배추 믹스에 1/4~1/3 컵 정도를 부어 채소와 타조가슴살에 양념 코팅이 되게 한다. 사용하고 남은 드레싱인 냉장고에 보관한다. 적어도 일주일은 먹을 수 있다.

▶ 브로콜리 크런치 샐러드와 참치

분량: 대 1인분

참치 한 캔에 150 칼로리 정도가 나간다는 사실을 알고 있는가? 대부분의 다이어트 하는 이들이 겪는 실수 중 하나가 바로 지나치게 칼로리 양을 줄이려고 애쓴다는 점이다. 나 또한 여러 번 이 같은 실수를 했었다. 칼로리 섭취를 너무 낮추려고 하면 금세 배고픈 느낌이 밀려온다. 당신이 진정 목표로 삼아야 할 것은 체중감량이라는 점을 기억하기 바란다.

재료

- 국물을 뺀 참치 1캔
- 마요네즈 1테이블스푼
- 기본 양배추 샐러드 믹스 1~2컵
- 적당히 자른 브로콜리 1/2~3/4컵
- 포도 1인분(약 110g), 또는 작은 사과 자른 것 1개, 또는 건포도나 말린 크랜베리 30g
- 저칼로리 드레싱 2테이블스푼(1테이블스푼에 40칼로리가 넘어가지 않는 드레싱)

요리법

그릇에 참치와 마요네즈를 넣고 섞는다. 그런 다음 기본 양배추 샐러드 믹스를 넣고 이리저리 섞어준다. 나는 여기에 내가 좋아하는 저칼로리 아시안 땅콩 드레싱을 넣어서 향취를 더한다.

▶ 꽃양배추 샐러드와 검은 콩, 옥수수, 그리고 토마토

분량: 4인분

이 샐러드는 시중에서 쉽게 구할 수 있는 방울토마토와 함께 먹으면 최고다. 또 신선한 제철 옥수수를 구워 함께 먹는다면 그 맛이 한층 더할 것이다. 만능 조리 기구, 만돌린, V-슬라이스 등을 능숙하게 다룰 수 있다면 꽃양배추를 자를 때 도움이 된다.

재료

- 매우 잘게 썬 꽃양배추 1개
- 구운 제철 옥수수 1~2개
- 검은 콩 1/2컵
- 방울토마토 1컵, 또는 붉은 토마토 자른 것
- 백식초 4테이블스푼
- 레몬주스 1개(레몬 1개를 직접 짜서 즙을 만든다)
- 올리브오일 2테이블스푼
- 소금과 후추(입맛에 따라)
- 설탕 1~2티스푼

요리법

꽃양배추, 옥수수, 검은 콩, 방울토마토를 큰 그릇에 넣고 섞는다. 여기에 식초, 레몬주스, 올리브오일을 넣는다. 소금과 후추를 적당히 넣어 간을 본다. 옥수수와 토마토 맛을 살리려면 설탕을 적당히 기호에 따라 첨가한다.

▶ 아스파라거스, 붉은 양파, 그리고 페코리노가 들어간 샐러드

분량: 2인분

이 레시피는 '레스토랑 셰프의 비밀Secrets of a Restaurant Chef' 이라는 프로그램을 진행하는 앤 버렐Ann Burrell에게서 배운 건데 나만의 다이어트 기준에 맞도록 적당히 수정했다. 가늘고 부드러운 아스파라거스가 나는 봄에 이 샐러드를 먹으면 최상이다.

재료

- 가늘게 썬 아스파라거스 2 묶음
- 가늘게 썬 붉은양파 1/2개
- 잘게 갈은 페코리노 로마노 치즈 1/3컵
- 레드와인 식초 2~4테이블스푼(기호에 따라 더 넣을 수 있다)
- 올리브오일 2테이블스푼
- 소금과 후추 적당량

요리법

모든 재료들을 하나로 섞는다. 그런 다음 밀봉하여 냉장고에 최소 2시간 이상 보관해야 풍취가 난다.

아스파라거스, 버섯, 페코리노 샐러드

레드와인 식초 대신 셰리 식초를 넣어 먹어보라. 또 다른 맛이 느껴질 것이다. 또 붉은 양파 대신 샬롯이나 버섯을 가늘게 썰어 먹어도 좋다. 정말 맛이 좋다!

▶ 적황 비트 샐러드

분량: 2인분

이 샐러드를 먹기 전에 적색과 황색 비트를 따로 분리해놓지 않으면 항상 적색 비트만 먹는 느낌이 날 것이다. 기본 식단을 신선한 채소 우선으로 하려 했다면 천연 음식 재료들의 아름다운 색깔에 감사함을 느끼기 시작할 것이다. 먹고 난 다음에 접시 밑바닥에 무지개가 뜬 것을 보게 될 테니 말이다. 이 샐러드는 정말 보기도 좋고 맛도 그만이다. 간단한 요리 도구들로도 다루기 쉽다. 나는 단순한 치즈 강판을 활용해 간다. 이때 손가락을 조심해야 한다.

재료

- 강판에 갈은 중간 크기 적색 비트 1개
- 강판에 갈은 중간 크기 황색 비트 1개
- 강판에 갈은 당근 1개
- 잘게 썰은 녹색 양파 2~3개
- 근대 1/2다발
- 잘게 썬 신선한 할라페뇨 1개(선택)
- 다진 실란트로 2테이블스푼(선택)
- 신선한 파인에플 3/4컵, 또는 다진 대추야자 열매 4~6개(내가 선호하는 단맛이다)

요리법

비트의 뿌리와 줄기를 분리하여 씻은 후 물기를 제거한다. 근대를 준비할 때는 먼저 하나의 근대 위에 다른 것을 놓고 얇은 리본 크기로 자른다. 모든 재료들은 큰 그릇에 넣고 섞는다. 여기에 아시안 드레싱을 1/4컵 정도 부어 확실하게 섞어준다. 나는 그릴에 구운 새우나 닭 또는 팬에 구운 돼지고기 안심(중국식 양념장에 절인 것)을 이 샐러드와 함께 먹는다.

▶ 아시안 드레싱

분량: 4인분

이 오일 기반의 드레싱을 만들 때는 분량 조절을 잘 해야 한다. 오일을 지나치게 많이 붓지 않도록 하라. 아시안 드레싱은 앞에서 이야기 한 적황 비트 샐러드와 궁합이 좋다. 양배추나 무에 첨가해 먹어도 그만이다.

재료

- 다진 마늘 2개
- 갈은 생강 1테이블스푼
- 라이스 와인 식초 1테이블스푼
- 간장 1~2테이블스푼
- 설탕이나 꿀 2테이블스푼
- 스리라차 소스나 타바스코 1티스푼(매콤한 맛을 원할 때)
- 땅콩오일 1/4컵(자신이 선호하는 것으로 대체 가능)
- 참기름 2티스푼

요리법

마늘, 생강, 식초, 간장, 설탕, 핫 소스 등을 그릇에 넣고 섞는다. 여기에 땅콩 오일과 참기름을 첨가하고 휘젓는다. 다 만든 후엔 냉장고에 일주일 정도 보관할 수 있다. 신선한 마늘이나 양파 등으로 만든 드레싱은 대부분 일주일 정도 보관이 가능하다.

▶ 기본 시저 샐러드

분량: 큰 1인분(샐러드), 6인분(드레싱)

기본 시저 샐러드는 구운 채소와 함께 먹으면 맛이 그만이다. 바삭하게 튀긴 빵조각이나 파르메산 치즈와도 잘 어울린다.

재료

- 잘게 썬 로메인 상추 4컵
- 깍둑썰기 한 닭가슴살 또는 칠면조가슴살 60~110g

드레싱

- 플레인 요거트 230g
- 마요네즈 110g

- 레몬주스 2~4테이블스푼
- 다진 마늘 2~4개
- 소금과 후추
- 잘게 썬 앤초비 필레 4개, 또는 앤초비 페이스트 2테이블스푼

상추와 닭고기를 그릇에 담고 섞는다. 모든 드레싱 재료는 다른 그릇에 넣고 부드럽게 될 때까지 휘저으며 섞는다. 다 만든 드레싱을 샐러드 위에 1/4~1/3컵 정도 부어 채소와 고기에 골고루 묻을 때까지 섞는다. 남은 드레싱은 냉장고에 넣어 보관한다. 보통 일주일 정도는 보관 가능하다. 앤초비 필레는 샐러드 위에 얹어 먹으면 좋다.

시저 샐러드에 첨가하면 좋은 것

앤초비 페이스트는 이탈리아 요리 관련 코너에 가면 어렵지 않게 구할 수 있다. 앤초비가 끌리지 않는다 해도 우선 먹어본 후 평가해보기 바란다. 앤초비를 드레싱에 넣으면 대부분 소금 맛 또는 약간의 해물 느낌을 더해준다. 먹어본 후 자신의 입맛에 맞지 않다면 케이퍼나 케이퍼 페이스트를 활용해도 된다. 이 재료는 보통 앤초비 코너 옆에 있다. 칼라마타 올리브를 잘게 썰어서 먹어도 좋다.

최고의 맛을 내는 채소 레시피

난 아마도 미국인들 중에서 그릴을 다룰 줄 모르는 남편을 지닌 유일한 여인일 것이다. 그래서 나도 그릴이 없다. 이건 캘리포니아에서 사는 사람들에겐 정말 낯선 풍경이다. 운 좋게도 스토브탑 그릴을 하나 구할 수 있었는데 이로 인해 채소를 더 맛있게 먹을 수 있게 되었다. 그릴이 없는 사람들은 후라이팬을 써도 된다. 굽기는 정말 익숙해지지 않는 요리 기술 중 하나이다. 아삭한 채소를 잘못 구우면 검게 타거나 맛이 엉망진창으로 변한다. 채소를 그릴에 구울 때 주의할 점은 올리브오일 양을 조절하는 일이다.

나는 채소를 준비한 다음 늘 스테인레스 믹싱볼에 넣고 섞는다. 거기에 소금 적당량과 고춧가루를 알맞게 넣은 다음 올리브오일 2테이블스푼을 첨가해 믹싱볼 안쪽에 골고루 묻을 때까지 휘젓는다. 그러면 올리브오일이 채소에 골고루 코팅된다. 직접 손으로 섞

고, 휘젓고, 비벼주면 끝이다.

그릴을 사용할 때는 예열하는 것을 잊지 말라. 예열된 그릴에 채소를 올리면 늘 지글거리는 소리를 들을 수 있다. 애호박, 피망, 양파, 아스파라거스, 그리고 옥수수는 몇 분 안 되어 앞뒷면을 구울 수 있다. 옥수수는 올리브오일이나 지방 성분을 묻히지 말고 껍질째 통으로 굽는 게 좋다. 스토브탑에 올려서 굽는다면 몇 분 간격으로 적당히 뒤집어서 알맹이가 모두 익을 때까지 요리한다. 구운 옥수수의 온도를 식히면 껍질을 벗겨낸다. 밖에서 그릴로 구울 때도 마찬가지다.

근대, 상추, 양배추 등의 채소도 구워 먹으면 맛이 괜찮다. 약간의 창조적 실험을 두려워하지 말라. 상추와 양배추는 우선 뿌리 부분을 잘라내고 두 조각 또는 네 조각으로 자른다. 이때 전체 모양을 잡아주는 줄기를 남겨둔 채로 잘라라. 케일은 적당히 자를 수도 있지만 이파리를 두세 조각으로 손으로 찢은 후 구울 수도 있다. 약간의 올리브오일과 소금을 친 다음 예열된 그릴이나 팬에 넣고 몇 분간 골고루 구워보라. 온도가 내려가면 먹기 좋은 크기로 자른다.

▶ 구운 채소에 퀴노아 샐러드

분량: 4인분

이 샐러드는 매우 쉽고 빠르게 만들 수 있다. 내가 선호하는 채소를 첨가하는 법을 알려주겠지만 자신이 좋아하는 것으로 대체할 수도 있다. 그릴에 구웠을 때 입맛에 맞는 채소라면 어떤 것이든 좋다. 퀴노아 대신 현미나 렌틸콩도 괜찮다. 곡물이나 일반 콩류 대신 먹을 수 있는 채소를 신중히 골라야 한다.

재료

- 데친 퀴노아 2컵
- 구운 옥수수 1~2개
- 으깬 작은 애호박 2개(0.6cm 정도 두께로 잘라서 그릴용으로, 깍둑썰기 해서 샐러드용으로 이용 가능하다)
- 샐러드용 야채나 여린 잎 시금치가 들어간 454g 한 팩
- 자른 토마토 2개(또는 반으로 자른 방울토마토 적당량)
- 갈은 페타 치즈 28g
- 올리브오일 1~2테이블스푼
- 레몬 1~2개(주스로 만든다)

- 소금과 후추(기호에 맞게 첨가)

요리법

포장지에 적힌 대로 퀴노아를 조리한다. 샐러드용 채소를 준비하는 동안 조리한 퀴노아를 따뜻하게 유지시켜라. 옥수수나 애호박을 그릴에 굽는다. 그 다음 샐러드용 야채에 토마토를 섞는다. 구운 채소에 올리브오일이 첨가되면 샐러드용 야채와 어린 잎 시금치는 시들게 된다. 이 위에 퀴노아와 치즈 가루를 넣어 올리브오일과 함께 섞는다. 채소 자체에도 기름기가 있기 때문에 올리브오일을 많이 넣지 않아도 된다. 채소에서 나오는 오일과 첨가한 오일의 차이를 확인해보라. 올리브오일 2테이블스푼 정도면 충분하다. 여기에 레몬주스, 소금, 후추를 기호에 맞게 넣는다.

대체 식품

- 오이
- 얇게 썬 무
- 구운 피망
- 아스파라거스
- 봄양파
- 데친 껍질 콩
- 퀘소 프레스코나 코티지 치즈(페타 치즈 대용)

퀴노아의 장점

퀴노아는 웬만한 곡물류 보다 더 많은 단백질을 함유하고 있다. 평균 16퍼센트, 종류에 따라 20퍼센트 이상의 단백질을 함유한 것도 있다. 쌀은 7.5퍼센트의 단백질만을 함유하고 있고, 밀은 14퍼센트 정도이다. 퀴노아는 완벽한 단백질 식품으로 알려져 있다. 단백질 외에도 필수 아미노산이 다량 함유되어 있으며 글루텐을 함유하지 않은 식품으로도 유명하다.

스프와 스튜

스프와 스튜는 차이가 있다. 스프는 조금 더 죽에 가깝고 스튜는 고기와 야채가 많이 들어간다. 따라서 스튜를 만들어 먹는 게 개인적으로 더 풍성한 느낌이 든다. 대부분의 스프와 스튜에는 양파, 셀러리, 당근 등이 들어간다. 앞에서 이야기한 미르포아mirepoix가 기본이다. 여기에 마늘이나 향신료를 넣으면 일반적인 스프와 스튜 레시피의 기본 풍미가 생긴다. 어떤 나라의 스프와 스튜라도 이런 형식을 크게 벗어나지 않는다. 채소를 제대로 준비하는 법을 배우는 게 중요한 게 바로 이런 이유 때문이다. 물론 채소는 모든 맛있는 식사의 기본 재료라고 할 수 있다.

반면 칠리는 음.... 칠리로 만들어진다. 기본 야채 스프에 할라피뇨 고추와 파실라 고추 또는 붉은 피망을 넣고 칠리 분말을 넣으면 적당한 칠리를 만들 수 있다는 뜻이다. 물론 토마토, 고기, 콩 그리고 향신료 등을 첨가하면 더욱 맛있고 풍취 있는 칠리 요리를 만들 수 있다. 전통적인 칠리에 대한 정의를 내리고 싶은 생각은 없다. 중요한 건 맛있고 매콤하며 영양가도 높은 음식을 만들어 먹는 것이다. 리얼푸드를 재료로 만든다면 당연히 영양가는 높을 수밖에 없다.

▶ 기본 채소 스프

분량: 4인분

재료

- 리본 크기로 잘게 썬 양배추 1/2개
- 잘게 깍둑썰기 한 작은 양파 1개
- 작게 깍둑썰기 한 작은 당근 2개
- 중간 크기로 깍둑썰기를 한 셀러리 줄기 2~3개
- 이파리를 떼어낸 투스칸 케일 1/2다발
- 다진 마늘 1~2개
- 닭고기 육수 2컵
- 소금과 후추(기호에 따라 첨가)

요리법

양파, 당근, 셀러리, 케일 줄기에 올리브오일을 묻혀 5분간 가볍게 굽는다. 여기에 양배추를 넣고 5분 더 올리브오일이 충분히 코팅되도록 한다. 야채가 캐러멜 색깔로 변하면 마늘을 첨가한다. 1분 정도 계속 요리를 하다 닭고기 육수를 붓는다. 팬의 바닥에 붙은 것으로 디글레이즈를 하고 자른 케일 잎을 넣은 후 끓인다. 온도를 낮춘 후 15분 정도 가볍게 뚜껑을 덮어 놓는다.

사우스웨스트식으로 만들기

오레가노 1테이블스푼과 큐민 가루 1테이블스푼, 여기에 마늘을 첨가한다. 스프가 완성되면 60~110g 정도 익힌 닭고기나 돼지고기를 넣는다. 또 검은 콩 1/2컵 또는 콩 1인분 정도를 첨가한다. 요거트, 사워크림, 또는 치즈를 약간 넣어 요리를 마무리 한다.

이탈리안식으로 만들기

오레가노 1테이블스푼과 말린 로즈마리 1티스푼, 또는 이탈리안스파게티소스 1테이블스푼과 마늘을 첨가한다. 여기에 깍둑썰기 한 작은 토마토 1개, 주키니 작은 것 1~2개를 썰어 넣고 닭고기 육수를 첨가한다. 스프가 완성되면 조리한 이탈리아 소시지나 닭고기 60~110g을 넣는다. 여기에 익힌 흰콩을 1/2컵 정도 넣어도 좋다.

인도식으로 만들기

가람 마살라 또는 카레 분말을 2테이블스푼 넣고 동시에 마늘을 추가한다. 육수를 넣으면서 코코넛 밀크 1캔과 토마토 1캔을 넣는다. 익히지 않은 렌틸콩을 사용한다면 육수나 물을 2컵 그리고 녹색 또는 적색 렌틸콩 1컵을 추가한다. 그런 다음 25분 정도 끓인다. 여기에 잘게 자른 꽃양배추를 조리 완료 15분 이내에 첨가한다. 스프가 완료되면 익힌 양고기, 닭고기, 또는 칠면조 고기 60~110g 정도를 넣는다. 코코넛 밀크는 농도가 낮은 거라도 칼로리가 높을 수 있으니 주의해야 한다.

▶ 레드 칠리

분량: 6인분

여기서 제시하는 장황한 재료 리스트에 너무 겁먹을 필요는 없다. 칠리는 정말 환상적인 요리이다. 보통 칠리는 만든 후 이틀 정도가 지나서 재료들의 풍미가 서로 녹아들 때 더욱 맛있다. 냉장고에 얼려놓은 후 점심이나 저녁에 해동시켜 먹을 수도 있다. 잘게 썬 신선한 양파 또는 잘 갈은 치즈 1테이블스푼을 얹어 먹어도 맛있다.

재료

- 갈은 소고기, 돼지고기, 칠면조, 닭고기, 또는 이들의 조합 약 450g
- 올리브오일 2테이블스푼
- 잘게 썬 양파 1개
- 깍둑썰기 한 셀러리 2줄기
- 깍둑썰기 한 당근 2개

- 깍둑썰기 한 작은 피망 1개
- 잘게 썬 할라페뇨 고추 2~4개
- 다진 마늘 1~2개
- 칠리 분말 또는 치파틀 분말 2테이블스푼
- 큐민 가루 1테이블스푼
- 말린 오레가노 1테이블스푼
- 말린 타임과 페넬 1티스푼(돼지고기나 닭고기가 들어갈 때만 사용)
- 치파틀 페퍼 1~2개(서빙 전에 제거한다)
- 토마토 캔 작은 것 1개(국물 포함)
- 토마토 페이스트 2~4테이블스푼
- 익힌 콩 1캔(검은색, 적색, 또는 얼룩색)
- 닭고기 육수 4컵
- 소금과 후추(기호에 따라 첨가)

요리법

바닥 깊은 냄비에 고기를 넣고 살짝 익힌다. 그런 다음 꺼내어 지방을 제거하고 한쪽에 보관한다. 같은 냄비에 올리브오일을 넣고 바닥을 예열시킨다. 올리브오일이 끓으면 양파, 셀러리, 당근, 피망, 할라페뇨 고추를 넣고 약 5~6분 정도 튀겨 재료가 부드럽게 되도록 한다. 여기에 마늘을 넣고 또 1분간 조리한다. 마른 향신료, 치파틀 페퍼를 넣고 1~2분 정도 더 볶으면 향긋한 냄새가 나는데 이때 토마토, 토마토 페이스트, 익힌 콩, 닭고기 육수 등을 넣고 휘젓는다. 모두 끓어서 요리가 완성되면 불을 줄이고 약 15~20분 정도 식힌다.

소금과 후추는 기호에 따라 적당히 첨가한다. 블랜더나 만능 조리기에서 칠리와 퓌레를 2컵 정도 제거한다. 이렇게 하면 칠리가 진해진다. 냄비에 같은 고기를 넣고 필요에 따라 재가열 한다.

▶ 퓌레 야채 스프

분량: 4인분

퓌레 스프를 만드는 가장 빠르고도 쉬운 방법을 알려주겠다. 그런 다음 조금 더 시간이 걸리는 레시피를 소개한다.

재료

- 1~2.5cm 정도 크기로 자른 채소 4~6컵(여름 호박, 노란 호박, 애호박, 피터팬 호박, 굽은목 호박, 브로콜리, 꽃양배추, 토마토, 땅콩 호박)
- 닭고기 육수 2~4컵
- 소금과 후추

요리법

자른 채소를 큰 냄비에 넣고 닭고기육수를 부어 잠기게 한다. 그런 다음 채소가 부드럽게 변할 때까지 끓인다. 10분 정도 지나면 포크로 찔러봐서 익었는지 확인한다. 익은 채소의 온도가 내려가면 꺼내어 믹서기에 간다. 원하는 농도에 도달할 때까지 닭고기 육수를 섞어가며 간다. 여기에 소금과 후추르 기호에 맞게 간한다.

시간이 충분할 때의 요리법

큰 냄비에 올리브오일 1테이블스푼을 깔고 미르포아를 넣은 후 양파가 반투명해질 때까지 볶는다. 여기에 준비한 채소와 닭고기 육수를 부은 다음 뚜껑을 덮는다. 다른 과정은 앞의 레시피와 비슷하다. 이 방법도 그다지 많은 시간이 드는 건 아니다. 미리 양파와 셀러리, 당근 등을 준비해 놓았다면 시간은 더욱 단축될 것이다. 미르포아가 만들어내는 특별한 풍취를 좋아한다면 시도해 볼만한 방법이다.

간식류

내가 가장 좋아하는 간식은 소금기와 단맛이 곁들여진 작고드 향취 있는 것들이다. 나는 다양한 식재료로 내 입천장을 자극하면 할수록 만족감이 높아진다는 사실을 깨달았다.

▶ 땅콩버터와 건포도

분량: 1인분

약간의 땅콩버터는 간식으로 그만이다. 하지만 간식으로가 아닌 식사가 될 정도의 양을 섭취하게 될수도 있으니 주의하는 게 좋다.

재료

- 땅콩버터 1테이블스푼
- 건포도 28g

땅콩버터에 건포도를 뿌려 넣는다. 땅콩버터가 비록 1테이블스푼밖에 되지 않지만 지방이 가득 첨가된 느낌은 미각 세포를 충분히 만족시켜줄 것이다. 나는 여기에 셀러리, 당근, 브로콜리 등을 넣어서 간식으로 먹는 것을 좋아한다.

▶ 말린자두에 꿀, 아몬드, 코코넛

분량: 1인분

나는 물기가 지나치게 많지 않은 말린 유기농 자두를 산다. 그래야 과식하지 않는다. 말린자두는 개당 약 20칼로리 정도 되는데 여기에 땅콩과 꿀을 첨가하면 약 12칼로리 정도가 더해진다.

재료

- 말린자두 2~4개
- 꿀 1티스푼
- 아몬드 2~4개, 또는 달지 않은 코코넛 1테이블스푼
- 코셔 소금(기호에 맞게 뿌려 먹을 수 있다)

달콤한 맛을 조절하고 싶다면 말린자두 위에 뿌리는 꿀의 양을 조절하라. 여기에 아몬드를 섞고, 달지 않은 코코넛을 꿀 위에 뿌리는 것으로 단맛을 조절할 수 있다. 코셔 소금을 약간 넣으면 좀 더 좋은 맛이 난다.

▶ 메이플 시나몬 파르페

분량: 1인분

170g의 플레인 요거트에 든 칼로리가 그토록 적다는 사실은 늘 나를 놀랍게 한다. 겨우 90~120 칼로리밖에 되지 않는 점이 나를 기쁘게 한다. 여기에 건포도 한줌 또는 약간의 견과류(칼로리를 살펴라)를 넣으면 식감이 살아난다.

재료

- 플레인 요거크 113g
- 코티지 치즈 113g
- 단맛 1테이블스푼(메이플 시럽, 갈색 설탕, 일반 설탕)
- 바닐라 농축액 소량(선택)
- 시나몬(기호에 따라)

앞의 네 가지 재료를 그릇에 넣고 잘 섞는다. 그런 다음 시나몬을 얹는다.

과일을 구입할 때 주의할 점

사과야말로 먹었을 때 내가 가장 만족감을 느끼는 과일이다. 사과의 섬유질 껍질과 깊은 식감은 맛뿐만 아니라 충만감까지 느끼게 한다. 나는 간식으로 먹을 과일을 고를 때면 칼로리 계산에 엄청 신경을 많이 쓴다. 오렌지는 칼로리가 높으면서도 내 입맛에는 별로다. 배는 괜찮지만 제철이 아니면 신선한 것을 확보하기 어렵다. 복숭아처럼 가운데 씨가 있는 과일은 주로 여름에 많이 나며 맛도 좋다. 하지만 맛있다고 계속 먹으면 쌓인 칼로리를 제거하려고 계속 걸으며 운동을 해야 할지도 모른다. 딸기와 블루베리는 정말 훌륭한 과일이지만 먹기 전에 양을 확인해야 한다. 체리와 포도는 맛있어서 폭식을 할 수 있는 과일이라서 양을 조절해 구입하곤 한다. 이런 과일을 450g 정도 사면 대부분 다 먹게 되는데 보통 400 칼로리를 앉은 자리에서 흡수하는 결과를 낳는다. 과일을 현명하게 골라야 다이어트 성공률을 높일 수 있다.

채소 꼬치 만들기

샐러드용 채소를 꼬치로 만들어 보면 칼 기술을 빠르게 다듬을 수 있다. 일단 잘 씻은 신선한 과일을 시장에서 사오면 보통 냉장고에서 일주일 정도 보관할 수 있다. 플라스틱 백에 넣어 보관할 때 페이퍼 타올을 물에 적셔 함께 넣으면 수분이 지속되어 채소의 아삭한 느낌이 계속 유지된다. 칼과 도마를 꺼내 채소 요리를 하기 전에 시간을 내어 미리 과일을 적당한 크기로 잘라놓는 습관을 들이면 좋다. 바로 꺼내어 먹을 수 있는 채소가 냉장고 문을 열자마자 보인다면 다이어트에 그보다 더 좋을 수는 없다. “성공을 계획하지 않으면, 실패를 계획하게 된다”는 말을 기억하기 바란다.

농부들이 운영하는 마켓 진열대에 이전에 접해보지 못했던 멋진 채소들이 즐비하다. 프랑스 무, 황색 당근과 적색 당근, 신선한 녹색 콩, 오렌지 꽃양배추 플로렛, 얇은 아스파라거스 줄기, 그리고 노란 피망 등이 내가 최근에 발견한 멋진 채소들이다.

채소는 가로 1.3~2.5cm에서 세로 7~10cm 정도로 잘라야 꼬치에 쓰기 좋다. 채소를 꼬치로 만들어 먹으면 배가 만족할 때까지 맛있게 먹을 수 있다. 다음은 내가 추천하는 채소들이다.

- 셀러리
- 당근
- 붉은 피망
- 방울토마토
- 무
- 영국 오이
- 꽃양배추
- 브로콜리
- 녹색 콩
- 아스파라거스

마지막 네 개의 재료는 생으로도 먹을 수 있다. 물론 살짝 데치거나 끓여서 부드럽게 해서 먹어도 좋다. 재료를 데칠 때는 먼저 냄비에 물을 끓인 후 약 2~4분 정도 채소를 담근다. 그런 다음 건져서 빠르게 찬물에 씻어내면 된다.

채소를 찍어먹을 수 있는 딥 만들기

꼬치로 만든 채소를 찍어먹을 수 있는 소스인 딥Dip을 만들 때는 비지방 페이지 그릭 요거트non-fat FAGE Greek yogurt 한 통을 사용한다. 여기에 올리브오일, 마요네즈, 아보카도 등의 지방 성분을 1테이블스푼 첨가하고 나서 다양한 저칼로리 또는 무칼로리 향신료로 향취를 더한다.

딥을 만드는 것은 간단하다. 제시된 재료를 잘 갈면 그만이다. 갈은 재료에 라임주스나 레몬주스 같이 신맛을 내는 조미료를 넣고 소금으로 간을 맞춘다. 그런 다음 맛을 봐서 자신의 입맛에 맞도록 조절하면 된다. 여기서 제시하는 딥 레시피는 보통 200 칼로리에 해당된다. 1인 또는 2인이 즐기기에 알맞은 양이다.

▶ 살사 딥

- 플레인 요거트 170~200g
- 올리브오일 또는 마요네즈 1테이블스푼
- 후레쉬 살사 3/4컵
- 으깬 마늘 1개
- 라임 1개(즙을 짜서 넣는다)
- 소금

▶ 시저 딥

- 플레인 요거트 170g
- 마요네즈 1테이블스푼
- 앤초비 페이스트 또는 저민 앤초비 2~4티스푼
- 으깬 마늘 1개
- 파르메산 치즈 1~2테이블스푼
- 레몬 1개(즙을 짜서 넣는다)

▶ 바질 토마토 딥

- 플레인 요거트 170g
- 마요네즈 1테이블스푼
- 저민 바질 적당량
- 저민 건조 토마토 2~3개(올리브오일에 잠겨 있다면, 오일을 제거한다)
- 으깬 마늘 1개
- 소금

▶ 아보카도 라임 딥

- 플레인 요거트 170g
- 으깬 마늘 1개

- 저민 할라페뇨 고추 1개
- 으깬 작은 아보카도 1/2개
- 라임 1개(즙을 짜서 넣는다)

▶ 고트 치즈와 차이브 딥

- 플레인 요거트 170g
- 부드러운 고트 치즈 28g
- 잘게 썬 차이브 1테이블스푼
- 레몬 1개(즙을 짜서 넣는다)
- 소금

▶ 졸인 양파 딥

- 플레인 요거트 170g
- 졸인 양파 1/2컵
- 페타 치즈 14g
- 레드와인 식초 적당량
- 소금

자신의 레시피를 창조하라

지금까지 내가 선보인 레시피를 자신의 기호에 맞게 재구성해보라. 하나의 레시피를 자주 연습할수록 속도가 빨라진다. 두세 개의 레시피를 선별해 충분히 연습을 많이 해본다면 얼마 지나지 않아 신속하게 요리를 하는 자신을 발견하게 될 것이다. 결국 레시피 없이도 자신만의 요리를 하는 것을 목표로 하라. 자연스럽게 요리할 수 있어야 요리에 들어가는 시간을 최소화 시킬 수 있다. 연습을 통해 자신감이 붙으면 자신만의 레시피를 만들 수도 있다. 기존의 레시피를 자기 입맛에 맞춰 변형해보라. 빠르고 효율적으로 자신의 식사를 준비하는 것을 목표로 나아가라. 자기가 먹을 것을 스스로 준비할 수 있는 능력을 갖추게 되면 장기적으로는 살을 뺄 수 있고, 또 살아가는 동안 자신의 건강을 유지할 수 있는 기술도 습득할 수 있다.

PART 4

당신은 로또에 당첨된 사람이다

THE SWING

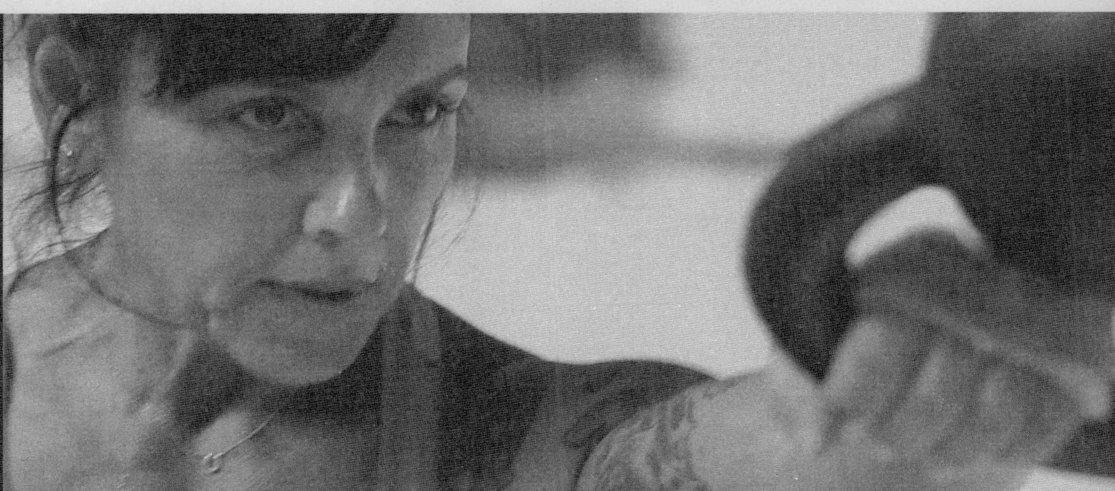

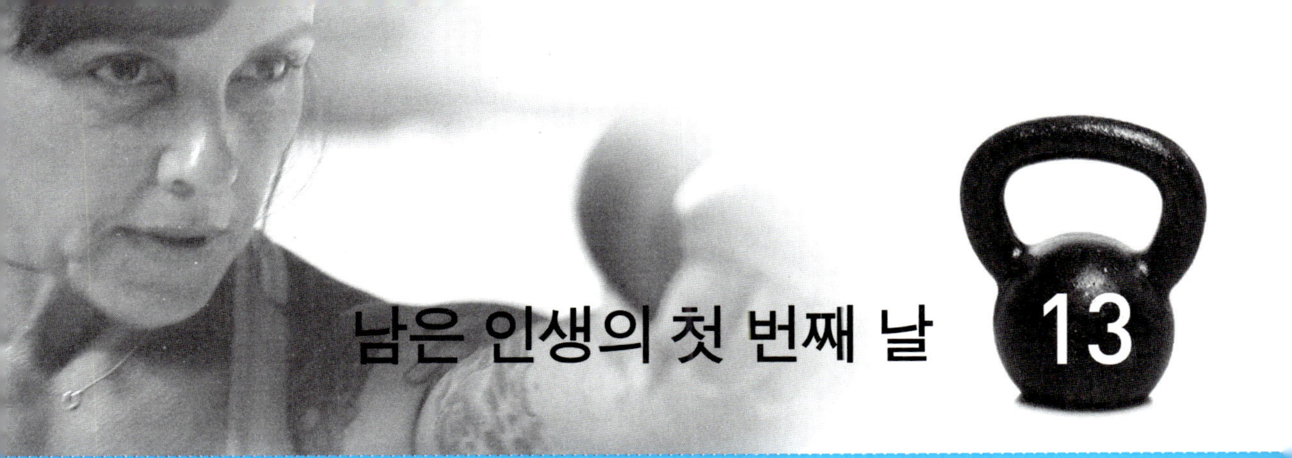

13 남은 인생의 첫 번째 날

난 늘 내가 특별한 사람이라고 생각해 왔다. 내가 정말 멋진 여자인지 당신이 확인하기 전에, 이런 말을 해주고 싶다.

"모든 사람은 특별합니다."

자신이 특별한 사람이라는 건 누구나 다 알고 있다. 그런데 그런 사실을 망각하고 사는 사람들이 많다. 아마도 어린 시절 선생님과 부모님들로부터 부정적인 기억을 주입받은 영향이 클 것이다. 때론 살아오면서 자신의 특별함을 부정하는 경험을 했을 수도 있다.

어쨌든 당신은 자신의 특별함을 오랜 시간 내면 깊숙이 묻어놓고 살다보니, 특별하다고 생각하는 것 자체를 의심하는 태도가 훨씬 자연스럽게 되었을 것이다. "그래서 어쩌라구요?" 하고 물으면, 더 이상 그런 부정적인 믿음체계 속에서 살아갈 필요가 없다고 말해주고 싶다. 당신은 놀라운 사람이고, 또 스스로도 내면 깊숙한 곳에서는 그렇게 생각하고 있다. 이 책을 통해 당신은 자신을 변화시키고 내면에 잠든 위대함을 끄집어 낼 수 있다. 더 이상 과거에 사로잡히지 않으면서도 강력하고도 믿기 어려운 에너지와 자신감을 지닌 사람으로 변형될 수 있다.

내가 '변형' 을 이룬 다음부터는 행운이 나에게 깃들고 있다는 느낌이 점점 더 강해지고 있었다. '로또' 에 당첨된 것 같은 느낌이 들었으며, 실제 말 그대로 로또에 당첨되리란 기대를 하고 로또 티켓을 구입하기도 했다. 그러던 어느 날 깨닫게 되었다. 내가 정말 당첨된 건 로또가 아니라 뭔가 더 심오하고 대단한 일들이 실제로 내 삶에서 일어나고 있는 중이라고. 세부적으로 정확히 어떤 일들이 일어나는지는 확인할 수 없었지만 강한 확신으로 그냥 '알고' 있었다.

언젠가 그 '느낌'을 음미하며 산책을 하고 있었다. 그때 갑자기 뭔가가 뇌리를 스쳤다. 난 이미 로또에 당첨된 사람이라는 생각이 번쩍 든 것이다. 특별한 삶의 변형은 이미 이루어졌으며 무언가 심오한 일들이 계속 진행되고 있었다는 사실을 깨달았다. 나와 같은 나이대의 많은 사람들은 좌절의 인생을 살아가고 있지만 난 진정한 희망과 변화의 삶을 영유하고 있지 않은가? 50대에 접어든 여인의 몸이 그 어느 때보다 건강하고 활력 넘치며 미래에 대한 희망으로 가득 차 있다. 더 나은 느낌, 더 나은 자신감을 바라고 앞으로 나아가고 있으니 로또 당첨된 것보다 이게 더 나은 삶이지 않은가? 사실 내 삶의 '변형'은 돈 주고도 살 수 없는 그런 종류의 것이다.

지나온 날들을 돌아보며 그 여정을 되새겨 보면서, 요즘 나는 '황금단지'를 발견한 것 같다는 생각을 하고 있다. 처음 케틀벨을 시작하면서부터 조금씩 쌓여온 '황금조각'들이 모이고 모여 현재 나에게 무량한 '황금단지'로 간직되어 있다. 내가 발견한 것은 '시크릿'이다. 정말 소수의 사람들만이 깨달을 수 있는 그런 종류의 기적이다. 하지만 사실 나에게만 해당되는 '시크릿'은 아니다. 당신 또한 그 길 위에 서 있지 않은가? 자신의 몸을 변화시키기로 결심하고 사랑과 관심으로 대하고 있다면, 당신 또한 이미 영광의 선택을 한 셈이다. 그 길 위에서 벗어나지 말라. 리얼푸드를 먹고 케틀벨 스윙을 꾸준히 지속해나가라. 나를 현재의 나로 변화시켜준 '시크릿'이 바로 그거다.

장벽 없는 삶

예전에 거울을 볼 때면, 그 안에 비친 뚱뚱한 소녀를 보며 '왜 하나님은 저렇게 잘못된 몸 속에 나를 집어넣었을까?' 하는 의문을 던지며, 거울 속의 나와 실제의 내가 동일 인물이라는 사실을 믿으려고 하지 않았었다. 뚱뚱이였을 때의 삶을 회고해보면, 난 참 자신의 몸에 대한 불신이 중첩되어 있었던 것 같다. 몸과 마음이 괴리된 삶이었다는 말이다. 크리스마스 아침에 잠에서 깨어 산타 할아버지가 내 선물을 잊고 갔음을 깨닫는 것, 그리고 그러한 깨달음이 매일 아침 반복되는 게 뚱뚱했을 때의 내 삶이었다.

당시 나는 나처럼 과체중을 지니고 살아가는 다른 이들도 나와 같은 체험을 하고 있는지 궁금했었다. 그들도 자신만이 뚱뚱한 사람이고 또 그런 사람들이 겪는 경험을 혼자만 하고 있다는 착각 속에 살고 있는 걸까? 하지만 뚱뚱한 사람들은 사방에 가득하다. 그러니 자신만 끔찍한 생각의 감옥 속에 산다고 낙심하지 말라. 불안하고, 별 볼일 없는 사람으로 자신을 대하거나, 동정과 선처를 바라는 태도도 옳지 않다. '살덩어리' 라는 괴물과 결혼해서 결코 이혼할 수 없는 삶을 살아가야만 한다고 좌절하지도 말라. 일단 껍질을 깨고 밖으로 나오라. '이전의' 몸으로 겪었던 기억 속에 자신을 가두지 말라. 당신에게는 선택의 자유가 있다.

살을 조금 빼는 것보다 부정적인 생각 패턴에서 빠져나오는 게 더 어려운 일이다. 하지만 언젠간 그런 생각들도 없어질 것이다. 신체 변화라는 목표를 완벽히 달성한 이후로도 나는 얼마간 부정적인 생각을 탈출하지 못했었다. 그리고 요즘도 '폭식주의자', '게걸스런 먹보' 라는 과거의 낙인을 상기시키는 사람들을 만난다. 물론 나는 더 이상 그런 사람이 아닌데도 말이다. 자신을 낙심시키는 언어폭력에 대처하는 가장 좋은 방법은 우선 자신부터 그러한 부정적인 생각의 덫에서 벗어나는 것이다. 다른 사람이 나에게 찍은 낙인을 무시하고 건강한 행동들을 보여주는 게 중요하다. 자신을 최악으로 만드는 생각의 덫에 빠져들지 말라. 나는 현재 나를 '최고의 나' 로 믿고 산다. 결국 건강해진 내 몸처럼 마음 또한 거기에 적응해 가고 있다.

속일 것인가, 속이지 않을 것인가

내가 제시한 칼로리를 줄이는 방법으로 체중감량을 해온 사람이라면 계속 섭취하는 칼로리를 모니터링 하는 삶을 살아야 하는지, 또 목표를 달성하기 위해 '하이-칼로리 데이' 와 같은 구차한 장치를 마련해야만 하는지 의문이 들 것이다. 나도 언제까지나 먹어치우는 모든 것들에 대한 칼로리를 모니터링 하는 삶을 살 것이라는 생각은 하지 않는다. 다만 데이터를 기록함으로써 신체 변화를 확인할 수 있다는 점을 좋아할 뿐이다. 살이 쪘을 때는 그동안의 데이터를 알고 싶지 않은 게 사실이다. 평상시 입는 옷의 느낌으로도 살이 쪘다는 사실은 확인할 수 있기 때문이다. 옷이 꽉 끼는 느낌이 든다면 변명의 여지없이 뭔가 칼로리를 많이 섭취했다는 뜻이다. 어느 정도 신체 변형을 달성한 다음 몇 년 동안 나는 스스로 설정한 변화 원칙을 지나치게 과신했었다. 그로 인해 얼마간 문제 상황에 봉착했던 적이 있다. 내가 겪었던 잘못을 하지 말라는 의미로 그 이야기를 해보도록 하겠다.

체중감량이라는 목표를 달성한 후 3년 동안 나는 가장 낮은 체중을 유지했었다. 그런 다음 일 년 사이에 약 9kg을 다시 쪘다. 이렇게 찐 몸무게로 약간은 불만인 채로 살았다.

물론 당시에도 케틀벨 워크아웃과 요가는 꾸준히 했었는데, 그러다가 뭔가 간과한 게 있지 않을까 하는 생각에 다시 과학적 '팩트' 를 살펴보기 시작했다.

내가 먹는 음식을 탐정의 눈으로 탐색해 보니 결론이 나왔다. 바로 계획 없이 마구잡이로 맛있는 것을 먹고 있는 내가 드러났다. 물론 당시에도 패스트푸드 대신 집에서 직접 만든 리얼푸드 음식을 먹고 있었다. 하지만 그게 지나치게 양질의 식품, 영양가 높은 음식들이었다. 먹어야 할 게 너무도 많다보니 선택지도 많았으며 그런 생활이 살을 찌웠음을 알게 된 것이다. 그래서 다시 기본으로 돌아가 평균 섭취 칼로리 수준을 지키며 생활하니 4.5kg 정도가 빠져 나갔다. 그렇다면 나머지 4.5kg은?

좀 더 내 식습관을 탐구해보았다. 예전에 작성한 푸드저널을 확인해보니 '하이-칼로리 데이' 가 일정치 않았음을 확인할 수 있었다. 처음에 설정한 대로 일주일간 목표를 달성하고 일주일에 하루 '하이-칼로리 데이' 를 지키고, 또 다음날은 조금 더 칼로리 섭취를 엄격하게 제한하니 1.5kg 정도가 더 빠졌다.

그렇다면 나머지 3kg은? 이쯤에서 내게 뭔가 깨달음이 왔다. 내 몸으로 할 수 있는 최소 수준의 몸무게를 지키며 약 6년 간 트레이닝을 해온 까닭에 '근육 밀도' 가 높아졌음을 알게 된 것이다. 물론 그 3kg을 빼고자 한다면 얼마든지 뺄 수도 있다. 하지만 지나치게 살이 빠진 것보다 적당하게 날씬한 몸, 거기에 근육의 강인함을 지닌 몸을 함께 지니고 있는 게 더 나은 것 같았다. 결국 난 원하는 몸무게를 스스로 자유롭게 결정할 수 있는 수준에 도달 한 것이다. 누구도 나의 몸무게를 결정해 주지 않는다. 난 더 이상 어둠의 계곡을 헤매지 않아도 되었다. 살이 찌고 싶으면 찌고 빼고 싶으면 뺄 수 있는 지식과 기술, 그리고 원하는 몸을 창조할 수 있는 힘을 얻게 된 것이다. 원한다면 갖는다. 이건 정말 완벽한 자유를 획득한 느낌이다.

많은 이들이 자신은 어느 정도 일정한 수준을 '유지' 하고 있다는 말을 한다. 그럴 듯해 보이지만 내겐 뭔가 부족해 보인다. 엉덩이 근육은 줄어들고 '황금단지' 가 비어가는데도 단지 '유지' 하는 정도에서 만족할 텐가? 현상을 적절히 '유지' 하는 삶보다는 원하는 수준을 자유롭게 결정할 수 있는 삶이 더 멋지지 않을까? 당신이 배워온 케틀벨 워크아웃과 리얼푸드에 대한 지식을 믿고 몸에 대한 '인지' 를 놓치지 말라. 지나치게 구름위로 멀리 나가는 것도 좋지 않다. 기본 원칙을 잊지 말고 지켜라. 원칙을 족쇄로 여기지 말라. 기본 원칙들을 당신의 가치를 높여줄 일생의 파트너로 여겨라.

자화상

얼마 전 난 체중이 113kg 나갈 때 입었던 오래 된 청바지를 찾았다. 내 몸이 그런 청바지 속에 충분히 담기던 때가 있었다는 사실을 믿을 수가 없었다. 그렇다고 부끄러움이나 당혹감이 밀려온 건 아니다. 오히려 그런 시간들을 지나 지금의 내가 된 것에 대한 감사함이 밀려왔다. 몸의 변형으로 '진정한 자아'를 발견할 수 있게 되었으며, 지금 여기 새롭고도 진보된 새로운 버전의 나, 최상의 나를 만들었음이 자랑스러웠다. 언제까지고 난 지금 이 상태를 유지해 나갈 것이다.

내 '변형'의 가장 극적인 부분은, 내가 살이 쪘을 때 알고 지내던 대부분의 사람들이 현재의 나를 잘 알아보지 못한다는 점이다. 물론 나도 예전의 나와 지금의 나를 구분하기 힘들다. 얼마간 만나지 못했던 친구들을 다시 만나면 대부분 현재의 내가 그때의 나임을 잘 알아보지 못한다. 살이 빠져 날씬해진 것도 한몫했지만 더 중요한 건 내 에너지 상태가 그때와는 천양지차로 달라졌기 때문에 그들은 더욱 놀라워한다. 지금 내가 세상을 향해 내보이는 나는 예전과는 판이하게 다르다. 물리적인 몸이 달라진 것만이 다가 아니다. 현재 나는 행복하고, 자신감 넘치며, 생명력으로 가득 차 있다. 그러니 그들이 나를 잘 알아보지 못하는 것도 당연한 일 아닌가? 정말 멋진 인생이지 않은가?

당신 또한 삶에서 진보와 발전의 시간을 거쳐 새로운 시야로 세상을 바라보게 된다면, 그런 변화를 만든 자신에게 진심으로 감사함을 표하라. 그리고 매일 만들어 나갈 진보에 대해서도 긍정적인 마음을 지녀라. 후회와 자기 비하로 시간을 낭비하지 말라. 내디뎌왔던 모든 발자국이 지금의 당신을 만들었다. 그러니 현재 놀라운 변화를 이룬 당신의 지난 여정을 부인하거나 부정하지 말고 앞으로 나아가라.

새로운 라이프스타일을 즐겨라

과거 살찐 인간으로 살 때의 패턴으로 다시 되돌아가지 않으려면 어떻게 해야 할까? 새롭고 흥미진진하며 자신에게 이득이 되는 올바른 패턴을 재창조하면 된다. 당신도 이미 알다시피, 내가 처음 다이어트를 시작할 때 두 번 다시는 폭식 습관을 반복하지 않으리라 결심한 적이 있다. 그때 다시는 치즈버거 3개에 초코칩 쿠키 6개를 점심 식사로 먹어치우는 삶을 반복하지 않으리라 다짐했었다. 그런 결심을 한 순간 잠시 슬픔을 느끼기도 했다. 수십 년간 반복해온 잘못된 습관의 감옥에서 생활하는 즐거움을 다시는 느낄 수 없을 거라는 생각에 일순간 처량함마저 들었다.

나를 파괴하는, 하지만 입을 즐겁게 하는 습관을 버린다는 것에 슬퍼한 적이 있었지만, 그건 어리석은 생각이라는 사실을 깨닫는 순간 슬픔은 순식간에 사라졌다. 자신을 해치는 습관을 버리면서 슬퍼하다니 이상하지 않은가? 사실 당신도 변화하기로 결심하는 순간엔 슬픔을 느낄 것이다. 하지만 꿈꿔왔던 자신을 만나게 되면 시간을 낭비하며 패배자로 살아왔던 순간들은 모두 다 잊게 될 것이다. 변화의 과정을 밟다 자칫 흔들리는 시간이 찾아오면, 얼른 정신을 차려라. 자신이 가야 할 길이 어디인지 빠르게 상기시켜라. 올바른 길을 벗어나지 말라.

꿈꾸던 몸으로 '변형' 을 이룬 사람이라면 예전의 자기 파괴적인 습관과 자존감을 떨어뜨리는 패턴으로 돌아가겠다는 생각을 다시는 하지 않을 것이다. 그런 사람은 '자기 자신' 이라는 새로운 연인을 얻은 것과 같다. 새로운 라이프스타일을 즐기면 그만이다.

'이 길' 에 머물러라

변형은 신속하고도 급진적일 수 있다. 따라서 완전히 새로운 몸의 세계가 눈앞에 펼쳐질 것이다. 요가를 하기로 결심할 수도 있고, 워킹, 바이킹을 즐길 수도 있다. 자선 마라톤을 해도 좋고 소매 없는 옷을 입는 것도 괜찮다. 최신 유행하는 등산복을 입고 살찐 사람은 꿈도 꿀 수 없는 새로운 경험을 자신의 삶 속으로 가져오는 것도 자유다. 이렇게 건강한 몸으로 즐길 수 있는 세계에 발을 들여놓고 탐험하면 할수록 건강한 습관이 자동적으로 몸에 베이게 된다.

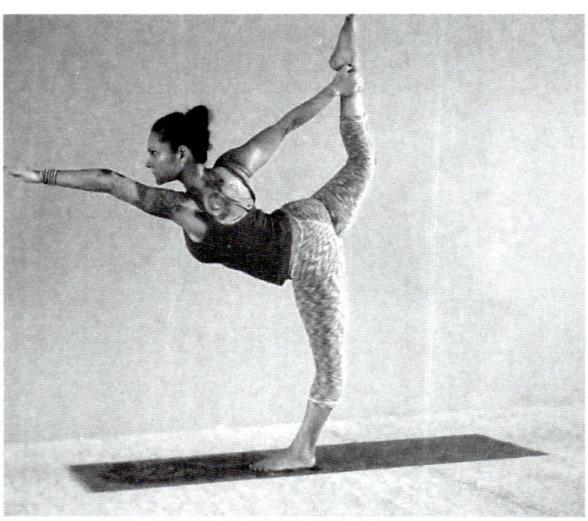

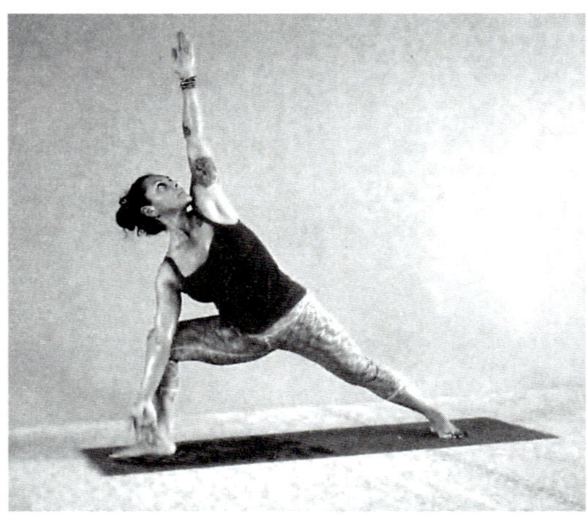

그렇다고 하프 마라톤을 시작하거나 대양을 수영으로 횡단할 수 있는 사람이 된 건 아니다. 하지만 원한다면 못할 건 뭔가? 현재의 나는 케틀벨 트레이너이자 요가 지도자이기도 하다. 질문은 바로 이것이다. "당신은 진정으로 어떤 사람이 되고 싶은가?"

케틀벨을 매일 할 수 없었기 때문에 요가를 시작하게 되었다는 말을 한 적이 있다. 하지만 이건 그냥 전체의 일부일 뿐이다. 내가 규칙적으로 요가를 하게 된 진짜 이유는. "나는 규칙적으로 요가를 하고 있어요"라고 자랑스럽게 말하고 싶었기 때문이다. 예전엔 규칙적으로 요가를 하고 또 이렇게 잘 하게 될 줄은 정말 꿈에도 몰랐었다. 처음 요가 클래스를 들었을 때 그다지 어렵다는 느낌을 받진 못했다. 나를 표현하는 뭔가 새롭고도 심오한 또 다른 방법을 발견한 느낌이었다. 이제 나는 내 가슴과 몸이 원하는 어떤 일이라도 자신있게 실행할 수 있다.

이러한 자신감이 있으면 어떤 일이라도 잘해낼 수 있다. 프로페셔널한 일을 수행하든, 아니면 그냥 집안일을 돌보든 그 어떤 거라도 멋지게 해낼 수 있는 몸이 있다는 건 멋진 일이다. 몸에서 45kg을 빼내기 전엔 아이들조차도 나를 마주보길 꺼려했었다. 하지만 몸이 바뀌고 건강해지니 아들들이 친구들에게, "저분이 우리 엄마야!"라고 자랑스럽게 얘기하는 걸 들을 수 있게 되었다. 주변을 둘러보라. 동료들, 다른 사람들과 그들의 부모님, 상점에 있는 사람들, 밖에서 만나는 모든 사람들을 살펴보라. 정상 체중 이상을 지닌 사람이 누구인지, 정말 건강하고 날씬한 몸매를 지닌 사람은 누구인지 잘 관찰해보라. 진정 건강하고 멋진 몸을 지닌 사람은 그리 많지 않다. 하지만 당신은 그런 사람 중 하나가 될 수 있을 거라고 확신한다. 당신이 나와 같은 몸을 지닌 사람들 '클럽'에 가입한다면 그 가능성은 더욱 확실해질 것이다. 이 클럽의 멤버가 되고 그걸 지속하는 것은 모두 당신에게 달렸다. 그리고 클럽 멤버에겐 믿기 어려울 만큼 무한한 보상이 뒤따르게 될 것이다.

끊임없이 당신에게 '영감'을 불어넣는 몸이야말로 진정한 보상이다. 그 보상은 다양한 형태로 다가온다. 다른 사람에게 칭찬을 받는 것도 보상의 일종이다. 업무 수행 능력이 높아지고 새로운 일을 훨씬 잘 하고 있다는 느낌을 받는 것도 보상이다. 멋진 청바지가 몸에 잘 맞는 것도 일종의 보상이며, 의사에게 아무 문제없다는 진단을 받는 것도 보상이다. 이런 가능성 목록은 끝도 없이 이어진다.

몸의 변형은 단지 '영감'을 불어넣는 것으로 끝나지 않는다. '영감'은 '열정'을 낳고, 그러한 '열정'은 주변에 전파된다. 당신이 '이 길' 위에 머무르며 '황금단지'에서 손을 놓지 않고 하루하루 앞으로 나아가다 보면 내가 하는 말의 의미를 깨달을 수 있을 것이다. '황금단지'는 당신만 간직할 수 있는 게 아니다. 그 '비밀'을 다른 사람에게 소리쳐 알려주고 싶고, 친구들에게 손짓하고 싶은 마음이 들 게 당연하다. 이제 당신은 다른 이에게 '영감'을 불어넣는 사람이 되었다.

감사의 글 Acknowledgments

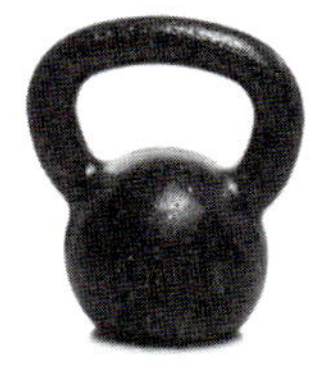

무엇보다도 티모시 페리스Timothy Ferriss에게 감사드립니다. 나를 포함한 많은 이들이 그의 관대함과 열정에 영감을 받았죠. 특히 그와 함께할 수 있는 시간을 갖게 된 건 나에게 정말 믿기 어려울 정도의 큰 행운이었습니다. 정말, 정말 감사해요. 티모시 페리스!

RKC의 수장인 파벨 차졸린Pavel Tsatsoline에게도 감사함을 전합니다. 그는 오늘날 미국에서 케틀벨 대중화에 가장 큰 영향력을 행사한 사람입니다. 나의 이야기를 티모시 페리스에게 전해주고, 또 예전 뚱뚱했던 여인이 진정한 케틀벨 전도사로 거듭나게 해준 점에 대해 언제나 고맙게 생각해 왔답니다. 또 RKC 시스템을 개발해 내 삶을 믿기 어려울 정도로 변화시켜준 사람이기도 하죠.

내 에이전트인 스티브 핸젤만Steve Hanselman에게도 감사함을 전합니다. 또 무한한 자신감을 불어넣어준 세레브린스키Serebrinsky. 이 책이 나오기까지 난관을 극복할 수 있게 도와준 점 정말 고맙게 생각하고 있어요. 당신의 전문적인 역량이 없었더라면 이토록 빠르게 마법 같은 결과를 얻기 힘들었을 거예요.

내가 아는 가장 현명한 여인인 그레첸 리스Gretchen Lees. 지칠 줄 모르는 열정과 전문성을 지닌 당신은 진정한 프로예요. 남편 마크를 제외하고 그 누구보다도 나를 더 잘 아는 사람이 바로 당신이죠. 당신도 케틀벨을 배울 수 있었으면 좋겠네요.

하퍼원HarperOne 출판사의 편집자인 낸시 핸콕Nancy Hancock은 첫 만남에서 왜 이 책을 쓰고 싶냐는 질문을 했는데, 전 "모든 사람들이 이걸 알게 하고 싶기 때문이죠"라고 답했었죠. '이것'은 정말 멋진 경험이고, 신체의 가능성을 최상으로 끌어올릴 수 있는 방법이라는 이야기를 나눴습니다. 고마워요, 낸시. 이 책이 나아갈 길을 제시해주고 설득력 있고 가치 있는 책이 될 수 있도록 해주어서 말이에요.

내가 케틀벨을 통해 살을 뺀 이야기를 맨 처음 소개해 준 드래곤도어DragonDoor 출판사, 그리고 존 듀캐인John DuCane에게도 감사드려요. RKC 시스템을 통해 케틀벨을 발전시켰을 뿐만 아니라 다양한 기술을 전해준 파벨에게 다시 한 번 감사드립니다.

내 블로그 팔로어들에게도 감사함을 전합니다. 3년 간 보여준 당신들의 친절한 태도와 댓글 덕분에 지금의 내가 되었답니다. 당신들의 충고는 요즘도 내게 영감을 불러일으킨답니다.

내가 가르친 학생들은 사실 학생이라기보다는 나의 트레이닝 파트너였죠. 내가 확신을 가지고 나이, 성별, 그리고 현재 체중에 상관없이 한결같은 믿음으로 앞으로 나아갈 수 있도록 고무시켜 준 사람들이에요. 감사합니다.

요리하다 레시피가 생각나지 않으면 마구 전화를 해도 기꺼이 받아주었던 내 요리 선생님들께도 감사함을 전합니다. 루쓰Ruth는, "그냥 요리일 뿐이에요" 라는 말로 늘 나를 편안하게 해주었죠.

세상 최고의 어머니인 내 어머니. 정말 감사드려요.

다시 한 번 남편 마크에게 감사함을 전하고 싶습니다. 당신에게 이 책을 바칩니다. 당신이야말로 내 삶에서 진정 중요한 유일한 남자랍니다. 언제까지나 난 당신의 광팬으로 남을 거예요.

자신이 무언가 대단한 일을 할 수 있다는 사실을 알고 있음에도 조금 떨어진 자리에 앉아 지켜보기만 하는 살찐 소년과 소녀들, 그리고 자신을 과소평가하는 대부분의 사람들에게 마지막으로 이 말을 전하고 싶네요. "당신 안에는 위대함이 잠자고 있답니다. 꺼내어 살아나게 하세요. 변화를 위한 또 다른 날을 기다리지 마세요. 오늘이 바로 그 날입니다!"

역자후기 epilogue 1

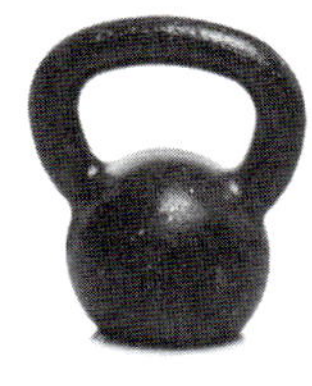

개인적으로 케틀벨을 알게 된 계기는, 5~6년 전 쯤 딴지일보라는 인터넷 매체를 통해서였다. 이때는 케틀벨이 메이저 대중매체에 한 번도 노출된 적이 없었다. 그래서 헬스장에서 케틀벨 스윙을 하고 있으면 '도대체 저게 무슨 운동이지?' 하며 사람들이 의아하게 쳐다보곤 했다. 하지만 케틀벨 관련 커뮤니티가 점차 활성화되면서 각종 대중매체들을 통해 케틀벨이 널리 알려졌고, 현재는 바벨과 덤벨처럼 친숙한 웨이트레이닝 도구가 되었다.

케틀벨을 사랑하는 사람으로서 많은 사람들이 케틀벨에 관심을 갖는 게 기쁘지만, 정확한 운동법이 제대로 알려지고 있지 못하다는 점은 염려스럽다. 케틀벨은 운동법에 있어서 바벨/덤벨과 큰 차이가 있기 때문에 웨이트트레이닝 경력자라 할지라도 제대로 배워야만 제대로 할 수 있다. 그렇지 않으면 케틀벨이라는 도구의 장점을 전혀 살리지 못하게 되고 운동 효과도 반감된다. 심한 경우 허리, 목, 무릎 등 인체의 중요한 관절에 부상을 입을 수도 있다.

이 책은 케틀벨 운동법의 기본이라 할 수 있는 '스윙'을 상세히 다루고 있다. 정확하게는 SFG와 RKC 단체에서 추구하는 방식의 스윙이다. 스윙은 웨이트트레이닝 3대 운동인 스쾃, 데드리프트, 프레스의 축약판이라 할 수 있을 정도로 광범위한 운동 효과를 자랑한다. 더하여 집이나 직장 어디에서나 옆에 두고 할 수 있기 때문에, 시간과 장소를 가리지 않는다는 점에서 효율적이다. 이 책에서 다루고 있는 스윙 말고도 케틀벨로 할 수 있는 운동만 50여 가지가 넘는다. 대표적으로는 터키쉬겟업, 클린, 스내치, 프레스, 저크가 있고 모두 운동 효과가 탁월하니 기회가 된다면 배워보길 권한다.

케틀벨 운동법은 크게 두 가지 방식으로 나뉜다. 이 책은 RKC/SFG 방식을 담고 있고 또 다른 방식으로는 기르보이스포츠(케틀벨리프팅 스포츠)가 있다. 기르보이스포츠는 일정 시간동안 반복횟수를 놓고 경쟁하는 러시아에서 시작된 스포츠다. 운동 기술이 경기에 적합한 형태로 발전하였기 때문에 RKC/SFG 방식과는 테크닉에 있어서 큰 차이를 보인다. 현재는 미국, 유럽 등지에서도 대회가 열릴 정도로 전세계적으로 유행하고 있다. 최근 각광받고 있는 RKC/SFG 방식의 케틀벨 운동법과 함께 기르보이스포츠도 대중적으로 널리 알려지기를 기대해본다.

소마앤바디 운동법 네이버 카페의 운영을 도와주시는 김주현 선생님, 통증부분 칼럼을 담당해주시고 이 책의 다이어트 파트 번역을 같이 해주신 이정우 선생님, 카페의 전체적인 디자인 작업을 도와주시는 권정열 선생님, 함께 운동하며 땀 흘리는 기르보이스포츠팀과 SFG자격준비반 친구들(이원재, 홍지수, 김성민, 황지웅, 최범희, 김다감)에게 감사함을 전합니다.

끝으로 이 책의 공동 번역자이자 스승이신 KS바디워크소마틱스연구소의 최광석 소장님께 번역의 공을 전합니다.

2014년 5월 15일

서울 소마앤바디 강남 케틀벨 스튜디오에서 **김한얼**

역자후기 epilogue 2

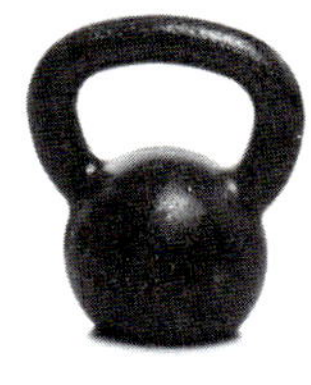

번역은 제 2의 창조다. 트레이시 리프킨트의 책과 씨름한 지난 몇 개월은 정말 수명을 단축시키는 것과 같은 고뇌의 시간이었다. 원서가 번역하기 난해한 책이라서 고뇌가 깊었던 게 아니다. 오히려 지나치게 난해하지 않아서 힘들었다고 표현하는 게 적확한 표현일 것 같다.

바디워크(BODYWORK)와 소마틱스(SOMATICS) 영역에서 꾸준히 강의를 하고 번역서를 내는 의료분야 전문강사이자 전문번역가 입장에서 항상 마음속에 간직하고 있는 '번역의 기본 원칙' 이 있다. 바로 '읽히는 번역' 을 해야 한다는 것이 그것이다.

문학이나 경영학 서적들은 번역이 적어도 "읽힌다." 그런데 이 분야의 번역서들은 주어와 술어의 호응이 명료하지 않고, 의미전달이 애매하며, 설상가상으로 논리적인 일관성도 수시로 깨진 문장들이 난무한다. 도무지 제대로 읽히지 않는 책들이 태반이다. 차라리 원서를 읽는 게 나은 책들로 가득하다. 아마도 의료/건강 분야의 원서를 번역하는 사람들이 대부분 협회나 단체 구성원들의 이름만 대충 올려놓고 이리저리 책을 나눠서 번역한 후, 각 전문 분야를 제대로 이해하지 못하는 편집자들이 문법적인 부분만 교정해서 출간을 마구잡이로 하기 때문에 읽히지 않는 번역서가 나오는 것 같다. 의료/건강 분야에서도 문학/경영 분야처럼 번역의 문제에 관심을 갖고 깊게 공부하는 전문 번역인력이 많아지길 기대한다.

특별히 의료/건강분야 지식이 많지 않은 평범한 아줌마 저자가 체득을 바탕으로 그때그때 자신의 블로그에 올린 글들을 편집하여 만든 책이라 '평범한 구어체' 문장이 가득하다. 그렇기 때문에 체득의 힘이 전해져오는 책이기도 하지만, 번역자 입장에서는 오히려 전문 용어가 논리적인 구조로 쓰인 책이 번역하기 더 쉽다는 것을 온몸으로 실감했다. 부족하지만 적어도 '읽히는' 번역을 했다고 자부한다.

함께 번역작업을 한 김한얼 군은 국내 케틀벨 카페 중 콘텐츠의 질적 수준이 가장 높은 소마앤바디(cafe.naver.com/somaandbody) 카페를 운영하고 있으며 각종 케틀벨 자격 및 대회 수상 경력을 갖춘 능력 있는 케틀벨 코치다. 또 이정우 군은 KS바디워크센터 원장으로 근막이완요법(MFR, Myofascial Release), 근에너지테크닉(MET, Muscle Energy Technique) 그리고 힐링테이핑요법(HTT, Healing Taping Therapy) 전문강사이기도 하다.

KS바디워크소마틱스연구소(KBSI, www.bodywork.kr)는 바디워크와 소마틱스 분야의 콘텐츠를 전문가와 일반인에게 전달하고 자세/통증 문제를 지닌 사람들의 몸을 바르게 하는 교정 세션/레슨을 제공하는 단체이다. 현재까지 『소마틱스』, 『소마지성을 깨워라』, 『코어인지』, 『15분 소마운동』, 총 네 권의 책을 번역/출간하였다. 『케틀벨스윙 다이어트』는 다섯 번째 책이 된다. 바디워크와 소마틱스 분야에서 조금 더 깊은 공부와 '번역'에 뜻을 둔 전문가들이 KBSI 활동에 많은 관심을 가져주길 기대하는 바이다.

이 책에 소개된 케틀벨 스윙과 리얼푸드 다이어트를 통해 많은 이들이 건강하고 열정적인 삶을 살아가길 기대한다.

2014년 6월 6일

수원 眞光滿堂에서 **최광석**

부록 A

The Swing!	DAILY EATING JOURNAL	
Date:		
Meal 1:	Veggies(채소):	Time:
	Protein(단백질):	
	Fat(지방):	
	Carbs(탄수화물):	
Meal 2:	Veggies:	Time:
	Protein:	
	Fat:	
	Carbs:	
Meal 3:	Veggies:	Time:
	Protein:	
	Fat:	
	Carbs:	
Snacks:		Time:
WORKOUT: Activity:		
NOTES:		

부록 B

워크아웃 #1-5, #14-15를 위한 참조표. 워크아웃 #6-13은 9장의 설명을 참조하라.

The Swing! **OTM WORKOUT #1**

Swings	Sets	Sets Completed	Work/Rest
10 2-hd sw	5		
8-10 2-hd sw	5		
5-10 2-hd sw	5		

Total Workout Time: 15 minutes

Notes:

The Swing!

OTM WORKOUT #2

Swings	Sets	Sets Completed	Work/Rest
10 2-hd sw	5		
___2-hd sw	1		
___2-hd sw	1		
___2-hd sw	1		
___2-hd sw	1		
___2-hd sw	1		
___2-hd sw	5		

Total Workout Time: 15 minutes

Notes:

OTM WORKOUT #3

Swings	Sets	Sets Completed	Work/Rest
10 2-hd sw	5		
___2-hd sw	1		
___2-hd sw	1		
___2-hd sw	1		
___2-hd sw	1		
___2-hd sw	1		
___2-hd sw	1		
___2-hd sw	1		
___2-hd sw	1		
___2-hd sw	1		
___2-hd sw	1		
___2-hd sw	5		

Total Workout Time: 20 minutes

Notes:

The Swing!

OTM WORKOUT #4

Swings	Sets	Sets Completed	Work/Rest
12 2-hd sw	1		
___2-hd sw	1		
___2-hd sw	1		
___2-hd sw	1		
___2-hd sw	1		
___2-hd sw	1		
___2-hd sw	1		
___2-hd sw	1		
___2-hd sw	1		
___2-hd sw	1		
20 2-hd sw	10-15		

Total Workout Time: 20-25minutes

Notes:

The Swing!

OTM WORKOUT #5

Swings	Sets	Sets Completed	Work/Rest
12 2-hd sw	5		
___2-hd sw	1		
___2-hd sw	1		
___2-hd sw	1		
___2-hd sw	1		
20 2-hd sw	10-20		
___2-hd sw	10		

Total Workout Time: 25-30 minutes

Notes:

The Swing! **OTM WORKOUT #14**

Swings	Sets	Rest	Actual Rest
12 2-hd sw	1	15 seconds	
10R/10L	1	30 seconds	
5R/5L	3	45 seconds	
40 2-hd sw	1	1 minute	
50 TR	1	1.25 minutes	
60 SW/TR	1	1.5 minutes	
5R/5L	7	1.75 minutes	
10R/10L	4	2 minutes	
5R/5L	6	1.5 minutes	
40 SW/TR	1	1 minutes	
20 TR	1	30 seconds	
10 2-hd sw	1	DONE!	

Total Workout Time: 18-24 minutes

Notes:

The Swing! **OTM WORKOUT #15**

Swings	Sets	Rest	Actual Rest
10 2-hd sw	1	15 seconds	
20 2-hd sw	1	30 seconds	
30 2-hd sw	3	45 seconds	
40 2-hd sw	1	1 minute	
50 TR	1	1.25 minutes	
60 SW/TR	1	1.5 minutes	
5R/5L*2	7	1.75 minutes	
10R/10L	8	2 minutes	
5R/5L	8	2 minutes	
80 SW/TR	1	2 minutes	
80 TR	1	2 minutes	
40 2-hd sw	1	DONE!	

Total Workout Time: 21-28 minutes

Notes:

작가에 대해 About the Author

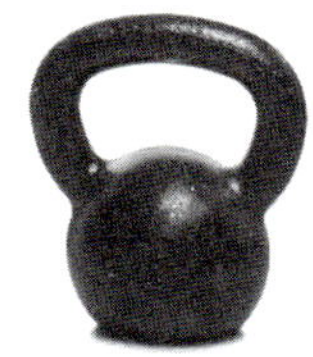

트레이시 리프킨트는 평생 과체중으로 살아오다 41세부터 시작한 케틀벨 스윙과 자신만의 다이어트법으로 54kg을 감량한다. 그리고 지속적으로 건강한 몸을 유지할 수 있는 신체변형 프로그램을 만들었다. 그녀는 팀 페리스가 쓴 세계적인 베스트셀러『포아워 바디The 4-Hour BODY』에도 소개되었으며 현재 각광받는 트레이너, 동기부여 강사, 영양학 코치로 활동 중이다. 2006년엔 공인 러시아 케틀벨 지도자가 되었으면 그 후로도 계속해서 누구나 쉽게 따라할 수 있는 케틀벨 프로그램을 개발하고 있으며 "케틀벨스윙 프로그래밍Programming the Kettlebell Swing"이라는 제목의 DVD도 찍었다. 현재 그녀는 캘리포니아에서 남편 마크와 살고 있으며 두 아들의 어머니이기도 하다.

역자에 대해 About the Translators

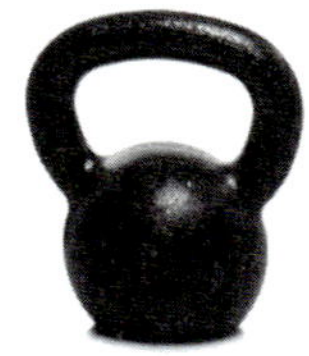

김한얼

RKC/SFG 레벨1 인스트럭터

IKSFA 레벨1 코치

2013년 러시아 IUKL 월드챔피언쉽 68kg급 은메달(24kg 롱사이클)

2014년 대구 IKA 대회 2관왕(24kg 싱글 롱사이클, 스내치)

KS바디워크소마틱스연구소 수석연구원

개인사이트: www.pioneerkim.com

이정우

근막이완요법/근에너지테크닉/테이핑요법 전문강사

자세/체형 분석과 전략교정(APSSA) 보조강사

강남KS바디워크센터 원장

한국바디워크소마틱스협회(KBSA) 부회장

KS바디워크소마틱스연구소 수석연구원

개인사이트: www.jeongwoo.pro

최광석

한국바디워크소마틱스협회(KBSA) 회장

KS바디워크소마틱스연구소(KBSI) 소장

소마틱스아시아(somatics.asia) 대표

석문호흡 지로사(현사)

소마아트학당 사이트: cafe.naver.com/bodywork

역저:『소마틱스』,『소마지성을 깨워라』,『코어인지』,『15분 소마운동』